《本草纲目》
药物彩色图本

魏锋　主编

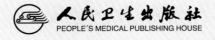

人民卫生出版社
PEOPLE'S MEDICAL PUBLISHING HOUSE

图书在版编目（CIP）数据

精编《本草纲目》药物彩色图本 / 魏锋主编. –– 北京：人民卫生出版社，2017

ISBN 978-7-117-25129-7

Ⅰ. ①精…　Ⅱ. ①魏…　Ⅲ. ①《本草纲目》—中草药—图解　Ⅳ. ①R281.3-64

中国版本图书馆 CIP 数据核字（2017）第 218197 号

| 人卫智网 | www.ipmph.com | 医学教育、学术、考试、健康，购书智慧智能综合服务平台 |
| 人卫官网 | www.pmph.com | 人卫官方资讯发布平台 |

精编《本草纲目》药物彩色图本

主　　编：魏　锋
出版发行：人民卫生出版社（中继线 010-59780011）
地　　址：北京市朝阳区潘家园南里 19 号
邮　　编：100021
E - mail：pmph @ pmph.com
购书热线：010-59787592　010-59787584　010-65264830
印　　刷：北京盛通印刷股份有限公司
经　　销：新华书店
开　　本：787×1092　1/16　　印张：32
字　　数：700 千字
版　　次：2017 年 9 月第 1 版　2017 年 9 月第 1 版第 1 次印刷
标准书号：ISBN 978-7-117-25129-7/R·25130
定　　价：248.00 元
打击盗版举报电话：010-59787491　　E-mail：WQ @ pmph.com
（凡属印装质量问题请与本社市场营销中心联系退换）

编委会名单

主　编　魏　锋

副主编　田大虎　周　芳　裴　华　全继红　蒋红涛

编　委　（按姓氏笔画顺序排序）

马　骁　王东明　王宏雅　王丽佳　王伟荣

冯华颖　田　甜　田翠丽　白迎春　石　花

石笑晴　叶　红　任智标　刘士勋　刘春盛

刘祝贺　刘斯雯　刘伟翰　刘卫华　刘继东

朱　宏　朱　进　齐　菲　邢冬冬　孙　玉

陈文龙　陈朝霞　吴　晋　吴喜利　吴　盟

宋盛楠　李建军　李　海　李　新　李红玉

杨　柳　杨朝林　张广今　张俊玲　张　荣

张雪琴　孟凡芳　孟小丹　孟丽影　尚思明

英欢超　宫明宏　郭文平　郭振平　胡春宇

姬小云　赵庆杰　赵　晨　赵梅红　党　苗

贾丽霞　贾美君　夏丰娜　袁玉娇　黄　燕

温宏斌　谢军成　窦博文　衡仕美　薛晓月

凡 例

一、本书以《本草纲目》（明·李时珍撰）原著为母本，在原著体例的基础上将内容增减、编排，分为土部、金石部、草部、谷豆部、菜部、果部共六卷。

二、《本草纲目》原著引用医学类书籍约360种，如《神农本草经》《肘后备急方》《千金备急要方》《外台秘要》等，本书不再赘述，欲了解详情，请参阅其他原著版本。

三、本书中"释名""主治""附方"等部分所用书名多系简称，如：《本草纲目》简称《纲目》，《名医别录》简称《别录》，《神农本草经》简称《本经》，《日华本草》简称《日华》，《肘后备急方》简称《肘后方》，等等。由于篇幅所限，在此不一一说明。

四、同样的名称，如吴普之类，有时作人名，有时又作书名，情况较复杂，为统一起见，本书一律不加书名号。

五、《本草纲目》原著中的部分中草药名称，与中医药学名词审定委员会公布的名称不一致，均保留为原著中的名称。本书的"实用指南"内容所用的中草药名称均采用现代通用规范名称。

前　言

　　《本草纲目》是中国明代伟大的医药学家李时珍（1518—1593）穷尽毕生精力，广收博采，实地考察，对以往历代本草学进行全面地整理和总结，历时27载编撰而成的。全书共52卷，约200万字，收载药物1892种（新增374种），附图1100多幅，附方11000多个，是一部集我国16世纪以前的药物学成就之大成的著作，并在语言文字、历史、地理、植物、动物、矿物、冶金等方面也有突出的成就。

　　《本草纲目》是中国医药宝库中一份珍贵的遗产，是对16世纪以前中医药学的系统总结，被誉为"东方药物巨典"，对人类近代科学影响巨大。英国生物学家达尔文称《本草纲目》为"1596年的百科全书"。"20世纪的伟大学者""百科全书式的人物"——英国剑桥大学李约瑟研究所名誉所长李约瑟博士在评价《本草纲目》时写道："毫无疑问，明代最伟大的科学成就，是李时珍那部在本草书中登峰造极的著作《本草纲目》。""中国博物学家中的'无冕之王'李时珍写的《本草纲目》，至今仍然是研究中国文化史、化学史和其他各门科学史的一个取之不尽的知识源泉。"

　　《本草纲目》从第一版出书至今已有400多年的历史，先后出版过数十种版本，并被译成英、日、德、法语等多种文字出版。

　　近年来，"绿色食品""天然药物"的兴起，使得中医中药备受人们的青睐。随着社会的不断进步和科学技术的飞跃发展，人类的自我保健意识不断增强，回归自然的愿望也越来越强烈，人们更加注重中医中药在预防疾病和养生保健方面的功效。有鉴于此，为了让更多的读者朋友能够轻松阅读经典，也为了给广大的医药爱好者及广大家庭提供一部实用的中草药应用读本，更好地继承和发扬我国中医药学的宝贵遗产，使它能够在更大范围内传播和传承，更好地为广大人民的生活与健康服务，我们经过精心的策划和调研，特聘请相关专业人员编写了《精编〈本草纲目〉药物彩色图本》一书。

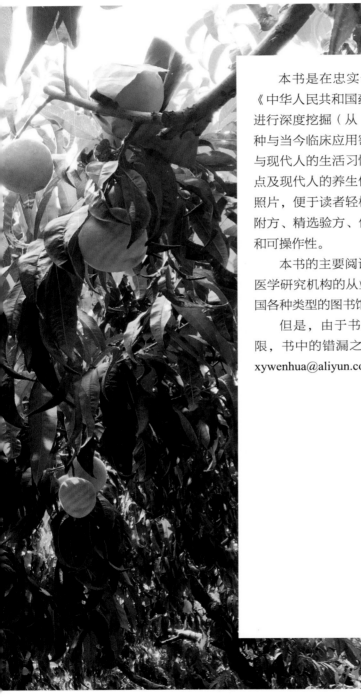

　　本书是在忠实于《本草纲目》（金陵版）原著的基础上，以《中华人民共和国药典》（2015版）为指导，以全新的视野对原著进行深度挖掘（从《本草纲目》一书所载的各种药物中精选了数百种与当今临床应用密切相关的中药品种），将传统中医的知识精华与现代人的生活习惯及方式紧密结合，使之更加符合现代疾病的特点及现代人的养生保健习惯。书中收录的每种药物均配有高清彩色照片，便于读者轻松识别和应用，每种药物的释名、气味、主治、附方、精选验方、传统药膳等都做了详细说明，具有较强的实用性和可操作性。

　　本书的主要阅读对象是广大中医药爱好者，可供医务工作者、医学研究机构的从业人员、相关院校的师生参考和阅读，还可供全国各种类型的图书馆收藏。

　　但是，由于书中需要考证的地方较多，加之编者知识水平所限，书中的错漏之处，敬请广大读者批评指正！读者交流邮箱：xywenhua@aliyun.com。

本书编委会

目 录

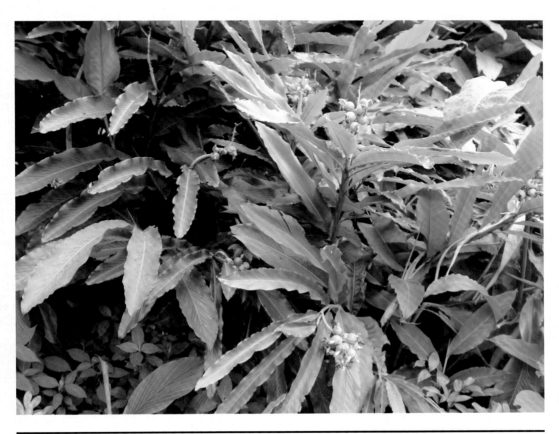

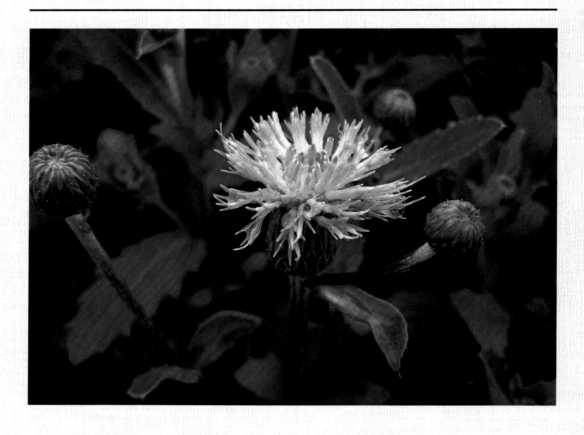

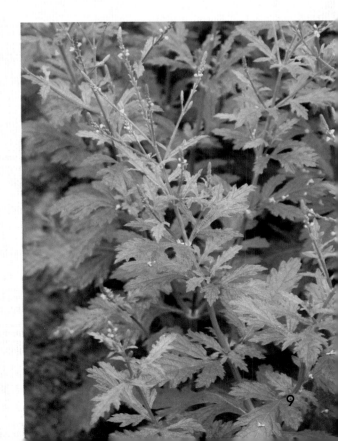

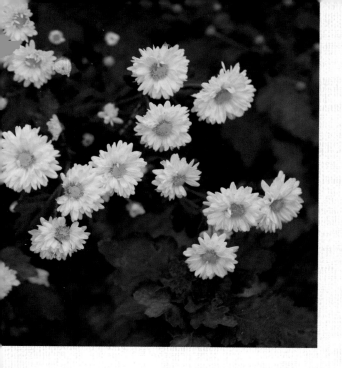

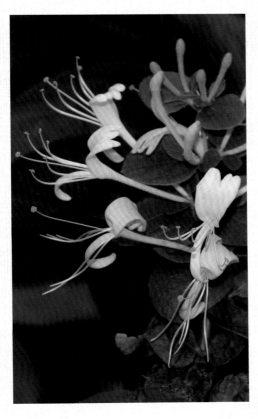

第四卷·谷豆部

第五卷·菜部

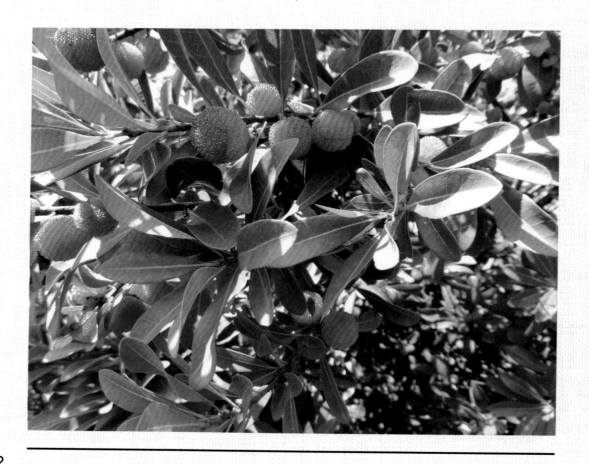

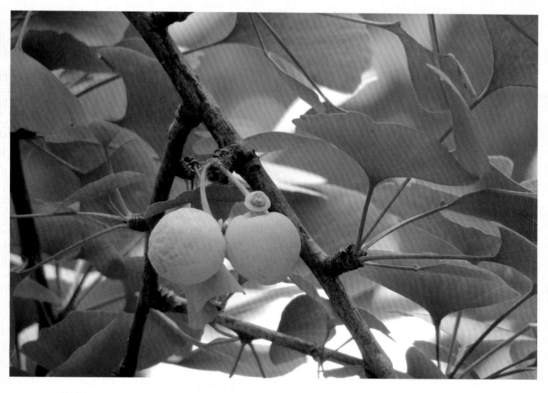

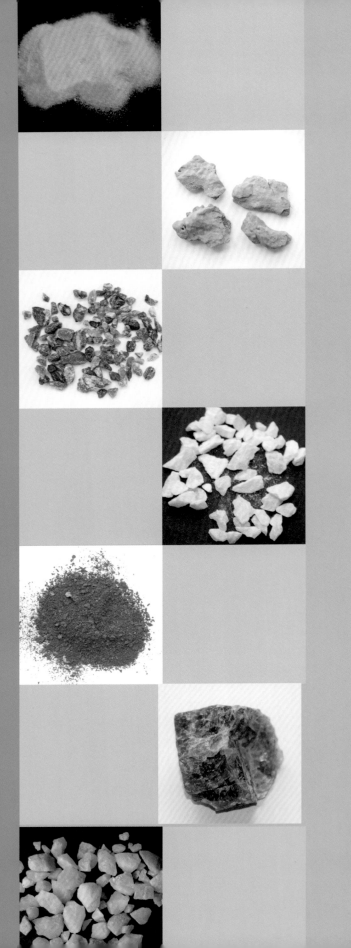

第一卷
土部

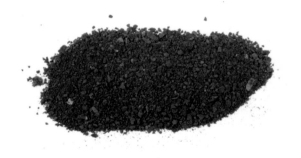

百草霜

《纲目》

释名 ● 灶突墨（《纲目》），灶额墨。

气味 ● 辛，温，无毒。

主治 ● 消化积滞，入下食药中用。（苏颂）止上下诸血，妇人崩中带下、胎前产后诸病，伤寒阳毒发狂，黄疸，疟痢，噎膈，咽喉口舌一切诸疮。（时珍）

附方 ●

齿缝出血： 百草霜末掺之，立止。（《集简方》）

夹热下痢脓血： 灶突中墨、黄连各一两，为末。每酒下二钱，日二服。（《圣惠方》）

白秃头疮： 百草霜和猪脂涂之。（《简便方》）

实用指南

精选验方 ●

烫伤： 百草霜、茶籽油、鸡蛋清各适量。拌和，搽在烫伤处。

尿血不止： 百草霜25克。黄酒冲服。

吐血： 百草霜9克。用煮开的米酒送服。

口疮： 百草霜、橄榄炭各等份。研成细末，撒患处，每日3次。

食管出血： 百草霜、血余炭各等份。冷水冲服。

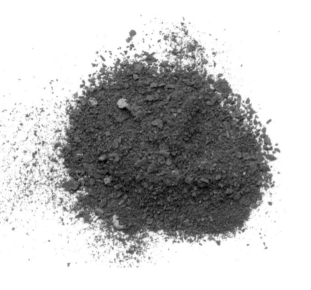

传统药膳

百草霜炒鸡蛋

原料 百草霜10克，鸡蛋3个。

制法 将鸡蛋打碎后与百草霜调匀，炒熟即可。

用法 顿服。

功效 止血，润燥，和营。

适用 阴虚血少型无排卵功能失调性子宫出血之出血期，症见阴道出血淋沥不尽、量少、血色鲜红，口干咽燥，手足心发热，盗汗，心烦失眠等。

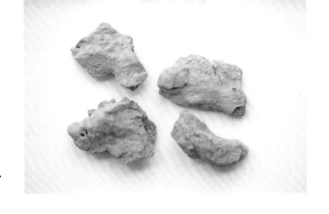

伏龙肝

《别录》下品

释名 ● 灶心土。

气味 ● 辛，微温，无毒。

主治 ● 妇人崩中吐血，止咳逆血。醋调，涂，痈肿毒气。（《别录》）止鼻洪，肠风带下，尿血泄精，催生下胞，及小儿夜啼。（大明）治心痛狂颠，风邪蛊毒，妊娠护胎，小儿脐疮、重舌，风噤反胃，中恶卒魇，诸疮。（时珍）

附方 ●

小儿夜啼： 伏龙肝末二钱，朱砂一钱，麝香少许，为末，蜜丸绿豆大，每服五丸，桃符汤下。（《普济方》）

反胃吐食： 伏龙肝年久者，为末，米饮服三钱，极验。（《百一选方》）

卒然咳嗽： 伏龙肝一分，豉七分，捣丸梧桐子大。每饮下四十丸。（《肘后方》）

聤耳出汁： 绵裹伏龙肝末塞之，日三易。（《圣济录》）

小儿脐疮： 伏龙肝末敷之。（《圣惠方》）

一切痈肿： 伏龙肝以蒜和作泥，贴之，干再易。或鸡子黄和亦可。（《外台秘要》）

传统药膳

伏龙肝粥

原料 伏龙肝200克，粳米100克。

制法 先将伏龙肝煎汤，滤取清液，后用此水熬粥；也可用此水煎中药服。

用法 早餐食用。

功效 调中和胃，运脾消食。

适用 尿毒症病人、长期胃纳欠佳者。

小蓟伏龙肝茶

原料 小蓟80克，伏龙肝30克。

制法 将小蓟与伏龙肝同入锅中，加水适量，煎汤取汁即成。

用法 不拘时间代茶饮之。

功效 清热凉血，补土摄血。

适用 血热或气虚所致的代偿性月经（倒经）。

实用指南

精选验方 ●

呕吐： 伏龙肝30~60克。水煎15分钟后待澄清，去渣取汤，加入姜汁1匙服用。

阳虚型血崩： 伏龙肝60克，姜炭30克。以水400毫升煮至200毫升，去渣喝汁。

出血性痢疾： 伏龙肝、黄连各3克，盐梅1个。共研为末，以茶调服。

妊娠呕吐： 伏龙肝100克。捣烂包煎，分数次服。

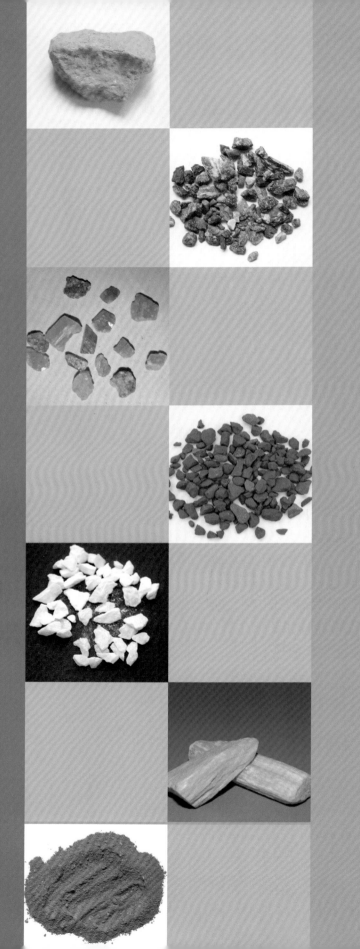

第二卷
金石部

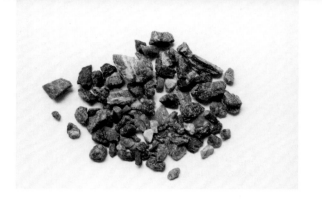

紫石英

《本经》上品

气味 ● 甘，温，无毒。

主治 ● 心腹咳逆邪气，补不足，女子风寒在子宫，绝孕十年无子。久服温中，轻身延年。（《本经》）疗上气心腹痛，寒热邪气结气，补心气不足，定惊悸，安魂魄，填下焦，止消渴，除胃中久寒，散痈肿，令人悦泽。（《别录》）养肺气，治惊痫，蚀脓。（甄权）

附方 ●

虚劳惊悸（补虚止惊，令人能食）：紫石英五两，打如豆大，水淘一遍，以水一斗，煮取三升，细细服，或煮粥食，水尽可再煎之。（《随身备急方》）

痈肿毒气：紫石英火烧醋淬，为末，生姜、米醋煎敷之，摩亦得。（《日华》）

第二卷·金石部

传统药膳

紫石英粥

原料 紫石英12克，糯米60克，红糖适量。

制法 先将紫石英打碎淘净，加水煎成浓汁，去渣留汁；然后把洗净的糯米和红糖煮粥，待粥快好时加入药汁，稍煮便可食用。

用法 早餐食用。

功效 镇心神，降逆气，暖子宫。

适用 虚劳惊悸、咳逆上气者及宫寒不孕妇女。

实用指南

精选验方 ●

镇静安神：紫石英10～15克。水煎服。

肺气肿：紫石英12克，杏仁（去皮、尖）、紫苏子、瓜蒌子、法半夏、茯苓、桑白皮各9克，陈皮、当归、麻黄、甘草各5克。水煎服，每日1剂，每日2次。

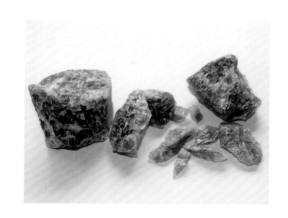

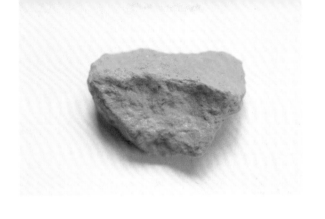

雄黄

《本经》中品

释名 ● 黄金石（《本经》），石黄（《唐本》），熏黄。

气味 ● 苦，平、寒，有毒。

主治 ● 寒热，鼠瘘恶疮，疽痔死肌，杀精物恶鬼邪气百虫毒，胜五兵。炼食之，轻身神仙。（《本经》）主疗癣风邪，癫痫岚瘴，一切虫兽伤。（大明）搜肝气，泻肝风，消涎积。（好古）治疟疾寒热，伏暑泻痢，酒饮成癖，惊痫，头风眩晕，化腹中瘀血，杀劳虫疳虫。（时珍）

附方 ●

小腹痛满（不得小便）：雄黄末蜜丸，塞阴孔中。（《伤寒类要》）

阴肿如斗（痛不可忍）：雄黄、矾石各二两，甘草一尺，水五升，煮二升，浸之。（《肘后方》）

白秃头疮：雄黄、猪胆汁和敷之。（《圣济录》）

眉毛脱落：雄黄末一两，醋和涂之。（《圣济录》）

熏黄

主治 ● 恶疮疥癣，杀虫虱，和诸药熏嗽。（藏器）

附方 ●

水肿上气（咳嗽腹胀）：熏黄一两，款冬花二分，熟艾一分，以蜡纸铺艾，洒二末于上，苇管卷成筒，烧烟吸咽三十口则瘥。三日尽一剂，百日断盐、醋。（《外台秘要》）

手足甲疽：熏黄、蛇皮各等份为末，以泔洗净，割去甲，入肉处敷之，一顷痛定，神效。（《近效方》）

传统药膳

雄黄胡荽酒

原料 雄黄（如杏仁大）1块，石胡荽1撮，红糖（核桃大）1块，人乳、白酒各10毫升。

制法 将前3味药共捣烂如泥，入人乳和白酒拌匀即可。

用法 每日2次，敷患处。

功效 止血排毒。

适用 毒蛇咬伤应急治疗。

实用指南

精选验方 ●

疝气：雄黄30克，明矾60克，生甘草20克。煎水，熏洗阴囊。

皮肤念珠菌病：雄黄3克，蛇蜕1条（煅存性）。上药共研为细末，麻油调敷。

蜈蚣咬伤：雄黄、枯矾各等份，烧酒适量。将前2味药混合研末，视伤口大小取适量，以烧酒调匀后外涂伤口。

石膏

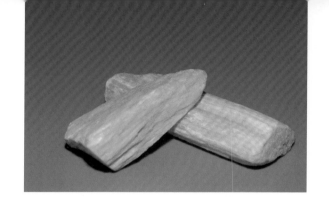

《本经》中品

释名 ● 细理石（《别录》），寒水石（《纲目》）。

气味 ● 辛，微寒，无毒。

主治 ● 中风寒热，心下逆气惊喘，口干舌焦，不能息，腹中坚痛，除邪鬼，产乳金疮。（《本经》）除时气头痛身热，三焦大热，皮肤热，肠胃中结气，解肌发汗，止消渴烦逆，腹胀暴气，喘息咽热，亦可作浴汤。（《别录》）治伤寒头痛如裂，壮热皮如火燥。和葱煎茶，去头痛。（甄权）治天行热狂，头风旋，下乳，揩齿益齿。（大明）除胃热肺热，散阴邪，缓脾益气。（李杲）

附方 ●

小儿身热： 石膏一两，青黛一钱，为末，糕糊丸龙眼大。每服一丸，灯心汤化下。（《普济方》）

鼻衄头痛（心烦）： 石膏、牡蛎各一两，为末。每新汲水服二钱，并滴鼻内。（《普济方》）

油伤火灼（痛不可忍）： 石膏末敷之，良。（《梅师方》）

口疮咽痛（上膈有热）： 石膏（煅）三两，朱砂三钱半，脑子半字，为末，掺之。（《三因方》）

实用指南

精选验方 ●

肺热咳嗽： 石膏100克，甘草（炙）25克，生姜、蜂蜜各少许。将石膏、甘草碾成末，每服15克，以生姜、蜂蜜调下。

神经性头痛： 生石膏、荞麦粉各30克，醋少许。将生石膏与荞麦粉共研细末，用醋调成糊状，敷于患部，药末干后再加醋调敷，1～2日为1个疗程。

脑炎发热： 生石膏50克，金银花、连翘、元参各20克，栀子15克，生地黄25克。水煎，频冷服，连服2～3剂。

热结肺腑，喘促气粗，潮热便秘： 石膏30克，杏仁、瓜蒌皮、桑白皮各15克，大黄、芒硝各12克。水煎服。

石膏豆豉粥

原料　生石膏60克，葛根25克，淡豆豉、麻黄各1.5克，荆芥5克，生姜3片，葱白3茎，粳米100克。

制法　将生石膏、葛根、淡豆豉、荆芥、麻黄、生姜等洗净入锅，煎取汁。滤去药渣，待澄清去沉淀。将粳米淘净入锅，加清水煮开后，与药汁、葱白煮成粥食用。

用法　每日2次，早、晚分食。

功效　发汗清热。

适用　感冒引起的高热不退、肺热喘急、头痛、烦躁、失眠、口渴、咽干等。

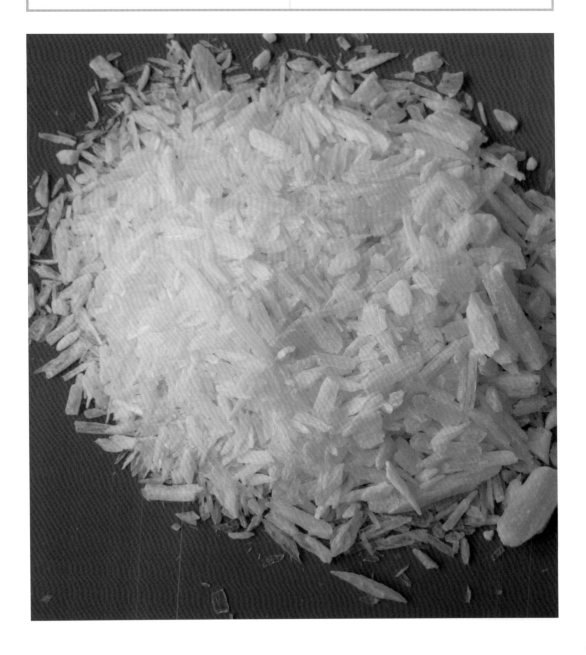

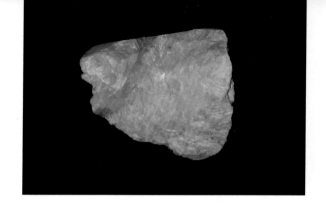

滑石

《本经》上品

释名 画石（《衍义》），液石（《别录》），冷石（弘景），番石（《别录》），共石。

气味 甘，寒，无毒。

主治 身热泄澼，女子乳难癃闭，利小便，荡胃中积聚寒热，益精气。久服轻身耐饥长年。（《本经》）通九窍六腑津液，去留结，止渴，令人利中。（《别录》）燥湿，分水道，实大肠，化食毒，行积滞，逐凝血，解燥渴，补脾胃，降心火，偏主石淋为要药。（震亨）疗黄疸水肿脚气，吐血衄血，金疮血出，诸疮肿毒。（时珍）

附方

妇人转脬（因过忍小便而致）：滑石末，葱汤服二钱。（《圣惠方》）

妊娠子淋（不得小便）：滑石末水和，泥脐下二寸。（《外台秘要》）

伏暑吐泄（或吐，或泄，或疟，小便赤，烦渴），霍乱及疟：玉液散，用桂府滑石（烧）四两，藿香一钱，丁香一钱，为末，米汤服二钱。（《普济方》）

阴下湿汗、脚指缝烂：滑石一两，石膏（煅）半两，枯白矾少许，研掺之。（《集简方》）

实用指南

精选验方

前列腺炎： 滑石30克，葱白50克。先将滑石研末，葱白单独煎汤，再将滑石末倒入汤内调匀服下。

小儿脑损伤致脑积水，兼热象： 滑石、花蕊石各15克，龙胆草、木通、王不留行、决明子各10克，土鳖虫5克。水煎服，每日1剂，每日2次。

传统药膳

滑石粥

原料 滑石30克，粳米60克。

制法 以水1500毫升，煎滑石至1000毫升，下米煮粥。

用法 早餐食用。

功效 清热除烦。

适用 膈上烦热多渴。

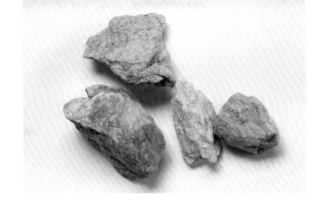

阳起石
《本经》中品

释名 ● 羊起石（《别录》），白石（《本经》），石生（《别录》）。

气味 ● 咸，微温，无毒。

主治 ● 崩中漏下，破子脏中血，癥瘕结气，寒热腹痛，无子，阴痿不起，补不足。（《本经》）疗男子茎头寒，阴下湿痒，去臭汗，消水肿。久服不饥，令人有子。（《别录》）治带下温疫冷气，补五劳七伤。（大明）补命门不足。（好古）散诸热肿。（时珍）

附方 ●

丹毒肿痒： 阳起石煅研，新水调涂。（《儒门事亲》）

元气虚寒（精滑不禁、大便溏泄、手足厥冷）： 阳起石（煅研）、钟乳粉各等份，酒煮附子末，同面糊丸梧子大，每空心米饮服五十丸，以愈为度。（《济生方》）

阴痿阴汗： 阳起石煅为末，每服二钱，盐酒下。（《普济方》）

实用指南

精选验方 ●

阳痿： 阳起石、枸杞子各2克。加红糖煎服。

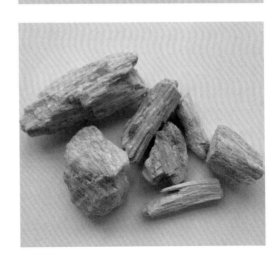

传统药膳

阳起石牛肾粥

原料 阳起石30克，牛肾1个，粳米50克。

制法 先将牛肾洗净，切成小块，把阳起石用3层纱布包裹，加水5碗煎约1小时，然后取澄清煎液，加入牛肾及粳米，煮粥，加油、盐及葱白调味。

用法 每日1次，连服5日。

功效 温肾益精。

适用 肾虚腰痛虚冷、阳痿、夜尿频等。

11

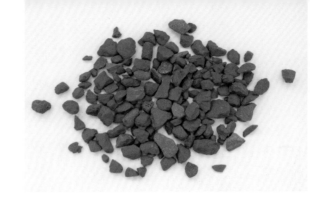

磁石

《本经》中品

释名 ● 玄石（《本经》），处石（《别录》），吸针石。

气味 ● 辛，寒，无毒。

主治 ● 周痹风湿，肢节中痛，不可持物，洗洗酸消，除大热烦满及耳聋。（《本经》）养肾脏，强骨气，益精除烦，通关节，消痈肿鼠瘘，颈核喉痛，小儿惊痫，炼水饮之。亦令人有子。（《别录》）补男子肾虚风虚。身强，腰中不利，加而用之。（甄权）治筋骨羸弱，补五劳七伤，眼昏，除烦躁。小儿误吞针铁等，即研细末，以筋肉莫令断，与末同吞，下之。（大明）明目聪耳，止金疮血。（时珍）

附方 ●

肾虚耳聋： 真磁石一豆大，穿山甲（烧存性研）一字，新绵塞耳内，口含生铁一块，觉耳中如风雨声即通。（《济生方》）

老人耳聋： 磁石一斤捣末，水淘去赤汁，绵裹之。猪肾一具，细切。以水五斤煮石，取二斤，入肾，下盐豉作羹食之。米煮粥食亦可。（《养老方》）

阳事不起： 磁石五斤研，清酒渍二七日。每服三合，日三夜一。（《千金方》）

第二卷 · 金石部

实用指南

精选验方 ●

诸般肿毒： 磁石9克，金银藤120克，黄丹240克，香油300毫升。如常熬膏贴之。

金疮，止痛，断血： 磁石适量。研末敷之。

传统药膳

磁石粥

原料 磁石3克，猪肾1对，粳米100克。

制法 将猪肾洗净，剖开，去内膜，细切；将磁石打碎，先入砂锅内煎煮2小时，然后去渣留汁，再下猪肾及粳米，一同煮至粥熟汤稠即可。

用法 每日1剂，分次于空腹时食用，10日为1个疗程，每疗程间停用3日，再服2个疗程即可。

功效 益肾开窍，聪耳明目。

适用 肾虚精亏，髓海失养，相火上扰所致的腰膝酸软、五心烦热、耳鸣耳聋、头目眩晕、心悸失眠等。

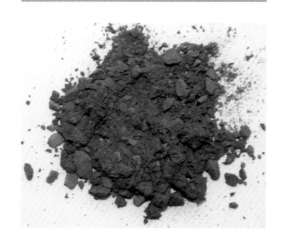

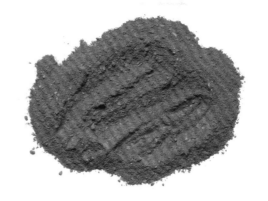

代赭石
《本经》下品

释名 须丸（《本经》），血师（《别录》），土朱（《纲目》），铁朱。

气味 苦，寒，无毒。

主治 鬼疰贼风蛊毒，杀精物恶鬼，腹中毒邪气，女子赤沃漏下。（《本经》）带下百病，产难胞不出。堕胎，养血气，除五脏血脉中热，血痹血痢。大人小儿惊气入腹，及阴痿不起。（《别录》）安胎健脾，止反胃吐血鼻衄，月经不止，肠风痔瘘，泻痢脱精，尿血遗溺，夜多小便，小儿惊痫疳疾，金疮长肉。（大明）辟鬼魅。（甄权）

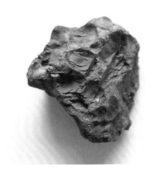

附方

哮呷有声（卧睡不得）：代赭石，米醋调，时时进一二服。（《普济方》）

伤寒无汗：代赭石、干姜各等份为末，热醋调涂两手心，合掌握定，夹于大腿内侧，温覆汗出乃愈。（《伤寒蕴要》）

婴儿疰疾（无计可施）：代赭石五枚（煅红醋淬），朱砂五分，砒霜一豆大，同以纸包七重，打湿煨干，入麝香少许为末。香油调一字，涂鼻尖上及眉心、四肢，神应。

实用指南

精选验方

哮喘，睡卧不得：赭石适量。研细末，米醋调服，宜常服用。

脱发：赭石适量。研细末，每日2次，每次3克，白开水冲服，连服2～3个月。

痰浊阻胃：赭石、牛膝各10克。共研末，每次冲服2克，每日3次。

传统药膳

赭石柿蒂茶

原料 赭石24克，木香6克，公丁香10克，柿蒂15克，灶心土150克。

制法 将赭石、木香、公丁香、柿蒂煎汤，灶心土烧红放入汤中，待澄清后备用。

用法 代茶频饮。

功效 降逆止呃。

适用 呃逆。

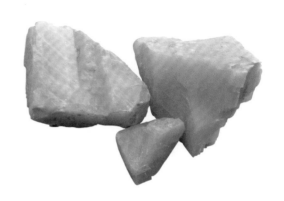

凝水石

《本经》中品

释名 ● 白水石（《本经》），寒水石、凌水石（《别录》），盐精石、泥精、盐枕（《纲目》）、盐根。

气味 ● 辛，寒，无毒。

主治 ● 身热，腹中积聚邪气，皮中如火烧，烦满，水饮之。久服不饥。（《本经》）除时气热盛，五脏伏热，胃中热，止渴，水肿，小腹痹。（《别录》）压丹石毒风，解伤寒劳复。（甄权）治小便白，内痹，凉血降火，止牙疼，坚牙明目。（时珍）

附方 ●

男女转脬（不得小便）：凝水石二两，滑石一两，葵子一合。为末，水一斗，煮五升，时服一升，即利。（《永类方》）

汤火伤灼：凝水石烧研敷之。（《卫生易简方》）

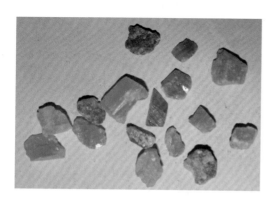

实用指南

精选验方 ●

惊痫发热：凝水石、甘蓝各等份。为末，加水调匀敷头上。

湿疹疮面红肿：凝水石30克，黄连12克，滑石18克，冰片3克。共研细末，用麻油或凡士林调成含量为50％的软膏，外搽患处，每日1次。

传统药膳

凝水石粥

原料 凝水石30克（捣碎，绢袋盛），牛蒡茎长5～6寸（别煮熟，研），大米150克。

制法 以水3000毫升，先煮凝水石至1500毫升，次下牛蒡，并汁再煎令沸，下米煮粥，候熟。

用法 空腹食用，每日1次。

功效 清热解毒。

适用 发背痈疽、毒攻寒热等。

石硫黄

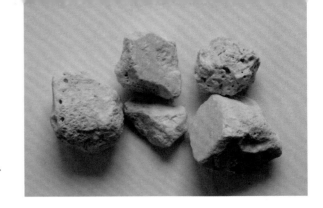

《本经》中品

释名 ● 硫黄（吴普），黄硇砂（《药性》），黄牙、阳侯（《纲目》），将军。

气味 ● 酸，温，有毒。

主治 ● 妇人阴蚀疽痔恶血，坚筋骨，除头秃。能化金银铜铁奇物。（《本经》）治妇人血结。（吴普）下气，治腰肾久冷，除冷风顽痹，寒热。生用治疥癣，炼服主虚损泄精。（甄权）壮阳道，补筋骨劳损，风劳气，止嗽，杀脏虫邪魅。（大明）长肌肤，益气力，老人风秘，并宜炼服。（李珣）主虚寒久痢，滑泄霍乱，补命门不足，阳气暴绝，阴毒伤寒，小儿慢惊。（时珍）

附方 ●

伤暑吐泻： 硫黄、滑石各等份为末。每服一钱，米饮下，即止。（《救急良方》）

身面疣目： 蜡纸卷硫黄末少许，点之，焠之有声，根去。（《普济方》）

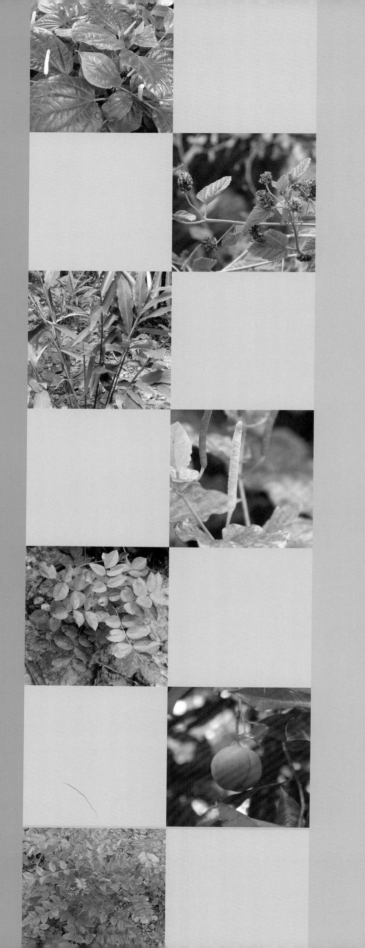

第三卷
草部

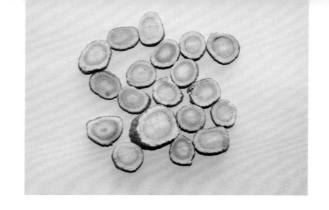

甘草

《本经》上品

释名● 蜜甘（《别录》），蜜草（《别录》），国老（《别录》）。

根

气味● 甘，平，无毒。

主治● 温中下气，烦满短气，伤脏咳嗽，止渴，通经脉，利血气，解百药毒，为九土之精，安和七十二种石，一千二百种草。（《别录》）主腹中冷痛，治惊痫，除腹胀满，补益五脏，养肾气内伤，令人阴不痿，主妇人血沥腰痛，凡虚而多热者，加用之。（甄权）吐肺痿之脓血，消五发之疮疽。（好古）解小儿胎毒惊痫，降火止痛。（时珍）

附方●

伤寒咽痛（少阴证，甘草汤主之）：用甘草二两（蜜水炙），水二升，煮一升半，服五合，日二服。（张仲景《伤寒论》）

小儿热嗽：甘草二两，猪胆汁浸五宿，炙，研末，蜜丸绿豆大，食后薄荷汤下十丸，名凉膈丸。（《圣惠方》）

梢

主治● 生用治胸中积热，去茎中痛，加酒煮延胡索、苦楝子，尤妙。（元素）

头

主治● 生用能行足厥阴、阳明二经污浊之血，消胀导毒。（震亨）主痈肿，宜入吐药。（时珍）

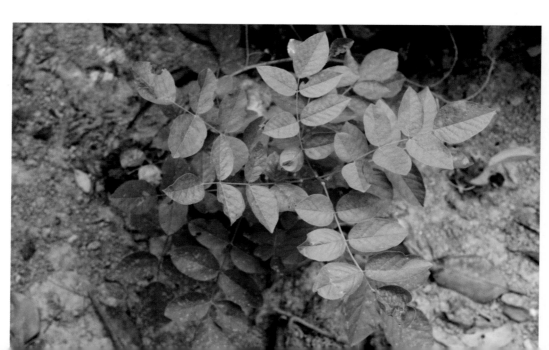

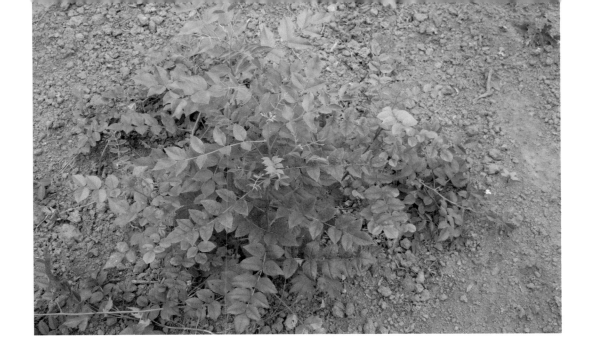

精选验方 ●

惊悸：甘草30克。水煎服。

前列腺炎尿闭：甘草梢20克。煎水服。

夜间咳嗽：甘草适量。切成小片，临睡时含入口内6片，勿令咽下，吞咽唾液。

原发性血小板减少性紫癜：甘草12~20克。水煎，早、晚分服。

室性早搏：生甘草、炙甘草、泽泻各30克。水煎服，每日2剂，早、晚分服。

肺结核：甘草50克。每日1剂，煎汁分3次服用。

传统药膳

甘草瓜蒌酒

原料　瓜蒌1枚，甘草2克，腻粉少许，黄酒1小杯。

制法　将瓜蒌、甘草研为粗末，倒入瓷碗中，加黄酒与水1小杯，并下腻粉，置炉火上煎开3~5沸后，去渣取汁备用。

用法　每日1剂，睡前外涂患处。

功效　清热解毒，化痰祛瘀，消肿止痛。

适用　热毒侵袭，血瘀痰阻之痈疽疔疮、红肿热痛、多日不消者。

小贴士　方中所用的腻粉又名轻粉，为粗制的氯化亚汞结晶。有毒，能攻毒杀虫，利水通便，一般不宜内服。

甘草白芍羊肉汤

原料　甘草、白芍各15克，通草9克，羊肉1500克。

制法　将甘草、白芍、通草等用纱布包裹，与洗净切成小块的羊肉同放入砂锅，加水煎煮至肉熟汤香，弃纱布包，捞起羊肉，留汤备用。

用法　佐餐食用。

功效　补益精血，缓急止痛。

适用　精血亏虚，寒滞经脉之产后少腹冷痛、神疲倦怠、腰膝酸软、四肢不温、面色淡白或萎黄、心悸失眠，或中风偏瘫等。

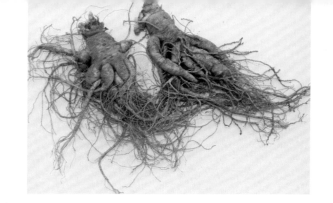

人参

《本经》上品

释名 ● 黄参（吴普），血参（《别录》），人衔（《本经》），地精（《广雅》）。

根

气味 ● 甘，微寒，无毒。

主治 ● 补五脏，安精神，定魂魄，止惊悸，除邪气，明目开心益智。久服轻身延年。（《本经》）疗肠胃中冷，心腹鼓痛，胸胁逆满，霍乱吐逆，调中，止消渴，通血脉，破坚积，令人不忘。（《别录》）消食开胃，调中治气，杀金石药毒。（大明）治男妇一切虚证，发热自汗，眩晕头痛，反胃吐食，滑泻久痢，小便频数淋沥，劳倦内伤，中风中暑，痿痹，吐血、咯血、下血、血淋、血崩，胎前、产后诸病。（时珍）

附方 ●

脾胃虚弱（不思饮食）： 人参（末）四两，生姜半斤（取汁），白蜜十两，银锅煎成膏，每米饮调服一匙。（《普济方》）

妊娠吐水（酸心腹痛，不能饮食）： 人参、干姜（炮）各等份，为末，以生地黄汁和丸梧子大。每服五十丸，米汤下。（《和剂局方》）

喘急欲绝（上气鸣息者）： 人参末，汤服方寸匕，日五六服，效。（《肘后方》）

产后血晕： 人参一两，紫苏半两，以童尿、酒、水三合，煎服。（《医方摘要》）

齿缝出血： 人参、赤茯苓、麦冬各二钱，水

一盏，煎七分，食前温服，日再。苏东坡得此，自谓神奇。后生小子多患此病，予累试之，累如所言。（《谈野翁试效方》）

蜂虿螫伤： 人参末敷之。（《证治要诀》）

芦

气味 ● 苦，温，无毒。

主治 ● 吐虚劳痰饮。（时珍）

实用指南

精选验方 ●

脱肛： 人参芦头20枚。小火焙干，研末，分20包，早、晚空腹米饮调服1包，小儿酌减。

气虚便秘： 人参9克，白术、茯苓各12克，黄芪15克，当归、黄精、柏子仁（冲）、松子仁（冲）各10克，甘草7克。水煎服，每日1剂，分2次服。

食道癌： 人参汁、龙眼肉汁、芦根汁、甘蔗汁、梨汁、人乳、牛乳各等份。加姜汁少许，隔水炖成膏，徐徐频服。

心肌炎： 人参、板蓝根、茯苓各15克，白术、紫堇、紫花地丁、炙甘草各10克，生地黄25克。水煎服。

人参黄芪粥

原料　人参、白糖各5克，黄芪20克，粳米80克，白术10克。

制法　将人参、黄芪、白术切成薄片，清水浸泡40分钟后放入砂锅中，加水煮开，再用小火慢煮成浓汁，取出药汁后再次加水，煮开取汁，合并两次药汁，早、晚用来煮粳米粥。

用法　加白糖趁热食用。5日为1个疗程。

功效　补正气，疗虚损，抗衰老。

适用　五脏虚衰、久病体弱、气短自汗、脾虚泄泻、食欲不振、气虚浮肿等。

人参莲肉汤

原料　白人参（糖参）10克，莲实（去皮、去心）10枚，冰糖30克。

制法　将白人参、莲实放入碗内，加清水适量，泡发后再加冰糖；将盛人参、莲实的碗放入锅内，隔水蒸1小时即成。

用法　人参可连续应用3次，次日再加莲实、冰糖如上述制法蒸制，服用，第3次可连同人参一起吃完。

功效　补气益脾。

适用　中老年人病后体虚、气弱、脾虚、食少、疲倦、自汗、泄泻等。

参苓粥

原料　人参50克，茯苓25克，粳米100克，生姜10克，鸡蛋1个（取清）。

制法　将人参、茯苓、生姜用水1500毫升煎至500毫升，去渣下米煮粥。快熟时下鸡蛋清1个及盐少许，搅匀即可。

用法　空腹食用。

功效　健脾和胃。

适用　伤寒、胃气不和、全不思食、日渐虚赢等。

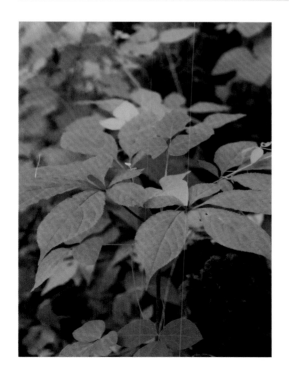

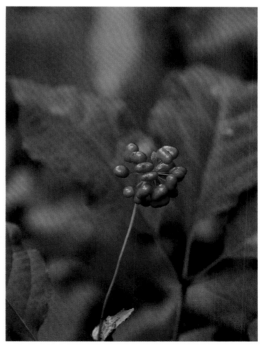

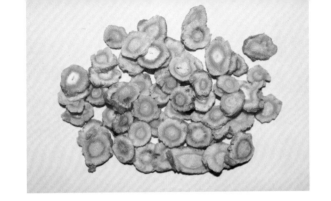

沙参

《本经》上品

释名 ● 白参（吴普），知母（《别录》），羊婆奶（《纲目》），铃儿草（《别录》）。

根

气味 ● 苦，微寒，无毒。

主治 ● 血结惊气，除寒热，补中，益肺气。（《本经》）疗胸痹，心腹痛，结热邪气头痛，皮间邪热，安五脏。久服利人。又云：羊乳，主头肿痛，益气，长肌肉。（《别录》）去皮肌浮风，疝气下坠，治常欲眠，养肝气，宣五脏风气。（甄权）补虚，止惊烦，益心肺，并一切恶疮疥癣及身痒，排脓，消肿毒。（大明）清肺火，治久咳肺痿。（时珍）

附方 ●

肺热咳嗽：沙参半两，水煎服之。（《卫生易简方》）

妇人白带（多因七情内伤或下元虚冷所致）：沙参为末，每服二钱，米饮调下。（《证治要诀》）

实用指南

精选验方 ●

食管炎：沙参、甘草、桔梗、麦冬、连翘、金银花各100克，胖大海50克。共研细末，蜜调制成150丸，每日3～5次，每次1～2丸，于两餐之间空腹含化，缓咽。

慢性胃炎：北沙参、淮山药各30克。将北沙参、淮山药分别洗净切碎，同入锅，加适量水，先浸渍2小时，再煎煮40分钟，取汁，药渣加适量水再煎煮30分钟，去渣取汁，合并两次药汁，每日1剂，分早、晚2次温服。

阴虚肺燥引起的咳嗽：沙参、百合各9克，银耳6克，冰糖适量。将银耳、百合、沙参、冰糖一起加水煎服，每日2次。

传统药膳

沙参粥

原料 北沙参15克，粳米50克。

制法 先将北沙参洗净后入锅，加入清水适量煎至100～150毫升，然后去渣取汁，再加入粳米及清水400毫升，煮成粥即可。

用法 每日1剂，早餐食用。

功效 清热养阴，止咳化痰。

适用 燥热咳嗽或劳嗽咯血、哮喘、舌干口燥、食欲不振等。

参竹炖猪肺

原料 沙参、玉竹各30克，葱20克，猪肺1具。

制法 将猪肺用清水洗净，切块，放入沸水锅内汆出血水，将肺捞出，与沙参、玉竹同放砂锅内，加清水2500毫升、葱，大火烧沸后打去浮沫，改用小火炖1.5小时，肺熟烂即成。

用法 每食适量，加盐少许，每日2次，连服数日。

功效 养阴润肺，止咳。

适用 阴虚肺燥所致的燥咳少痰、咽干、口渴、舌红少苔等。

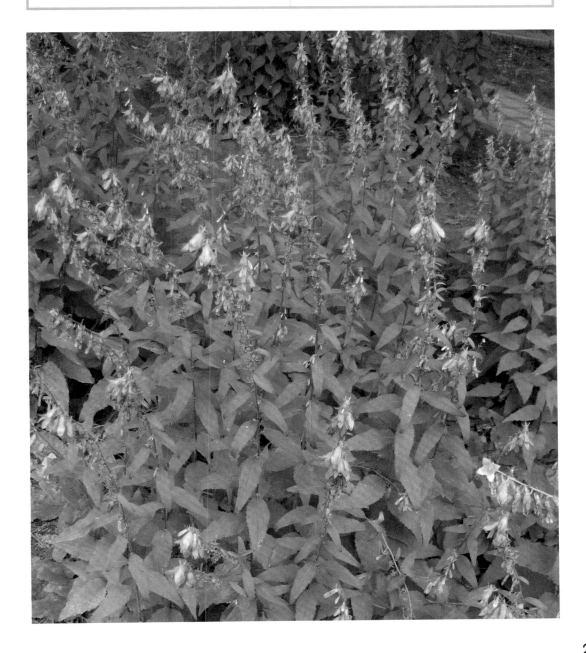

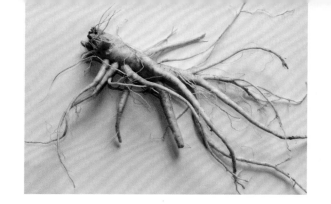

桔梗

《本经》下品

释名● 白药（《别录》），梗草（《别录》），荠苨（《本经》）。

气味● 辛，微温，有小毒。

主治● 胸胁痛如刀刺，腹满肠鸣幽幽，惊恐悸气。（《本经》）利五脏肠胃，补血气，除寒热风痹，温中消谷，疗喉咽痛，下蛊毒。（《别录》）治下痢，破血积气，消聚痰涎，去肺热气促嗽逆，除腹中冷痛，主中恶及小儿惊痫。（甄权）下一切气，止霍乱转筋，心腹胀痛，补五劳，养气，除邪辟温，破癥瘕肺痈，养血排脓，补内漏及喉痹。（大明）利窍，除肺部风热，清利头目咽嗌，胸膈滞气及痛，除鼻塞。（元素）治寒呕。（李杲）主口舌生疮，赤目肿痛。（时珍）

附方●

痰嗽喘急： 桔梗一两半，为末，用童子小便半升，煎四合，去滓温服。（《简要济众方》）

喉痹毒气： 桔梗二两，水三升，煎一升，顿服。（《千金方》）

少阴咽痛（少阴证，二三日咽痛者，可与甘草汤主之；不瘥者，与桔梗汤主之）： 桔梗一两，甘草二两，水三升，煮一升，分服。（《伤寒论》）

骨槽风痛，牙根肿痛： 桔梗为末，枣瓤和丸皂子大，绵裹咬之。仍以荆芥汤漱之。（《经验方》）

鼻出衄血、吐血下血： 桔梗为末，水服方寸匕，日四服。（《普济方》）

妊娠中恶（心腹疼痛）： 桔梗一两，锉，水一盏，生姜三片，煎六分，温服。（《圣惠方》）

芦头

主治● 吐上膈风热痰实，生研末，白汤调服一二钱，探吐。（时珍）

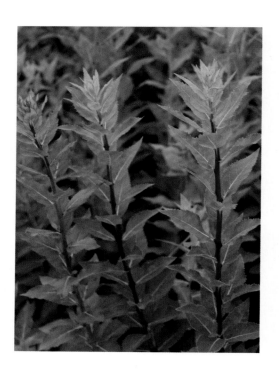

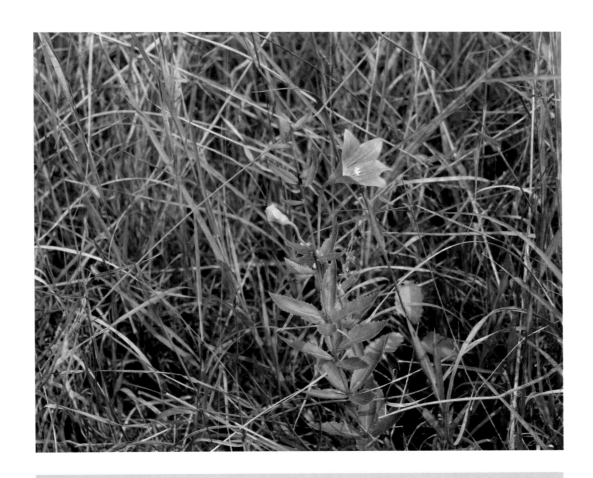

精选验方●

外感、咳痰不爽：桔梗30克，甘草60克。加水煎汤，每日2次，温服。

伤寒痞气、胸部满闷：桔梗、炙枳壳各30克。加水煎汤，去渣服，每日2次。

咽喉肿痛：桔梗、生甘草各6克，薄荷、牛蒡子各9克。水煎服。

热咳痰稠：桔梗6克，桔梗叶、桑叶各9克，甘草3克。水煎服，每日1剂，连服2～4日。

小儿喘息性肺炎：桔梗、枳壳、半夏、陈皮各4克，神曲、茯苓各5克，甘草1.5克。以上为3岁小儿用量，每日服1～2剂。

传统药膳

桔梗甘草茶

原料 桔梗、甘草各100克。

制法 将上两味制粗末，和匀过筛，分包，每包10克，每次1包。

用法 沸水冲泡，代茶频饮。

功效 宣肺止咳化痰。

适用 肺热咳嗽、痰黄黏稠等。

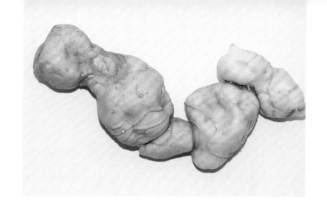

黄精

《别录》上品

释名 ● 黄芝（《瑞草经》），菟竹（《别录》），鹿竹（《别录》），龙衔（《广雅》）。

根

气味 ● 甘，平，无毒。

主治 ● 补中益气，除风湿，安五脏。久服轻身延年不饥。（《别录》）补五劳七伤，助筋骨，耐寒暑，益脾胃，润心肺。单服九蒸九暴食之，驻颜断谷。（大明）补诸虚，止寒热，填精髓，下三尸虫。（时珍）

附方 ●

补肝明目： 黄精二斤，蔓荆子一升（淘），同和，九蒸九晒，为末。空心每米饮下二钱，日二服，延年益寿。（《圣惠方》）

补虚精气： 黄精、枸杞子各等份，捣作饼，日干为末，炼蜜丸梧子大。每汤下五十丸。（《奇效良方》）

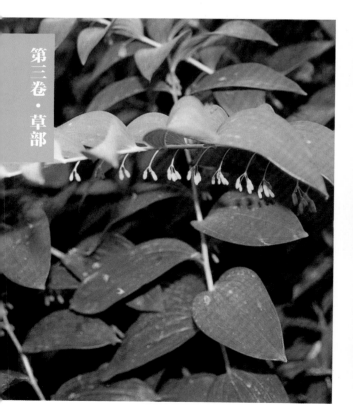

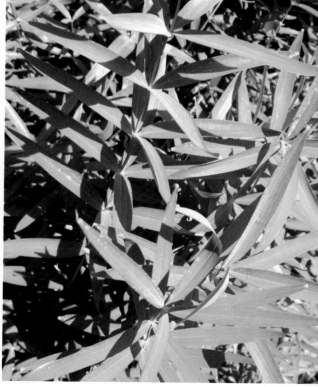

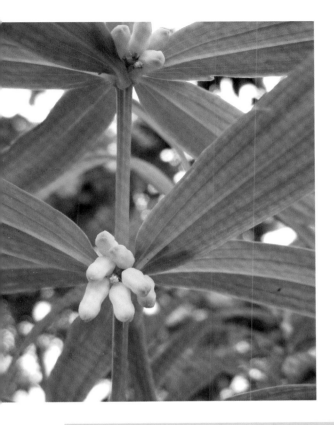
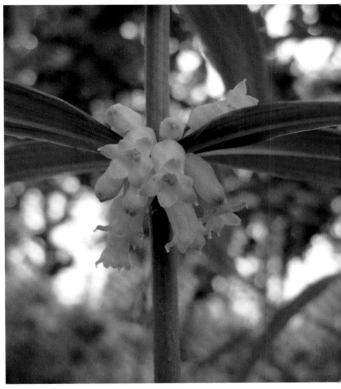

实用指南

精选验方 ●

气虚血瘀兼咳喘：黄精、人参各15克，桃仁、川芎、红花各10克，苏木、赤芍各20克，白芥子、百部、陈皮各5克。水煎服。

老年白内障：黄精15克，陈皮、枸杞子各9克，菊花3克，珍珠母18克，红糖适量。水煎服，每日1剂，连服10~15日。

高脂血症：黄精30克，山楂25克，何首乌15克。水煎服，每日1剂。

白细胞减少：黄精2份，大枣1份。制成100%煎剂口服，每次20毫升，每日3次。

肾虚阳痿：黄精、肉苁蓉各30克，鳝鱼250克。同炖服。

糖尿病：黄精、山药各15克，知母、玉竹、麦冬各12克。水煎服。

胃热口渴：黄精30克，山药、熟地黄各25克，麦冬、天花粉各20克。水煎服。

传统药膳

黄精粥

原料 黄精30克，粳米50克。

制法 将黄精切碎，与粳米共煮为粥。

用法 每日早餐食用。

功效 补气生血。

适用 腰膝酸软、筋骨虚弱等。

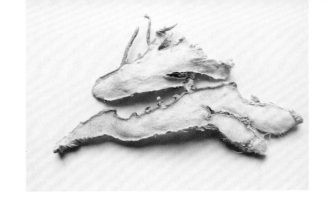

知母

《本经》中品

释名 ● 连母（《本经》），货母（《本经》），地参（《本经》），儿草（《别录》）。

根

气味 ● 苦，寒，无毒。

主治 ● 消渴热中，除邪气，肢体浮肿，下水，补不足，益气。（《本经》）疗伤寒久疟烦热，胁下邪气，膈中恶，及风汗内疸。多服令人泄。（《别录》）心烦躁闷，骨热劳往来，产后蓐劳，肾气劳，憎寒虚烦。

（甄权）安胎，止子烦，辟射工、溪毒。（时珍）

附方 ●

紫癜风疾： 醋磨知母擦之，日三次。（《卫生易简方》）

嵌甲肿痛： 知母（烧存性）研，掺之。（《多能方》）

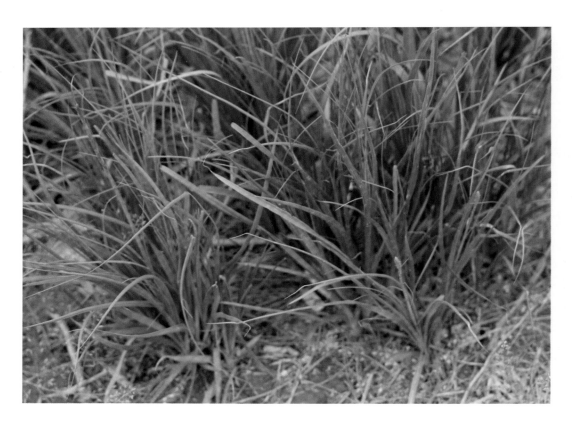

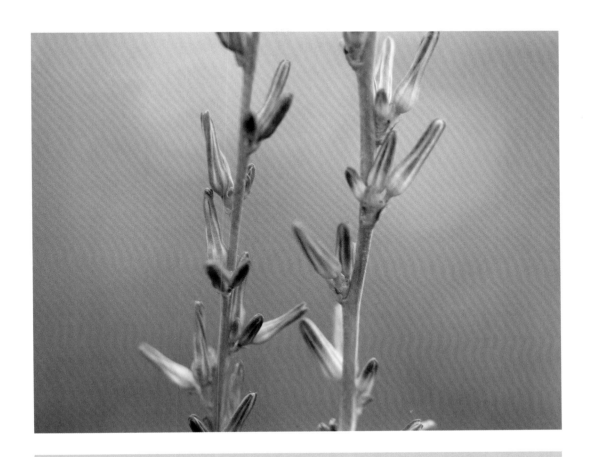

精选验方 ●

下焦湿热致阳痿早泄：知母、黄柏各20克，龙胆草、木通各15克，水蛭（研末）5克。水煎服，每日1剂。

咳嗽（肺热痰黄黏稠）：知母12克，黄芩9克，鱼腥草、瓜蒌各15克。水煎服，每日1剂。

老年干燥综合征：知母、黄柏各20克，熟地黄15克，山茱萸、山药、泽泻、茯苓、牡丹皮各10克。水煎服，每日1剂。

前列腺肥大症：知母、黄柏、牛膝各20克，丹参30克，大黄15克，益母草50克。水煎服，每日1剂。

传统药膳

知母龙骨炖鸡

原料 知母20克，龙骨40克，雏母鸡1只（当年未下蛋）。

制法 将母鸡拔毛、去内脏，洗净，取知母、龙骨放入鸡腹腔内，小火炖至熟烂即可。

用法 早、晚佐餐食用。

功效 滋阴降火。

适用 早泄伴情欲亢盛、梦遗滑精者。

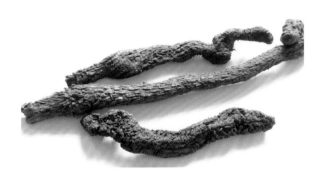

肉苁蓉

《本经》上品

释名 ● 肉松容（吴普），黑司命（吴普）。

气味 ● 甘，微温，无毒。

主治 ● 五劳七伤，补中，除茎中寒热痛，养五脏，强阴，益精气，多子，妇人癥瘕。久服轻身。（《本经》）除膀胱邪气腰痛，止痢。（《别录》）益髓，悦颜色，延年，大补壮阳，日御过倍，治女人血崩。（甄权）男子绝阳不兴，女子绝阴不产，润五脏，长肌肉，暖腰膝，男子泄精，尿血遗沥，女子带下阴痛。（大明）

附方 ●

补益劳伤（精败面黑）： 用肉苁蓉四两，水煮令烂，薄细切，研精羊肉，分为四度，下五味，以米煮粥，空心食。（《药性论》）

肾虚白浊： 肉苁蓉、鹿茸、山药、白茯苓各等份，为末，米糊丸梧子大，每枣汤下三十丸。（《圣济总录》）

汗多便秘（老人虚人皆可用）： 肉苁蓉（酒浸，焙）二两，研沉香末一两，为末，麻子仁汁打糊，丸梧子大。每服七十丸，白汤下。（《济生方》）

破伤风病（口噤身强）： 肉苁蓉切片晒干，用一小盏，底上穿定，烧烟，于疮上熏之，累效。（《卫生总微》）

实用指南

精选验方 ●

老年阴虚血亏、大便秘结： 肉苁蓉20克，当归15克，火麻仁10克。水煎好，待适温时加蜂糖适量服。

中老年人久病体质虚弱、体倦乏力，性功能减退： 肉苁蓉片20克，狗肉200克。将狗肉洗净，切为小块，放入肉苁蓉，加适量水炖煮1~2小时，食肉喝汤。

病后体虚、全身无力，消化不良者： 肉苁蓉10克，大米100克。加水适量，煮粥食用。

肾虚精亏、肾阳不足而致阳痿： 肉苁蓉、韭菜子各9克。水煎服，每日1剂，连服一周，停3日再服一周。

习惯性便秘： 肉苁蓉30克，火麻仁、当归各15克。水煎服，每日1剂，连服5剂，改为隔日1剂，再服5剂。

苁蓉强身粥

原料 肉苁蓉30克，精羊肉、大米各100克。

制法 先将肉苁蓉放入砂罐中，加水煮熟后捞出，切成薄片备用；再将切细的羊肉、洗净的大米与肉苁蓉片同放入砂罐，熬煮至粥熟，加葱、姜、盐等调味料，再煮2沸即成。

用法 每日1剂，分2次于空腹时食粥。

功效 补肾温阳，填精健骨，益气和中。

适用 脾肾阳虚，精血不足之腰膝酸冷、下肢软弱、阳痿早泄、遗精遗尿等。

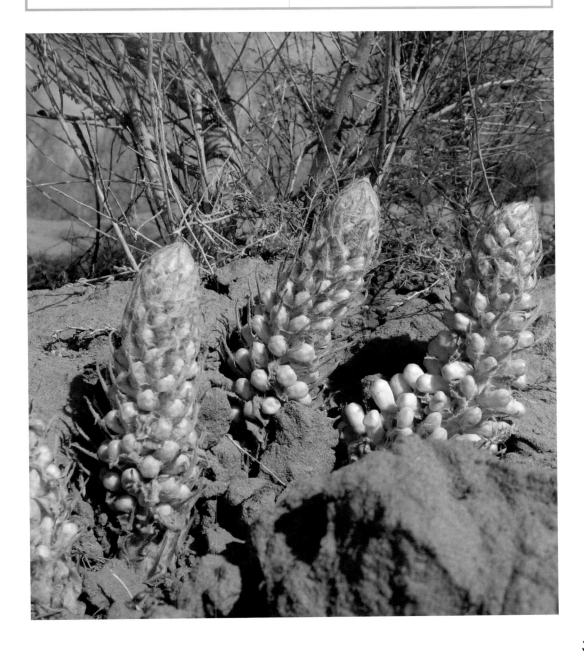

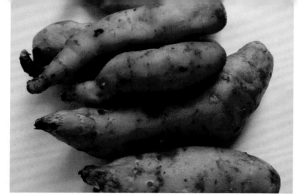

赤箭/天麻

《本经》上品/（宋·《开宝》）

释名 赤箭芝（《药性》），合离草（《抱朴子》），神草（吴普），鬼督邮（《本经》）。

赤箭

气味 辛，温，无毒。

主治 杀鬼精物，蛊毒恶气。久服益气力，长阴肥健，轻身增年。（《本经》）消痈肿，下支满，寒疝下血。（《别录》）天麻，主诸风湿痹，四肢拘挛，小儿风痫惊气，利腰膝，强筋力。久服益气，轻身长年。（《开宝》）治风虚眩晕头痛。（元素）

附方
消风化痰，清利头目，宽胸利膈。治心忪烦闷，头晕欲倒，项急，肩背拘倦，神昏多睡，肢节烦痛，皮肤瘙痒，偏正头痛，鼻齆，面目虚浮，并宜服之：天麻半两，川芎二两，为末，炼蜜丸如芡子大。每食后嚼一丸，茶酒任下。（《普济方》）

腰脚疼痛： 天麻、半夏、细辛各二两，绢袋二个，各盛药令匀，蒸热交互熨痛处，汗出则愈。数日再熨。（《卫生易简方》）

还筒子

主治 定风补虚，功同天麻。（时珍）

附方
益气固精（补血，黑发，益寿，有奇效）：还筒子半两，芡实半两，金银花二两，破故纸（酒浸，春三、夏一、秋二、冬五日，焙，研末）二两，各研末，蜜糊丸梧子大。每服五十丸，空心盐汤温酒任下。（《邓才杂兴方》）

实用指南

精选验方
痹证： 天麻、菖蒲各15克，远志、甘草各10克，大枣10枚，大麦30克。水煎服，每日1剂。
高血压、冠心病、神经性眩晕、耳鸣： 天麻9克，钩藤、牛膝、菊花各10克，丹参20克，桑寄生15克。水煎，分2次服，每日1次，连服1～2周。
前额头痛： 天麻、川椒、乳香各3克，香白芷、金银花各6克，生防风、葛根各4.5克，石膏9克。水煎洗之。

天麻茶

原料　天麻6克，绿茶3克，蜂蜜适量。

制法　先将天麻加水一大碗，煎沸20分钟，加入绿茶，稍沸片刻。取汁，调入蜂蜜。

用法　每日1剂，分2次温服。

功效　平肝潜阳，疏风止痛。

适用　高血压、头痛、头晕等。

天麻陈皮粥

原料　天麻15克，陈皮9克，大米100克，白糖适量。

制法　将天麻切片后，与陈皮、大米、适量的水同放入锅内煮粥，待粥熟后，再加入白糖调匀即可。

用法　食用。每日分2次服完。

功效　祛痰开窍，平肝息风。

适用　癫痫。

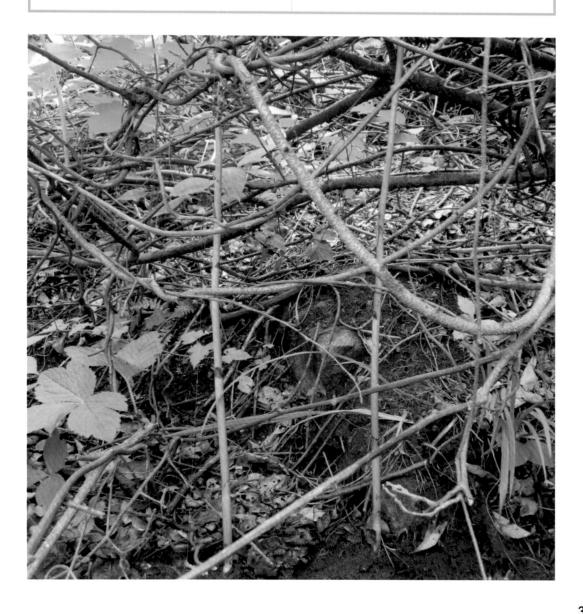

术

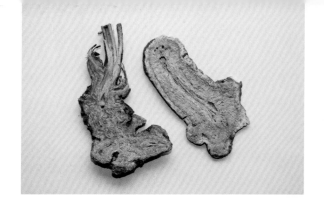

《本经》上品

释名 ● 山蓟（《本经》），马蓟（《纲目》），山连（《别录》）。

气味 ● 甘，温，无毒。

主治 ● 风寒湿痹，死肌痉疸，止汗除热消食。作煎饵，久服轻身延年不饥。（《本经》）主大风在身面，风眩头痛，目泪出，消痰水，逐皮间风水结肿，除心下急满，霍乱吐下不止，利腰脐间血，益津液，暖胃消谷嗜食。（《别录》）理胃益脾，补肝风虚，主舌本强，食则呕，胃脘痛，身体重，心下急痛，心下水痞。冲脉为病，逆气里急，脐腹痛。（好古）

附方 ●

胸膈烦闷： 白术末，水服方寸匕。（《千金方》）

心下有水： 白术三两，泽泻五两，水三升，煎一升半，分三服。（《梅师方》）

湿气作痛： 白术切片，煎汁熬膏，白汤点服。（《集简方》）

中湿骨痛： 术一两，酒三盏，煎一盏，顿服。不饮酒，以水煎之。（《三因良方》）

自汗不止： 白术末，饮服方寸匕，日二服。（《千金方》）

湿泻暑泻： 白术、车前子各等份，炒为末，白汤下二三钱。（《简便方》）

久泻滑肠： 白术（炒）、茯苓各一两，糯米（炒）二两，为末，枣肉拌食，或丸服之。（《简便方》）

实用指南

精选验方 ●

儿童流涎： 生白术适量。捣碎，加水和白糖，放锅上蒸汁，分次口服，每日10毫升。

气血不足： 生白术30～60克，枳壳、火麻仁各10～30克，蜂蜜10毫升，核桃肉2个。水煎服，每日1剂，每日2次。

肝癌： 白术20克，当归、山慈菇、半边莲、太子参各30克，昆布、海藻各12克，白花蛇舌草25克，三棱10克。水煎服，每日1剂。

单纯性便秘、老年便秘、产科手术后便秘、脑卒中偏瘫便秘： 白术60～90克。水煎服，每日1剂。

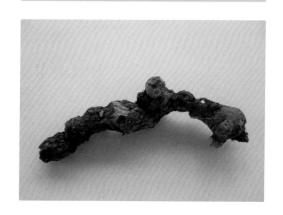

白术半夏天麻粥

原料　白术、天麻各10克，半夏5克，橘红3克，大枣3枚，粳米50克，白糖适量。

制法　先将白术、天麻、半夏、橘红、大枣清理干净后，水煎取汁去渣；然后将药汁与淘洗干净的粳米一同入锅煮粥，粥将熟时加入白糖，稍煮即成。

用法　每日2次，温热服。

功效　健脾祛湿，息风化痰。

适用　高血压、风痰所致之眩晕头痛、痰多、胸肠胀满等。

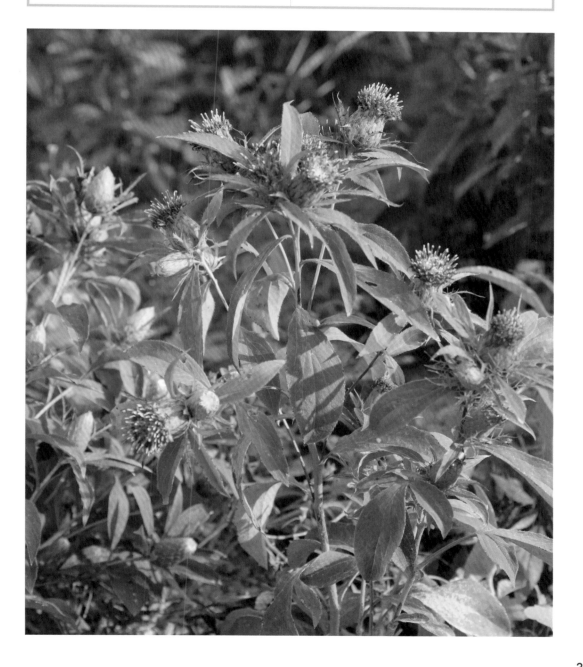

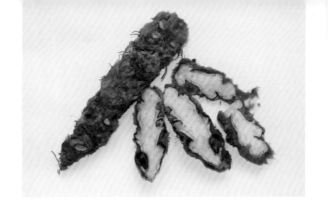

狗脊

《本经》中品

释名 ● 强膂（《别录》），扶筋（《别录》），百枝（《本经》），狗青（吴普）。

根

气味 ● 苦，平，无毒。

主治 ● 腰背强，关节缓急，周痹寒湿膝痛，颇利老人。（《本经》）疗失溺不节，男女脚弱腰痛，风邪淋露，少气目暗，坚脊利俯仰，女子伤中关节重。（《别录》）男子女人毒风软脚，坚气虚弱，续筋骨，补益男子。（甄权）强肝肾，健骨，治风虚。（时珍）

附方 ●

室女白带（冲任虚寒）：鹿茸丸，用金毛狗脊（燎去毛）、白蔹各一两，鹿茸（酒蒸，焙）二两，为末，用艾煎醋汁打糯米糊，丸梧子大。每服五十丸，空心温酒下。（《济生方》）

固精强骨：金毛狗脊、远志肉、白茯神、当归身各等份，为末，炼蜜丸梧子大。每酒服五十丸。（《集简方》）

病后足肿（节食以养胃气）：外用狗脊，煎汤渍洗。（《伤寒蕴要》）

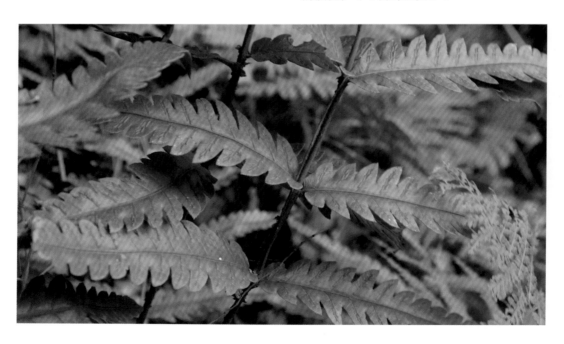

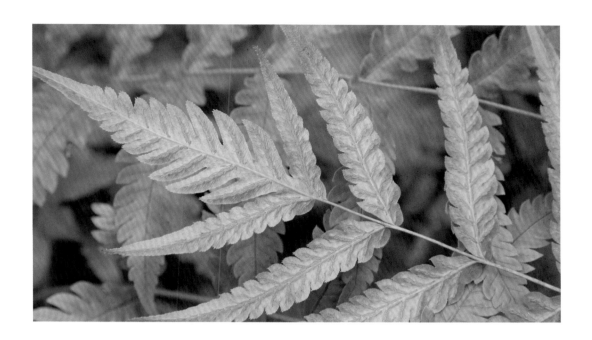

精选验方 ●

阳痿遗精： 狗脊、黄精各15克，仙茅10克，金樱子30克。水煎服，每日1剂。

腰痛、脚膝痠软： 狗脊、萆薢各100克，菟丝子500克。共研粉，炼蜜为丸，每服9克，每日2次。

肾虚腰痛： 狗脊、刀豆壳、扶芳藤各15克，千斤拔30克。水煎服，每日1剂。

外伤出血： 狗脊茸毛适量。消毒后敷贴创面。

传统药膳

狗脊粥

原料 狗脊10克，大米100克，白糖适量。

制法 将狗脊择净，放入锅中，加清水适量，浸泡5～10分钟后，水煎取汁，加大米煮粥，待粥熟时下入白糖，再煮1～2沸即成。

用法 每日1剂，连服3～5日。

功效 补益肝肾，祛风除湿，固精缩尿。

适用 肝肾不足，风湿侵袭所致的腰脊酸痛、不能俯卧、筋骨无力、足膝软弱、小便频数、夜尿频多、带下等。

狗脊猪脊汤

原料 猪脊骨500克，金毛狗脊30克。

制法 将猪脊骨洗净斩件，金毛狗脊洗净，与猪脊骨一齐放入砂煲内，加清水适量，大火煮沸后，改用小火煲2～3小时，调味供用。

用法 佐餐食用，每日1剂。

功效 祛寒行湿，温经通络。

适用 寒湿腰痛。

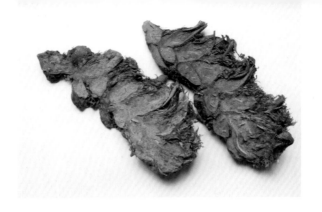

贯众

《本经》下品

释名 ● 贯节（《本经》），贯渠（《本经》），黑狗脊（《纲目》），凤尾草（《图经》）。

根

气味 ● 苦，微寒，有毒。

主治 ● 腹中邪热气，诸毒，杀三虫。（《本经》）去寸白，破癥瘕，除头风，止金疮。（《别录》）为末，水服一钱，止鼻血有效。（苏颂）治下血崩中带下，产后血气胀痛，斑疹毒，漆毒，骨鲠。解诸病。（时珍）

附方 ●

鼻衄不止：贯众根末，水服一钱。（《普济方》）

女人血崩：贯众半两，煎酒服之，立止。（《集简方》）

头疮白秃：贯众、白芷为末，油调涂之。又方，贯众烧末，油调涂。（《圣惠方》）

鸡鱼骨鲠：贯众、缩砂、甘草各等份，为粗末，绵包少许，含之咽汁，久则随痰自出。（《普济方》）

血痢不止：凤尾草根（即贯众）五钱，煎酒服。（《集简方》）

主治 恶疮，令人泄。（《别录》）

实用指南

精选验方 ●

钩虫病：贯众9～15克。水煎服。

肺结核、支气管扩张之咳血、上消化道出血：贯众60克。水煎服，每日1剂，分3～4次服。

预防感冒、流行性感冒、流行性脑脊髓膜炎、流行性乙型脑炎：贯众、金银花各15克，黄芩6克，甘草3克。开水泡服当茶饮。

吐血不止：贯众、黄连按2∶1之比例配合。共研粉，以糯米饮调服6克。

预防感冒、流行性感冒、流行性脑脊髓膜炎、流行性乙型脑炎：贯众30克，大青叶20克，甘草6克。水煎服。

预防麻疹：贯众适量。研末，3岁以下每服0.15克，每日2次，连服3日。

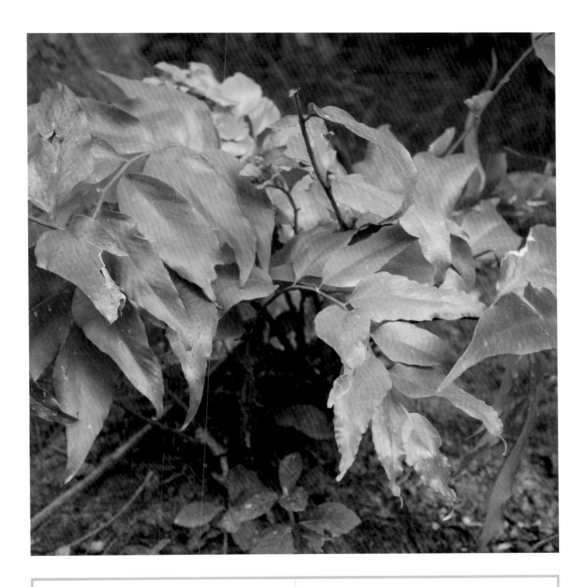

传统药膳

贯众板蓝根茶

原料　贯众、板蓝根各30克，甘草15克。

制法　将以上3味药放入茶杯内，冲入开水，加盖闷泡15分钟，代茶饮用。

用法　每日1剂，频频冲泡饮服。连饮6～8次。

功效　祛风，清热，利咽。

适用　流行性感冒、发热、头痛、周身酸痛等。

贯众炖猪肠

原料　贯众20～30克，猪大肠100克。

制法　将贯众与猪大肠加水共炖，大肠熟后去渣。

用法　食肠及汤，每日1剂，连服5～7剂。

功效　清热解毒，凉血止血。

适用　大便秘结不下。

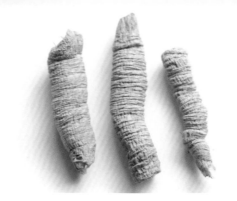

巴戟天

《本经》上品

释名 ● 不凋草（《日华》），三蔓草。

根

气味 ● 辛、甘，微温，无毒。

主治 ● 大风邪气，阴痿不起，强筋骨，安五脏，补中增志益气。（《本经》）疗头面游风，小腹及阴中相引痛，补五劳，益精，利男子。（《别录》）治男子夜梦鬼交精泄，强阴下气，治风癞。（甄权）治一切风，疗水胀。（《日华》）治脚气，去风疾，补血海。（时珍，出《仙经》）

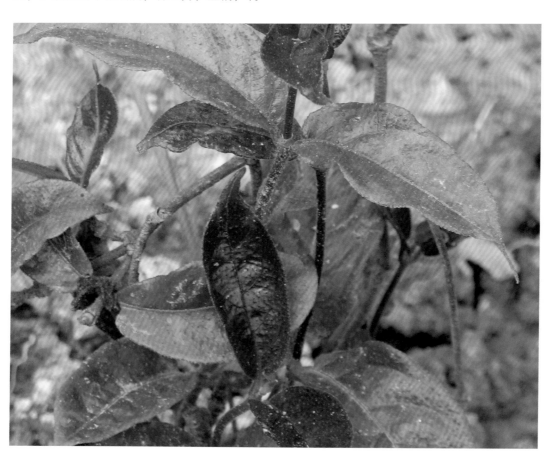

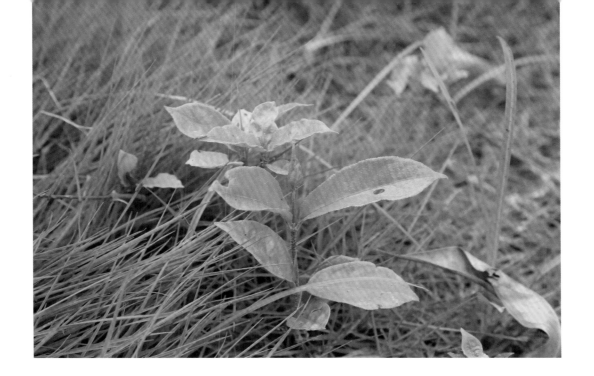

精选验方 ●

阳痿： 巴戟天30克，菟丝子20克。水煎服，每日1剂。

老人衰弱、足膝痿软： 巴戟天、熟地黄各10克，人参4克（或党参10克），菟丝子、补骨脂各6克，小茴香2克。水煎服，每日1剂。

肾虚腰痛： 巴戟天、牛尾菜、五加皮、当归藤各10克。水煎服，每日1剂。

风湿骨痛： 巴戟天、鸡血藤各15克，千斤拔、五指毛桃各30克，六棱菊12克，牛膝10克。水煎服，每日1剂。

腰酸背痛、肢冷、腿膝无力： 巴戟天15克，续断、补骨脂各10克，核桃仁30克。水煎服或研细粉，用淡盐汤送服。

传统药膳

巴戟天酒

原料 巴戟天200克，黄芪、当归、鹿角、熟地黄、益母草各60克，白酒2000毫升。

制法 将上药加工捣碎，装入纱布袋，放入酒坛，倒入白酒，密封坛口，浸泡7日后即成。

用法 每日2次，每次20毫升。

功效 温肾调经。

适用 肾元虚寒所致的不孕症。

巴戟鹿肉

原料 巴戟天20克，鹿肉250克，肉桂6克。

制法 将鹿肉洗净，切小块，与巴戟天、肉桂共入砂锅内，加少许盐、料酒、味精，小火煮炖，待鹿肉烂熟即可。

用法 每晚1次顿服，连服数日。

功效 补益精，壮阳固精。

适用 精血不足，阳虚不固之阳痿、遗精、早泄、体弱身倦等。

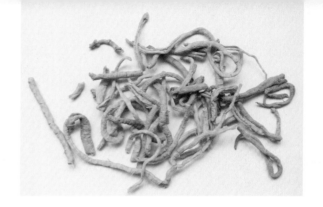

远志

《本经》上品

释名 ● 苗名小草（《本经》），细草（《本经》），棘苑（《本经》）。

根

气味 ● 苦，温，无毒。

主治 ● 咳逆伤中，补不足，除邪气，利九窍，益智慧，耳目聪明，不忘，强志倍力。久服轻身不老。（《本经》）长肌肉，助筋骨，妇人血噤失音，小儿客忤。（《日华》）肾积奔豚。（好古）治一切痈疽。（时珍）

叶

气味 ● 苦，温，无毒。

主治 ● 益精补阴气，止虚损梦泄。（《别录》）

附方 ●

喉痹作痛：远志肉为末，吹之，涎出为度。（《直指方》）

吹乳肿痛：远志焙研，酒服二钱，以滓敷之。（《袖珍方》）

小便赤浊：远志（甘草水煮）半斤，茯神、益智仁各二两，为末，酒糊丸梧子大，每空心枣汤下五十丸。（《普济方》）

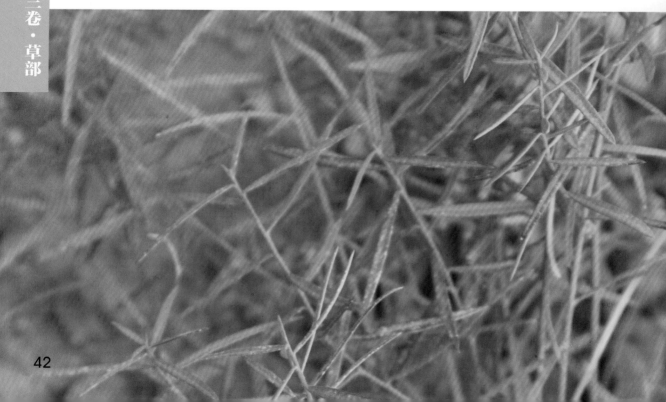

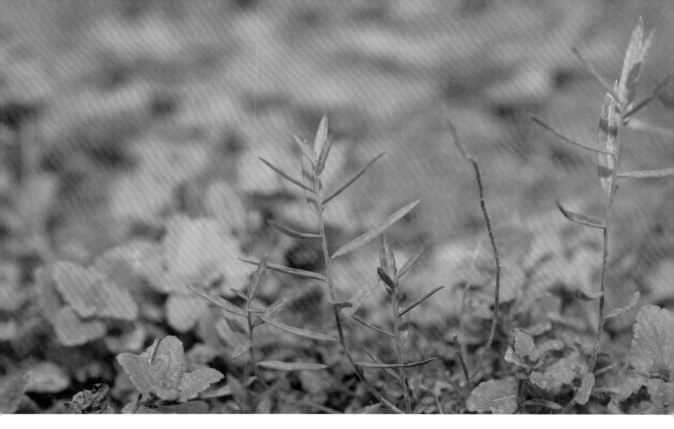

精选验方 ●

心悸失眠： 远志5克，珍珠母25克，酸枣仁15克，炙甘草1.25克。水煎服。

神经性头痛： 远志9克，大枣7枚。水煎服。

慢性哮喘： 炒远志15克，加冰糖少许。水煎服，连服5～6次，16岁以下儿童，可减半量服。

神经衰弱： 远志6克，百合、酸枣仁各15克。水煎服，每日1剂。

经行心烦： 远志10克，生地黄、炒枣仁各18克，朱砂0.5克。水煎服，每日1剂。

传统药膳

远志枣仁粥

原料　远志肉、炒酸枣仁各10克，粳米50克。

制法　如常法煮粥，粥熟时加入远志、酸枣仁稍煮即可。

用法　此粥宜睡前作夜宵服。酸枣仁不能久炒，否则油枯而失去镇静之效。

功效　补肝，宁心，安神。

适用　心肝两虚所致的心悸。

远志酒

原料　远志500克，白酒2500毫升。

制法　将远志研末，放入酒坛，倒入白酒，密封坛口。每日摇晃1次，7日后即成。

用法　每日1次，每次10～20毫升。

功效　安神益智，消肿止痛。

适用　健忘、惊悸、失眠等。

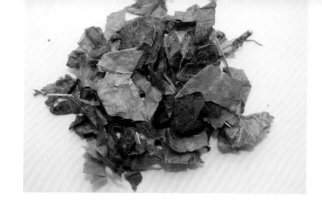

淫羊藿

《本经》中品

释名 ● 仙灵脾（《唐本》），放杖草（《日华》），三枝九叶草（《图经》）。

根叶

气味 ● 辛，寒，无毒。

主治 ● 阴痿绝伤，茎中痛，利小便，益气力，强志。（《本经》）坚筋骨，消瘰疬赤痛，下部有疮，洗出虫。丈夫久服，令人无子。（《别录》）丈夫绝阳无子，女人绝阴无子，老人昏耄，中年健忘，一切冷风劳气，筋骨挛急，四肢不仁，补腰膝，强心力。（大明）

附方 ●

益丈夫兴阳、理腰膝冷： 仙灵脾酒，用淫羊藿一斤，酒一斗，浸三日，逐时饮之。（《食医心镜》）

小儿雀目： 仙灵脾根、晚蚕蛾各半两，炙甘草、射干各二钱半，为末。用羊子肝一枚，切开掺药二钱，扎定，以黑豆一合，米泔一盏，煮熟，分二次食，以汁送之。（《普济方》）

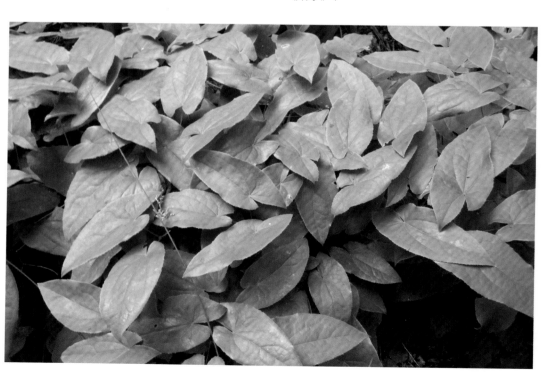

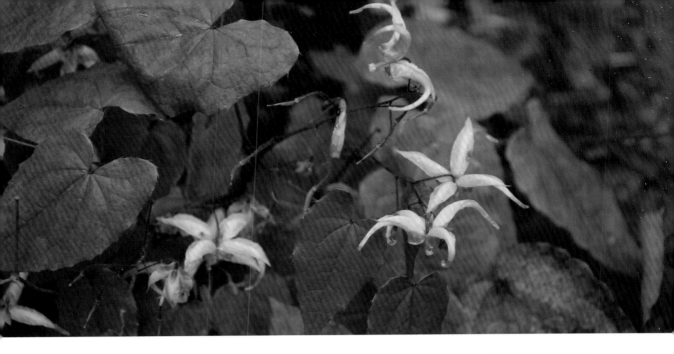

精选验方 ●

肺肾两虚，喘咳短气： 淫羊藿15克，黄芪30克，五味子6克。煎汤饮。

前列腺增生： 淫羊藿、肉苁蓉、锁阳、王不留行各15克，党参、黄芪、贝母各20克，枳实、炮山甲各10克，益母草30~50克。水煎服，每日1剂，每日2次。

更年期综合征： 淫羊藿、知母、女贞子、旱莲草各12克，黄柏、当归、仙茅各10克。每日1剂，分2次煎服。

外阴白斑： 淫羊藿100克。研为极细末，以鱼肝油软膏适量调匀，洗净外阴后，用该药涂于患处，每日2次，7日为1个疗程。

慢性支气管炎： 淫羊藿、紫金牛按4:1比例配伍。研为细末，炼蜜为丸服之，每次9克，每日2次。

传统药膳

淫羊藿酒

原料 淫羊藿60克，白酒500毫升。

制法 将淫羊藿加工研碎，用细纱布装好，扎紧口，置于干净瓶中。将白酒倒入瓶中，加盖密封，置放于阴凉干燥处。每日摇动数下，7日后即可开封取饮。

用法 每晚临睡前饮服10~15毫升。

功效 补肾阳，强筋骨，祛风湿。

适用 肾阳亏虚所致的男子阳痿不举、女子宫寒不孕、筋骨无力、腰膝软弱等。

兴阳酒

原料 淫羊藿、阳起石各30克，米酒500毫升。

制法 将淫羊藿、阳起石在米酒中浸泡15~25日。

用法 每次20~30毫升，每晚1次。

功效 补肾壮阳。

适用 阳虚所致的阳痿、遗精、早泄、腰胫酸软、畏寒等。

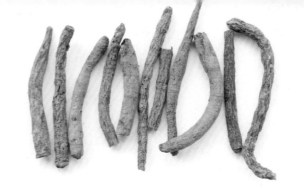

仙茅

（宋·《开宝》）

释名 ● 独茅（《开宝》），茅爪子（《开宝》），婆罗门参。

根

气味 ● 辛，温，有毒。

主治 ● 心腹冷气不能食，腰脚风冷挛痹不能行，丈夫虚劳，老人失溺无子，益阳道。久服通神强记，助筋骨，益肌肤，长精神，明目。（《开宝》）治一切风气，补暖腰脚，清安五脏。久服轻身，益颜色。丈夫五劳七伤，明耳目，填骨髓。（李珣）开胃消食下气，益房事不倦。（大明）

附方 ●

壮筋骨，益精神，明目，黑髭须： 仙茅丸，仙茅二斤，糯米泔浸五日，去赤水，夏月浸三日，铜刀刮锉阴干，取一斤；苍术二斤，米泔浸五日，刮皮焙干，取一斤；枸杞子一斤；车前子十二两；白茯苓（去皮）、茴香（炒）、柏子仁（去壳）各八两；生地黄（焙）、熟地黄（焙）各四两；为末，酒煮糊丸如梧子大。每服五十丸，食前温酒下，日二服。（《圣济总录》）

定喘下气（补心肾）： 神秘散，用白仙茅半两，米泔浸三宿，晒炒；团参二钱半；阿胶一两半，炒；鸡腽胫一两，烧；为末。每服二钱，糯米饮空心下，日二服。（《三因方》）

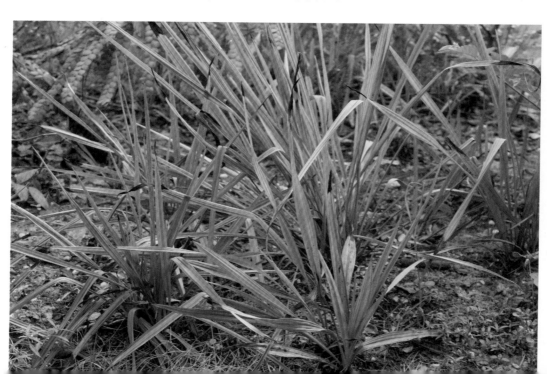

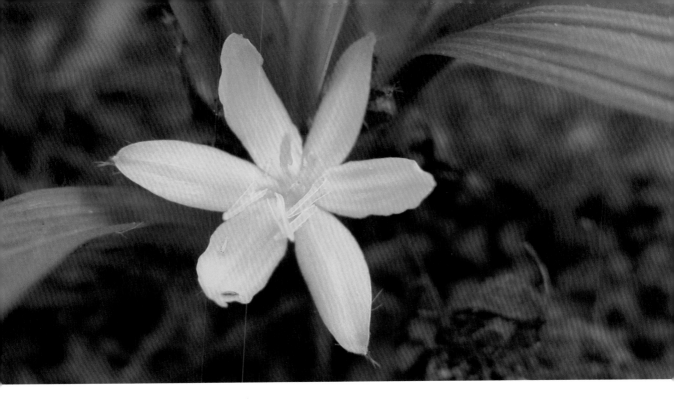

精选验方 ●

妇女更年期高血压： 仙茅、淫羊藿、巴戟天、知母、黄柏、当归各10克。水煎取药汁，每日1剂，每日2次，20日为1个疗程。

阳痿、遗精： 仙茅根、金樱子根及果实各15克。炖肉吃。

老人遗尿： 仙茅30克。泡酒服，每日饮用适量。

月经过多： 仙茅、艾叶各10克，仙鹤草15克。水煎服，每日1剂。

辅助治疗大肠癌： 仙茅、白花蛇舌草各120克。水煎服。

传统药膳

仙茅雀肉

原料 仙茅15克，麻雀10只，芡实60克，大枣5个。

制法 将麻雀剖净，去内脏、脚爪；仙茅、芡实、大枣（去核）洗净，与雀肉一齐放入锅内，加清水适量，大火煮沸后小火煲2小时，调味供用。

用法 每日1次。

功效 温肾壮阳。

适用 肾阳不足。

仙茅壮阳肾

原料 仙茅、巴戟天各15克，补骨脂10克，猪肾1对。

制法 将仙茅、巴戟天、补骨脂共研为细末。猪肾洗净，剖开，把上药末放入，用线扎固，放入砂锅内，加清水适量，煮熟。

用法 温热食用。早、晚各1次，每次1肾，连服数日。

功效 补肾壮阳。

适用 阳虚之阳痿、遗精、早泄、五更泄等。

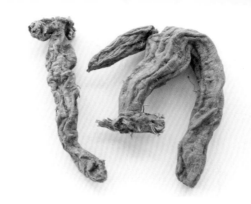

玄参

《本经》中品

释名 ● 黑参（《纲目》），重台（《本经》），正马（《别录》），馥草（《开宝》）。

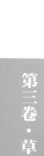

根

气味 ● 苦，微寒，无毒。

主治 ● 腹中寒热积聚，女子产乳余疾，补肾气，令人明目。（《本经》）热风头痛，伤寒劳复，治暴结热，散瘤瘰瘰疬。（甄权）治游风，补劳损，心惊烦躁，骨蒸传尸邪气，止健忘，消肿毒。（大明）滋阴降火，解斑毒，利咽喉，通小便血滞。（时珍）

附方 ●

赤脉贯瞳： 玄参为末，以米泔煮猪肝，日日蘸食之。（《济急仙方》）

发斑咽痛： 玄参升麻汤，用玄参、升麻、甘草各半两，水三盏，煎一盏半，温服。（《南阳活人书》）

急喉痹风（不拘大人小儿）： 玄参、苍耳子半生半炒各一两，为末，新汲水服一盏，立瘥。（《圣惠方》）

鼻中生疮： 玄参末涂之，或以水浸软塞之。（《卫生易简方》）

三焦积热： 玄参、黄连、大黄各一两，为末，炼蜜丸梧子大。每服三四十丸，白汤下。小儿丸粟米大。（《丹溪方》）

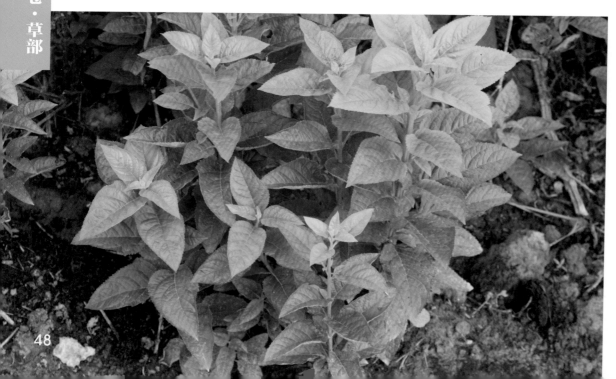

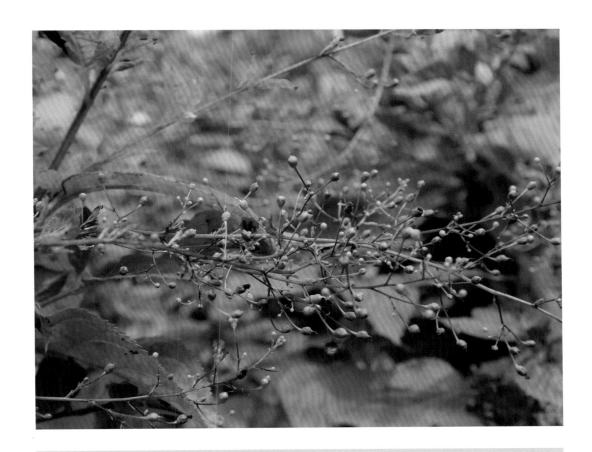

实用指南

精选验方 ●

肠燥便秘： 玄参、生地黄、麦冬各15克。水煎服，每日1剂。

慢性咽喉肿痛： 玄参、生地黄各15克，连翘、麦冬各10克。水煎服。

腮腺炎： 玄参15克，板蓝根12克，夏枯草6克。水煎服。

热病伤津、口渴便秘： 玄参30克，生地黄、麦冬各24克。水煎服。

急性扁桃体炎： 玄参15克，连翘、射干、牛蒡子、黄芩、桔梗各10克，薄荷6克，甘草5克。水煎服。

传统药膳

清肺止咳茶

原料 玄参、麦冬各60克，乌梅24克，桔梗30克，甘草15克。

制法 将以上几味药共制粗末，混匀分包，每包18克。

用法 每用1包，放入茶杯中，沸水冲泡代茶饮用。

功效 润肺止咳。

适用 感冒咳嗽，夏、秋两季预防上呼吸道感染。

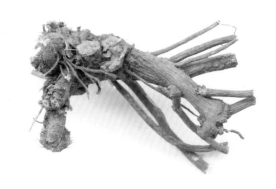

地榆

《本经》中品

释名 ● 玉豉，酸赭。

根

气味 ● 苦，微寒，无毒。

主治 ● 妇人止脓血，诸瘘恶疮热疮，补绝伤，产后内塞，可作金疮膏，消酒，除渴，明目。（《别录》）止冷热痢疳痢，极效。（《开宝》）止吐血鼻衄肠风，月经不止，血崩，产前后诸血疾，并水泻。（大明）治胆气不足。（李杲）汁酿酒治风痹，补脑。捣汁涂虎犬蛇虫伤。（时珍）

附方 ●

男女吐血： 地榆三两，米醋一升，煮十余沸，去滓，食前稍热服一合。（《圣惠方》）

血痢不止： 地榆晒研，每服二钱，掺在羊血上，炙熟食之，以捻头煎汤送下。一方，以地榆煮汁作饮，每服三合。（《圣济总录》）

下血不止（二十年者）： 取地榆、鼠尾草各二两。水二升，煮一升，顿服。若不断，以水渍屋尘饮一小杯投之。（《肘后方》）

小儿疳痢： 地榆煮汁，熬如饴糖，与服便已。（《肘后方》）

毒蛇螫人： 新地榆根捣汁饮，兼以渍疮。（《肘后方》）

小儿湿疮： 地榆煮浓汁，日洗二次。（《千金方》）

叶

主治 ● 作饮代茶，甚解热。（苏恭）

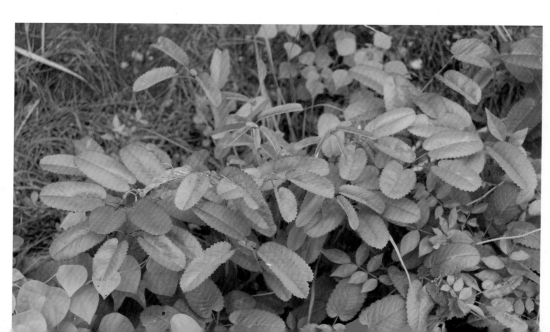

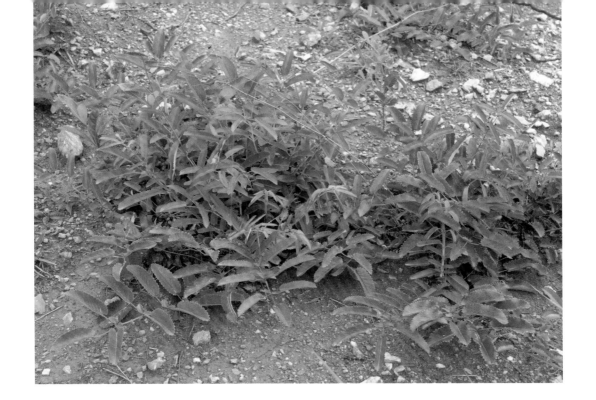

精选验方 ●

湿疹：地榆50克。加水二碗，煎成半碗，用纱布沾药液湿敷。

原发性血小板减少性紫癜：生地榆、太子参各50克。水煎服，连服2个月。

无名肿毒、疖肿、痈肿、深部脓肿：地榆500克，田基黄200克，田七粉5~15克，凡士林700克。研末混匀，调入凡士林中拌成膏，外敷患处。

久病肠风，痛痒不止：地榆25克，苍术50克。水300毫升，煎至150毫升，空腹服用，每日1次。

烧烫伤：地榆根适量。炒炭存性，磨粉，用麻油调成50%软膏，涂于创面，每日数次。

传统药膳

地榆酒

原料　地榆60克，甜酒适量。

制法　将地榆洗净切段，焙干，研成细末，用甜酒煎服。

用法　每次6克，每日2次。

功效　调经止漏。

适用　崩漏。

地榆粥

原料　地榆20克，大米100克，白糖适量。

制法　将地榆择净，放入锅中，加清水适量，浸泡5~10分钟后水煎取汁，加大米煮粥，待粥熟时下白糖，再煮1~2沸即成。

用法　每日1剂，连续3~5日。

功效　凉血止血，解毒敛疮。

适用　衄血、咯血、吐血、尿血、痔疮出血、崩漏、血痢不止及水火烫伤等。

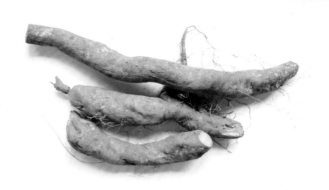

丹参

《本经》上品

释名 ● 赤参（《别录》），山参（《日华》），郄蝉草（《本经》），木羊乳（吴普）。

根

气味 ● 苦，微寒，无毒。

主治 ● 心腹邪气，肠鸣幽幽如走水，寒热积聚，破癥除瘕，止烦满，益气。（《本经》）养血，去心腹痛疾结气，腰脊强脚痹，除风邪留热。久服利人。（《别录》）活血，通心包络，治疝痛。（时珍）

附方 ●

妇人经脉不调，或前或后，或多或少，产前胎不安，产后恶血不下，兼治冷热劳，腰脊痛，惊痫发热：丹参摩膏，用丹参、雷丸各半两，猪膏二两，同煎七上七下，滤去滓盛之。每以摩儿身上，日三次。（《千金方》）

热油火灼（除痛生肌）：丹参八两，锉，以水微调，取羊脂二斤，煎三上三下，以涂疮上。（《肘后方》）

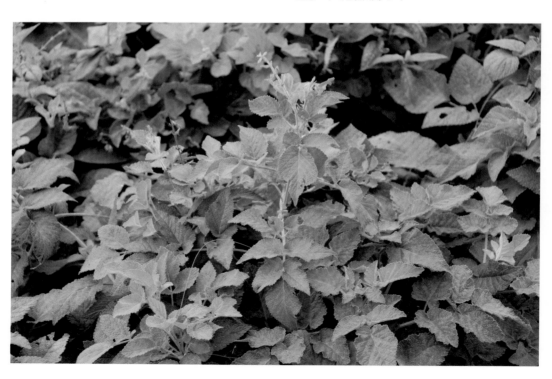

精选验方 ●

急性黄疸肝炎：丹参60克，茵陈30克。水煎服，每日1剂。

冠心病、心绞痛：丹参20克，川芎、降香各15克，赤芍10克。水煎服，每日1剂。

肝胆气郁、耳鸣耳聋：丹参、川芎、香附各30克，柴胡10克。研细末，每日3次，每次3克。

神经衰弱：丹参15克，五味子30克。水煎服。

传统药膳

丹参蜜茶

原料 丹参15克，檀香9克，炙甘草、茶叶各3克，蜂蜜30毫升。

制法 将丹参、檀香、炙甘草加水煎煮后，去渣取汁，调入蜂蜜，再煎几沸。

用法 不拘时饮用。

功效 补益脾胃，行气活血。

适用 胃及十二指肠溃疡、胃脘隐痛、饥饿、劳倦等。

丹参砂仁粥

原料 丹参15克，砂仁3克，檀香、粳米各50克，白糖适量。

制法 先将粳米淘洗干净，入锅，加入适量的清水煮粥；然后将丹参、砂仁、檀香煎取浓汁，去渣；待粥熟后加入药汁、白糖，稍煮1~2沸即成。

用法 每日2次，早、晚温服。

功效 行气化瘀，化病止痛。

适用 冠心病、心绞痛者。

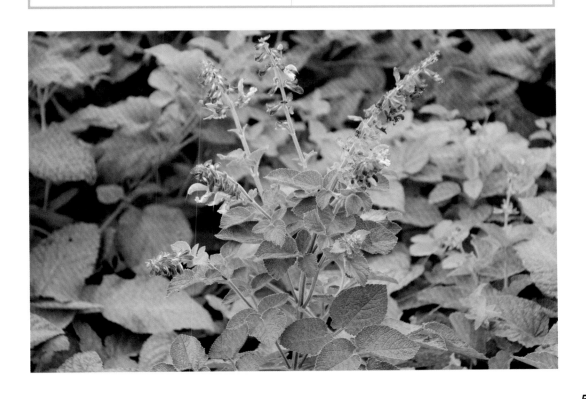

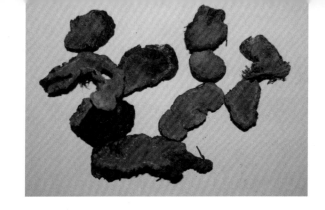

紫参

《本经》中品

释名 ● 牡蒙（《本经》），童肠（《别录》），五鸟花（《纲目》）。

根

气味 ● 苦，寒，无毒。

主治 ● 心腹积聚，寒热邪气，通九窍，利大小便。（《本经》）疗肠胃大热，唾血衄血，肠中聚血，痈肿诸疮，止渴益精。（《别录》）治心腹坚胀，散瘀血，治妇人血闭不通。（甄权）主狂疟瘟疟，鼽血汗出。（好古）牡蒙：治金疮，破血，生肌肉，止痛，赤白痢，补虚益气，除脚肿，发

阴阳。（苏恭）

附方 ●

痢下：紫参半斤，水五升，煎二升，入甘草二两，煎取半升，分三服。（张仲景《金匮玉函》）

吐血不止：紫参、人参、阿胶（炒）各等份，为末，乌梅汤服一钱。一方去人参，加甘草，以糯米汤服。（《圣惠方》）

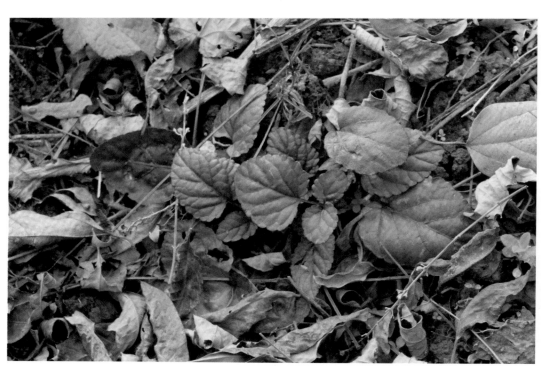

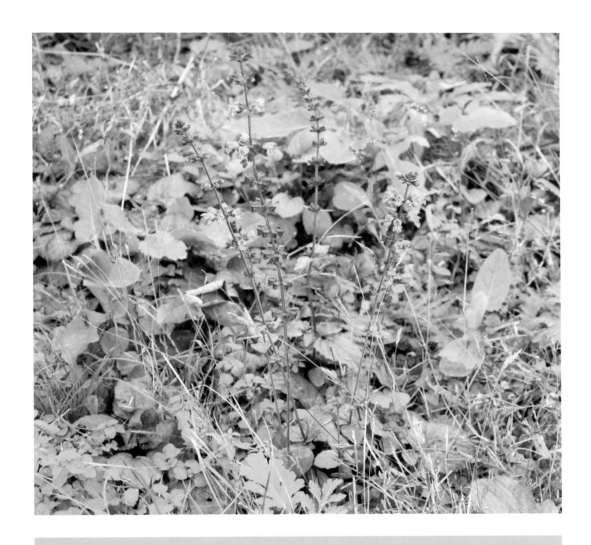

精选验方 ●

菌痢： 紫参、陈皮各30克，甘草3～6克。水煎服。

痛经： 紫参36克，生姜2片，大枣适量。水煎服。

传统药膳

二紫通尿茶

原料　紫参、紫花地丁、车前草各15克，海金沙30克。

制法　先将以上几味药研为粗末，置保温瓶中，以沸水500毫升泡闷15分钟。

用法　代茶饮用，每日1剂，连服5～7日。

功效　消炎利尿。

适用　前列腺炎、排尿困难及尿频尿痛者。

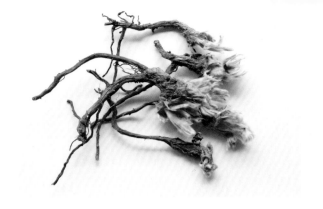

白头翁

《本经》下品

释名● 野丈人（《本经》），胡王使者（《本经》），奈何草（《别录》）。

根

气味● 苦，温，无毒。

主治● 温疟狂易寒热，癥瘕积聚瘿气，逐血止腹痛，疗金疮。（《本经》）鼻衄。（《别录》）止毒痢。（弘景）赤痢腹痛，齿痛，百节骨痛，项下瘰疬。（甄权）一切风气，暖腰膝，明目消赘。（大明）

附方●

下痢咽痛：春夏病此，宜用白头翁、黄连各一两，木香二两，水五升，煎一升半，分三服。（《圣惠方》）

外痔肿痛：白头翁草，一名野丈人，以根捣涂之，逐血止痛。（《卫生易简方》）

小儿秃疮：白头翁根捣敷，一宿作疮，半月愈。（《肘后方》）

花

主治● 疟疾寒热，白秃头疮。（时珍）

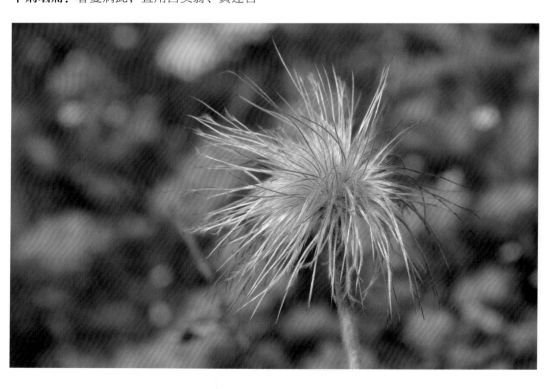

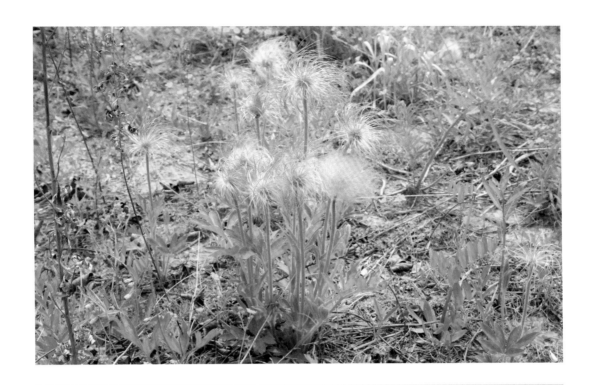

精选验方 ●

阴痒带下： 白头翁、秦皮各适量。煎汤外洗。

气喘： 白头翁10克。水煎服。

外痔： 白头翁草适量。以根捣烂贴用。

细菌性痢疾： 白头翁15克，马齿苋30克，鸡冠花10克。水煎服。

伤寒： 白头翁18克，紫苏叶10克。水煎服，每日2~3次。

非特异性阴道炎： 白头翁20克，青皮15克，海藻10克。水煎服，每日2次。

传统药膳

白头翁秦皮粥

原料　白头翁15克，秦皮12克，黄柏10克，黄连3克，粳米100克。

制法　先煎前4味，取汁去渣，再加淘净的粳米煮粥，粥熟时调入白糖即可。

用法　每日早、晚各1次，温热服。

功效　清热利湿，杀菌止痢。

适用　细菌性痢疾、肠炎。

黄连白头翁粥

原料　白头翁50克，黄连10克，粳米30克。

制法　将黄连、白头翁加入砂锅，水煎，去渣取汁。再向锅中加清水400毫升，煮至米开花，加入药汁煮成粥，待食。

用法　每日3次，温热服食。

功效　清热，解毒，凉血。

适用　中毒性痢疾。

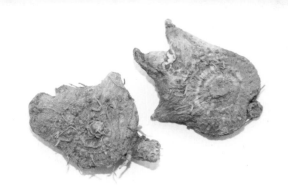

白及

《本经》下品

释名● 连及草（《本经》），甘根（《本经》），白给。

根

气味● 苦，平，无毒。

主治● 痈肿恶疮败疽，伤阴死肌，胃中邪气，贼风鬼击，痱缓不收。（《本经》）止惊邪血邪血痢，痫疾风痹，赤眼癥结，温热疟疾，发背瘰疬，肠风痔瘘，扑损，刀箭疮，汤火疮，生肌止痛。（大明）止肺血。（李

杲）白给：主伏虫白癣肿痛。（《别录》）

附方●

鼻衄不止：津调白及末，涂山根上，仍以水服一钱，立止。（《经验方》）

疔疮肿毒：白及末半钱，以水澄之，去水，摊于厚纸上贴之。（《袖珍方》）

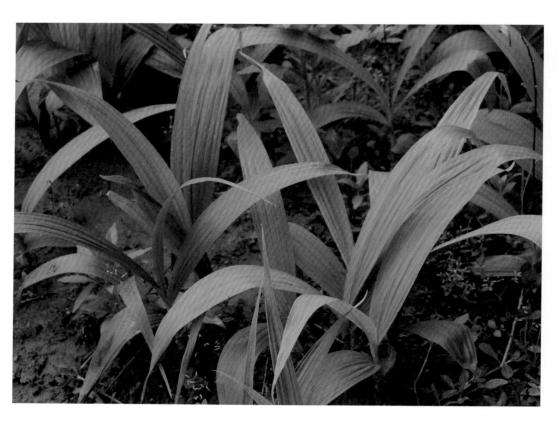

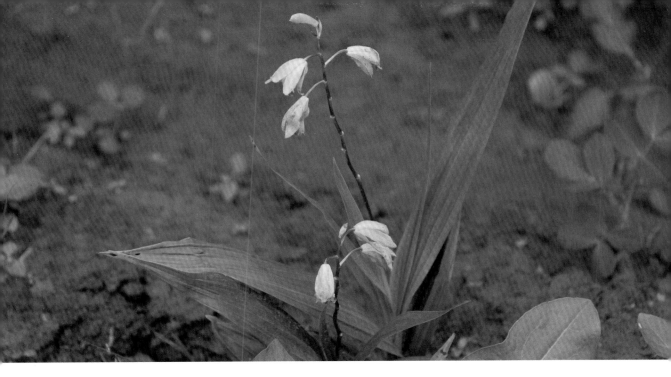

精选验方 ●

肺痨咯血：白及、乌贼骨各40克。研细粉，每次6克，每日2次。

咳嗽、咯血：白及、蔗糖各适量。制成粉剂，每次15克，每日2次，温开水送服。

上消化道出血：白及、生大黄各等量。共研为细末，每次5克，加云南白药0.5克，每日3次。

肺结核：白及、百合、薏苡仁、杏仁各150克，川贝母30克。共研为细末，每次10克，每日3次，21日为1个疗程。

传统药膳

白及米蒜粥

原料 紫皮大蒜30克，大米60克，白及粉5克。

制法 先将紫皮大蒜去皮，放沸水中煮1分钟后捞出，再将大米、白及粉放入水中煮成粥，最后加大蒜共煮成粥。

用法 早、晚常服。

功效 补肺养阴。

适用 脾肺气虚型肺结核。

白及沙参粥

原料 白及粉6克，北沙参20克，百合25克，川贝母10克，粳米400克，白糖15克。

制法 将川贝母、百合、北沙参、粳米洗净，备用。将粳米、川贝母、百合、北沙参、白及粉同放炖锅内，加入清水，置大火上烧沸，再用小火炖煮35分钟，加入白糖即成。

用法 每日1次，每次吃粥200克。

功效 滋阴润肺。

适用 干咳、咳声短促、少痰或痰中带血等。

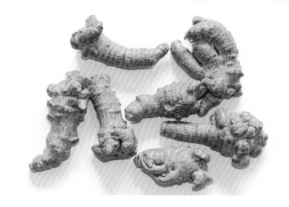

三七

释名● 山漆（《纲目》），金不换。

根

气味● 甘、微苦，温，无毒。

主治● 止血散血定痛，金刃箭伤、跌扑杖疮、血出不止者，嚼烂涂，或为末掺之，其血即止。亦主吐血衄血，下血血痢，崩中经水不止，产后恶血不下，血晕血痛，赤目痈肿，虎咬蛇伤诸病。（时珍）

附方●

吐血衄血：三七一钱，自嚼，米汤送下。或以五分，加入八核汤。（《濒湖集简方》）

赤痢血痢：三七三钱，研末，米泔水调服，即愈。（《濒湖集简方》）

大肠下血、妇人血崩：三七研末，同淡白酒调一二钱服，三服可愈。加五分入四物汤，亦可。（《圣济总录》）

叶

主治● 折伤跌扑出血，敷之即止，青肿经夜即散，余功同根。（时珍）

实用指南

精选验方●

血瘀性心痛：三七粉适量。冲服0.5克，每日3次。

胆结石：三七250克，老陈醋2500毫升。放一起泡3个月，将三七捞出后放阴凉处阴干，磨成粉面状，每日早、晚各服1小勺，温开水送服。

跌打损伤等各种出血症：三七粉适量。撒布伤口即可；伤口较大的，撒布三七粉后，再用消毒纱布加压包扎，可迅速止血。

急性咽喉炎：三七花3～5朵，青果适量。开水冲泡。

传统药膳

三七粉粥

原料　三七粉6克，粳米100克，白糖适量。

制法　先将粳米洗净、放入砂锅；加水适量，煮至米烂汤稠时，再调入三七粉和白糖，煮1～2沸即可。

用法　每日2次，温热服，30日为1个疗程。

功效　活血散瘀，止血定痛。

适用　高脂血症及冠心病、动脉硬化、各种出血症等。

三七猪心

原料　三七粉4克，猪心200克，水发木耳2克，鸡蛋清50克，姜末、盐、胡椒粉、酱油、白糖、味精、香油、淀粉、绍酒各适量。

制法　将猪心切成薄片，用蛋清、盐、胡椒粉、淀粉上浆。再把三七粉、绍酒、酱油、白糖、味精、生姜末加水兑成卤汁。炒勺内放油适量，烧至四五成热，把猪心片放油中滑开，倒入漏勺内，在原炒勺内放姜末少许，待炒出味后，把滑好的猪心片和木耳倒入，翻炒几下，再加卤汁炒匀煮沸，淋入香油即成。

用法　佐餐食用，可常食。

功效　益气养血，活血化瘀。

适用　各种出血症。

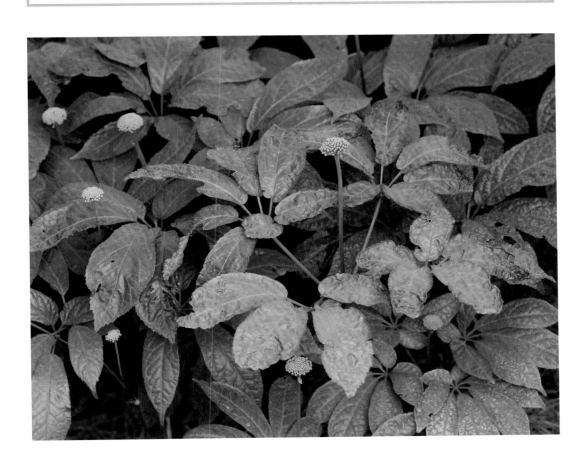

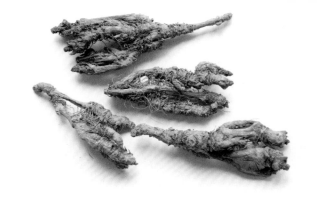

黄连

《本经》上品

释名 ● 王连（《本经》），支连（《药性》）。

根

气味 ● 苦，寒，无毒。

主治 ● 热气，目痛眦伤泣出，明目，肠澼腹痛下痢，妇人阴中肿痛。久服令人不忘。（《本经》）主五脏冷热，久下泄澼脓血，止消渴大惊，除水利骨，调胃厚肠益胆，疗口疮。（《别录》）

治郁热在中，烦躁恶心，兀兀欲吐，心下痞满（元素）。

附方 ●

心经实热： 泻心汤，用黄连七钱，水一盏半，煎一盏，食远温服。小儿减之。（《和剂局方》）

小便白淫（因心肾气不足，思想无穷所致）： 黄连、白茯苓各等份，为末，酒糊丸梧子大。每服三十丸，煎补骨脂汤下，日三服。（《普济方》）

赤白暴痢（如鹅鸭肝者，痛不可忍）： 用黄连、黄芩各一两，水二升，煎一升，分三次热服。（《经验方》）

口舌生疮： 用黄连煎酒，时含呷之。（《肘后方》）

小儿口疳： 黄连、芦荟各等份，为末，每蜜汤服五分。走马疳，入蟾灰等份，青黛减半，麝香少许。（《简便方》）

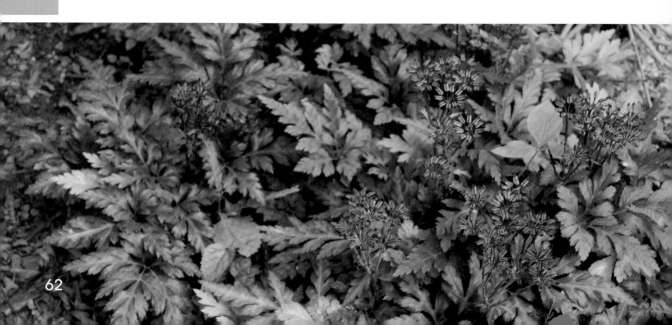

精选验方 ●

黄疸： 黄连5克，茵陈15克，栀子10克。水煎服。

痈疮、湿疮、耳道流脓： 黄连适量。研末，茶油调涂患处。

口舌生疮： 黄连20克。以水、酒各半煎汁，时时含吐。

痔疮： 黄连100克。煎膏，加入芒硝、冰片各5克，敷痔疮上。

心肾不交失眠： 黄连、肉桂各5克，半夏、炙甘草各20克。水煎服。

下痢、泄泻： 黄连15克，独头蒜（大者）5枚。将黄连研细末，独头蒜煨至烂熟，去皮，合黄连末，于钵中杵烂，和匀为丸，每丸重5克，米汤送服，每日3次，每次1丸。

脾受湿困，泻痢不止，完谷不化，腹脐刺痛等： 药用黄连、吴茱萸各10克，白芍20克。水煎取浓汁服用，每日3次，每日1剂。

传统药膳

黄连鸡子炖阿胶

原料 黄连、生白芍各10克，阿胶50克，鲜鸡蛋（去蛋清）2个。

制法 先将黄连、生白芍加水煮取浓汁约150毫升，然后去药渣；再将阿胶加水50毫升，隔水炖化，把药汁倒入用慢火煎膏，将成时放入蛋黄拌匀即可。

用法 每晚睡前服1次。

功效 滋阴养血，交通心肾。

适用 心肾不交之不寐。

黄连白头翁粥

原料 川黄连10克，粳米30克，白头翁50克。

制法 将黄连、白头翁放入砂锅，加清水300毫升，浸透，煎至150毫升，去渣取汁。粳米加水400毫升，煮至米开花时兑入药汁，煮成粥待食。

用法 每日3次，温热服食。

功效 清热，凉血，解毒。

适用 中毒性痢疾，症见起病暴急、痢下鲜紫脓血、腹痛里急后重尤甚、壮热烦躁等。

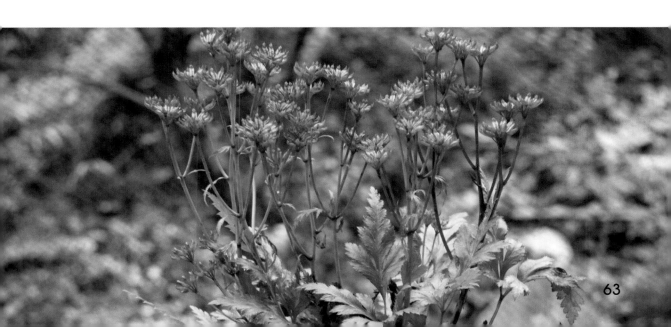

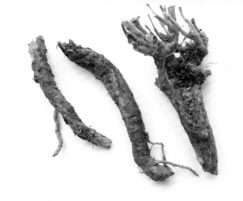

黄芩

《本经》中品

释名 ● 腐肠（《本经》），经芩（《别录》），条芩（《纲目》）。

根

气味 ● 苦，平，无毒。

主治 ● 诸热黄疸，肠澼泻痢，逐水，下血闭，恶疮疽蚀火疡。（《本经》）疗痰热胃中热，小腹绞痛，消谷，利小肠，女子血闭淋露下血，小儿腹痛。（《别录》）凉心，治肺中湿热，泻肺火上逆，疗上热，目中肿赤，瘀血壅盛，上部积血，补膀胱寒水，安胎，养阴退阳。（元素）治风热湿热头疼，奔豚热痛，火咳肺痿喉腥，诸失血。（时珍）

子

主治 ● 肠澼脓血。（《别录》）

附方 ●

小儿惊啼：黄芩、人参各等份，为末。每服一字，水饮下。（《普济方》）

血淋热痛：黄芩一两，水煎热服。（《千金方》）

崩中下血：黄芩为细末，每服一钱，霹雳酒下，以秤锤烧赤，淬酒中也。许学士云，崩中多用止血及补血药。此方乃治阳乘于阴，所谓天暑地热，经水沸溢者也。（《本事方》）

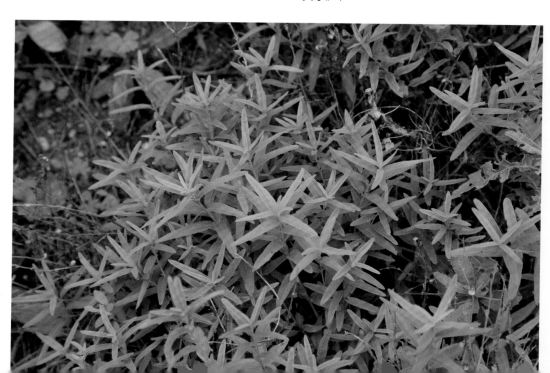

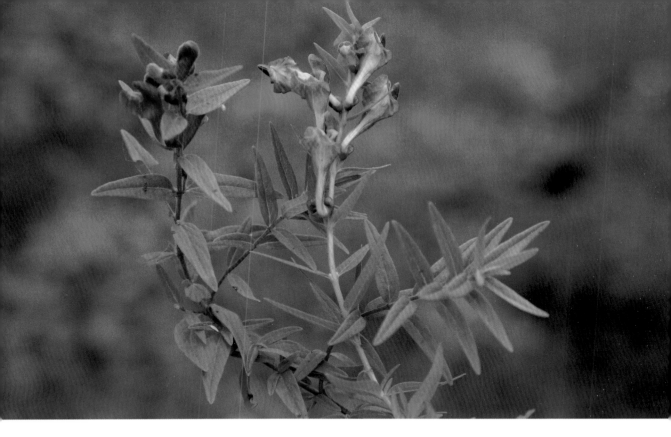

精选验方 ●

颈痈： 黄芩、玄参各10克，陈皮、黄连、牛蒡子、柴胡各6克，连翘15克，板蓝根30克，马勃、僵蚕、桔梗、升麻、生甘草各3克。水煎取药汁，每日1剂，分2次服用。

慢性气管炎： 黄芩、葶苈子各等份。共研为细末，糖衣裹，为片，每片含生药0.8克，每日3次，每次5片。

痄腮： 黄芩、连翘、夏枯草各10克，生石膏50克。水煎服，每日1剂，连服3～4次。

泄泻热痢： 黄芩、白芍、葛根各10克，白头翁15克。水煎服。

灸疮血出： 酒炒黄芩10克。研为细末，酒送服。

月经周期提前7日以上，甚至每月两潮之月经先期者： 酒黄芩、益母草各15克，姜10克。水煎服，每日2次，月经来潮时连服3日。

黄芩炖羊肾

原料 羊肾1双，远志（去心）、黄芩（去黑心）、防风（去叉）、白茯苓、人参、独活、炙甘草各15克，白芍、熟地黄（焙干）各30克。

制法 将羊肾去脂膜，切片，用水煮1小时。余药为末，入肾汤内继续煮半小时，去渣。

用法 温服，每次1小碗。

功效 健脾益肾，益气补血。

适用 产后血虚、心气不足、言语谬妄、眠卧不安。

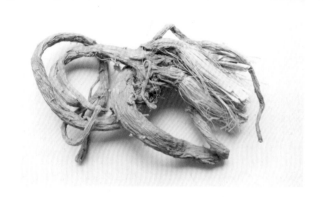

秦艽

《本经》中品

释名 ● 秦纠（《唐本》），秦爪（萧炳）。

根

气味 ● 苦，平，无毒。

主治 ● 寒热邪气，寒湿风痹，肢节痛，下水利小便。（《本经》）疗风无问久新，通身挛急。（《别录》）传尸骨蒸，治疳及时气。（大明）牛乳点服，利大小便，疗酒黄、黄疸，解酒毒，去头风。（甄权）除阳明风湿，及手足不遂，口噤牙痛口疮，肠风泻血，养血荣筋。（元素）泄热益胆气。（好古）治胃热虚劳发热。（时珍）

附方 ●

暴泻引饮： 秦艽二两，炙甘草半两。每服三钱，水煎服。（《圣惠方》）

伤寒烦渴（心神躁热）： 秦艽一两，牛乳一大盏，煎六分，分作二服。（《圣惠方》）

小便艰难（或转胞，腹满闷，不急疗，杀人）： 用秦艽一两，水一盏，煎六分，分作二服。又方，加冬葵子等份，为末，酒服一匕。（《圣惠方》）

胎动不安： 秦艽、炙甘草、鹿角胶炒各半两，为末。每服三钱，水一大盏，糯米五十粒，煎服。又方，秦艽、阿胶（炒）、艾叶各等份，如上煎服。（《圣惠方》）

疮口不合（一切皆治）： 秦艽为末掺之。（《直指方》）

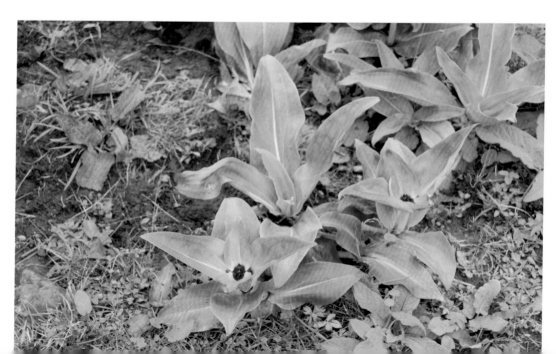

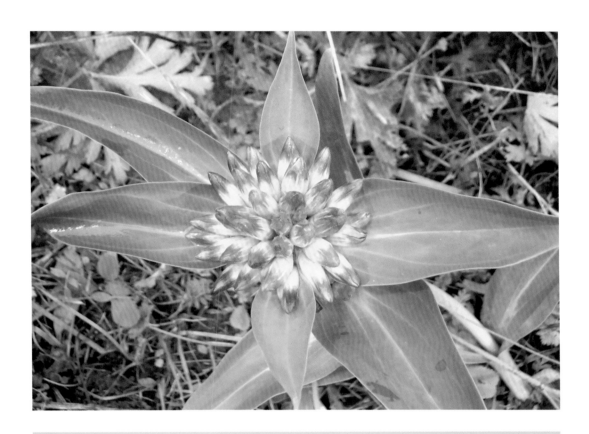

实用指南

精选验方 ●

头风痛： 秦艽、川芎、白芷各6克。水煎服。

外感头痛： 秦艽、独活、细辛、川芎、羌活、防风、生地黄各15克，甘草10克。水煎服。

牙龈肿痛： 秦艽、大黄、防风、连翘、栀子、薄荷各10克。水煎服。

骨蒸潮热： 秦艽、知母、当归各5克，鳖甲、地骨皮、柴胡各9克。水煎服。

损伤发热： 秦艽15克，地骨皮、银柴胡各18克，白薇30克，知母、胡黄连各9克，青蒿（后下）、甘草各6克。水煎服。

传统药膳

秦艽牛奶

原料　秦艽20克，牛奶500毫升。

制法　将秦艽与牛乳一同煮沸后去渣。

用法　温服，每日2次。

功效　补虚，解毒，燥湿，利胆。

适用　黄疸、心烦热、口干、尿黄少。

秦艽酒

原料　秦艽50克，黄酒300毫升。

制法　将秦艽捣碎后置于容器中，加入黄酒密封浸泡7日后，过滤去渣即成。

用法　每日2次，每次10毫升。

功效　祛风湿，退黄疸。

适用　风湿患者。

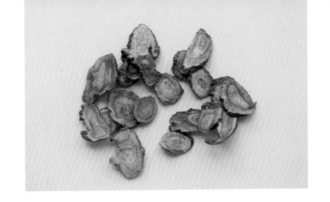

前胡

《别录》中品

释名 ● 时珍曰：按孙恤《唐韵》作湔胡，名义未解。

根

气味 ● 苦，微寒，无毒。

主治 ● 痰满，胸胁中痞，心腹结气，风头痛，去痰，下气，治伤寒寒热，推陈致新，明目益精。（《别录》）能去热实，及时气内外俱热，单煮服之。（甄权）治一切气，破癥结，开胃下食，通五脏，主霍乱转筋，骨节烦闷，反胃呕逆，气喘咳嗽，安胎，小儿一切疳气。（大明）清肺热，化痰热，散风邪。（时珍）

附方 ●

小儿夜啼： 前胡捣筛，蜜丸小豆大。日服一丸，熟水下，至五六丸，以瘥为度。（《普济方》）

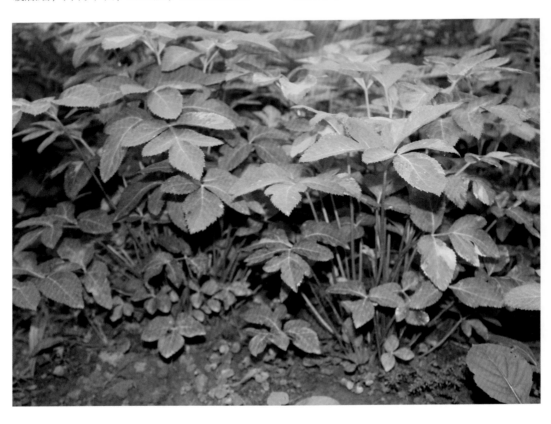

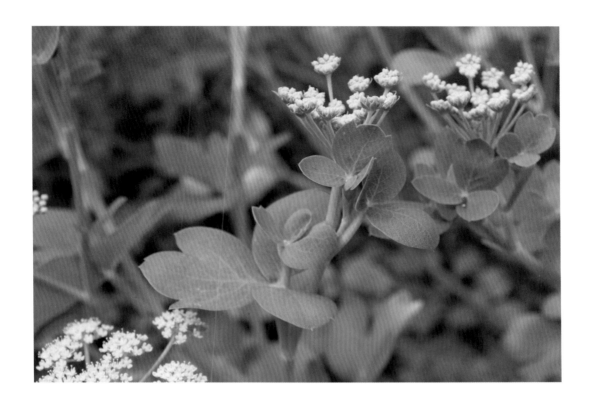

精选验方●

下肢慢性丹毒所致的象皮肿： 前胡鲜根适量。捣烂外敷。

百日咳： 前胡、车前子、款冬花、白前、百部、白及、紫菀各60克，川贝母、葶苈子各30克，射干、生甘草各15克。制成注射液，每次肌肉注射2毫升，每日2～3次。

支气管哮喘，痰火犯肺，瘀塞肺窍，肺失肃降： 前胡、枇杷叶、知母、桑叶各12克，金银花15克，杏仁、麦冬、款冬花、桔梗、黄芩各9克，甘草6克。水煎服，每日1剂，分早、晚2次服。

风寒咳嗽： 前胡、旋覆花、炙甘草、荆芥、法半夏各10克，细辛5克。水煎服，每日1剂。

麻疹合并肺炎： 前胡、杏仁、天花粉、桑叶、知母、麦冬各3克，元胡6克，金银花、板蓝根各9克，甘草1.5克。水煎服，每日1剂，频饮。

传统药膳

前胡粥

原料　前胡10克，大米100克。

制法　将前胡择净，放入锅中，加清水适量，浸泡5～10分钟后水煎取汁，加大米煮粥，服食。

用法　每日1剂，连续2～3日。

功效　降气祛痰，宣散风热。

适用　外感风热，或风热郁肺所致的咳嗽、气喘、痰稠、胸闷不舒等。

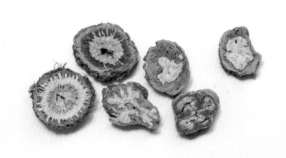

防风

《本经》上品

释名 ● 铜芸（《本经》），茴芸（吴普），百枝（《别录》），百蜚（吴普）。

气味 ● 甘，温，无毒。

主治 ● 大风，头眩痛恶风，风邪目盲无所见，风行周身，骨节疼痹。久服轻身。（《本经》）烦满胁痛，风头面去来，四肢挛急，字乳金疮内痉。（《别录》）治上焦风邪，泻肺实，散头目中滞气，经络中留湿，主上部见血。（元素）搜肝气。（好古）

叶

主治 ● 中风热汗出。（《别录》）

花

主治 ● 四肢拘急，行履不得，经脉虚羸，骨节间痛，心腹痛。（甄权）

子

主治 ● 疗风更优，调食之。（苏恭）

附方 ●

自汗不止：防风去芦为末，每服二钱，浮麦煎汤服。一方，防风用麸炒，猪皮煎汤下。（《朱氏集验方》）

睡中盗汗：防风二两，川芎一两，人参半两，为末。每服三钱，临卧饮下。（《卫生易简方》）

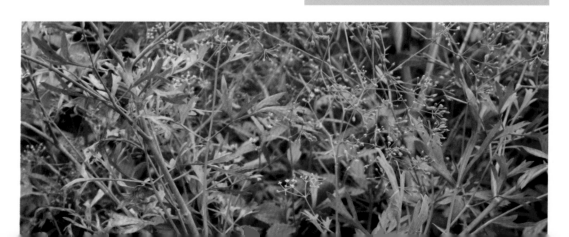

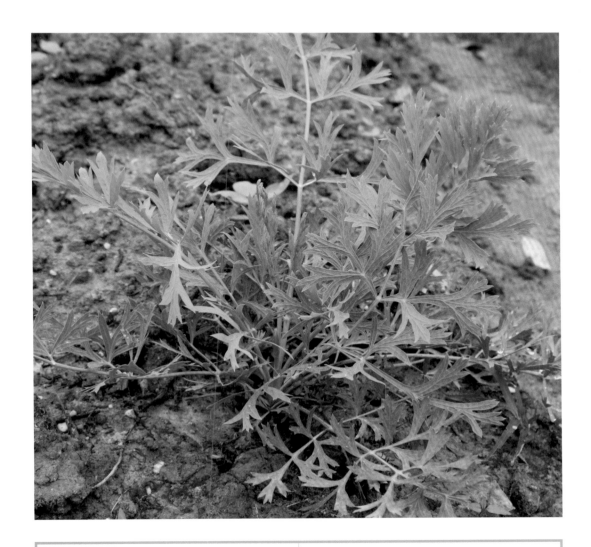

防风苏叶猪瘦肉汤

原料　防风、白鲜皮各15克，紫苏叶10克，猪瘦肉30克，生姜5片。

制法　将前3味药用干净纱布包裹，和猪瘦肉、生姜一起煮汤，熟时去药包裹。

用法　饮汤吃猪瘦肉。

功效　祛风散寒。

适用　风寒型荨麻疹。

防风粥

原料　防风10～15克，葱白2棵，粳米50～100克。

制法　先将防风择洗干净，放入锅中，加清水适量，浸泡10分钟后同葱白煎取药汁，去渣取汁。将粳米洗净煮粥，待粥将熟时加入药汁，煮成稀饭。

用法　每日2次，趁热服食，连服2～3日。

功效　祛风解表，散寒止痛。

适用　感冒风寒、发热畏冷、恶风自汗、风寒痹痛、关节酸楚、肠鸣腹泻等。

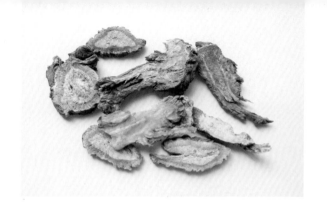

独活

《本经》上品

释名 ● 羌活（《本经》），独摇草（《别录》），胡王使者（吴普）。

气味 ● 苦、甘，平，无毒。

主治 ● 风寒所击，金疮止痛，奔豚痫痉，女子疝瘕。久服轻身耐老。（《本经》）疗诸贼风，百节痛风，无问久新。（《别录》）治风寒湿痹，酸痛不仁，诸风掉眩，颈项难伸。（李杲）去肾间风邪，搜肝风，泻肝气，治项强、腰脊痛。（好古）散痈疽败血。（元素）

附方 ●

中风口噤（通身冷，不知人）：独活四两，好酒一升，煎半升服。（《千金方》）

产后腹痛、产肠脱出：独活二两，煎酒服。（《必效方》）

妊娠浮肿、风水浮肿：独活、萝卜子同炒香，只取独活为末。每服二钱，温酒调下，一日一服，二日二服，三日三服。乃嘉兴簿张昌明所传。（《许学士本事方》）

风牙肿痛：用独活煮酒热漱之（《肘后方》）。用独活、地黄各三两，为末。每服三钱，水一盏煎，和滓温服，卧时再服。（《文潞公药准》）

喉闭口噤：独活三两，牛蒡子二两，水煎一盏，入白矾少许，灌之取效。（《圣济录》）

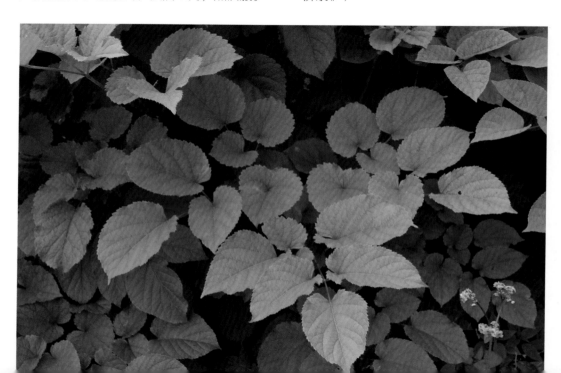

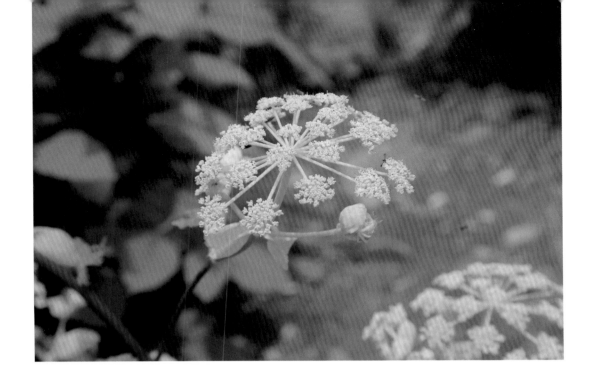

实用指南

精选验方 ●

肩周炎： 独活、甘草、木香、乳香、海风藤、桑枝、羌活、秦艽各10克，桂心1克，当归、川芎各15克。水煎取药汁，每日1剂，分次服用。

青光眼： 独活、羌活、五味子各6克，白芍12克。水煎服，每日1剂。

慢性气管炎： 独活15克，红糖25克。加水煎成100毫升，分3～4次服。

风湿性腰腿痛： 独活、防风、川芎、秦艽、赤芍、当归、牛膝、杜仲、茯苓、党参各9克，桑寄生12～30克，细辛3～6克，桂心3克，干地黄15克，炙甘草6克。水煎服，每日1剂。

伤风头痛： 独活10克，白芷、川芎各6克，细辛3克。水煎服，每日1剂。

传统药膳

独活当归酒

原料 独活、川芎、杜仲、丹参、熟地黄各30克，白酒1000毫升。

制法 将独活、川芎、杜仲、丹参、熟地黄细锉后置于容器中，加入白酒密封，用近火煨。

用法 每日候冷，即可饮用。

功效 祛风活血，壮腰通络。

适用 风湿性腰腿痛、腰痛等。

羌独活酒

原料 独活（去芦头）60克，五加皮90克，羌活（去芦头）180克，生地黄汁200毫升，黑豆（炒熟）700克，清酒5000毫升。

制法 前5味，先将生地黄汁煎10余沸，过滤；羌活、独活、五加皮均切如麻子大，放铛中，入清酒内煮熟，下黑豆及生地黄汁，再煮至如鱼眼沸，取出去渣候冷。

用法 每次任意服之，常令有酒力为佳。

功效 祛风止痛，通经络。

适用 腰痛强直、难以俯仰等。

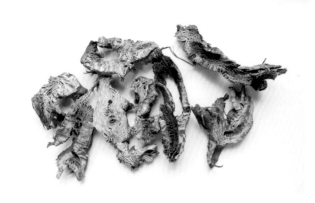

升麻

《别录》上品

释名 ● 周麻。

根

气味 ● 甘、苦，平、微寒，无毒。

主治 ● 解百毒，杀百精老物殃鬼，辟瘟疫瘴气邪气，蛊毒入口皆吐出，中恶腹痛，时气毒疠，头痛寒热，风肿诸毒，喉痛口疮。久服不夭，轻身长年。（《本经》）牙根浮烂恶臭，太阳鼽衄，为疮家圣药。（好古）消斑疹，行瘀血，治阳陷眩晕，胸胁虚痛，久泄下痢，后重遗浊，带下崩中，血淋下血，阴痿足寒。（时珍）

附方 ●

胃热齿痛：升麻煎汤，热漱咽之，解毒。或加生地黄。（《直指方》）

口舌生疮：升麻一两，黄连三分，为末，绵裹含咽。（《本事方》）

第三卷·草部

实用指南

精选验方 ●

牙周炎：升麻10克，黄连、知母各6克。水煎服，每日1剂。

脱肛：升麻6克，五倍子10克，黄芪12克。水煎服，每日1剂。

百日咳：升麻5克，鱼腥草、钩藤各6克，金银花10克。水煎服，每日1剂。

感冒头痛：升麻、菊花、桑叶、连翘各10克，薄荷6克。水煎服，每日1剂。

气虚型子宫脱垂：升麻、当归各15克，党参、枳壳各25克，牡蛎、黄芪各50克，益母草20克。水煎服，每日1剂，连服2周。

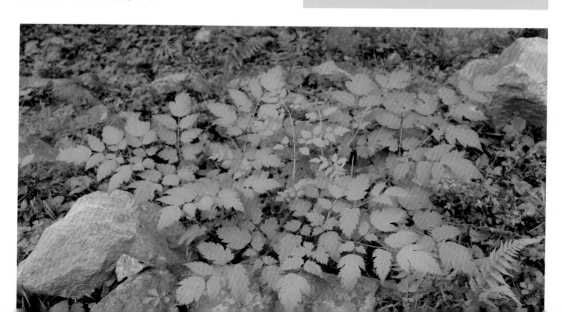

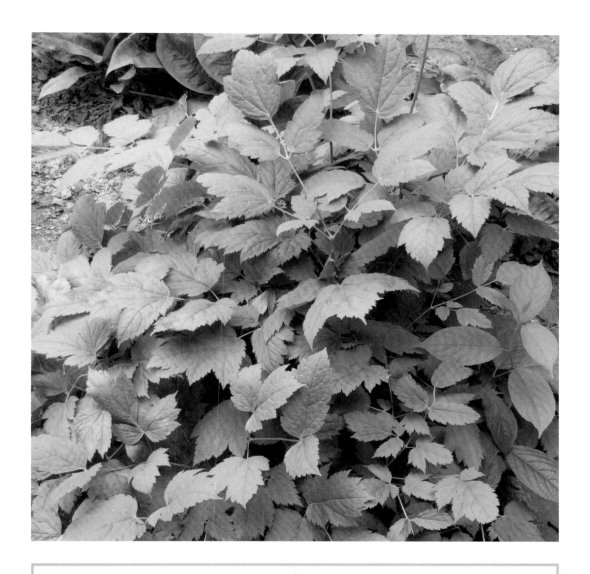

二麻鸡汤

原料 升麻10克，黑芝麻100克，小雄鸡1只。

制法 将黑芝麻捣烂，升麻用洁净纱布包，小雄鸡洗净后与前2味小火炖烂，入少许调味品即可。

用法 吃肉饮汤1次下，隔日1次。

功效 升举子宫。

适用 中气下陷所致的子宫脱垂。

升麻芝麻炖大肠

原料 升麻15克，猪大肠600克，黑芝麻100克，葱段10克，姜片8克，盐2克，黄酒5毫升。

制法 将升麻、黑芝麻装入洗净的猪大肠内，两头扎紧，放入砂锅内，加葱段、姜片、盐、黄酒、清水适量，小火炖3小时，至猪大肠熟透。

用法 佐餐食用。

功效 升提中气，补虚润肠。

适用 脱汗、子宫脱垂及便秘等。

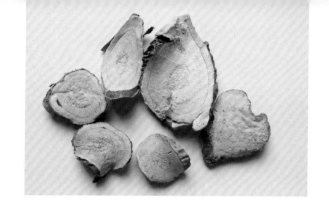

苦参

《本经》中品

释名 ● 苦骨（《纲目》），地槐（《别录》），菟槐（《别录》），野槐（《纲目》）。

根

气味 ● 苦，寒，无毒。

主治 ● 心腹结气，癥瘕积聚，黄疸，溺有余沥，逐水，除痈肿，补中，明目止泪。（《本经》）渍酒饮，治疥杀虫。（弘景）治恶虫、胫酸。（苏恭）治热毒风，皮肌烦躁生疮，赤癞眉脱，除大热嗜睡，治腹中冷痛，中恶腹痛。（甄权）杀疳虫。炒存性，米饮服，治肠风泻血并热痢。（时珍）

附方 ●

伤寒结胸（天行病四五日，结胸满痛壮热）：苦参一两，以醋三升，煮取一升二合，饮之取吐即愈。天行毒病，非苦参、醋药不解，及温覆取汗良。（《外台秘要》）

小儿身热：苦参煎汤浴之良。（《外台秘要》）

毒热足肿（作痛欲脱者）：苦参煮酒渍之。（《姚僧坦集验方》）

大肠脱肛：苦参、五倍子、陈壁土各等份，煎汤洗之，以木贼末敷之。（《医方摘要》）

汤火伤灼：苦参末，油调敷之。（《卫生宝鉴》）

赤白带下：苦参二两，牡蛎粉一两五钱，为末。以雄猪肚一个，水三碗煮烂，捣泥和丸梧子大。每服百丸，温酒下。（《陆氏积德堂方》）

实（十月收采）

气味 ● 苦，寒，无毒。

主治 ● 久服轻身不老，明目。饵如槐子法，有验。（苏恭）

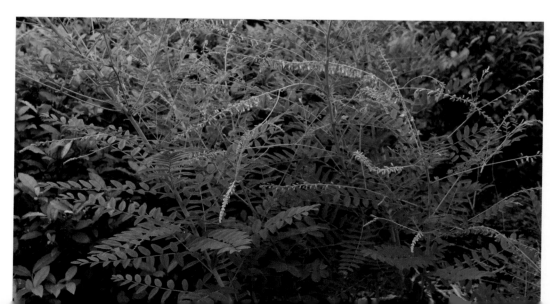

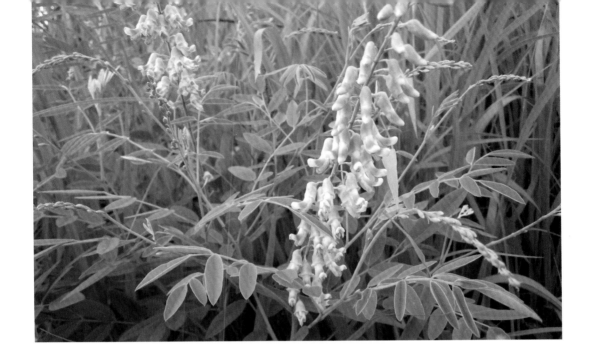

精选验方 ●

烫伤： 苦参适量。研细粉，麻油调涂患处。

痔疮出血： 苦参、槐花各10克，地榆20克。水煎服，每日1剂，每日2次。

婴儿湿疹： 苦参、红糖各30克，鸡蛋1个。先将苦参浓煎取汁，去渣，再将打散的鸡蛋及红糖同时加入，煮熟即可；饮汤，每日1次，连用6日。

心悸： 苦参20克。水煎服，每日1剂，每日2次。

前列腺增生： 苦参、贝母、党参各25克。水煎服，每日1剂，每日3次。

念珠菌性阴道炎： 苦参、贯众各15克，白糖适量。将苦参、贯众加水煎煮，去渣取汁；服用时加入白糖，每日2次，连服5～10日为1个疗程。

传统药膳

苦参菊花茶

原料 苦参15克，野菊花12克，生地黄10克。

制法 将苦参、野菊花、生地黄共研粗末，置保温瓶中，冲入沸水，闷20分钟。

用法 代茶频频饮服，每日1剂。

功效 清热燥湿，凉血解毒。

适用 痒疹属湿热夹血热，症如痒疹红色（下肢、躯干为多）、遇热加重、皮肤瘙痒等。

苦参刺猬酒

原料 苦参100克，刺猬皮1具，露蜂房15克，黍米1000克，曲150克。

制法 先将苦参、刺猬皮、露蜂房捣成粗末，放入锅中，加水750毫升，煎取汁500毫升备用；再将黍米蒸成饭，与药汁、曲相拌，放容器中，密封瓶口，酿造7～10日，滤取汁，装瓶备用。

用法 每日3次，饭前温服10～15毫升，10日为1个疗程。

功效 清热解毒，通络止痒。

适用 各种疥疮。

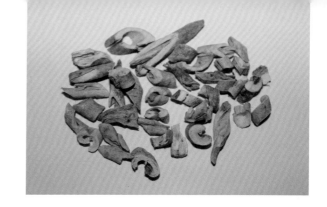

白鲜

《本经》中品

释名 ● 白膻（弘景），地羊鲜（《图经》），金雀儿椒（《日华》）。

根皮

气味 ● 苦，寒，无毒。

主治 ● 头风黄疸，咳逆淋沥，女子阴中肿痛，湿痹死肌，不可屈伸起止行步。（《本经》）疗四肢不安，时行腹中大热饮水，欲走大呼，小儿惊痫，妇人产后余痛。（《别录》）通关节，利九窍及血脉，通小肠水气，天行时疾，头痛眼疼。其花同功。（大明）治肺嗽。（苏颂）

附方 ●

鼠瘘已破（出脓血者）：白鲜皮煮汁，服一升，当吐若鼠子也。（《肘后方》）

产后中风（人虚不可服他药者）：一物白鲜皮汤，用新汲水三升，煮取一升，温服。（《陈延之小品方》）

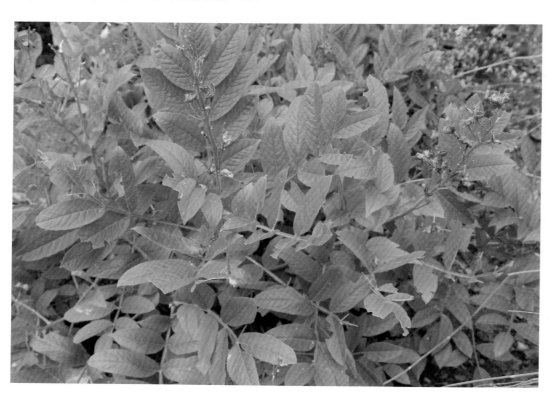

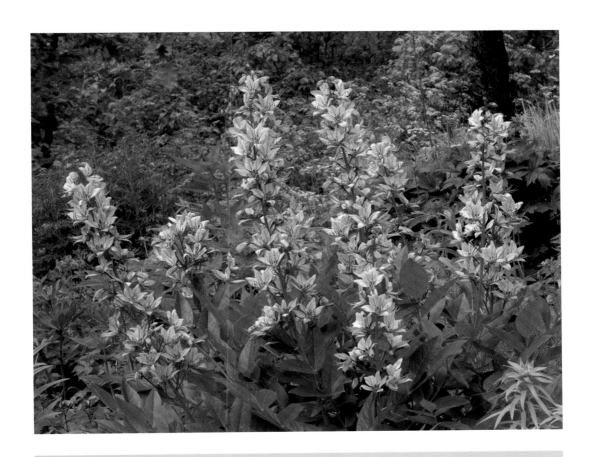

精选验方 ●

生殖器疱疹： 白鲜皮、连翘、土茯苓各12克，牡丹皮、黄芪、赤芍、桑叶各10克，金银花15克，当归、苦参、生甘草、苍术各6克。水煎取药汁，每日1剂，分2次服用。

荨麻疹： 白鲜皮、防风各25克，蝉蜕15克，金银花50克。水煎服。

神经性皮炎： 白鲜皮、蛇床子、苦参、地肤子各30克。水煎，趁热熏洗患处。

急性肝炎： 白鲜皮9克，茵陈15克，栀子、大黄各9克。水煎服。

外伤出血： 白鲜皮适量。研细末，外敷。

湿热黄疸： 白鲜皮、茵陈各9克。水煎服。

传统药膳

白鲜皮茶

原料 白鲜皮15～30克，丹参、赤芍各15克，防风、黄芩、蝉蜕、荆芥、苍术、当归各9克，甘草6克，茶叶3克。

制法 将以上各种原料水煎，取药汁200毫升。

用法 每日1剂，分2次服。

功效 清热祛风，凉血活血。

适用 神经性皮炎。

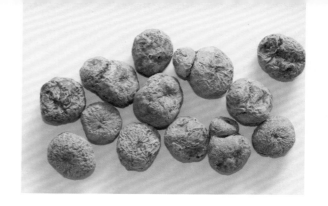

延胡索

（宋·《开宝》）

释名 ● 玄胡索。

根

气味 ● 辛，温，无毒。

主治 ● 破血，妇人月经不调，腹中结块，崩中淋露，产后诸血病，血晕，暴血冲上，因损下血。煮酒或酒磨服。（《开宝》）除风治气，暖腰膝，止暴腰痛，破癥瘕，扑损瘀血，落胎。（大明）治心气小腹痛，有神。（好古）散气，治肾气，通经络。（李珣）活血利气，止痛，通小便。（时珍）

附方 ●

鼻出衄血：延胡索末，绵裹塞耳内，左衄塞右，右衄塞左。（《普济方》）

小便尿血：延胡索一两，朴消七钱半，为末。每服四钱，水煎服。（《活人书》）

小儿盘肠（气痛）：延胡索、茴香各等份，炒研，空心米饮量儿大小与服。（《卫生易简方》）

疝气危急：延胡索盐炒、全蝎去毒生用，各等份为末。每服半钱，空心盐酒下。（《直指方》）

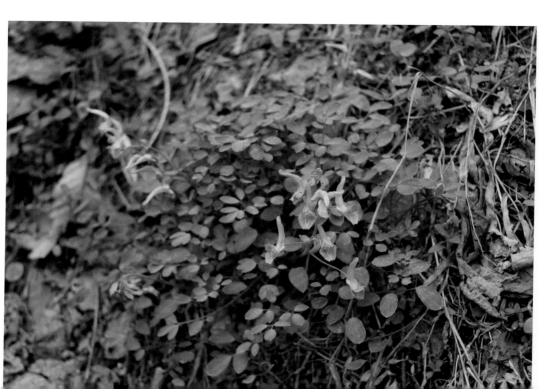

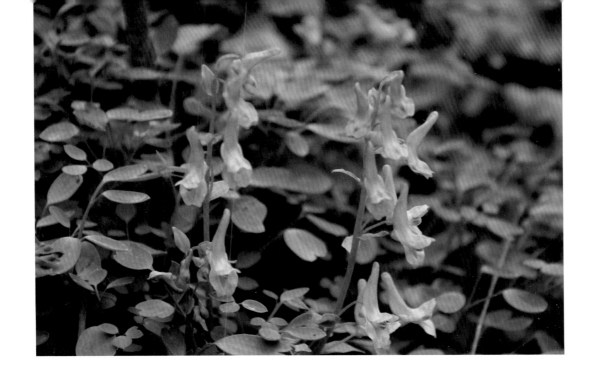

精选验方 ●

慢性胃炎： 延胡索9克，香附子12克，焦山楂15克。水煎服，每日1剂，分2次服。

冠心病： 延胡索、广郁金、檀香各等份。研为细末，每次2～3克，温开水送服，每日2～3次。

偏正头痛不可忍： 延胡索、川芎、白芷、蔓荆子各15克，白芍20克。水煎服。

妇女痛经或经来不畅，并伴有瘀块： 延胡索15克，蒲黄、五灵脂、川芎各10克，当归20克。水煎服。

妇女产后恶露不尽、小腹剧痛： 延胡索、当归各15克，炒桃仁、川芎、甘草各10克，炮姜6克。水煎服。

疝气肿痛： 延胡索15克，川楝子、乌药、小茴香各10克。水煎服。

传统药膳

三七延胡索大蒜糊

原料 延胡索粉、三七粉各10克，紫皮大蒜50克。

制法 先将三七、延胡索分别除杂、洗净、晒干，研成细末后，充分拌和均匀，备用；紫皮大蒜剥去外膜，洗净、切碎，剁成大蒜茸糊，盛入碗中，拌入三七、延胡索细末，加温开水适量，搅拌成糊状。

用法 早、晚2次分服。

功效 活血行气，抗癌止痛。

适用 气滞血瘀型胃癌、肺癌等引起的疼痛。

佛手延胡索山楂茶

原料 延胡索、佛手各6克，山楂10克。

制法 将以上3味药水煎，取汁。

用法 代茶频饮，每日1剂。

功效 行血逐瘀。

适用 血瘀气闭型产后血晕。

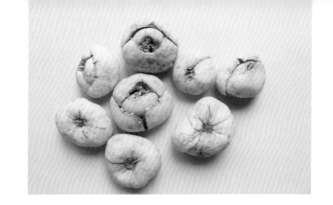

贝母

《本经》中品

释名 ● 勤母（《别录》），苦菜（《别录》），苦花（《别录》），空草（《别录》）。

根

气味 ● 辛，平，无毒。

主治 ● 伤寒烦热，淋沥邪气疝瘕，喉痹乳难，金疮风痉。（《本经》）疗腹中结实，心下满，洗洗恶风寒，目眩项直，咳嗽上气，止烦热渴，出汗，安五脏，利骨髓。（《别录》）服之不饥断谷。（弘景）消痰，润心肺。末和砂糖丸含，止嗽。烧灰油调，敷人畜恶疮，敛疮口。（大明）主胸胁逆气，时疾黄疸。研末点目，去肤翳。以七枚作末酒服，治产难及胞衣不出。与连翘同服，主项下瘤瘿疾。（甄权）

附方 ●

便痈肿痛：贝母、白芷各等份为末，酒调服或酒煎服，以滓贴之。（《永类钤方》）

孕妇咳嗽：贝母去心，麸炒黄为末，砂糖拌丸芡子大。每含咽一丸，神效。（《救急易方》）

妊娠尿难（饮食如故）：用贝母、苦参、当归各四两，为末，蜜丸小豆大，每饮服三至十丸。（《金匮要略》）

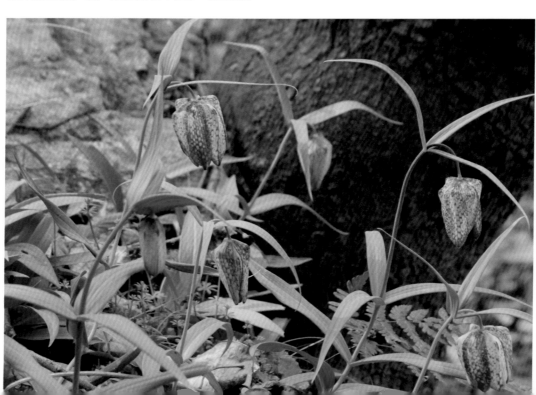

精选验方 ●

辅助治疗舌癌： 贝母、茯苓、陈皮各9克，清半夏12克，生牡蛎、元参各15克，制川乌、制草乌各4.5克。水煎服。

干咳： 川贝母末6克，柿饼1个。将柿饼挖开去核，加入贝母粉末蒸熟，1次服，每日2次。

乳头皲裂： 川贝母10克，黑、白芝麻各20克。将川贝母研为细末，黑、白芝麻炒黄研细，混合过筛备用；用时以香油调成糊状，涂搽患处，每日2次。

传统药膳

贝母粥

原料　贝母粉10克，粳米100克，砂糖适量。

制法　将粳米、砂糖放入砂锅，加水煮粥，待粥将成时调入贝母粉，再煮片刻即可。

用法　每日1剂，分次服食。

功效　清热散结，润肺化痰，止咳宁嗽。

适用　痰热内蕴、肺气郁闭之咳嗽咯痰、痰黄黏稠、胸闷短气、口干咽燥、尿黄便秘等。

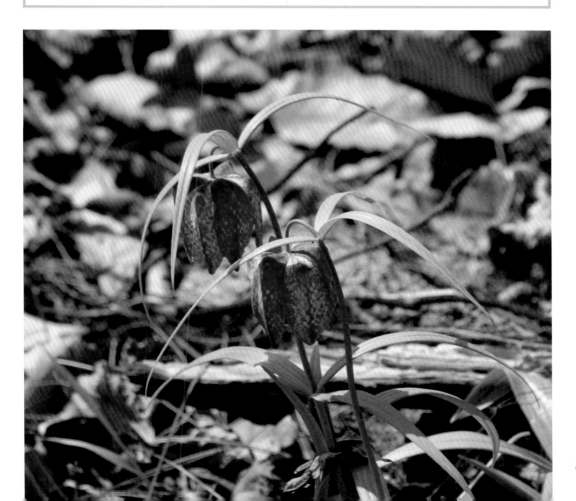

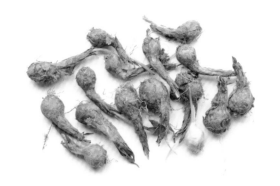

山慈姑

（宋·《嘉祐》）

释名 ● 金灯（《拾遗》），鬼灯檠（《纲目》），朱姑（《纲目》），鹿蹄草（《纲目》），无义草。

根

气味 ● 甘、微辛，有小毒。

主治 ● 主疔肿，攻毒破皮，解诸毒蛊毒，蛇虫狂犬伤。（时珍）

附方 ●

牙龈肿痛：山慈姑枝根，煎汤漱吐。（孙氏《集效方》）

叶

主治 ● 疮肿，入蜜捣涂疮口，候清血出，效（慎微）。涂乳痈、便毒尤妙。（时珍）

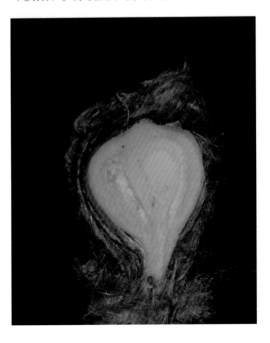

附方 ●

中溪毒生疮：山慈姑叶捣烂涂之。生东间，叶如蒜叶。（《外台秘要》）

花

主治 ● 小便血淋涩痛，同地檗花阴干，每用三钱，水煎服。（《圣惠方》）

实用指南

精选验方 ●

痛风：山慈菇、生大黄、水蛭各200克，玄明粉300克，甘遂100克。用上药研成细末，每次3～5克，以薄荷油调匀，外敷患处，隔日1次。

缓解痛风发作：山慈菇30克。水煎服。

乳腺癌：山慈菇200克，蟹爪（带爪尖）、蟹壳各100克。共研细末，以蜜为丸，每丸重10克，每日3次，每次1～2丸，饭后服用。

脓性指头炎：鲜山慈菇25克，米醋3毫升。洗净捣烂，加米醋和匀稍蒸温，用塑料薄膜包敷患处，每日换药1次。

乳腺增生：山慈菇、半枝莲、鹿角霜各等份。共研细末，蜜制为丸如梧桐子大，每次4克，每日2次，温开水送服，2周为1个疗程。

蒸慈菇

原料 生山慈菇数枚，蜂蜜、米泔各适量。

制法 将生慈菇去皮捣烂，用蜂蜜、米泔同拌匀，饭上蒸熟。

用法 趁热服用。

功效 行血，止嗽，补虚。

适用 肺虚咳血。

二山芪归汤

原料 山慈菇、山甲珠、黄连、藕节、枸杞子、菟丝子、鸡内金各10克，连翘、蒲公英、川芎各12克，党参、金银花、陈皮、半枝莲、当归各15克，丹参20克，黄芪30克，砂仁、三七各6克，甘草3克。

制法 水煎取药汁。

用法 每日1剂，分2次服。

功效 益气养血，解毒散结。

适用 舌体色素基底细胞癌。

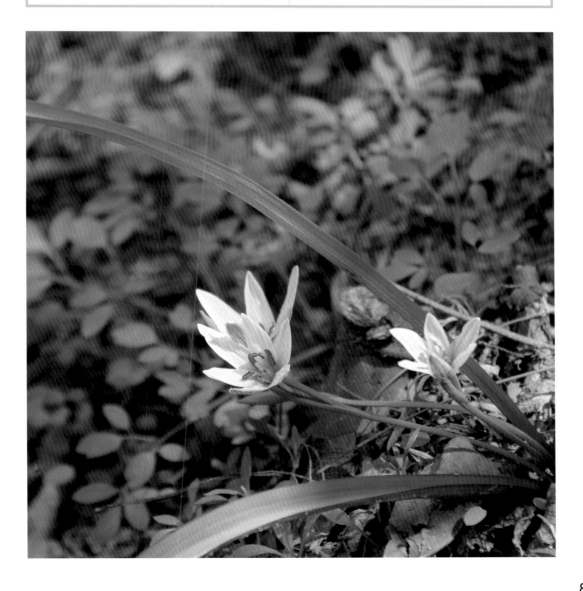

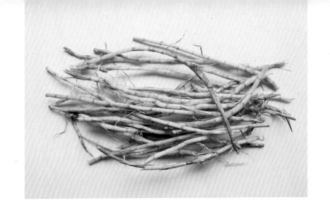

白茅

《本经》中品

释名 ● 根名茹根（《本经》），兰根（《本经》），地筋（《别录》）。

茅根

气味 ● 甘，寒，无毒。

主治 ● 劳伤虚羸，补中益气，除瘀血血闭寒热，利小便。（《本经》）下五淋，除客热在肠胃，止渴坚筋，妇人崩中。久服利人。（《别录》）主妇人月经不匀，通血脉淋沥。（大明）止吐衄诸血，伤寒哕逆，肺热喘急，水肿黄疸，解毒酒。（时珍）

附方 ●

反胃上气（食入即吐）：白茅根、芦根各二两，水四升，煮二升，顿服得下，良。

（《圣济总录》）

虚后水肿（因饮水多，小便不利）：用白茅根一大把，小豆三升，水三升，煮干，去茅食豆，水随小便下也。（《肘后方》）

解中酒毒（恐烂五脏）：白茅根汁，饮一升。（《千金方》）

小便出血：白茅根煎汤，频饮为佳。（《谈野翁方》）

鼻衄不止：白茅根为末，米泔水服二钱。（《圣惠方》）

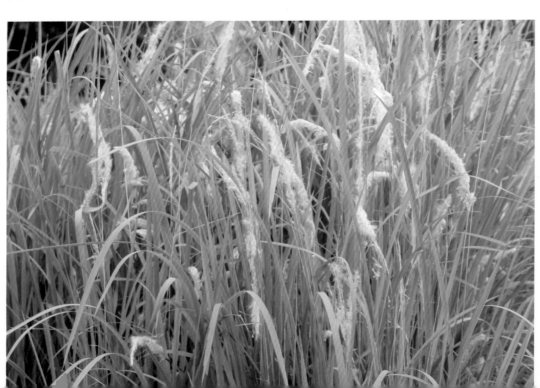

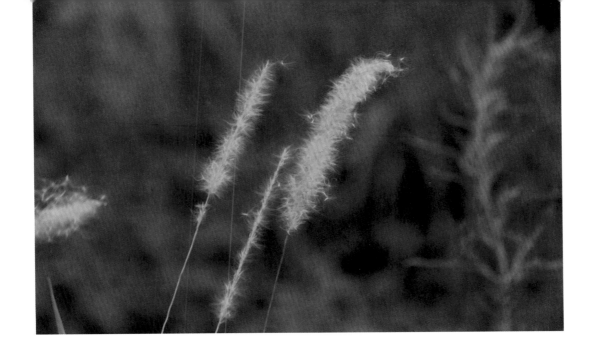

精选验方 ●

关格有尿血： 鲜白茅根120克，侧柏叶30克。水煎服。

急性肾炎： 鲜白茅根40克，白花蛇舌草、一枝黄花各30克，葫芦壳15克。水煎服，每日1剂。

出血性出血热： 白茅根50～100克，丹参20～30克，芦根30～40克，黄柏、牡丹皮各10～15克，佩兰15～30克。每日1～3剂，水煎，分多次频服。

鼻衄： 鲜白茅根120克（或干白茅根36克），栀子18克。水煎，饭后微温服下，睡前服更佳。

肺炎： 白茅根、鱼腥草各50克，金银花25克，连翘15克。水煎服，每日1剂，连用3～5日。

糖尿病： 白茅根30克，太子参、生地黄、黄精各20克，天花粉、麦冬各15克，葛根10克。水煎服。

传统药膳

白茅根雪梨猪肺汤

原料 鲜白茅根200克，猪瘦肉250克，陈皮5克，雪梨4个，猪肺1个。

制法 猪肺洗净，放入开水中煮5分钟；雪梨切块，白茅根切段；陈皮用水浸软。将用料一齐放入汤煲，先大火煲滚，再改用小火煲约2小时即可。

用法 佐餐食用，每日1剂。

功效 清热生津，化痰止咳。

适用 秋季身体燥热、流鼻血、咳嗽，或痰中带血。

茅根茶

原料 白茅根10克，茶叶5克。

制法 将白茅根摘根须，洗净，同茶叶一起加水，煎服。

用法 每日1次。

功效 清热利尿，凉血解毒。

适用 急性肾炎、血尿、急性传染性肝炎。

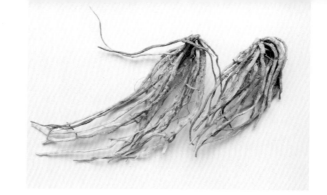

龙胆

《本经》中品

释名 ● 陵游。

根

气味 ● 苦、涩，大寒，无毒。

主治 ● 骨间寒热，惊痫邪气，续绝伤，定五脏，杀蛊毒。（《本经》）除胃中伏热，时气温热，热泄下痢，去肠中小虫，益肝胆气，止惊惕。久服益智不忘，轻身耐老。（《别录》）客忤疳气，热狂，明目止烦，治疮疥。（大明）去目中黄及睛赤肿胀，瘀肉高起，痛不可忍。（元素）退肝经邪热，除下焦湿热之肿，泻膀胱火。（李杲）疗咽喉痛，风热盗汗。（时珍）

附方 ●

伤寒发狂：草龙胆为末，入鸡子清、白蜜，化凉水服二钱。（《伤寒蕴要》）

四肢疼痛：山龙胆根细切，用生姜自然汁浸一宿，去其性，焙干捣末，水煎一钱匕，温服之。此与龙胆同类别种，经霜不凋。（《本草图经》）

咽喉热痛：龙胆擂水服之。（《集简方》）

暑行目涩：生龙胆捣汁一合，黄连浸汁一匙，和点之。（危氏《得效方》）

卒然尿血不止：龙胆一虎口，水五升，煮取二升半，分为五服。（《姚僧坦集验方》）

实用指南

精选验方 ●

肝胆热上扰致多眠：龙胆草、泽泻、黄芩、柴胡各10克，栀子6克，薏苡仁20克，生地黄、车前子各15克。包煎，水煎服。

肛门尖锐湿疣：龙胆草、黄芩、炒栀子、生地黄、泽泻、车前子、当归各10克，柴胡、木通各6克，甘草3克。水煎取药汁，每日1剂，每日2次。

流行性乙型脑炎：轻症能口服者服20％龙胆草糖浆，每次10～15毫升，每日3次。

带状疱疹：龙胆草30克，丹参15克，川芎10克。水煎服，每日1剂，早、晚分2次服；大便秘结者加大黄12克。

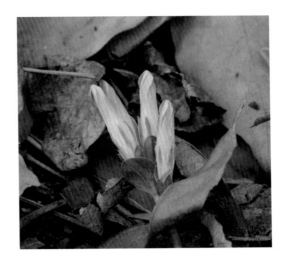

龙胆草粥

原料 龙胆草10克，竹叶20克，大米100克。

制法 先用水煎龙胆草、竹叶，取汁，加入白米煮成粥。

用法 早餐食用。

功效 泻肝降火，清心除烦。

适用 失眠兼急躁易怒、目赤口苦、小便黄、大便秘结，属于肝郁化火者。

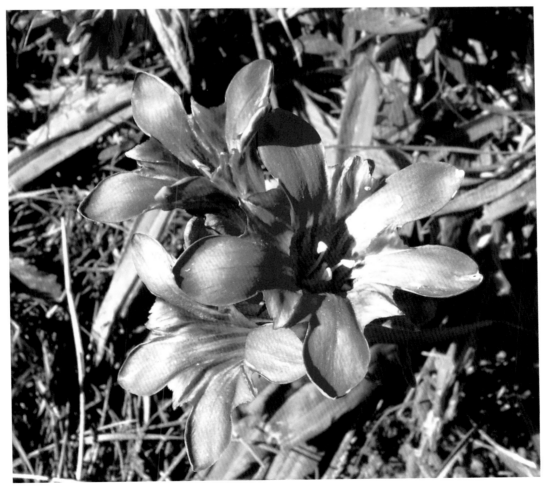

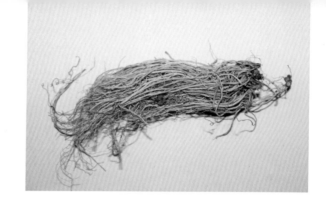

细辛

《本经》上品

释名 ● 小辛（《本经》），少辛。

根

气味 ● 辛，温，无毒。

主治 ●

咳逆上气，头痛脑动，百节拘挛，风湿痹痛死肌。久服明目利九窍，轻身长年。（《本经》）润肝燥，治督脉为病，脊强而厥。（好古）治口舌生疮，大便燥结，起目中倒睫。（时珍）

附方 ●

暗风卒倒，不省人事：细辛末，吹入鼻中。（危氏《得效方》）

小儿口疮：细辛末，醋调，贴脐上。（《卫生家宝方》）

口舌生疮：细辛、黄连各等份，为末掺之，漱涎甚效，名兼金散。一方用细辛、黄檗。（《三因方》）

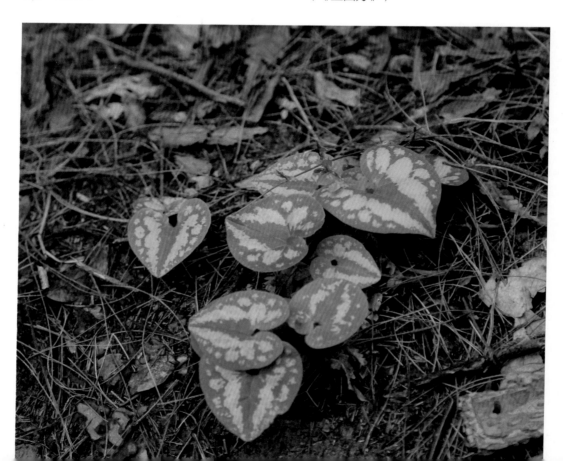

精选验方 ●

风火牙痛： 细辛4.5克，生石膏45克。水煎2次，药液混匀，一半漱口，一半分2次服下，每日1剂。

阳虚感冒： 细辛、麻黄各3克，附子10克。水煎温服。

偏头痛： 细辛5克，川芎、当归各30克，辛夷、蔓荆子各10克。水煎服，每日1剂。

鼻塞不通： 细辛末少许。吹入鼻中。

外感风寒、头痛咳嗽： 细辛1~3克。水煎服。

传统药膳

细辛粥

原料　细辛3克，大米100克。

制法　将细辛择净，放入锅中，加清水适量，浸泡5~10分钟后，水煎取汁，加大

米煮为稀粥。

用法　每日1~2剂，连续2~3日。

功效　祛风散寒，温肺化饮，宣通鼻窍。

适用　外感风寒头痛、身痛、牙痛、痰饮咳嗽、痰白清稀、鼻塞等。

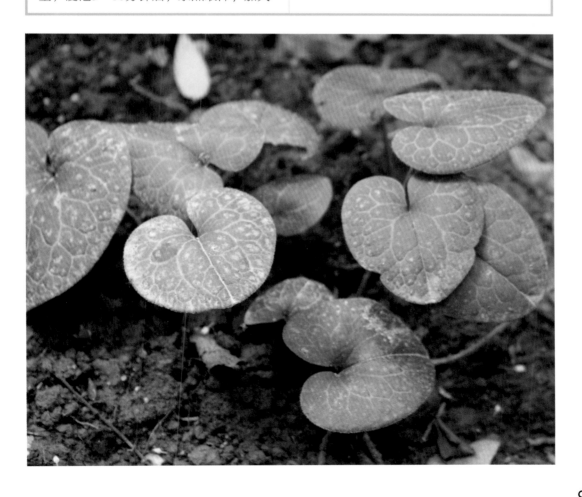

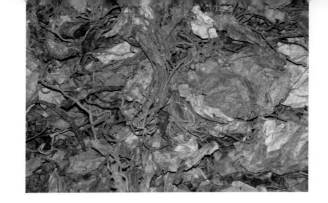

杜衡

《别录》中品

释名 ● 杜葵（《纲目》），马蹄香（《唐本》），土卤（《尔雅》），土细辛（《纲目》）。

根

气味 ● 辛，温，无毒。

主治 ● 风寒咳逆。作浴汤，香人衣体。（《别录》）止气奔喘促，消痰饮，破留血，项间瘿瘤之疾。（甄权）下气杀虫。（时珍）

附方 ●

风寒头痛（伤风伤寒，头痛发热，初觉者）：马蹄香为末，每服一钱，热酒调下，少顷饮热茶一碗，催之出汗即愈，名香汗散。（王英《杏林摘要》）

痰气哮喘：马蹄香焙研，每服二三钱，正发时淡醋调下，少顷吐出痰涎为验。（《普济方》）

噎食膈气：马蹄香四两，为末，好酒三升，熬膏。每服二匙，好酒调下，日三服。（孙氏《集效方》）

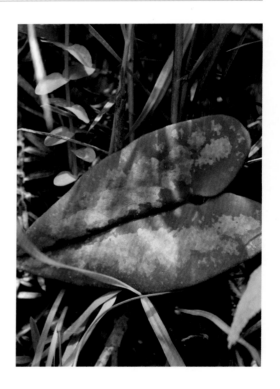

传统药膳

九子酒

原料 杜衡子、仙茅、鹿茸、川续断、远志肉、蛇床子、巴戟天肉、车前子各21克，肉苁蓉84克，白酒2500毫升。

制法 将上药研碎，装入纱布袋内，扎口，放入酒坛内，倒入白酒，密封坛口，浸泡20日后即成。

用法 服用，每日2次，每次15～30毫升。

功效 强阳补肾，益精气，壮筋骨。

适用 阳痿不举、早泄精冷、宫冷不育、神疲乏力等。

精选验方 ●

蛀齿疼痛：杜衡鲜叶适量。捻烂，塞入蛀孔中。

跌打损伤：杜衡根6克，娃儿藤9克，接骨金粟兰、寥刁竹各10克。水煎服。

挫伤、肋间神经痛：杜衡根3克。研末，水酒冲服。

牙痛：杜衡根3克，生姜3片。捣烂外敷。

无名肿毒：鲜杜衡叶7片。酌冲开水，炖1小时，服后微出汗，每日1次；渣研烂，加热外敷。

伤风感冒：鲜杜衡叶2～3片。用冷开水洗净，揉搓塞鼻孔；或取叶7片，酌冲开水，炖1小时，温服取汗。

支气管哮喘：杜衡1克，甘草末5克。研为散服，每日2次。

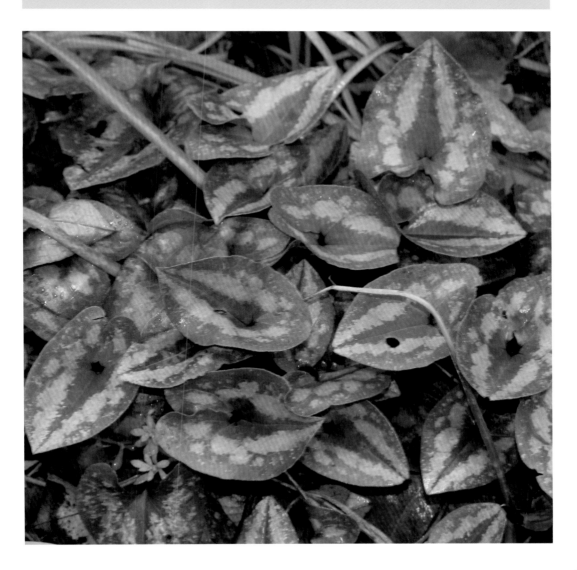

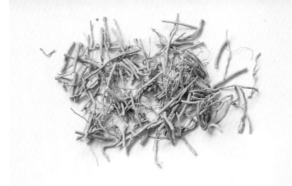

徐长卿

《本经》上品

释名 ● 鬼督邮（《本经》），别仙踪（苏颂）。

根

气味 ● 辛，温，无毒。

主治 ● 鬼物百精蛊毒，疫疾邪恶气，温疟。久服强悍轻身。（《本经》）益气延年。又曰，石下长卿：主鬼疰精物邪恶气，杀百精蛊毒，老魅注易，亡走啼哭，悲伤恍惚。（《别录》）

附方 ●

小便关格（徐长卿汤，治气壅关格不通，小便淋结，脐下烦闷）：徐长卿炙半两，茅根三分，木通、冬葵子各一两，滑石二两，槟榔一分，瞿麦穗半两，每服五钱，水煎，入朴消一钱，温服，日二服。（《圣惠方》）

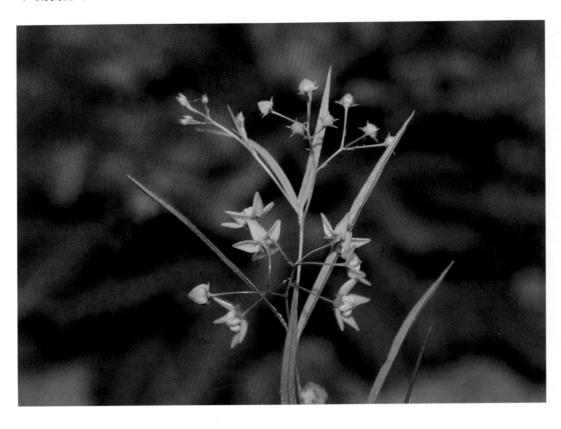

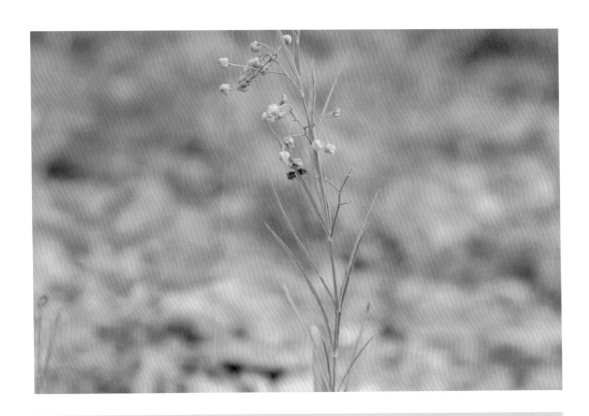

实用指南

精选验方 ●

慢性气管炎：徐长卿30克。水煎分2次服，10日为1个疗程。

皮肤病：徐长卿6~12克。水煎服，余汤外洗。

跌打损伤、腰腿疼痛：徐长卿根适量。研末，每次5~10克，早、晚各1次，水酒送服。

中暑：鲜徐长卿根10克，白酒60毫升。将徐长卿根洗净切碎，搗汁服；若不饮酒者，以水酒或冷开水代酒搗取汁亦可。或徐长卿末5克，用冷开水冲服。

传统药膳

徐长卿猪肉酒

原料　徐长卿根24~30克，猪瘦肉200克，老酒100毫升。

制法　将上3味酌加水，煎成半碗。

用法　饭前服，每日2次。

功效　祛风除湿，活血镇痛。

适用　风湿痛。

徐长卿茶

原料　徐长卿10克，炙甘草3克，茶叶2克。

制法　将徐长卿、炙甘草洗净，用水煎煮，入茶叶取汁200毫升。

用法　代茶饮用，每日1剂。

功效　祛风通络，止痛。

适用　风湿痹痛、肩周炎等。

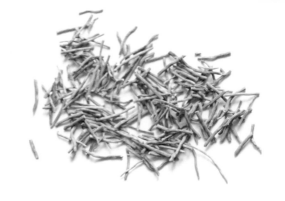

白薇

《本经》中品

释名 ● 薇草（《别录》），白幕（《别录》），春草（《本经》），骨美。

根

气味 ● 苦、咸，平，无毒。

主治 ● 暴中风身热肢满，忽忽不知人，狂惑邪气，寒热酸疼，温疟洗洗，发作有时。（《本经》）疗伤中淋露，下水气，利阴气，益精。久服利人。（《别录》）治惊邪风狂痉病，百邪鬼魅。（弘景）风温灼热多眠，及热淋遗尿，金疮出血。（时珍）

附方 ●

肺实鼻塞（不知香臭）：白薇、贝母、款冬花各一两，百部二两，为末。每服一钱，米饮下。（《普济方》）

妇人遗尿（不拘胎前产后）、血淋热淋：白薇、芍药各一两，为末。酒服方寸匕，日三服。（《千金方》）

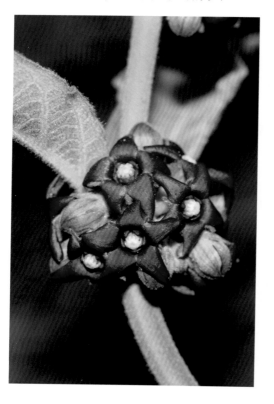

实用指南

精选验方 ●

偏头痛：白薇、当归、党参各10克，生石决明25克。水煎服，每日1剂，分2次服。

泪囊炎：白薇、羌活、防风、白蒺藜、石榴皮各10克，金银花、蒲公英各12克。水煎服，每日1剂，每日2次。

血管抑制性晕厥：白薇30克，当归、党参各15克，炙甘草6克。水煎服，每日1剂，可随症加减。

肺结核发热：白薇、葎草果实各9克，地骨皮12克。水煎服，每日1剂。

颈淋巴结核：鲜白薇、鲜天冬各等份。捣烂敷患处。

风湿关节炎：白薇、臭山羊、大鹅儿肠根各15克。泡酒服，每日2次，每次10毫升。

丹参桃仁白薇粥

原料　白薇、桃仁（去皮、尖）各10克，丹参15克，粳米50克。

制法　将桃仁研碎，与白薇、丹参同煎，去渣取汁，与粳米同煮为粥。

用法　温服适量。

功效　清热凉血，化瘀。

适用　损伤后瘀血发热、大便干结等。

白薇冬茶

原料　白薇5克，桔梗、天冬、绿茶、甘草各3克。

制法　用200毫升开水冲泡10分钟后饮用，也可直接冲饮。

用法　代茶频饮。

功效　清热消核。

适用　瘰疬痰核、皮肤肿块等。

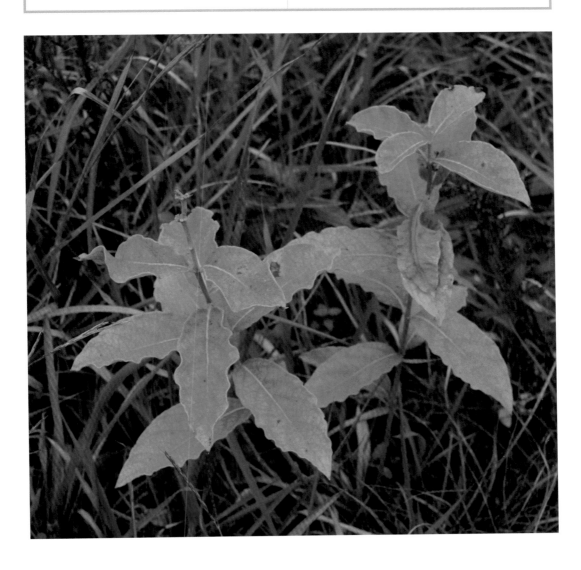

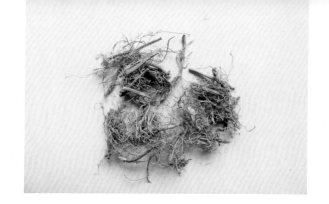

白前

《别录》中品

释名 ● 石蓝（《唐本》），嗽药（《唐本》）。

根

气味 ● 甘，微温，无毒。

主治 ● 胸胁逆气，咳嗽上气，呼吸欲绝。（《别录》）主一切气，肺气烦闷，贲豚肾气。（大明）降气下痰。（时珍）

附方 ●

久嗽唾血：白前、桔梗、桑白皮（炒）各三两，甘草（炙）一两，水六升，煮一升，分三服。忌猪肉、菘菜。（《外台秘要》）

久患呷（咳嗽，喉中作声，不得眠）：取白前（焙）捣为末，每温酒服二钱。（《深师方》）

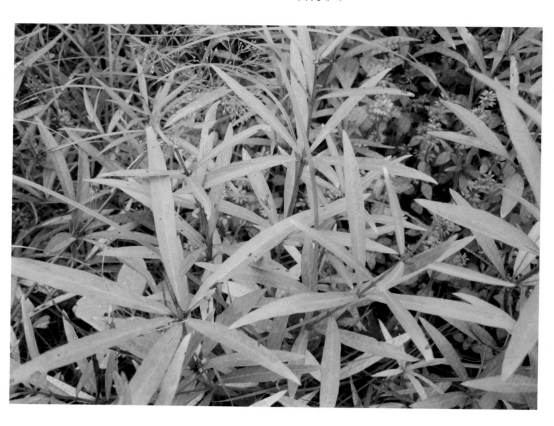

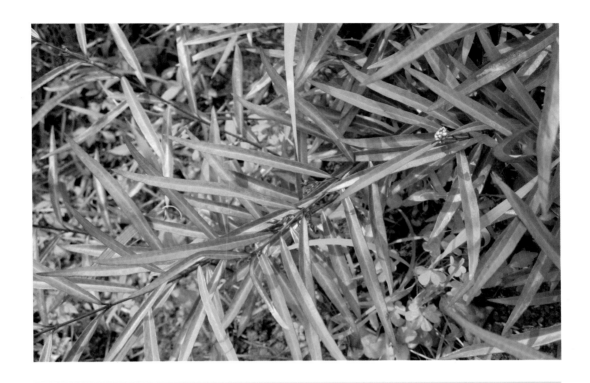

精选验方 ●

尿路感染及肾炎：白前30克。水煎服，早、晚各1次，连服15日。

小儿肺炎：白前、桔梗、紫菀、百部各9克，甘草、陈皮各3克，荆芥4.5克，随症加减。水煎服，每日1剂，连用3日，药量依患儿年龄酌减。

烧伤：白前、白芷、紫草、冰片、忍冬藤（金银花藤）各适量。共研细粉，香油调敷患处。

跌打胁痛：白前15克，香附9克，青皮3克。水煎服。

小儿急性上呼吸道感染：白前、杏仁各12克，玄参、金银花各15克，薄荷、荆芥、甘草各6克。水煎服。

小儿慢性支气管炎：白前、杏仁、桃仁、前胡各4.5克，莱菔子、紫苏子、木蝴蝶各6克，冬瓜子、薏苡仁各12克，鲜芦根30克，胆南星3克。水煎服。

传统药膳

白前粥

原料　白前10克，大米100克。

制法　将白前择净，放入锅中，加清水适量，浸泡5～10分钟后水煎取汁，加大米煮粥，服食。

用法　每日1剂，连续2～3日。

功效　祛痰，降气，止咳。

适用　肺气壅实、痰多而咳嗽不爽，气逆喘促等。

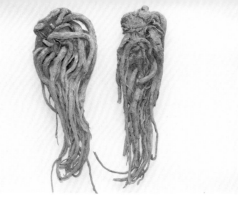

当归

《本经》中品

释名● 乾归（《本经》），山蕲（《尔雅》），白蕲（《尔雅》），文无（《纲目》）。

根

气味● 苦，温，无毒。

主治● 咳逆上气，温疟寒热，洗在皮肤中，妇人漏下绝子，诸恶疮疡金疮，煮汁饮之。（《本经》）温中止痛，除客血内塞，中风痉汗不出，湿痹中恶，客气虚冷，补五脏，生肌肉。（《别录》）止呕逆，虚劳寒热，下痢腹痛齿痛，女人沥血腰痛，崩中，补诸不足。（甄权）治头痛，心腹诸痛，润肠胃筋骨皮肤，治痈疽，排脓止痛，和血补血。（时珍）主痿癖嗜卧，足下热而痛。冲脉为病，气逆里急。带脉为病，腹痛，腰溶溶如坐水中。（好古）

附方●

衄血不止：当归（焙）研末，每服一钱，米饮调下。（《圣济总录》）

小便出血：当归四两，锉，酒三升，煮取一升，顿服。（《肘后方》）

头痛欲裂：当归二两，酒一升，煮取六合，饮之，日再服。（《外台秘要》）

心下痛刺：当归为末，酒服方寸匕。（《必效方》）

大便不通：当归、白芷各等份，为末。每服二钱，米汤下。（《圣济总录》）

室女经闭：当归尾、没药各一钱，为末，红花浸酒，面北饮之，一日一服。（《普济方》）

实用指南

精选验方●

痛证：当归150克，天麻72克，全虫、炙甘草各60克，胆南星21克。共研为细末，每日2～3次，每次3克，轻者1～2次，开水送服。

老年性便秘：当归15克，郁李仁、火麻仁、冬瓜仁、黑芝麻、炒枳壳、桃仁、杏仁各9克，瓜蒌仁12克，制大黄6克，焦谷芽、松子仁各10克。水煎服。

气滞血瘀呃逆：当归、红花、柴胡、元胡、桃仁、枳壳各10克，赤芍、瓜蒌各15克，丁香6克。水煎服。

当归酒

原料　当归60克，白酒500毫升。

制法　将当归和白酒一起放入锅内煎煮20分钟，待药液晾温后装入瓶中，密封，一周后即可饮用。

用法　每次10～20毫升，每日2～3次。

功效　补血活血，温经止痛。

适用　血虚夹瘀所致的头痛、心悸怔忡、失眠健忘、头晕目眩、面色萎黄、痛经以及更年期综合征等。

当归首乌鸡肉汤

原料　当归、何首乌各20克，枸杞子15克，鸡肉200克。

制法　将鸡肉洗净、切块，与当归、何首乌、枸杞子同放入锅内，加清水适量，煮至鸡肉烂熟时放入生姜、葱花、盐、味精调味。

用法　饮汤食肉。

功效　补肝肾，益气血。

适用　肝血不足所致的身体虚弱、头晕目眩、倦怠乏力、心悸怔忡、失眠健忘、食欲不佳等。

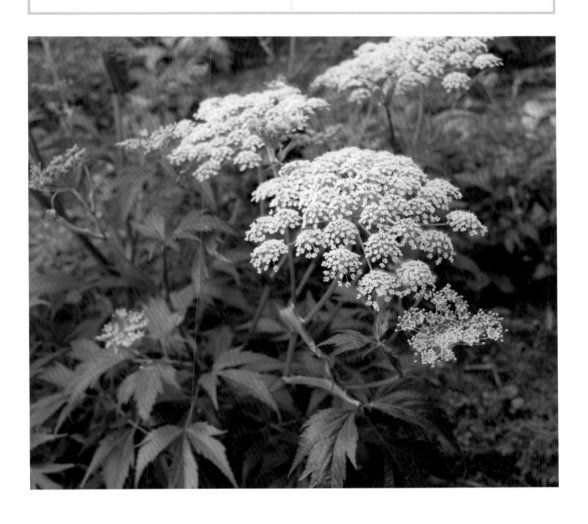

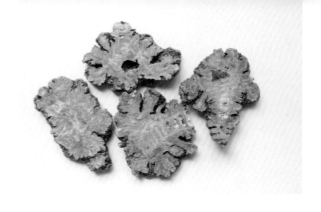

川芎

《本经》上品

释名 ● 香果（《别录》），山鞠穷（《纲目》）。

根

气味 ● 辛，温，无毒。

主治 ● 中风入脑头痛，寒痹筋挛缓急，金疮，妇人血闭无子。（《本经》）除脑中冷动，面上游风去来，目泪出，多涕唾，忽忽如醉，诸寒冷气，心腹坚痛，中恶卒急肿痛，胁风痛，温中内寒。（《别录》）搜肝气，补肝血，润肝燥，补风虚。（好古）燥湿，止泻痢，行气开郁。（时珍）蜜和大丸，夜服，治风痰殊效。（苏颂）齿根出血，含之多瘥。（弘景）

附方 ●

气虚头痛： 真川芎为末，腊茶调服二钱，甚捷。曾有妇人产后头痛，一服即愈。（《集简方》）

风热头痛： 川芎一钱，茶叶二钱，水一盏，煎五分，食前热服。（《简便方》）

头风化痰： 川芎洗切，晒干为末，炼蜜丸如小弹子大。不拘时嚼一丸，茶清下。（《经验后方》）

偏头风痛： 川芎细锉，浸酒日饮之。（《斗门方》）

小儿脑热（好闭目，或太阳痛，或目赤肿）： 川芎、薄荷、朴消各二钱，为末，以少许吹鼻中。（《全幼心鉴》）

诸疮肿痛： 川芎煅研，入轻粉，麻油调涂。（《普济方》）

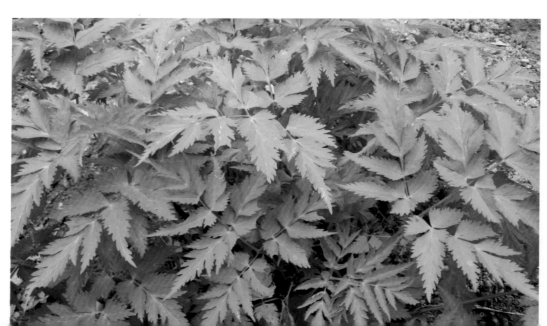

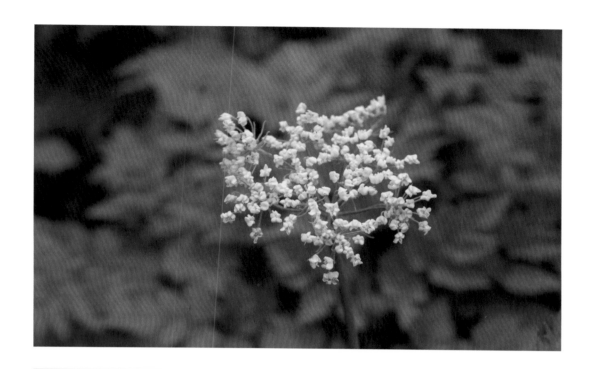

实用指南

精选验方 ●

风热头痛： 川芎、菊花各15克。水煎服。

风寒头痛： 川芎15克，细辛3克。水煎服。

阳亢头痛： 川芎15克，天麻10克。水煎服。

血虚头痛： 川芎15克，当归10克。水煎服。

头风头痛，痛连项背，遇风尤剧： 川芎、白芷各3克，大葱15克。将川芎、白芷研为细末，加入大葱共捣如泥，外敷贴太阳穴。

传统药膳

川芎调经茶

原料　川芎、红茶各6克。

制法　将以上2味共置盖杯中，冲入沸水适量，泡闷15分钟后，分2~3次温饮。

用法　每日1剂。

功效　理气开郁，活血止痛。

适用　经前腹痛、经行不畅、经闭不行、胁腹胀痛等。

芎芷辛夷猪脑汤

原料　川芎、白芷各10克，辛夷花15克，猪脑2副（牛、羊脑亦可）。

制法　先将猪脑洗净，剔去红筋备用；把川芎、白芷、辛夷花同放入砂锅内，加清水1000毫升，煎取500毫升，复将药汁倒入炖盅内，加入猪脑，隔水炖熟即成。

用法　每2日1剂，饮汤吃猪脑。

功效　祛风利窍。

适用　慢性鼻炎、鼻塞不通等。

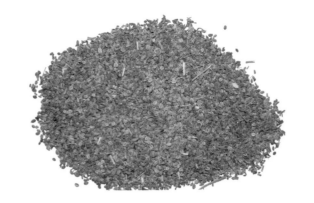

蛇床

《本经》上品

释名 ● 蛇粟（《本经》），蛇米（《本经》），虺床（《尔雅》），墙蘼（《别录》）。

子

气味 ● 苦，平，无毒。

主治 ● 男子阴痿湿痒，妇人阴中肿痛，除痹气，利关节，癫痫恶疮。久服轻身。好颜色。（《本经》）温中下气，令妇人子脏热，男子阴强。久服令人有子。（《别录》）暖丈夫阳气，助女人阴气，治腰胯酸疼，四肢顽痹，缩小便，去阴汗湿癣齿痛，赤白带下，小儿惊痫，扑损瘀血，煎汤浴大风身痒。（大明）

附方 ●

阳事不起： 蛇床子、五味子、菟丝子各等份，为末，蜜丸梧子大。每服三十丸，温酒下，日三服。（《千金方》）

妇人阴痒： 蛇床子一两，白矾二钱，煎汤频洗。（《集简方》）

产后阴脱、妇人阴痛： 绢盛蛇床子，蒸热熨之。又法：蛇床子五两，乌梅十四个，煎水，日洗五六次。（《千金方》）

痔疮肿痛（不可忍）： 蛇床子煎汤熏洗。（《简便方》）

小儿癣疮： 蛇床子杵末，和猪脂涂之。（《千金方》）

风虫牙痛： 用蛇床子、烛烬，同研，涂之。（《千金方》）用蛇床子煎汤，乘热漱数次，立止。（《集简方》）

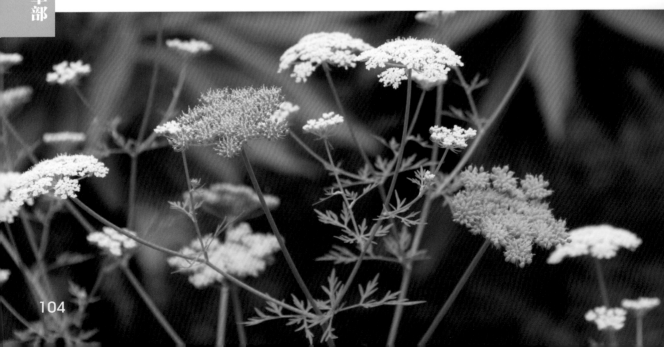

精选验方 ●

更年期阴道瘙痒或外阴湿疹：蛇床子15克，白矾3克。煎汤熏洗，每日1次。

滴虫性阴道炎、宫颈糜烂：蛇床子、苦参各15克。煎汤熏洗，每日1次。

绣球风：蛇床子、吴茱萸、艾叶各30克，芒硝15克。水1500～2000毫升煎煮至沸，再煮10分钟，加芒硝，先熏后洗。

婴儿湿疹、慢性湿疹急性发作期、汗疱疹糜烂期：蛇床子18克，凡士林75克。研为细末，加凡士林调为软膏，涂抹患处。

周围神经炎：蛇床子、地肤子、没药、黄柏、苦参各6克。煎水后温热适中浸泡患处，每日1剂。

传统药膳

蛇床子炖麻雀

原料 蛇床子15克，生姜12克，大蒜6克，麻雀5只，花椒、酱油、味精、盐、葱各适量。

制法 将麻雀去毛及肠杂，洗净备用；生姜切片；蛇床子去净灰尘装入麻雀腹内，放入碗中，并加入生姜、葱、大蒜、酱油、花椒等隔水炖熟，至熟后去掉药渣，锅中放油，加入调料略炖煮即成。

用法 食肉饮汤，每日1次。

功效 补肾壮阳，生精补髓。

适用 肾阳虚型畸形精子过多。

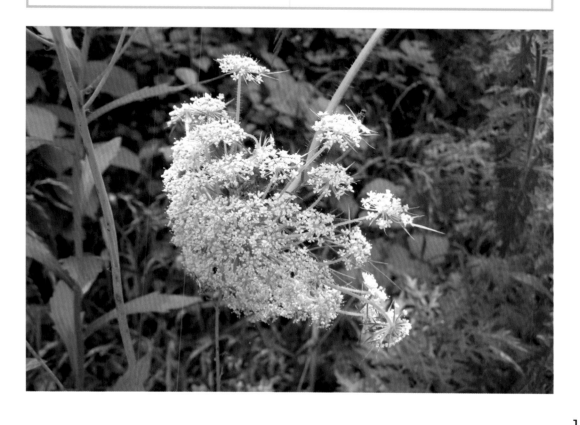

藁本

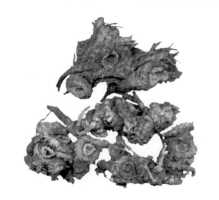

《本经》中品

释名● 藁茇（《纲目》），鬼卿（《本经》），鬼新（《本经》），微茎（《别录》）。

根

气味● 辛，温，无毒。

主治● 妇人疝瘕，阴中寒肿痛，腹中急，除风头痛，长肌肤，悦颜色。（《本经》）治太阳头痛巅顶痛，大寒犯脑，痛连齿颊。（元素）头面身体皮肤风湿。（李杲）督脉为病，脊强而厥。（好古）治痈疽，排脓内塞。（时珍）

附方●

实心痛（已用利药，用此彻其毒）：藁本半两，苍术一两，作二服。水二盏，煎一盏，温服。（《活法机要》）

干洗头屑：藁本、白芷各等份，为末，夜擦且梳，垢自去也。（《便民图纂》）

小儿疥癣：藁本煎汤浴之，并以浣衣。（《保幼大全》）

实

主治● 风邪流入四肢。（《别录》）

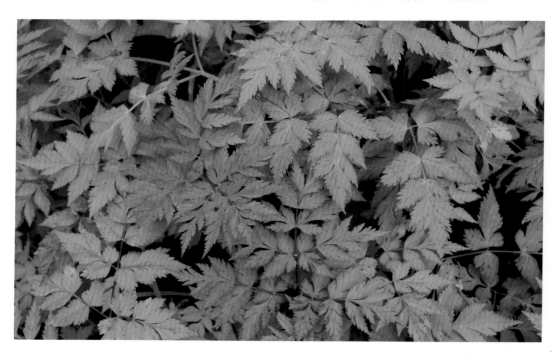

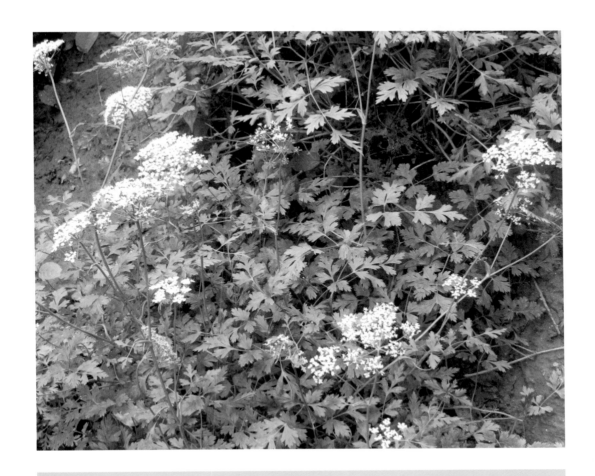

精选验方 ●

鼻上面上赤： 藁本适量。研细末，先以皂角水擦赤处，拭干，再以冷水或蜜水调末，干再用。

破伤风： 藁本、菊花、石斛、赤芍、白芷各9克，川芎、防风、红花、荆芥各6克，薄荷、蝉衣、制乳香各3克。水煎服。

头屑多： 藁本、白芷各等份。研为细末，夜间干擦头发，清晨梳去，头屑自除。

头痛、偏头痛： 藁本、白芷各10克，川芎6克，细辛3克。水煎服。

传统药膳

藁本蒸猪脑髓

原料　藁本、天麻、红木子、决明子、夏枯草各15克，猪脑髓250克。

制法　将前5味原料与猪脑髓一起蒸熟即可。

用法　食猪脑髓。

功效　平肝，健脑。

适用　头闷、健忘等。

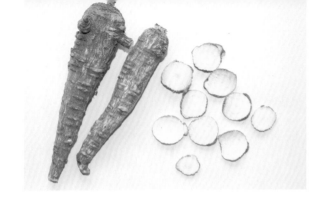

白芷

《本经》上品

释名 ● 芳香（《本经》），泽芬（《别录》）。

根

气味 ● 辛，温，无毒。

主治 ● 女人漏下赤白，血闭阴肿，寒热，头风侵目泪出，长肌肤，润泽颜色，可作面脂。（《本经》）疗风邪，久渴吐呕，两胁满，头眩目痒。可作膏药。（《别录》）解利手阳明头痛，中风寒热，及肺经风热，头面皮肤风痹燥痒。（元素）治鼻渊鼻衄，齿痛，眉棱骨痛，大肠风秘，小便去血，妇人血风眩晕，翻胃吐食，解砒毒蛇伤，刀箭金疮。（时珍）

附方 ●

鼻衄不止： 就以所出血调白芷末，涂山根，立止。（《简便方》）

小便出血： 白芷、当归各等份，为末，米饮每服二钱。（《经验方》）

痔疮肿痛： 先以皂角烟熏之，后以鹅胆汁调白芷末涂之，即消。（《医方摘要》）

疔疮初起： 白芷一钱，生姜一两，擂酒一盏，温服取汗，即散。此陈指挥方也。（《袖珍方》）

痈疽赤肿： 白芷、大黄各等份，为末，米饮服二钱。（《经验方》）

诸骨鲠咽： 白芷、半夏各等份，为末。水服一钱，即呕出。（《普济方》）

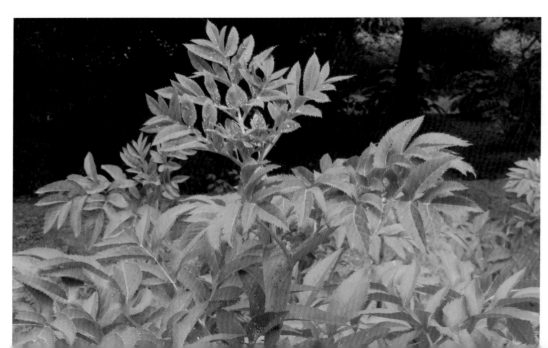

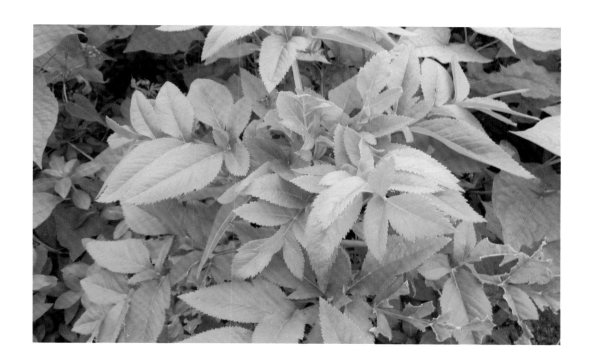

精选验方●

外感风寒、风热头痛：白芷、菊花各9克。水煎服，每日1剂，分2次服。

胃脘痛：白芷、黄芪、白及、甘草各等份。研细末，每次8克，每日2次，加蜂蜜2匙，冲服。

跌打损伤、肌肉劳损、风湿性肌炎、肩周炎、肋间神经痛：白芷、三七、桃仁、红花、乳香、没药各等份。研末，用50%～70%的乙醇或白酒调匀，外敷于疼痛部位或穴位，再外敷塑料膜；干后再换。

膝关节肿痛积水：白芷适量。研细粉，黄酒冲服。

疮疡肿痛初期：白芷60克。水煎服，分3次。

妇女湿热带下：白芷15克，海螵蛸、苍术、黄柏各12克。水煎服，连服3日。

传统药膳

白芷茯苓薏苡仁粥

原料　白芷、陈皮各10克，茯苓30克，薏苡仁50克，盐3克。

制法　将白芷、茯苓、陈皮洗净，薏苡仁洗净，清水浸半小时；把白芷、茯苓、陈皮放入锅内，加清水适量，大火煮半小

时，去渣，放入薏苡仁，小火煮至粥成，加盐调味或淡食。

用法　随量食用。

功效　祛风化痰，降浊止痛。

适用　神经衰弱属脾湿痰浊上犯者，症见头痛、头晕，时有恶心、胸脘痞闷等。

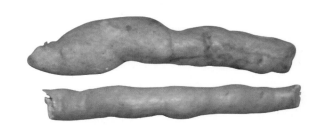

芍药

《本经》中品

释名● 将离（《纲目》），犁食（《别录》），白术（《别录》），余容（《别录》）。

根

气味● 苦，平，无毒。

主治● 邪气腹痛，除血痹，破坚积，寒热疝瘕，止痛，利小便，益气。（《本经》）通顺血脉，缓中，散恶血，逐贼血，去水气，利膀胱大小肠，消痈肿，时行寒热，中恶腹痛腰痛。（《别录》）理中气，治脾虚中满，心下痞，胁下痛，善噫，肺急胀逆喘咳，太阳鼽衄目涩，肝血不足，阳维病苦寒热，带脉病苦腹痛满，腰溶溶如坐水中。（好古）止下痢腹痛后重。（时珍）

附方●

衄血咯血： 白芍药一两，犀角末二钱半，为末。新水服一钱匕，血止为限。（《古今录验》）

崩中下血（小腹痛甚者）： 芍药一两，炒黄色，柏叶六四，微炒。每服二两，水一升，煎六合，入酒五合，再煎七合，空心分为两服。亦可为末，酒服二钱。（《圣惠方》）

痘疮胀痛： 白芍药为末，酒服半钱匕。（《痘疹方》）

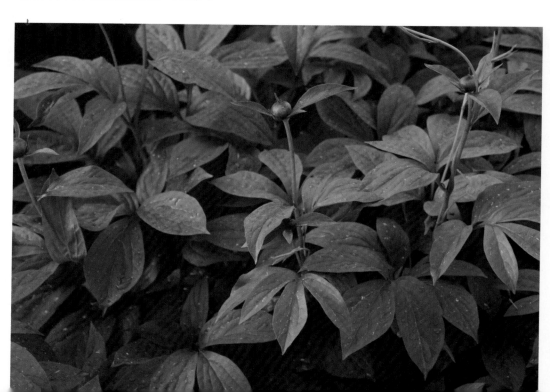

精选验方

肾气虚致砂淋腰痛：芍药30克，黄芪120克。水煎服。

肝郁气眩晕：芍药、枳壳各12克，甘草、柴胡各10克。水煎服。

习惯性便秘：生芍药24～40克，生甘草10～15克。水煎服。

哮喘：芍药30克，甘草15克。共研为细末，每次30克，加水100～150毫升，煮沸3～5分钟，待澄清温服，一般药后30～120分钟即可显效。

肌肉痉挛：杭白芍30～60克，炙甘草10～15克。每日1剂，水煎服，每日3次。

高血压：芍药20克，钩藤、生地黄各15克，牛膝9克。每日1剂，水煎服。

胃、十二指肠溃疡：芍药、甘草各10克，陈皮6克，蜂蜜60毫升。将芍药、甘草、陈皮放入锅中，加水煎汤，去渣后加入蜂蜜调匀即成，每日2次。

传统药膳

芍药浸酒方

原料 芍药、黄芪、生地黄各15克，艾叶5克，白酒250毫升。

制法 将以上4味药除去杂质，放容器中，倒入白酒，密封容器口，浸泡3～5日，滤取药汁即可。

用法 每食前随量温饮。

功效 益气血，温经脉，理冲任，止带浊。

适用 气血双亏、冲任失调之妇女血伤、赤白带下、面部蝴蝶斑等。

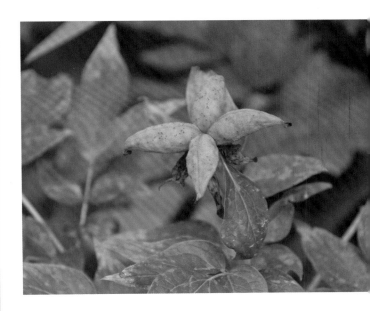

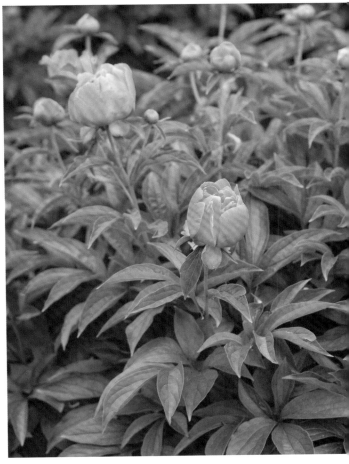

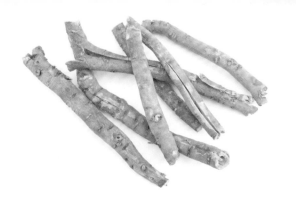

牡丹
《本经》中品

释名 ● 鼠姑（《本经》），百两金（《唐本》），木芍药（《纲目》），花王。

根皮
主治 ●

久服轻身益寿。（吴普）治冷气，散诸痛，女子经脉不通，血沥腰痛。（甄权）通关腠血脉，排脓，消扑损瘀血，续筋骨，除风痹，落胎下胞，产后一切冷热血气。（大明）治神志不足，无汗之骨蒸，衄血吐血。（元素）和血生血凉血，治血中伏火，除烦热。（时珍）

附方 ●

妇人恶血，攻聚上面多怒： 牡丹皮半两，干漆烧烟尽半两，水二盅，煎一钟服。（《诸证辨疑》）

伤损瘀血： 牡丹皮二两，虻虫二十一枚，熬过同捣末。每旦温酒服方寸匕，血当化为水下。（《广利方》）

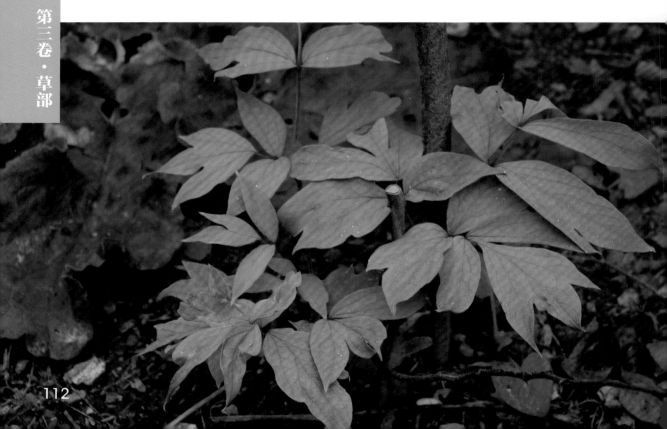

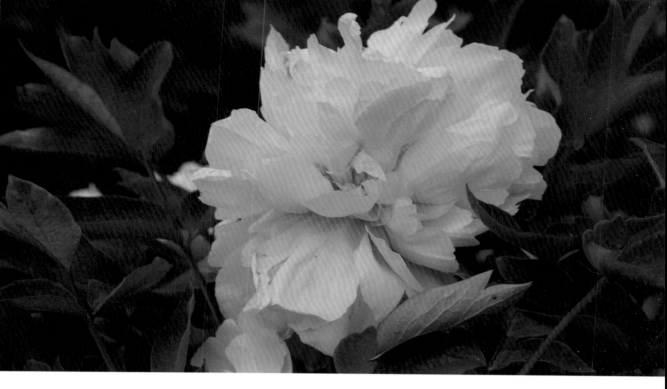

精选验方

腹有积块： 牡丹皮、桂枝、赤芍、茯苓、桃仁各9克。水煎服，每日1剂。

通经： 牡丹皮6~9克，六月雪、仙鹤草、槐花各9~12克。水煎，冲黄酒、红糖，经行时早、晚空腹服。

变应性鼻炎： 牡丹皮9克。水煎服，连服10日为1个疗程。

牙痛： 牡丹皮、防风、生地黄、当归各20克，升麻15克，青皮12克，细辛5克。水煎服。

传统药膳

牡丹银耳汤

原料 白牡丹花2朵，银耳30克，料酒、味精、清汤、白胡椒粉、盐各适量。

制法 将白牡丹花瓣洗净；银耳用开水浸泡膨胀后，择洗干净、控干。将清汤倒入净锅内，加入盐、料酒、味精、白胡椒粉，烧沸，撇去浮沫。把银耳放入大碗内，倒进调好的清汤，上笼蒸至银耳发软入味时取出，撒上白牡丹花瓣即可食用。

用法 饮汤食银耳。

功效 清肺热，益脾胃，滋阴生津。

适用 肺热咳嗽者。

牡丹粥

原料 牡丹叶、决明子、漏芦（去芦头）各10克，雄猪肝100克，粳米50~100克。

制法 将猪肝洗净切片；先煎以上前3味药，去渣取汁，再入肝、米，煮粥即可。

用法 每日2次，空腹服食。

功效 活血消积。

适用 小儿癖瘕，症见两胁下出现结块，时痛时止或平时摸不到，痛时才触及。

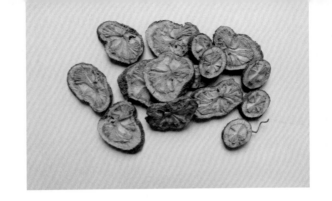

木香

《本经》上品

释名 ● 蜜香（《别录》），青木香（弘景），五木香（《图经》），南木香（《纲目》）。

根

气味 ● 辛，温，无毒。

主治 ● 邪气，辟毒疫温鬼，强志，主淋露。久服不梦寤魇寐。（《本经》）消毒，杀鬼精物，温疟蛊毒，气劣气不足，肌中偏寒，引药之精。（《别录》）治心腹一切气，膀胱冷痛，呕逆反胃，霍乱泄泻痢疾，健脾消食，安胎。（大明）散滞气，调诸气，和胃气，泄肺气。（元素）行肝经气。煨熟，实大肠。（震亨）治冲脉为病，逆气里急，主疗渗小便秘。（好古）

附方 ●

气滞腰痛： 青木香、乳香各二钱，酒浸，饭上蒸，均以酒调服。（《圣惠方》）

耳卒聋闭： 昆仑真青木香一两切，以苦酒浸一夜，入胡麻油一合，微火煎，三上三下，以绵滤去滓，日滴三四次，以愈为度。（《外台秘要》）

耳内作痛： 木香末，以葱黄染鹅脂，蘸末深纳入耳中。（《圣济总录》）

小儿天行壮热头痛： 木香六分，白檀香三分，为末，清水和服。乃温水调涂囟顶上取瘥。（《圣惠方》）

天行发斑赤黑色： 青木香一两，水二升，煮一升服。（《外台秘要》）

第三卷·草部

实用指南

精选验方 ●

肝炎： 木香适量。研细末，每日9～18克，分3～4次服用。

痢疾腹痛： 木香6克，黄连12克。水煎服。

预防脚气冲心症： 木香、干姜各4克，陈酒4毫升，李子2克。加水400毫升，煎至200毫升，此汁为1日量，分3次饮用。

糖尿病血瘀症： 木香10克，当归、川芎各15克，葛根、丹参、黄芪、益母草、山药各30克，赤芍、苍术各12克。水煎服。

便秘： 广木香、番泻叶、厚朴各10克。用开水冲泡，当茶频饮。

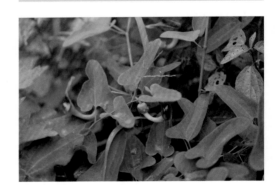

香砂藕粉

原料　木香2克，砂仁3克，藕粉30克，糖适量。

制法　先将砂仁、木香研粉，和藕粉用温水调糊，再用滚开水冲熟，入糖调匀即可。

用法　早餐食用。

功效　理气开胃，和中止呕。

适用　食气郁结，或气郁所致的呕吐。

木香酒

原料　木香25克，巴戟天、莲实肉、附子、茴香各52克，蛇床子2克，白酒2500毫升。

制法　将上药研碎，装入纱布袋，放入酒坛，倒入白酒，密封坛口，浸泡15日即成。

用法　每日2次，每次15～30毫升。

功效　补肾壮阳。

适用　元阳虚衰之阳痿不举、早泄遗精、宫冷不孕、小腹冷痛、小便频数不禁等。

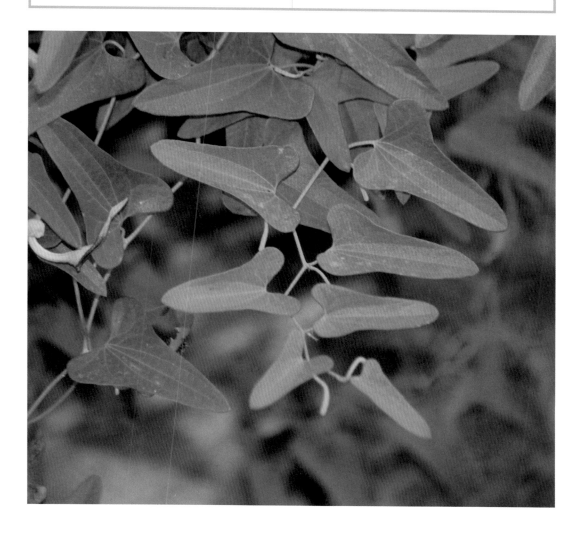

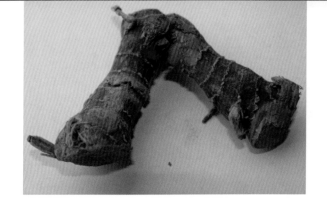

高良姜

《别录》中品

释名 蛮姜（《纲目》），子名红豆蔻。

根

气味 辛，大温，无毒。

主治 暴冷，胃中冷逆，霍乱腹痛。（《别录》）下气益声，好颜色。煮饮服之，止痢。（藏器）治风破气，腹内久冷气痛，去风冷痹弱。（甄权）转筋泻痢，反胃，解酒毒，消宿食。（大明）含块咽津，治忽然恶心，呕清水，逡巡即瘥。若口臭者，同草豆蔻为末，煎饮。（苏颂）健脾胃，宽噎膈，破冷癖，除瘴疟。（时珍）

附方

霍乱吐利（火炙高良姜令焦香）： 每用高良姜五两，以酒一升，煮三四沸，顿服。亦治腹痛中恶。（《外台秘要》）

霍乱腹痛： 高良姜一两锉，以水三大盏，煎二盏半，去滓，入粳米一合，煮粥食之，便止。（《圣惠方》）

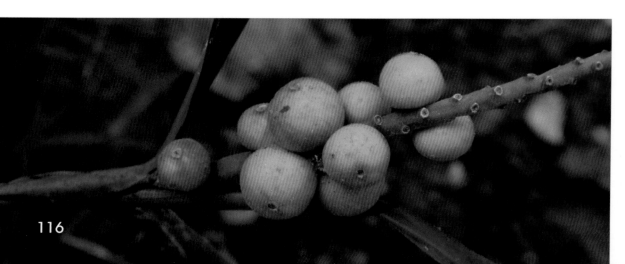

良姜陈皮粥

原料　高良姜、陈皮各10克，粳米60克。

制法　将高良姜切片，与陈皮、粳米一起熬粥。

用法　温热食用。

功效　温中止痛，行气健脾，燥湿化痰。

适用　脘腹冷痛、呕吐、泄泻、胀满以及痰湿壅滞所致的咳嗽痰多等。

高良姜羊肉汤

原料　高良姜、赤芍药、桂心、当归各5克，羊肉500克，盐、葱、姜、椒各适量。

制法　将以上前4味药捣碎包裹，以水1500毫升，与羊肉一同煮取300毫升，去滓即可食用。

用法　不计时候，吃肉喝汤。

功效　温肾散寒，止痛。

适用　寒疝、心腹痛及胁肋里急、不下饮食等。

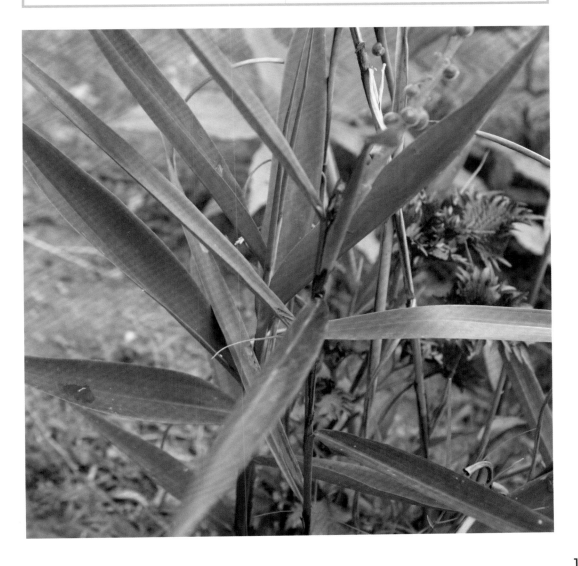

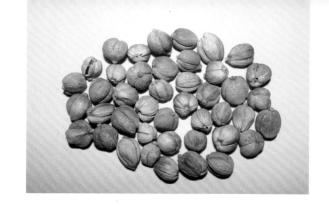

豆蔻

《别录》上品

释名 ● 草豆蔻（《开宝》），漏蔻（《异物志》），草果（《郑樵通志》）。

仁

气味 ● 辛，温，涩，无毒。

主治 ● 温中，心腹痛，呕吐，去口臭气。（《别录》）下气，止霍乱，一切冷气，消酒毒。（《开宝》）调中补胃，健脾消食，去客寒，心与胃痛。（李杲）治瘴疠寒疟，伤暑吐下泻痢，噎膈反胃，痞满吐酸，痰饮积聚，妇人恶阻带下，除寒燥湿，开郁破气，杀鱼肉毒。制丹砂。（时珍）

附方 ●

心腹胀满（短气）：用草豆蔻一两，去皮为末，以木瓜生姜汤，调服半钱。（《千金方》）

胃弱呕逆（不食）：用草豆蔻仁二枚，高良姜半两，水一盏，煮取汁，入生姜汁半合，和白面作拨刀，以羊肉臛汁煮熟，空心食之。（《普济方》）

霍乱烦渴：草豆蔻、黄连各一钱半，乌豆五十粒，生姜三片，水煎服之。（《圣济总录》）

气虚瘴疟（热少寒多，或单寒不热，或虚热不寒）：用豆蔻、熟附子各等份，水一盏，姜七片，枣一枚，煎半盏服。名果附汤。（《济生方》）

赤白带下：连皮豆蔻一枚，乳香一小块，面裹煨焦黄，同面研细。每米饮服二钱，日二服。（《卫生易简方》）

香口辟臭：豆蔻、细辛为末，含之。（《肘后方》）

脾痛胀满：豆蔻仁二个，酒煎服之。（《直指方》）

花

气味 ● 辛，热，无毒。

主治 ● 下气，止呕逆，除霍乱，调中补胃气，消酒毒。（大明）

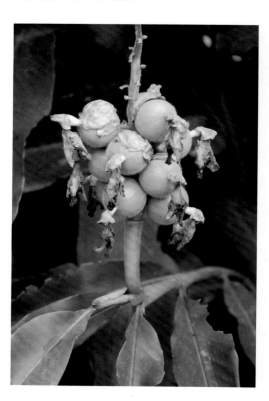

精选验方 ●

心腹胀满： 豆蔻50克。去皮研为末，以木瓜生姜汤，调服1.5克。

虚疟自汗： 豆蔻1枚。面裹煨熟，连面研，入平胃散10克，水煎服。

剥脱性唇炎： 豆蔻、茯苓、白术、天花粉、山药、白扁豆、芡实、黄柏各适量。水煎服，每日1次，10日为1个疗程。

慢性胃炎： 豆蔻适量。炒黄研末，每次3克，每日3次，10日为1个疗程。

胆汁返流性胃炎： 豆蔻、延胡索、炒柴胡、制半夏、广郁金、枳壳、川楝子各10克，蒲公英20克，生大黄、生甘草各3克。水煎取药汁，每日1剂，分2次服。

传统药膳

果仁排骨

原料 草果仁10克，薏苡仁50克，猪排骨1500克，冰糖屑、卤汁、味精、花椒、料酒、香油、生姜、葱各适量。

制法 将草果仁、薏苡仁炒香后，捣碎，加水煎煮2次，提取滤液3000毫升；将猪排骨洗净，放入药液中，加生姜、葱、花椒，将排骨煮至七成熟，捞取排骨晾凉。将卤汁倒入锅内，用小火烧沸，放入排骨卤至熟透，即刻起锅。取适量卤汁倒入锅中，加冰糖、味精、盐，在小火上收成浓汁，烹入料酒后均匀地倒在排骨上面即成。

用法 每日1次，每次吃排骨100克，佐餐食用。

功效 健脾燥湿，行气止痛，消食和胃。

适用 脾虚湿重、骨节疼痛、食少便溏等。

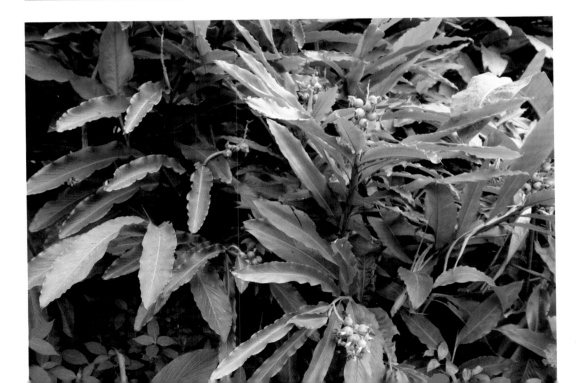

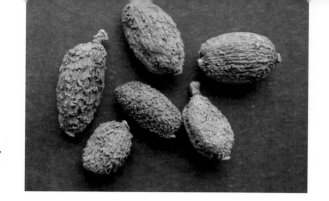

缩砂蔤

（宋·《开宝》）

释名 ● 时珍曰：名义未详。藕下白蒻多蔤，取其密藏之意。此物实在根下，仁藏壳内，亦或此意欤。

仁

气味 ● 辛，温，涩，无毒。

主治 ● 虚劳冷泻，宿食不消，赤白泻痢，腹中虚痛下气。（《开宝》）主冷气腹痛，止休息气痢劳损，消化水谷，温暖肝胃。（甄权）补肺醒脾，养胃益肾，理元气，通滞气，散寒饮胀痞，噎膈呕吐，止女子崩中，除咽喉口齿浮热，化铜铁骨鲠。（时珍）

附方 ●

大便泻血（三代相传者）：缩砂仁为末，米饮热服二钱，以愈为度。（《十便良方》）

上气咳逆：砂仁（洗净，炒研）、生姜（连皮）各等份。捣烂，热酒食远泡服。（《简便方》）

痰气膈胀：砂仁捣碎，以萝卜汁浸透，焙干为末。每服一二钱，食远沸汤服。（《简便方》）

妇人血崩：新缩砂仁，新瓦焙研末，米饮服三钱。（《妇人良方》）

牙齿疼痛：缩砂仁常嚼之良。（《直指方》）

口吻生疮：缩砂壳煅研，擦之即愈。此蔡医博秘方也。（黎居士《简易方》）

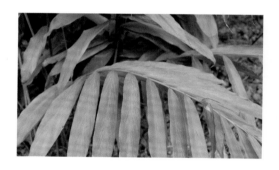

砂仁粥

原料 砂仁细末3～5克，粳米100克。

制法 先将粳米煮粥，待粥煮成后调入砂仁末，再煮1～2沸即可。

用法 早餐食用。

功效 暖脾胃，助消化，调中气。

适用 消化不良、脘腹肿满、食欲不振、气逆呕吐、脾胃虚寒性腹痛泻痢等。

砂仁肚条

原料 砂仁10克，猪肚1000克，胡椒末、花椒、葱白、生姜各适量。

制法 将砂仁洗净后入锅，煮八成熟后捞出，沥干水分；猪肚洗净入锅，煮熟后出锅切丝，再将二者入锅同炒5分钟，入调料拌匀即可。

用法 佐餐食用。

功效 温中化湿，行气止痛。

适用 脘腹冷痛、胀闷不舒、不思饮食、呕吐泄泻等。

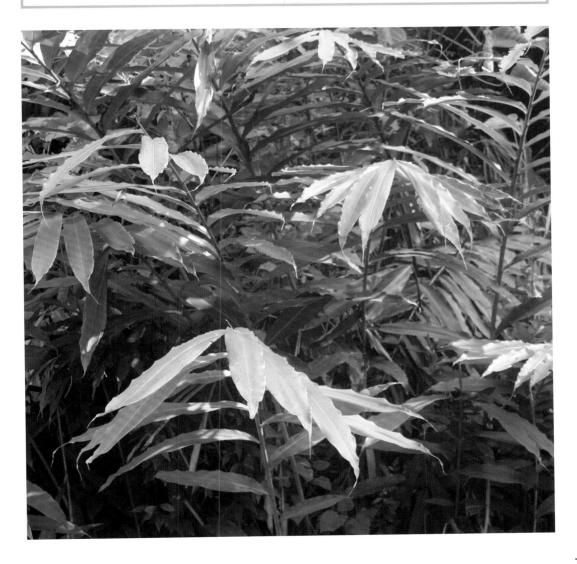

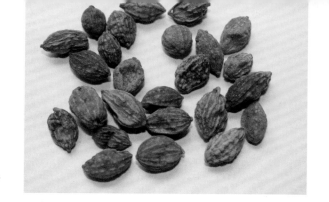

益智子

（宋·《开宝》）

仁

气味 ● 辛，温，无毒。

主治 ● 遗精虚漏，小便余沥，益气安神，补不足，利三焦，调诸气。治夜多小便者，二十四枚碎，入盐同煎服，有奇效。（藏器）治客寒犯胃，和中益气，及人多唾。（李杲）益脾胃，理元气，补肾虚滑沥。（好古）冷气腹痛，及心气不足，梦泄赤浊，热伤心系，吐血血崩诸证。（时珍）

附方 ●

小便频数（脬气不足也）： 雷州益智子盐炒去盐，天台乌药各等份，为末，酒煮山药粉为糊，丸如梧子大，每服七十丸，空心盐汤下。名缩泉丸。（《朱氏集验方》）

妇人崩中： 益智子炒碾细，米饮入盐，服一钱。（《产宝》）

香口辟臭： 益智子仁一两，甘草二钱，碾粉舐之。（《经验良方》）

实用指南

精选验方 ●

老人尿频失禁： 益智仁6克，山茱萸10克，五味子5克。水煎服。

遗尿症： 益智仁、桑螵蛸各30克。水煎服，每日1剂。

小儿遗尿： 益智仁9克。醋炒研细末，分3次开水冲服，连服6～7日。

中风后老年痴呆症： 益智仁、石菖蒲、郁金、川芎、骨碎补、补骨脂、天竺黄各10克，何首乌20克，枸杞子、丹参各30克，陈醋15毫升（冲服）。水煎服，每日1剂。

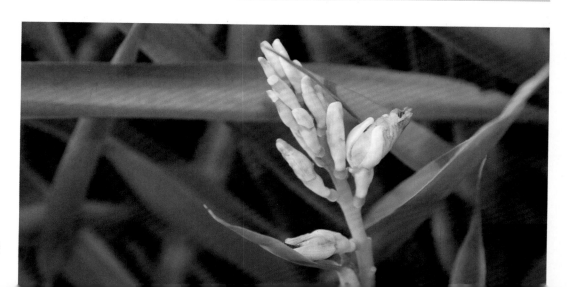

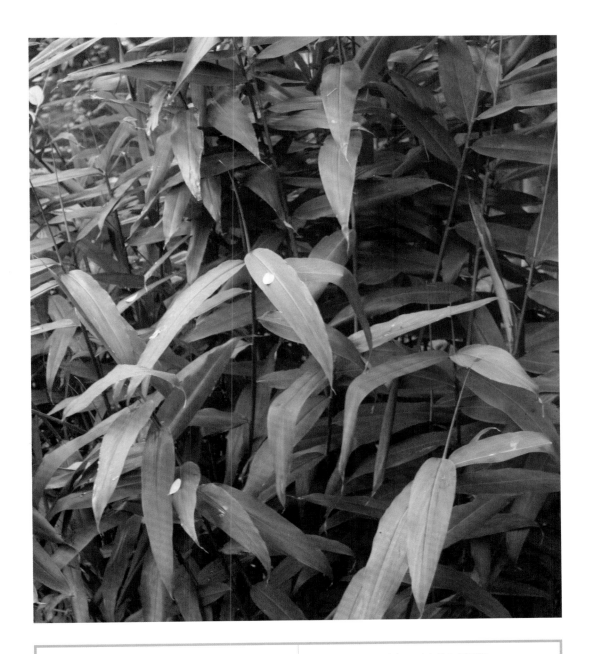

益智仁粥

原料　益智仁5克，糯米50克。

制法　先将益智仁焙干，研为细末，过100目筛备用；再将糯米洗净，放入砂罐，加水如常法煮至粥熟，下益智仁末搅匀，加盐少许，稍煮片刻即可。

用法　每日1剂，于空腹时顿服。

功效　补肾益肾，暖脾温中，固精缩尿，止泻摄涎。

适用　肾虚脾寒，下关失约之腰腹冷痛、神疲倦怠、食欲不振、泄泻遗精、阳痿早泄等。

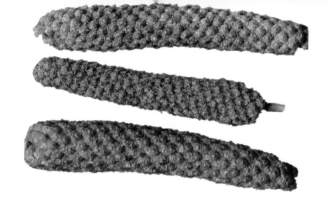

荜茇

（宋·《开宝》）

释名 ● 荜拨（宋·《开宝》）

气味 ● 辛，大温，无毒。

主治 ● 温中下气，补腰脚，杀腥气，消食，除胃冷，阴疝痃癖。（藏器）霍乱冷气，心痛血气。（大明）水泻虚痢，呕逆醋心，产后泻痢，与阿魏和合良。得诃子、人参、桂心、干姜，治脏腑虚冷肠鸣泄痢，神效。（李珣）治头痛、鼻渊、牙痛。（时珍）

附方 ●

胃冷口酸（流清水，心下连脐痛）：用荜茇半两，厚朴（姜汁浸炙）一两，为末，入鲫鱼肉，和丸绿豆大。每米饮下二十丸，立效。（《余居士选奇方》）

瘴气成块，在腹不散：用荜茇一两，大黄一两，并生为末，入麝香少许，炼蜜丸梧子大，每冷酒服三十丸。（《永类钤方》）

妇人血气（作痛，及下血无时，月水不调）：用荜茇盐炒，蒲黄炒，各等份为末，炼蜜丸梧子大。每空心温酒服三十丸，两服即止。名二神丸。（《陈氏方》）

偏头风痛：荜茇为末，令患者口含温水，随左右痛，以左右鼻吸一字，有效。（《经验良方》）

鼻流清涕：荜茇末吹之，有效。（《卫生易简方》）

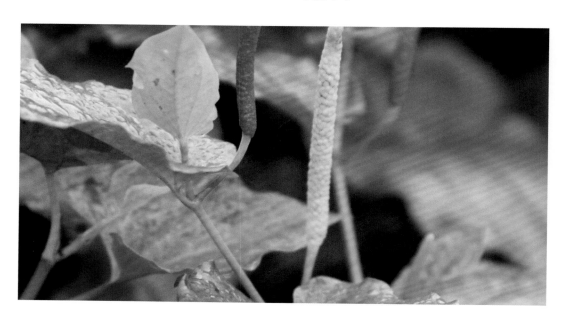

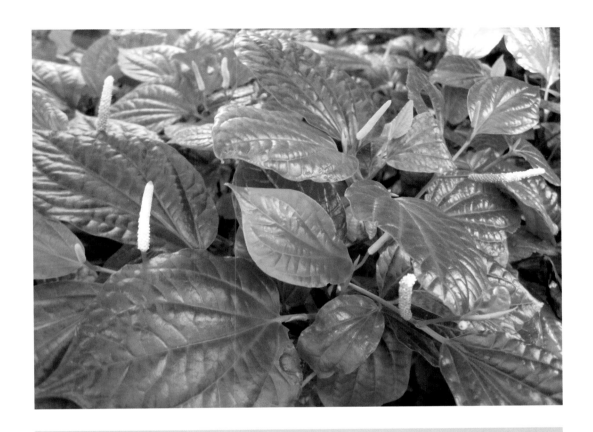

精选验方 ●

龋齿疼痛： 荜茇、胡椒各适量。研细末，填塞龋齿孔中。

痢疾： 荜茇9克，牛奶500毫升。同煎至250毫升，去荜茇，服牛奶，空腹顿服。

牙痛： 荜茇5克，高良姜3克，川椒25克，生川乌、草乌各0.5克，洋金花0.2克，樟脑2克。将上药置瓶中，加入75%乙醇100毫升，浸泡一周后加入樟脑，密封备用；用时可将干棉球蘸取药液适量，抹齿周围并咬住棉球，吐出口中唾液。

牙痛： 荜茇10克，细辛6克。每日1剂，水煎漱口，每日3～5次，不宜内服。

乳腺炎： 荜茇、樟脑、白芷各适量。研末混合，放于阳和膏中，外贴患处。

头痛、鼻渊、流清涕： 荜茇适量。研细末吹鼻。

荜茇粥

原料 荜茇、桂心、胡椒各1克（为末），粳米50克。

制法 如常法煮米做粥，将熟时入荜茇、胡椒、桂心末等调匀，可入盐少许。

用法 宜晨起空腹食用。

功效 温胃散寒，下气止痛。

适用 脾胃虚弱、胃脘疼痛、胀满、呕吐稀涎、肠鸣泄泻等。

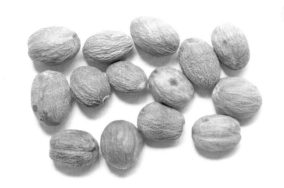

肉豆蔻

（宋·《开宝》）

释名 ● 肉果（《纲目》），迦拘勒。

实

气味 ● 辛，温，无毒。

主治 ● 温中，消食止泄，治积冷心腹胀痛，霍乱中恶，鬼气冷痓，呕沫冷气，小儿乳霍。（《开宝》）调中下气，开胃，解酒毒，消皮外络下气。（大明）治宿食痰饮，止小儿吐逆，不下乳，腹痛。（甄权）主心腹虫痛，脾胃虚冷，气并冷热，虚泄赤白痢，研末粥饮服之。（李珣）暖脾胃，固大肠。（时珍）

附方 ●

暖胃除痰（进食消食）：肉豆蔻二个，半夏姜汁炒五钱，木香二钱半，为末，蒸饼丸芥子大，每食后津液下五、十丸。（《普济方》）

霍乱吐利：肉豆蔻为末，姜汤服一钱。（《普济方》）

老人虚泻：肉豆蔻三钱，面裹煨熟，去面研，乳香一两，为末，陈米粉糊丸梧子大。每服五七十丸，米饮下。此乃常州侯教授所传方。（《瑞竹堂方》）

小儿泄泻：肉豆蔻五钱，乳香二钱半，生姜五片，同炒黑，去姜，研为膏收，旋丸绿豆大。每量大小，米饮下。（《全幼心鉴》）

冷痢腹痛（不能食者）：肉豆蔻一两去皮，醋和面裹煨，捣末。每服一钱，粥饮调下。（《圣惠方》）

实用指南

精选验方 ●

结肠炎： 煨肉豆蔻、炒五味子各60克，煨广木香、诃子肉、炒吴茱萸各12克。共研细末，每服6克，每日2次。

慢性腹泻： 煨肉豆蔻、炒五味子各60克，炒吴茱萸15克，煨木香、诃子肉各12克。共研末，每次6克，每日2次，开水调服。

胸闷疼痛、心神不安、心跳气短、失眠健忘： 肉豆蔻、沉香、木香、丁香、枫香脂、牛心粉各1克，广枣5克。共研细粉，每剂量分3次，每次3克，开水送服。

脾肾虚寒，五更泄泻： 肉豆蔻、五味子各6克，吴茱萸3克，补骨脂10克。水煎服。

豆蔻粥

原料 肉豆蔻1枚，粳米100克。

制法 先将肉豆蔻研末，粳米如常法煮稀粥，粥熟后入肉豆蔻末，搅匀即可。

用法 温热顿服。

功效 温中健脾。

适用 伤寒后脾胃虚冷、呕逆不下食等。

肉豆蔻莲子粥

原料 肉豆蔻5克，莲子60克，米、盐各少许。

制法 莲子用开水烫过，备用。将米洗净后加水、肉豆蔻、莲子，一同用小火煮，煮至呈粥状，加盐即可。

用法 早餐食用。

功效 温中健胃，行气止痛。

适用 食欲不振、脾胃虚寒、胃寒呕吐、虚寒性胃痛等。

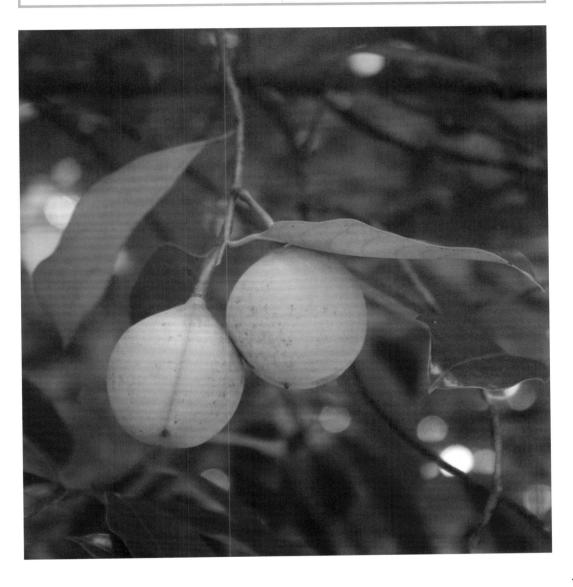

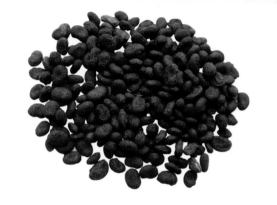

补骨脂
（宋·《开宝》）

释名 ● 破故纸（《开宝》），婆固脂（《药性论》），胡韭子（《日华》）。

子

气味 ● 辛，大温，无毒。

主治 ● 五劳七伤，风虚冷，骨髓伤败，肾冷精流，及妇人血气堕胎。（《开宝》）男子腰疼，膝冷囊湿，逐诸冷痹顽，止小便、腹中冷。（甄权）兴阳事，明耳目。（大明）治肾泄，通命门，暖丹田，敛精神。（时珍）

附方 ●

妊娠腰痛： 通气散，用破故纸二两，炒香为末。先嚼胡桃肉半个，空心温酒调下二钱。此药神妙。（《妇人良方》）

精气不固： 破故纸、青盐各等份，同炒为末。每服二钱，米饮下。（《三因方》）

小便无度（肾气虚寒）： 破故纸十两酒蒸，茴香十两盐炒，为末，酒糊丸梧子大。每服百丸，盐酒下。或以末掺猪肾煨食之。（《普济方》）

小儿遗尿（膀胱冷也。夜属阴，故小便不禁）： 破故纸炒为末，每夜热汤服五分。（《婴童百问》）

打坠腰痛（瘀血凝滞）： 破故纸（炒）、茴香（炒）、辣桂各等份，为末，每热酒服二钱。破故纸主腰痛行血。（《直指方》）

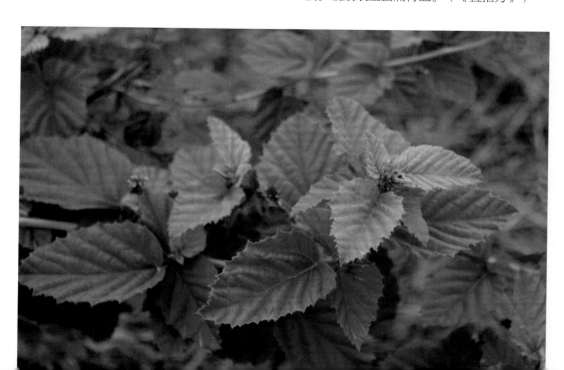

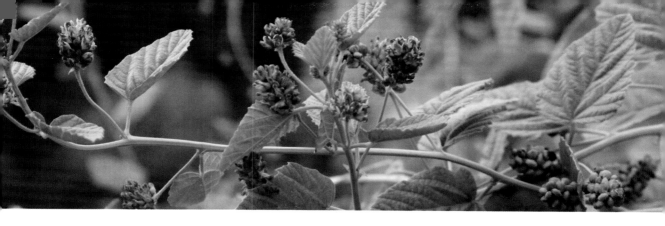

精选验方 ●

肾虚遗精： 补骨脂、青盐各等份。研末，每服6克，每日2次。

五更（黎明）泄泻： 补骨脂12克，五味子、肉豆蔻各10克，吴茱萸、生姜各5克，大枣5枚。水煎服，每日1剂。

阳痿： 补骨脂50克，杜仲、核桃仁各30克。共研细末，每服9克，每日2次。

关节炎： 补骨脂、路路通、白术、狗脊各15克，制附片12克，桑寄生、党参、穿山龙、车前子各20克，甘草10克。水煎服，每日1剂，每日2次。

胎动不安： 补骨脂70克，猪肚5个。2者同煮熟，食肉喝汤，用量酌定，每月2剂。

子宫出血： 补骨脂、赤石脂（先煎）各10克。每日1剂，水煎服，分2次服。

肾气不固型遗精阳痿： 补骨脂、核桃仁各10克。共捣为泥，炖服，每日1次。

青少年白发： 补骨脂、旱莲草、仙茅、桑椹、枸杞子、覆盆子、菟丝子各10克，熟地黄30克，莲须5克。每日1剂，每剂加水煎3次，每次加蜂蜜适量，餐前温服。

补骨脂白果煮猪腰

原料 补骨脂10克，白果20克，猪腰子2个，鸡精、料酒、姜、葱、盐各适量。

制法 将白果去壳，浸泡软，去心；补骨脂洗净，去杂质；猪腰子一切两半，除去白色臊腺，切成腰花；姜切片；葱切段。将白果仁、补骨脂、猪腰子、姜片、葱段、料酒同放炖锅内，加入清水，置大火上烧沸，再用小火煮50分钟，加入盐、鸡精即成。

用法 每日1次，每次吃猪腰1个。

功效 敛肺补肾，纳气平喘。

适用 喘促日久、动则喘甚、气不得续，汗出肢冷，面浮胫肿等。

菟丝补骨瘦肉汤

原料 补骨脂10克，猪瘦肉60克，菟丝子15克，大枣4个。

制法 将补骨脂、菟丝子、大枣（去核）洗净；猪瘦肉洗净、切件。把全部用料放入锅内，加清水适量，大火煮沸后以小火煲1小时，调味供用。

用法 佐餐食用。

功效 补肾延寿，美发养颜。

适用 早衰发白属肾阳虚者，症见未老先衰、须发花白、形态虚弱、头晕耳鸣、腰膝酸软、小便频数，或小便余沥、遗精早泄、皮肤色斑等。

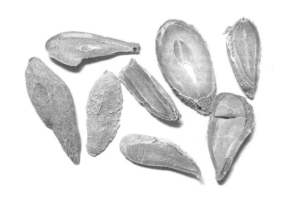

郁金

《唐本》

释名 ● 马莸。

根

气味 ● 辛、苦，寒，无毒。

主治 ● 血积下气，生肌止血，破恶血，血淋尿血，金疮。（《唐本》）单用，治女人宿血气心痛，冷气结聚，温醋摩敷之。亦治马胀。（甄权）凉心。（元素）治阳毒入胃，下血频痛。（李杲）治血气心腹痛，产后败血冲心欲死，失心颠狂蛊毒。（时珍）

附方 ●

产后心痛（血气上冲欲死）： 郁金烧存性，为末二钱，米醋一呷，调灌即苏。（《袖珍方》）

自汗不止： 郁金末，卧时调涂于乳上。（《集简方》）

风痰壅滞： 郁金一分，藜芦十分，为末。每服一字，温浆水调下。仍以浆水一盏漱口，以食压之。（《经验方》）

痔疮肿痛： 郁金末，水调涂之，即消。（《医方摘要》）

耳内作痛： 郁金末一钱，水调，倾入耳内，急倾出之。（《圣济总录》）

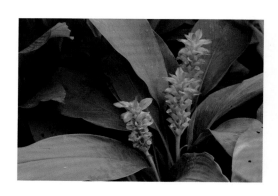

实用指南

精选验方 ●

胆结石： 郁金12克，柴胡9克，白芍、太子参各15克，金钱草30克，五灵脂、蒲黄各6克，甘草3克。水煎服，每日1剂，每日2次。

内伤头痛、头风： 郁金1粒，苦葫芦45克。共研为细末，以白绢包裹，置清水内浸泡，取浸出液滴鼻。

自汗： 郁金30克，五倍子9克。共研细末，每次10～15克，用蜂蜜调成药饼两块（以不流动为度），贴两乳头上，覆盖纱布，以胶布固定，每日换1次。

胆结石与胆囊炎、胆道炎： 郁金、姜黄各20克，茵陈40克。水煎服。

心绞痛： 郁金、菖蒲各6克，柏子仁10克，黄精、制何首乌各15克，延胡索3克。水煎服。

郁金香附茶

原料 郁金10克，香附30克，甘草15克。

制法 将以上3味药放入砂锅内，加水1000毫升，煎沸20分钟，取汁代茶饮。

用法 每日1剂，分2次饮服。连用25～35日。

功效 行气解郁。

适用 虚寒性胃痛。

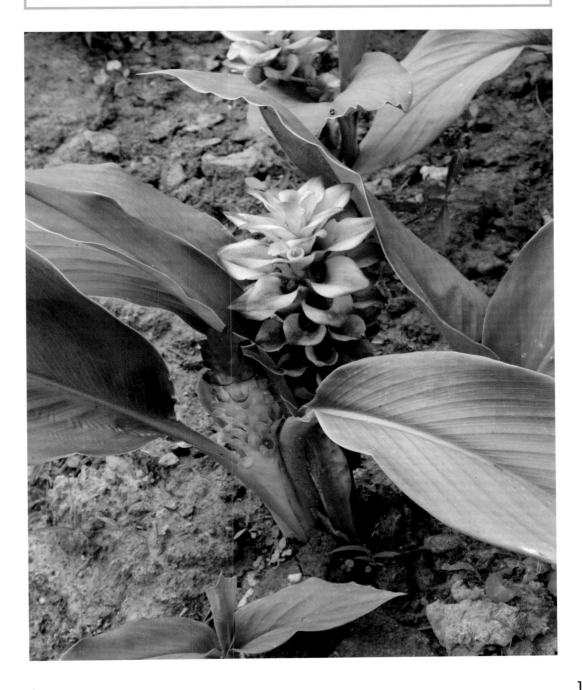

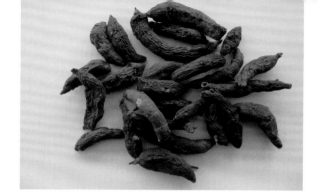

莎草/香附子 《别录》中品

释名● 雀头香（《唐本》），草附子（《图经》），水莎（《图经》），侯莎（《尔雅》）。

根

气味● 甘，微寒，无毒。

主治● 除胸中热，充皮毛，久服利人，益气，长须眉。（《别录》）治心中客热，膀胱间连胁下气妨，常日忧愁不乐，心忪少气。（苏颂）治一切气，霍乱吐泻腹痛，肾气膀胱冷气。（李杲）散时气寒疫，利三焦，解六郁，消饮食积聚，痰饮痞满，胕肿腹胀脚气，止心腹肢体头目齿耳诸痛，痈疽疮疡，吐血下血尿血，妇人崩漏带下，月候不调，胎前产后百病。（时珍）

苗及花

主治● 丈夫心肺中虚风及客热，膀胱连胁下时有气妨，皮肤瘙痒瘾疹，饮食不多，日渐瘦损，常有忧愁心忪少气等证。并收苗花二十余斤锉细，以水二石五斗，煮一石五斗，斛中浸浴，令汗出五六度，其瘙痒即止。四时常用，瘾疹风永除。（《天宝单方图》）煎饮散气郁，利胸膈，降痰热。（时珍）

附方●

一切气疾（心腹胀满，噎塞，噫气吞酸，痰逆呕恶，及宿酒不解）： 香附子一斤，缩砂仁八两，甘草炙四两，为末，每白汤入盐点服。为粗末，煎服亦可。名曰快气汤。（《和剂局方》）

调中快气（心腹刺痛）： 小乌沉汤，香附子擦去毛焙二十两，乌药十两，甘草（炒）一两，为末，每服二钱，盐汤随时点服。（《和剂局方》）

元脏腹冷（及开胃）： 香附子炒为末，每用二钱，姜、盐同煎服。（《普济方》）

老小痃癖（往来疼痛）： 香附、南星各等份，为末，姜汁糊丸梧子大，每姜汤下二三十丸。（《圣惠方》）

血气刺痛： 香附子（炒）一两，荔枝核（烧存性）五钱，为末。每服二钱，米饮调下。（《妇人良方》）

赤白带下（及血崩不止）： 香附子、赤芍药各等份，为末，盐一捻，水二盏，煎一盏，食前温服。（《圣惠方》）

偏正头风： 香附子（炒）一斤，乌头（炒）一两，甘草二两，为末，炼蜜丸弹子大。每服一丸，葱茶嚼下。（《本事方》）

女人头痛： 香附子末，茶服三钱，日三五服。（《经验良方》）

聤耳出汁： 香附末，以绵杖送入。蔡邦度知府常用，有效。（《经验良方》）

精选验方 ●

地方性甲状腺肿： 香附20克，干姜15克，白芷、夏枯草各30克，贝母、玄参、丹参各60克，紫草120克。共研为极细末，水泛或炼蜜为丸，每服6克，每日2次。

痛经： 香附9克，益母草30克。水煎，冲酒服。

妇女月经痛： 香附、当归、川芎、苦楝子各10克。水煎服。

胃痛、腹痛： 香附、苦楝子、延胡索各等量。研细末，每次4.5克，每日3次，开水送服。

腹痛胀气： 香附12克，延胡索、小茴香、苦楝子各10克。水煎服。

传统药膳

明目茶

原料　香附、夏枯草各30克，腊茶适量。

制法　将前2味药捣为散备用。

用法　每服5克，腊茶调下，不计时候。

功效　精肝补虚，明目。

适用　肝虚目睛眩疼、冷泪不止、筋脉疼痛及眼羞明怕日等。

香附子饼

原料　香附300克，米酒、面粉各适量，菜油少许。

制法　把香附用米酒炒。研成细粉，再加面粉与水适量，做成饼，每个饼重约30克，另锅中放菜油少许，加热，把饼放入烙熟即成。

用法　每日3次，每次吃饼1个，连用10日，于经前用之效佳。

功效　理气调经。

适用　肝气不舒所致的月经先后无定期。

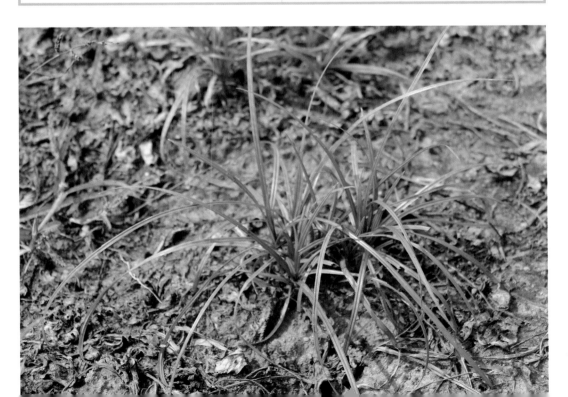

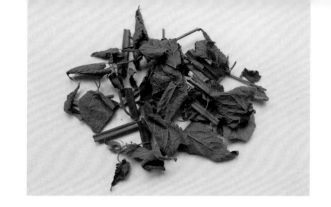

藿香
（宋·《嘉祐》）

释名 ● 兜娄婆香。

枝叶

气味 ● 辛，微温，无毒。

主治 ● 风水毒肿，去恶气，止霍乱心腹痛。（《别录》）脾胃吐逆为要药。（苏颂）助胃气，开胃口，进饮食。（元素）温中快气，肺虚有寒，上焦壅热，饮酒口臭，煎汤漱。（好古）

附方 ●

暑月吐泻：藿香二钱半，滑石（炒）二两，丁香五分，为末。每服一二钱，浙米泔调服。（《禹讲师经验方》）

胎气不安（气不升降，呕吐酸水）：藿香、香附、甘草各二钱，为末。每服二钱，入盐少许，沸汤服之。（《圣惠方》）

香口去臭：藿香洗净，煎汤，时时噙漱。（《摘玄方》）

冷露疮烂：藿香叶、细茶各等份，烧灰，油调涂叶上贴之。（《应验方》）

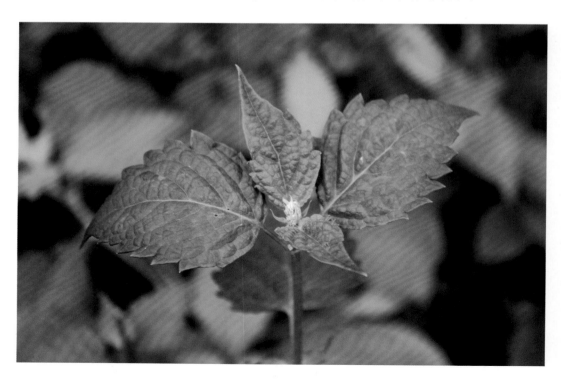

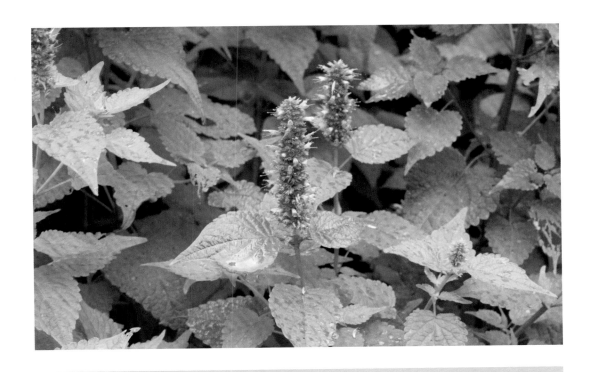

精选验方 ●

过敏性鼻炎： 藿香、辛夷、连翘、苍耳子各10克，升麻6克。将药材浸泡于水中约30分钟，用大火煮开后代茶饮用，每日1～2次。

乙型脑炎： 藿香、佩兰、连翘、金银花、淡竹叶各10克，六一散12克，生石膏30克。水煎服，每日1剂。

流感： 藿香、艾叶、防风、葛根各15克，槟榔3克。水煎服。

寒湿泻： 藿香、炮姜各10克，车前子20克。水煎服。

传统药膳

藿香茶

原料　鲜藿香叶10克，砂糖适量。

制法　将藿香叶加糖和水煎服。

用法　每日1剂，不拘时代茶饮。

功效　祛暑化湿，疏风解表。

适用　暑湿型感冒。

藿香粥

原料　藿香15克（鲜者30克），粳米30克。

制法　先将藿香煎汤取汁，去滓，待用。再将粳米煮粥，将熟时加入藿香汁，再煮1～2沸即可。

用法　早餐食用。

功效　解暑祛湿，开胃止呕。

适用　感受暑热、恶寒发热、头痛胸闷、痞满呕吐、精神不振、食欲不佳等。

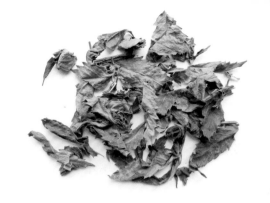

泽兰

《本经》中品

释名 ● 虎兰（《本经》），虎蒲（《别录》），孩儿菊（《纲目》），风药（《纲目》）。

叶

气味 ● 苦，微温，无毒。

主治 ● 金疮，痈肿疮脓。（《本经》）产后金疮内塞。（《别录》）产后腹痛，频产血气衰冷，成劳瘦羸，妇人血沥腰痛。（甄权）产前产后百病，通九窍，利关节，养血气，破宿血，消癥瘕，通小肠，长肌肉，消扑损瘀血，治鼻血吐血，头风目痛，妇人劳瘦，丈夫面黄。（大明）

附方 ●

产后水肿（血虚浮肿）：泽兰、防己各等份，为末。每服二钱，醋汤下。（张文仲《备急方》）

小儿蓐疮：嚼泽兰心封之良。（《子母秘录》）

疮肿初起：泽兰捣封之良。（《集简方》）

产后阴翻（产后阴户燥热，遂成翻花）：泽兰四两，煎汤熏洗二三次，再入枯矾煎洗之，即安。（《集简方》）

实用指南

精选验方 ●

痛经：泽兰、续断各14克，香附、赤芍、柏子仁各12克，当归、元胡各10克，牛膝3克，红花2克。水煎服，每日1剂，分2次服。

腹水身肿：泽兰、白术、茯苓、防己、车前子各等量。水煎服，每日1剂。

产后腹痛：泽兰叶30～60克。水煎服，加红糖适量，每日1剂，分2次服。

月经不调、痛经、闭经：泽兰、当归、生地黄、白芍、生姜各10克，甘草5克，大枣6个。水煎服，每日1剂。

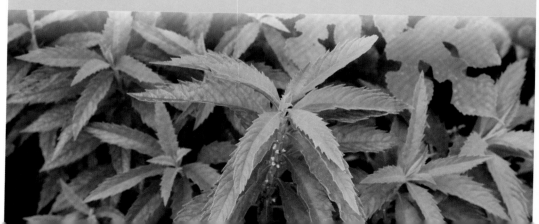

泽泻泽兰茶

原料 泽兰、泽泻各12克，绿茶1克，大枣7枚。

制法 将上药一同放入茶杯中，以刚烧沸的开水泡沏，盖闷10分钟后饮。

用法 早、中、晚饭后随意喝，不宜空腹服用此茶。

功效 泄热利水，活血散瘀。

适用 产后发热。

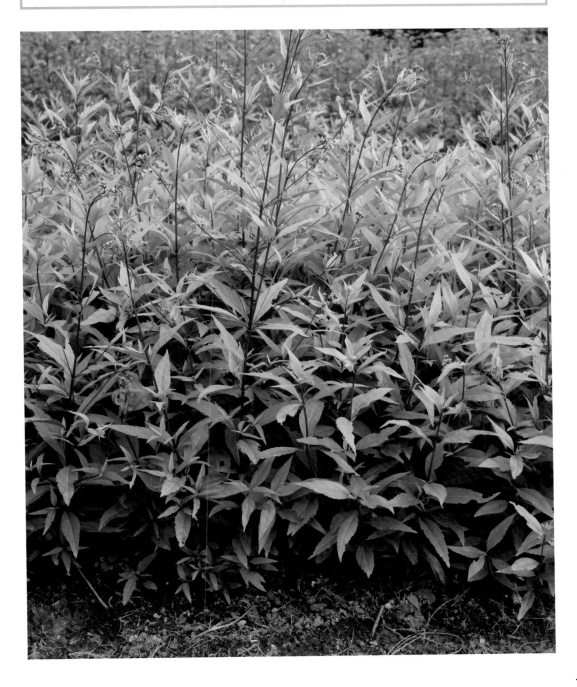

爵床

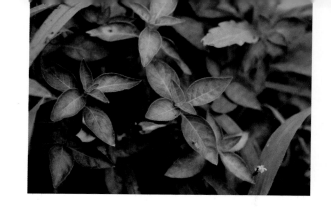

《本经》中品

释名 ● 爵麻（吴普），香苏（《别录》），赤眼老母草（《唐本》）。

茎叶

气味 ● 咸，寒，无毒。

主治 ● 腰脊痛，不得着床，俯仰艰难，除

热，可作浴汤。（《本经》）疗血胀下气。
治杖疮，捣汁涂之立瘥。（苏恭）

实用指南

精选验方 ●

跌打损伤：爵床鲜草适量。洗净，捣敷患处。

辅助治疗膀胱炎：爵床草60克，仙鹤草、鸭跖草各30克，金丝草45克，车前草、白毛藤各20克。水煎代茶饮；服用后如出现胃胀不适，加四君子汤同煎。

肝硬化腹水：爵床、马鞭草各15克，半边莲30克，玉米须60克。水煎服。

小儿疳积：爵床、小飞扬草、马鞭草各15克。水煎服，红糖为引。

急性黄疸型肝炎：爵床、白英各15克，凤尾草30克。水煎服。

筋骨疼痛：爵床50克。水煎服。

感冒发热、咳嗽、喉痛：爵床25～50克。水煎服。

传统药膳

爵床炖瘦肉

原料 爵床、醉鱼草根各10克，麻黄叶3克，猪瘦肉150克。

将猪瘦肉洗净，切作小块；把前3味药用新纱布袋装好。将上料共入砂锅内，加清水适量，大火烧沸，打去浮沫，改用小火炖至肉熟烂即成。

用法 吃肉，加少许盐、味精调味，连服数日。

功效 活血化瘀，消积，补虚。

适用 小儿疳积。

爵床煮豆腐

爵床15克，豆腐90克。

制 将小青草洗净，与豆腐（打块）加水共煮半小时。

食豆腐喝汤。

功 清热解毒，利湿，活血补虚。

黄疸、劳疟发热、翳障初起等。

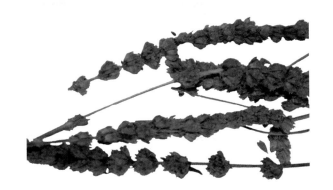

假苏

《本经》中品

释名 ● 姜芥（《别录》），荆芥（吴普），鼠蓂（《本经》）。

茎穗

气味 ● 辛，温，无毒。

主治 ● 寒热鼠瘘，瘰疬生疮，破结聚气，下瘀血，除湿痹。（《本经》）去邪，除劳渴冷风，出汗，煮汁服之。捣烂醋和，敷疔肿肿毒。（藏器）利五脏，消食下气，醒酒。作菜生熟皆可食，并煎茶饮之。以豉汁煎服，治暴伤寒，能发汗。（《日华》）治妇人血风及疮疥，为要药。（苏颂）产后中风身强直，研末酒服。（孟诜）散风热，清头目，利咽喉，消疮肿，治项强，目中黑花，及生疮阴，吐血衄血，下血血痢，崩中痔漏。（时珍）

附方 ●

产后鼻衄： 荆芥焙研末，童子小便服二钱，海上方也。（《妇人良方》）

九窍出血： 荆芥煎酒，通口服之。（《直指方》）

吐血不止： 用荆芥连根洗，捣汁半盏服。干穗为末亦可。（《经验方》）用荆芥穗为末，以生地黄汁调服二钱。（《圣惠方》）

痔漏肿痛： 荆芥煮汤，日日洗之。（《简易方》）

一切疮疥： 荆芥末，以地黄自然汁熬膏，和丸梧子大。每服三五十丸，茶酒任下。（《普济方》）

缠脚生疮： 荆芥烧灰，葱汁调敷，先以甘草汤洗之。（《摘玄方》）

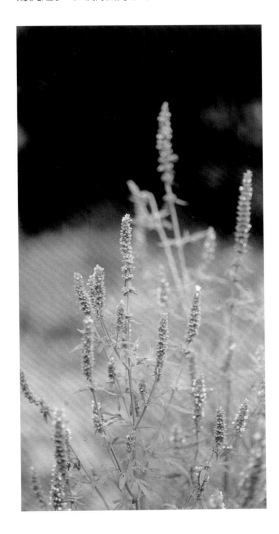

精选验方 ●

头痛： 荆芥、钩藤各12克，薄荷6克，防风3克，菊花20克。研成细末，过筛，取适量面粉，水调成药丸，塞入鼻窍；取药末与麻油调匀，敷太阳、印堂、大椎穴；也可将各药加水煎汤，用毛巾蘸药汁贴额头部。

鼻窦炎： 荆芥穗240克，苦丁茶75克。碾为细末，水泛为丸，每日2次，每服9克，白开水送下。

风寒型荨麻疹： 荆芥、防风各6克，金银花10克，蝉衣、甘草各3克。水煎服，每日1剂，每日2次。

传统药膳

荆芥防风粥

原料 荆芥10克，防风12克，薄荷5克，淡豆豉8克，粳米80克，白糖20克。

制法 将荆芥、防风、薄荷、豆豉去净灰渣，入砂罐煎沸6～7分钟，取汁去渣。再将粳米淘洗干净，入铝锅加清水煮粥，待粥熟时倒入药汁，同煮成稀粥，加白糖调味即成。

用法 每日2次，每次适量，2～3日为1个疗程。

功效 祛风散寒，发汗解表，利咽，退热除烦。

适用 伤风感冒、发热恶寒、头痛、咽痛、心烦等。

荆芥粥

原料 荆芥、淡豆豉各6～10克，薄荷3～6克，粳米60克。

制法 先煎前3味药约5分钟，取汁，去渣；再以粳米煮粥，待粥成时加入药汁，稍煮即可。

用法 趁热食用。

功效 发汗解表，清利咽喉。

适用 伤风感冒、发热恶寒、头昏头痛、咽痒咽痛等。

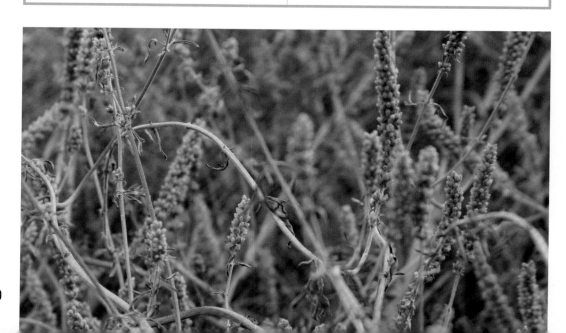

薄荷

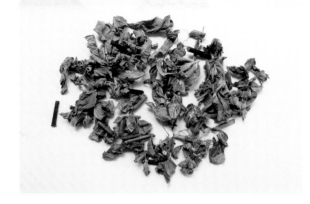

《唐本》

释名 ● 蕃荷菜，南薄荷（《衍义》），金钱薄荷。

茎叶

气味 ● 辛，温，无毒。

主治 ● 贼风伤寒发汗，恶气心腹胀满，霍乱，宿食不消，下气，煮汁服之，发汗，大解劳乏，亦堪生食。（《唐本》）作菜久食，却肾气，辟邪毒，除劳气，令人口气香洁。煎汤洗漆疮。（思邈）通利关节，发毒汗，去愤气，破血止痢。（甄权）疗阴阳毒，伤寒头痛，四季宜食。（士良）治中风失音吐痰。（《日华》）主伤风头脑风，通关格及小儿风涎，为要药。（苏颂）杵汁服，去心脏风热。（孟诜）清头目，除风热。（李杲）利咽喉口齿诸病，治瘰疬疮疥，风瘙瘾疹。捣汁含漱，去舌苔语涩。涂蜂螫蛇伤。（时珍）

附方 ●

舌胎语蹇： 薄荷自然汁，和白蜜、姜汁擦之。（《医学集成》）

眼弦赤烂： 薄荷，以生姜汁浸一宿，晒干为末。每用一钱，沸汤泡洗。（《明目经验方》）

瘰疬结核（或破未破）： 以新薄荷二斤，取汁，皂荚一挺，水浸去皮，捣取汁，同于银石器内熬膏。入连翘末半两，连白青皮、陈皮、黑牵牛半生半炒，各一两，皂荚仁一两半，同捣和丸梧子大。每服三十丸，煎连翘汤下。（《济生方》）

血痢不止： 薄荷叶煎汤常服。（《普济方》）

实用指南

精选验方 ●

一切牙痛、风热肿痛： 薄荷、樟脑、花椒各等份。研为细末，擦患处。

眼弦赤烂： 薄荷适量。以生姜汁浸一宿，晒干研为末，每次5克，沸汤泡洗。

小儿感冒： 鲜薄荷5克，钩藤、贝母各3克。水煎服。

外感发热、咽痛： 薄荷3克，桑叶、菊花各9克。水煎服。

目赤、咽痛： 薄荷、桔梗各6克，牛蒡子、板蓝根、菊花各10克。水煎服。

眼睛红肿： 薄荷、夏枯草、鱼腥草、菊花各10克，黄连5克。水煎服。

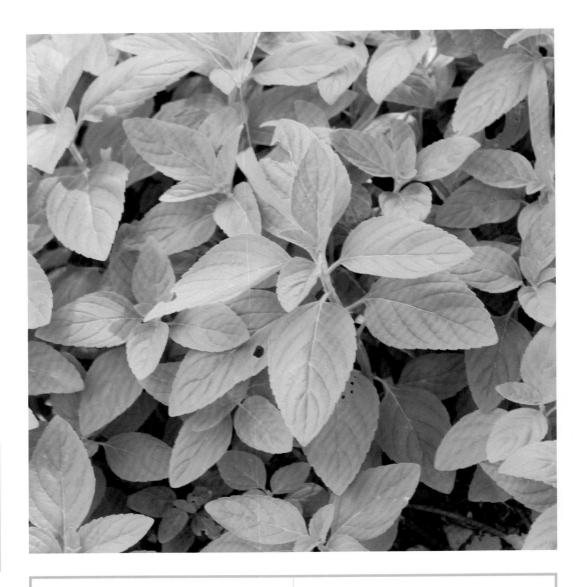

薄荷茶

原料　细茶、薄荷各60克，蜂蜜60毫升。

制法　用水煎细茶、薄荷，入蜂蜜，候冷，入童便1茶盅，露1宿。

用法　每次空腹温服1盅，入童子尿加姜汁少许。

功效　清热止咳，调经止痛。

适用　火动咳嗽、便闭及妇人经水不调。

[传统药膳]

薄荷粥

原料　薄荷30克，粳米100克，冰糖适量。

制法　将薄荷煎汤候冷；再用粳米煮粥，待粥将成时，加入冰糖及薄荷汤，再煮1～2沸即可。

用法　早餐食用。

功效　疏散风热，清利咽喉。

适用　中老年人风热感冒、头痛目赤、咽喉肿痛等。

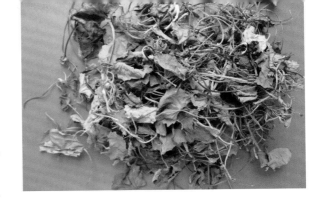

积雪草

《本经》中品

释名 ● 胡薄荷（《天宝方》），地钱草（《唐本》），连钱草（《药图》）。

茎叶

气味 ● 苦，寒，无毒。

主治 ● 大热，恶疮痈疽，浸淫赤熛，皮肤赤，身热。（《本经》）捣敷热肿丹毒。（苏恭）主暴热，小儿寒热，腹内热结，捣汁服之。（藏器）单用治瘰疬鼠漏，寒热时节来往。（甄权）

附方 ●

热毒痈肿： 秋后收连钱草，阴干为末，水调敷之。生捣亦可。（寇氏《衍义》）

牙痛塞耳： 用连钱草即积雪草，和水沟污泥同捣烂，随左右塞耳内。（《摘玄方》）

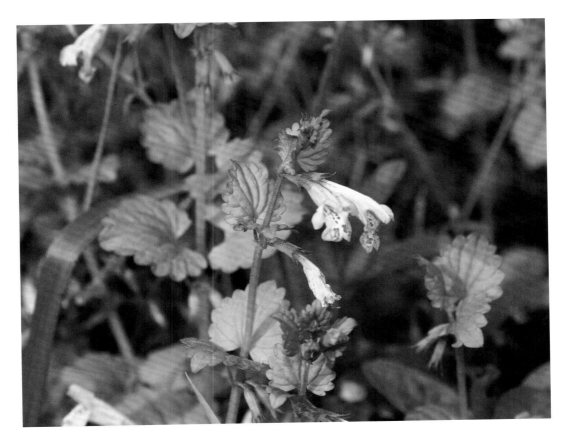

精选验方 ●

百日咳： 鲜积雪草适量。捣烂，绞取自然汁15毫升，酌加蜂蜜调服，每日2~3次。

各种出血： 旱莲草30克，檵木花12克。水煎服。

带状疱疹： 鲜积雪草适量。捣烂，绞取自然汁，和适量生糯米擂如糊状，涂搽患处。

跌打损伤： 鲜积雪草120克。捣烂取汁，兑酒服，药渣敷患处。

肠胃炎： 鲜积雪草120克，蜜糖30克。煎水，冲蜜糖冷服。

预防麻疹： 鲜积雪草30~60克。水煎，分2次服。

睑腺炎： 鲜积雪草适量。洗净捣烂，掺红糖敷之。

传统药膳

积雪草煮猪肉

原料 积雪草90克，猪瘦肉50克。

制法 将以上2味同煎1小时，煮熟。

用法 分2次服，连服数日。

功效 祛风清热。

适用 肺热咳嗽、百日咳等。

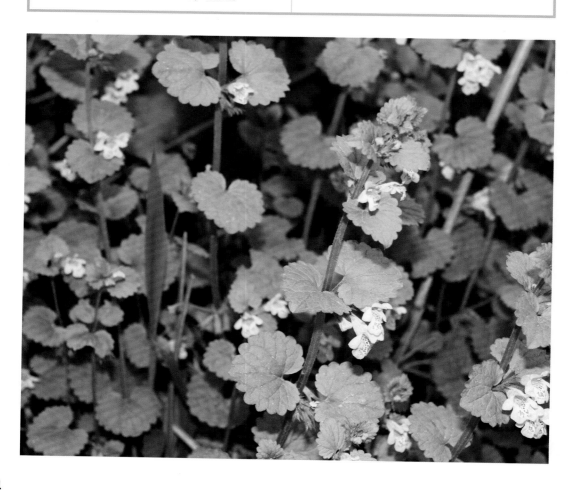

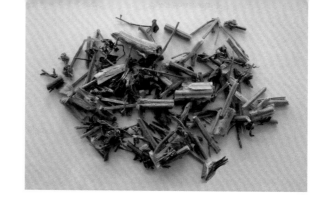

苏

《别录》中品

释名 ● 紫苏（《食疗》），赤苏（《肘后方》），桂荏。

茎叶

气味 ● 辛，温，无毒。

主治 ● 下气，除寒中，其子尤良。（《别录》）除寒热，治一切冷气。（孟诜）补中益气，治心腹胀满，止霍乱转筋，开胃下食，止脚气，通大小肠。（《日华》）通心经，益脾胃，煮饮尤胜，与橘皮相宜。（苏颂）解肌发表，散风寒，行气宽中，消痰利肺，和血温中止痛，定喘安胎，解鱼蟹毒，治蛇犬伤。（时珍）以叶生食作羹，杀一切鱼肉毒。（甄权）

附方 ●

感寒上气： 苏叶三两，橘皮四两，酒四升，煮一升半，分再服。（《肘后方》）

伤寒气喘不止： 用赤苏一把，水三升，煮一升，稍稍次之。（《肘后方》）

霍乱胀满（未得吐下）： 用生苏捣汁饮之，佳。干苏煮汁亦可。（《肘后方》）

疯狗咬伤： 紫苏叶嚼敷之。（《千金方》）

蛇虺伤人： 紫苏叶捣饮之。（《千金方》）

食蟹中毒： 紫苏煮汁饮二升。（《金匮要略》）

实用指南

精选验方 ●

寒咳嗽： 紫苏叶少许，冰糖1匙。加清水2碗，煎汤服用。

孕妇呕吐不止： 紫苏梗20克，竹茹30克，生姜15克。煎水加红糖服。

胃痛： 紫苏老梗30克，生姜15克，花椒20粒。将以上3味药放入一猪肚内，炖熟服用。

风热感冒： 紫苏叶、荆芥各15克，大青叶、四季青、鸭跖草各30克。加清水500毫升，浓煎，每日3~4次。

流行性腮腺炎： 干紫苏叶适量。研细末，以醋调敷。

紫苏大枣茶

原料 紫苏叶15克，大枣10克，姜3块。

制法 将紫苏叶洗净，大枣去核，姜切片。将原料一起放入砂锅中，开锅后用小火煮30分钟，之后将大枣挑出，再用小火煮15分钟，代茶饮。

用法 不拘时饮用。

功效 暖胃顺气。

适用 胃寒者饮用。

紫苏叶木瓜茶

原料 鲜紫苏叶、木瓜各500克，白糖100克。

制法 将紫苏叶洗净，木瓜切条。将2味同白糖一起入锅内，加适量水煮沸15分钟，过滤，去药渣即成。

用法 每次50克，每日2~3次。

功效 去湿解暑。

适用 夏季感冒、中暑等。

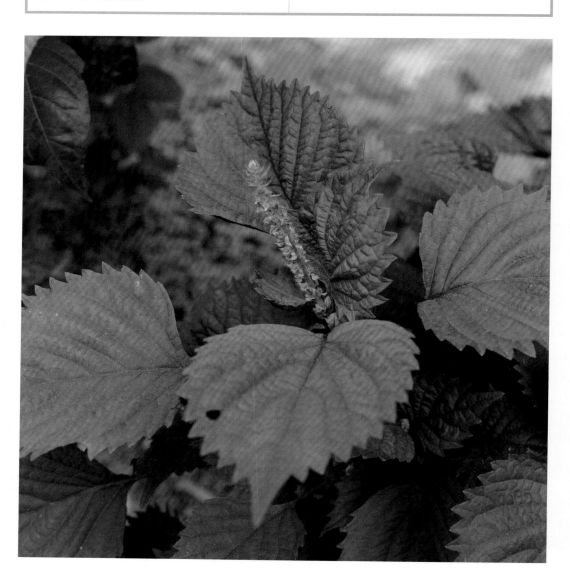

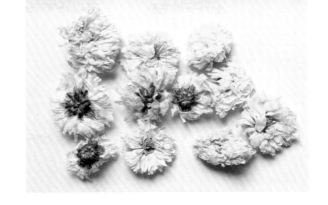

菊

《本经》上品

释名 ● 节华（《本经》），女节（《别录》），女华（《别录》），日精（《别录》）。

花（叶、根、茎、实并同）

气味 ● 苦，平，无毒。

主治 ● 诸风头眩肿痛，目欲脱，泪出，皮肤死肌，恶风湿痹。久服利血气，轻身耐老延年。（《本经》）疗腰痛去来陶陶，除胸中烦热，安肠胃，利五脉，调四肢。（《别录》）陶陶，纵缓貌。治头目风热，风旋倒地，脑骨疼痛，身上一切游风令消散，利血脉，并无所忌。（甄权）作枕明目，叶亦明目，生熟并可食。（大明）养目血，去翳膜。（元素）主肝气不足。（好古）

附方 ●

风热头痛：菊花、石膏、川芎各三钱，为末。每服一钱半，茶调下。（《简便方》）

疔肿垂死：菊花一握，捣汁一升，入口即活。冬月采根。（《肘后方》）

女人阴肿：甘菊苗捣烂煎汤，先熏后洗。（危氏《得效方》）

酒醉不醒：九月九日真菊花为末，饮服方寸匕。（《外台秘要》）

眼目昏花：双美丸，用甘菊花一斤，红椒去目六两，为末，用新地黄汁和丸梧子大。每服五十丸，临卧茶清下。（《瑞竹堂方》）

传统药膳

白菊煮猪肝

原料 白菊花、沙苑子、决明子各10克，猪肝60克。

制法 将白菊花、沙苑子、决明子用新纱布包好，与猪肝同入砂锅内，加适量清水小火煎煮半小时。

用法 将猪肝切片，加少许调料食用，喝汤，每日内服完。连服数剂。

功效 清肝明目，养血补虚。

适用 肝虚血少及肝热所致的头晕、目昏、目暗等。

菊花粥

原料 菊花适量，粳米100克。

制法 秋季霜降前，将菊花采摘去蒂，烘干或蒸后晒干，亦可置通风处阴干，然后磨粉备用。先用粳米煮粥，待粥将成时调入菊花末10～15克，稍煮1～2沸即可。

用法 早餐食用。

功效 散风热，清肝火，降血压。

适用 高血压病、冠心病、肝火头痛、眩晕目暗、风热目赤等。

精选验方 ●

糖尿病并发视物模糊：白菊花、枸杞子各10克，黄连3克。水煎服，每日1剂。

肝火亢盛、肝阳上亢之早期高血压：白菊花15克。将白菊花揉碎，放入茶杯中，加入沸水冲泡，加盖闷10分钟，代茶饮，可冲泡3～5次，每日1剂。

高血压：菊花、葛粉各25克，蜂蜜适量。将菊花焙干研末；葛粉加水熬成糊状，再加入菊花末和蜂蜜，可经常服用。

小儿痱子、疮肿：菊花、金银花各6克。水煎取液，内服外洗。

眼睑炎：白菊花9～15克。水煎、洗、服用或加白矾1.5克同煎洗眼。

鼻出血：菊花叶适量。揉烂塞鼻。

风寒感冒：菊花、枸杞子各6克，绍兴酒200毫升，蜂蜜适量。将绍兴酒浸泡菊花、枸杞子10～20日，去渣后加入蜂蜜，每日早、晚各饮1小杯。

口腔溃疡：菊花叶5～7片，冰片末0.3～0.6克。将菊花捣烂绞汁，加冰片拌匀，用棉花蘸药，涂于患处。

齿龈炎：鲜菊花叶1把。捣细绞汁，加水代茶饮用。

声音嘶哑、失声：菊花、绿茶、木蝴蝶各3克，蜂蜜1汤勺。将上药前3味以水煎，加入蜂蜜，代茶饮。

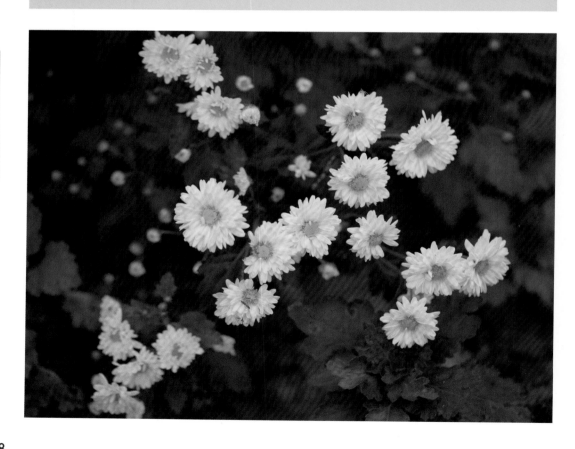

第三卷·草部

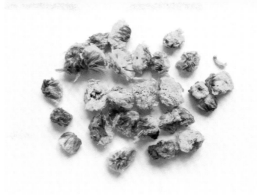

野菊

《拾遗》

释名 ● 若薏。

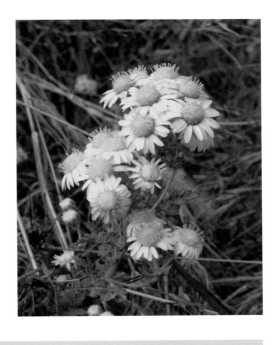

根、叶、茎、花

气味 ● 苦、辛，温，有小毒。

主治 ● 调中止泄，破血，妇人腹内宿血宜之。（藏器）治痈肿疔毒，瘰疬眼瘜。（时珍）

附方 ●

痈疽疔肿（一切无名肿毒）：用野菊花连茎捣烂，酒煎热服取汗，以渣敷之即愈。（孙氏（《集效方》）另方用野菊花茎叶、苍耳草各一握，共捣，入酒一碗，绞汁服，以渣敷之，取汗即愈。或六月六日采苍耳叶，九月九日采野菊花，为末，每酒服三钱，亦可。（《卫生易简方》）

天泡湿疮：野菊花根、枣木，煎汤洗之。（《医学集成》）

实用指南

精选验方 ●

丹毒：野菊花30克，土茯苓、蒲公英各20克。将上药放入冷水中浸泡半小时后，煎煮滤渣取汁饮用，每日1剂，分2～3次服。

预防感冒：野菊花（干品）6克。用沸水浸泡1小时，煎30分钟，待药液稍凉时内服。

副鼻窦炎：野菊花、金银花各30克，辛夷15克，炙甘草、细辛各6克，防风、羌活、黄芩、白芷、川芎、生地黄各10克。剂量酌情增减，水煎服，每日1剂。

干咳无痰：野菊花、白茅根、白糖各30克。水煎2次，早、晚各服1次，儿童酌减。

流行性腮腺炎：野菊花15克。煎汤代茶饮，每日1剂，连服1周。

小儿上呼吸道感染：野菊花、枇杷叶各3克，金银花6克，天葵子10克。水煎服。

野菊花粥

原料　野菊花15克，绿豆50克，白糖适量。

制法　先将野菊花水煎取汁去渣，然后放入浸泡洗净了的绿豆，煮成稀粥。

用法　每日早、晚餐服食，服用时加白糖，热退后即停服。

功效　清热解毒，消肿。

适用　金黄色葡萄球菌、白喉杆菌、链球菌、绿脓杆菌、痢疾杆菌、流感病毒等。

菠菜菊花汤

原料　野菊花10克，菠菜250克。

制法　先将菠菜洗净，然后和菊花同放入锅内，用大火煎汁即成。

用法　每日2次。

功效　清肝明目。

适用　肝经风热、目赤肿痛等。

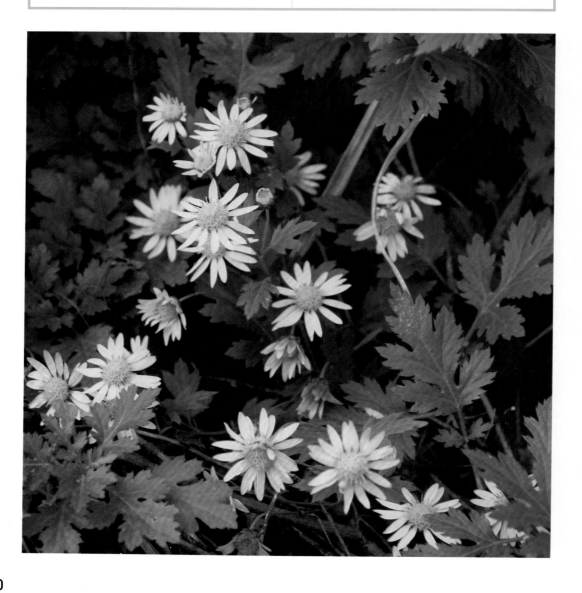

艾

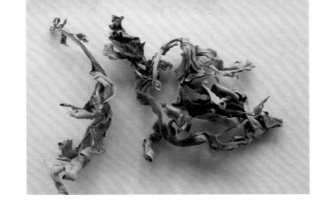

《别录》中品

释名 ● 冰台（《尔雅》），医草（《别录》），黄草（《埤雅》），艾蒿。

叶

气味 ● 苦，微温，无毒。

主治 ● 主衄血下血，脓血痢，水煮及丸散任用。（苏恭）止崩血、肠痔血，搨金疮，止腹痛，安胎。苦酒作煎，治癣甚良。捣汁饮，治心腹一切冷气鬼气。（甄权）治带下，止霍乱转筋，痢后寒热。（大明）治带脉为病，腹胀满，腰溶溶如坐水中。（好古）温中逐冷除湿。（时珍）

附方 ●

妊娠伤寒（壮热，赤斑变为黑斑，溺血）：用艾叶如鸡子大，酒三升，煮二升半，分为二服。（《伤寒类要》）

妊娠风寒（卒中，不省人事，状如中风）：用熟艾三两，米醋炒极热，以绢包熨脐下，良久即苏。（《妇人良方》）

舌缩口噤：以生艾捣敷之。干艾浸湿亦可。（《圣济总录》）

心腹恶气：艾叶捣汁饮之。（《药性论》）

蛔虫心痛（如刺，口吐清水）：白熟艾一升，水三升，煮一升服，吐虫出。或取生艾捣汁，五更食香脯一片，乃饮一升，当下虫出。（《肘后方》）

霍乱吐下（不止）：以艾一把，水三升，煮一升，顿服。（《外台秘要》）

妊娠胎动（或腰痛，或抢心，或下血不止，或倒产子死腹中）：艾叶一鸡子大，酒四升，煮二升，分二服。（《肘后方》）

鼻血不止：艾灰吹之。亦可以艾叶煎服。（《圣惠方》）

白癞风疮：干艾随多少，以浸曲酿酒如常法，日饮之，觉痹即瘥。（《肘后方》）

痈疽不合，疮口冷滞：北艾煎汤洗后，以白胶熏之。（《直指方》）

诸虫蛇伤：艾灸数壮甚良。（《集简方》）

实用指南

精选验方 ●

湿疹：艾叶炭、枯矾、黄柏各等份。共研细末，用香油调膏，外敷。

荨麻疹：生艾叶10克，白酒100毫升。共煎至50毫升左右，顿服，每日1次，连服3日。

皮肤溃疡：艾叶、茶叶、女贞子叶、皂角各15克。水煎外洗或湿敷患部，每日3次。

皮肤瘙痒：艾叶、千里光各30克。加水浓煎后温洗患处10～15分钟，每日1次，10日为1个疗程。

跖疣：艾叶200克，白矾100克。水煎，取液温泡患足30分钟，每日2次，连用14日。

风寒湿型产后身痛：艾叶15克，肉桂2克，木瓜10克，生姜9克。将艾叶、肉桂、木瓜、生姜放入锅中，加水煎取浓汁，代茶饮，每日1次，连服3日。

大便下脓血：艾叶10克，黑豆60克。将艾叶用纱布包裹，与黑豆同煮，待豆熟烂，入生姜汁3大匙，待稍热时空腹服，连服数日。

传统药膳

艾叶粳米粥

原料　鲜艾叶40克（干品减半），粳米50克，红糖适量。

制法　先将艾叶加水适量，煎取药汁500毫升，再将粳米淘洗干净，放入锅中，兑入药汁，以大火煮沸，加红糖搅匀，改用小火煮至米烂汤稠为度。

用法　从月经过后3日开始服，约在下次来月经前3日停服，每日2次，早、晚空腹温热服食。

功效　温经散寒，调经止血。

适用　虚寒性痛经、月经不调、小腹冷痛、崩漏下血不止等。

艾叶粥

原料　干艾叶10克（鲜者20克），粳米50克，红糖适量。

制法　先将艾叶煎汤，取汁去渣，再加入洗净的粳米及红糖熬煮成粥，即可食用。

用法　每日2次。

功效　温经止血，散寒止痛。

适用　下焦虚寒、腹中冷痛、月经不调、经行腹痛，或妇女崩漏下血以及带下等。

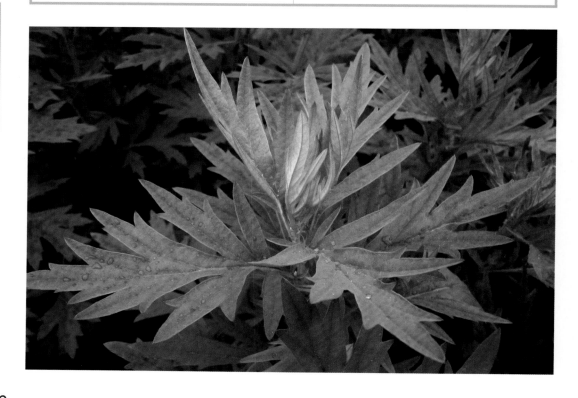

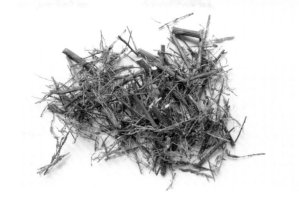

茵陈蒿

《本经》上品

释名 ● 藏器曰：此虽蒿类，经冬不死，更因旧苗而生，故名因陈，后加蒿字耳。

茎叶

气味 ● 苦，平、微寒，无毒。

主治 ● 风湿寒热邪气，热结黄疸。久服轻身益气耐老。面白悦长年。白兔食之仙。（《本经》）治通身发黄，小便不利，除头热，去伏瘕。（《别录》）通关节，去滞热，伤寒用之。（藏器）石茵陈：治天行时疾热狂，头痛头旋，风眼疼，瘴疟。女人癥瘕，并闪损乏绝。（大明）

附方 ●

遍身风痒，生疮疥：用茵陈煮浓汁洗之，立瘥。（《千金方》）

风疾挛急：茵陈蒿一斤，秫米一石，曲三斤，和匀，如常法酿酒服之。（《圣济总录》）

痃黄如金，好眠吐涎：茵陈蒿、白鲜皮各等份，水二盅，煎服，日二服。（《三十六黄方》）

男子酒疸：用茵陈蒿四根，栀子七个，大田螺一个，连壳捣烂，以百沸白酒一大盏，冲汁饮之，秘方也。

眼热赤肿：山茵陈、车前子各等份。煎汤调"茶调散"服数服。（《直指方》）

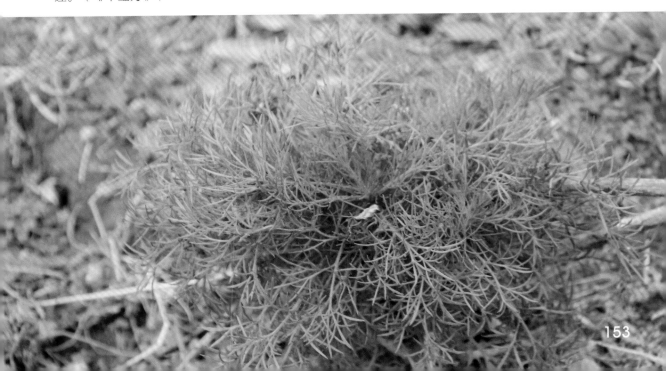

精选验方 ●

阴黄： 茵陈15克，生姜60克，大枣12克。水煎服。

黄疸： 茵陈20克，郁金、佩兰各10克，板蓝根30克。水煎服。

黄疸胁痛： 茵陈30克，大黄、栀子、川朴各15克，川楝子10克。水煎服，每日1剂。

湿邪致久泻、慢性结肠炎： 茵陈蒿、白芷、秦皮各15克，茯苓25克，黄柏、藿香各10克。水煎服。

高脂血症： 茵陈蒿15克。沸水泡服，代茶饮用，1个月为1个疗程，一般需服用1～2个疗程。

胆道蛔虫： 茵陈蒿30～60克。加水250毫升煎煮至100毫升，每日1剂，连服5～7日。

溃疡性结肠炎： 茵陈30克，白芷、茯苓皮、秦皮各15克，藿香、黄柏各10克。水煎取药汁，每日1剂，分2次服，15日为1个疗程。

传统药膳

茵陈蒿粥

原料 茵陈蒿30克，大米50克，白糖适量。

制法 将茵陈蒿择净，放入锅中，加水适量浸泡5～10分钟后水煎取汁，加大米煮粥，待煮至粥熟时调入白糖，再煮1～2沸即成。

用法 每日1剂。

功效 清热利湿，利胆退黄。

适用 湿热黄疸，身黄、目黄、小便黄、小便不利、脘腹胀满、食欲不振等。

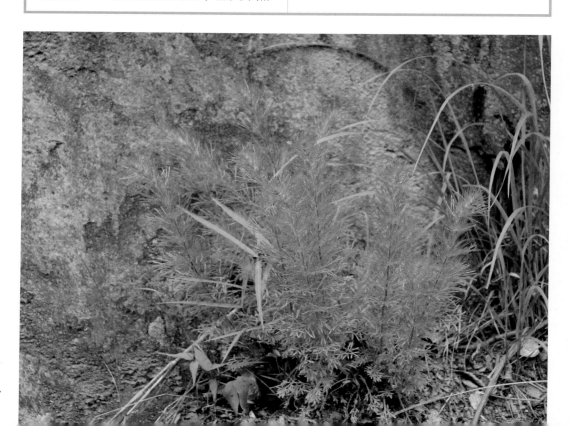

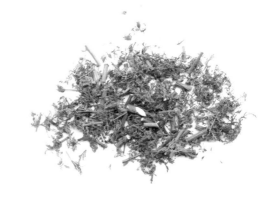

青蒿
《本经》下品

释名 ● 草蒿（《本经》），方溃（《本经》），香蒿（《衍义》）。

叶、茎、根、子

气味 ● 苦，寒，无毒。

主治 ● 疥瘙痂痒恶疮，杀虱，治留热在骨节间，明目。（《本经》）鬼气尸疰伏留，妇人血气，腹内满，及冷热久痢。秋冬用子，春夏用苗，并捣汁服。亦暴干为末，小便入酒和服。（藏器）治疟疾寒热。（时珍）生捣敷金疮，止血止疼良。（苏恭）烧灰隔纸淋汁，和石灰煎，治恶疮息肉黶瘢。（孟洗）

附方 ●

骨蒸烦热： 青蒿一握，猪胆汁一枚，杏仁四十个，去皮尖炒，以童子小便一大盏，煎五分，空心温服。（《十便良方》）

疟疾寒热： 用青蒿一握，水二升，捣汁服之。（《肘后方》）五月五日天未明时采青蒿，阴干四两，桂心一两，为末。未发前，酒服二钱。（《仁存方》）端午日采青蒿叶阴干，桂心各等份，为末。每服一钱，先寒用热酒，先热用冷酒，发日五更服之。切忌发物。（《经验方》）

赤白痢下： 五月五日采青蒿、艾叶各等份，同豆豉捣作饼，日干，名蒿豉丹。每用一饼，以水一盏半煎服。（《圣济总录》）

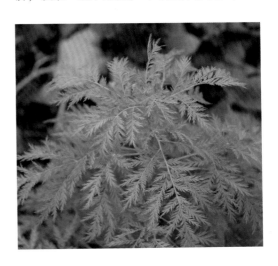

青蒿酒

原料 青蒿2500克，糯米、酒曲各适量。

制法 将青蒿洗净切碎，水煎取浓汁；糯米作饭；酒曲研细。再将以上3味共入缸中，用柳枝搅拌均匀，密封，置保温处；14日后开取，去渣装瓶备用。

用法 口服。不拘量服，勿醉。

功效 清热凉血，解暑，退虚热。

适用 骨蒸潮热、无汗、夜热早凉、鼻衄、夏日感冒、黄疸、胸痞呕恶、小便不利等。

青蒿粥

原料 鲜青蒿100克，粳米50克，白糖适量。

制法 将鲜青蒿洗净后绞取药汁30～60毫升，以粳米煮粥，待粥熟后倒入青蒿汁，加糖搅拌，煮沸即可服食。

用法 每日2次，温热食用。

功效 清热退烧，除瘴杀痒。

适用 表证、里证所致的外感发热，阴虚发热，恶性疟疾的发热等。

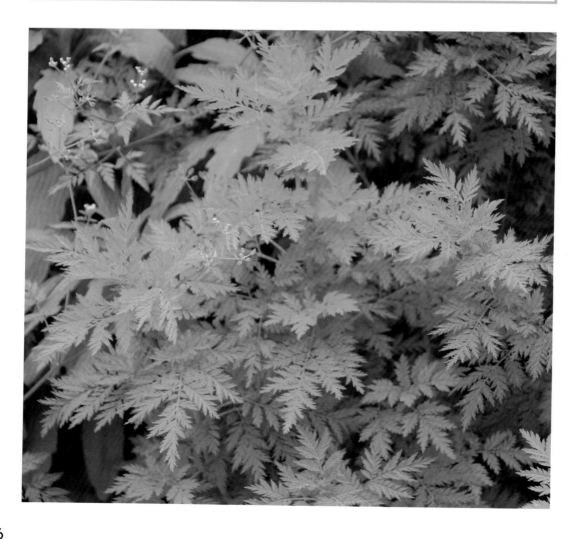

第三卷·草部

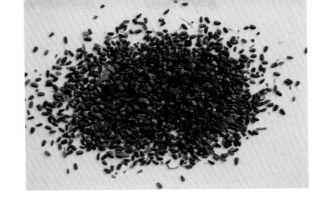

茺蔚

《本经》上品

释名 ● 益母（《本经》），益明（《本经》），猪麻（《纲目》），土质汗（《纲目》）。

子

气味 ● 辛、甘，微温，无毒。

主治 ● 明目益精，除水气，久服轻身。（《本经》）疗血逆大热，头痛心烦。（《别录》）产后血胀。（大明）舂仁生食，补中益气，通血脉，填精髓，止渴润肺。（吴瑞）治风解热，顺气活血，养肝益心，安魂定魄，调女人经脉，崩中带下，产后胎前诸病。久服令人有子。（时珍）

茎

气味 ● 藏器曰：寒。时珍曰：茎、叶味辛、微苦。花味微苦、甘。根味甘，并无毒。

主治 ● 瘾疹痒，可作浴汤。（《本经》）捣汁服，主浮肿，下水，消恶毒疔肿、乳痈丹游等毒，并敷之。又服汁，主子死腹中，及产后血胀闷。滴汁入耳中，主聤耳。捣敷蛇虺毒。（苏恭）入面药，令人光泽，治粉刺。（藏器）活血破血，调经解毒，治胎漏产难，胎衣不下，血晕血风血痛，崩中漏下，尿血泻血，宿痢痔疾，打扑内损瘀血，大便小便不通。（时珍）

附方 ●

产后血闭（不下者）：益母草汁一小盏，入酒一合，温服。（《圣惠方》）

带下赤白：益母草花开时采，捣为末。每服二钱，食前温汤下。（《集验方》）

小便尿血：益母草捣汁，服一升立瘥。此苏澄方也。（《外台秘要》）

痔疾下血：益母草叶，捣汁饮之。（《食医心镜》）

勒乳成痈：益母为末，水调涂乳上，一宿自瘥。生捣亦得。（《圣惠方》）

喉闭肿痛：益母草捣烂，新汲水一碗，绞浓汁顿饮，随吐愈。冬月用根。（《卫生易简方》）

聤耳出汁：茺蔚茎叶汁滴之。（《圣惠方》）

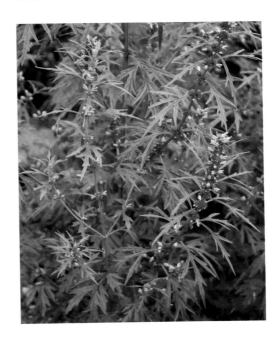

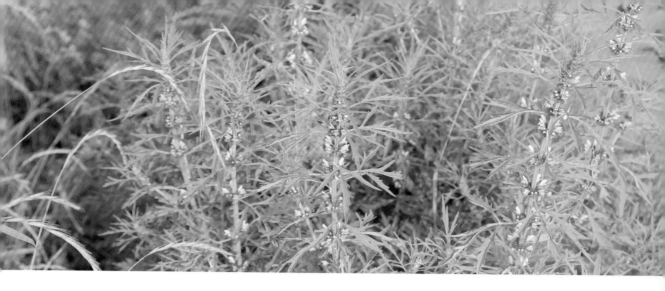

实用指南

精选验方 ●

血淋： 益母草、白茅根各30克。水煎服。

阴水水肿、尿蛋白： 益母草60克。水煎服。

痛经： 益母草30~60克，延胡索20克，鸡蛋2个。加水同煮，鸡蛋熟后去壳再煮10分钟，去药渣，吃蛋饮汤，经前一周每日1次。

闭经： 益母草、马豆、红糖各50克，老酒50毫升。炖服，连服1周。

产后血运、心气绝： 益母草适量。研绞汁，服一盏。

产后腹痛： 益母草50克，生姜30克，大枣20克，红糖15克。水煎服。

恶露不绝： 益母草、白糖各50克，黑木耳10克。水煎服。

传统药膳

益母羊肉汤

原料 益母草50克，生姜20克，羊肉300克，绍酒10毫升，葱10克，盐8克，味精6克，花生油15毫升。

制法 将羊肉洗净斩块，益母草洗净，生姜切片，葱切段。烧锅下油，将羊肉放入锅中炒至干身，铲起待用；再烧锅下油，下姜片、羊肉，放入绍酒爆香，然后加入清水、益母草，用慢火煮40分钟，放入盐、味精、葱段即成。

用法 在经前、经后各食2次。每日1次。

功效 温中散寒，健脾益气，活血祛瘀。

适用 月经不调、痛经、产后恶露不尽等。

益母草粳米粥

原料 新鲜益母草叶120克（干品减半），粳米60克，红糖30克。

制法 将新鲜益母草叶洗净，切碎，置锅中加水1000毫升，煎取汁700毫升。再将粳米淘洗干净，放锅中，兑入药汁，置大火上煮沸，倒入红糖搅匀，改用小火炖至粥成。

用法 每日2次，供餐，温热服食，连用5~7日。

功效 活血祛瘀。

适用 妇女气滞血瘀所致的月经不调、痛经、崩中漏下、瘀血腹痛等。

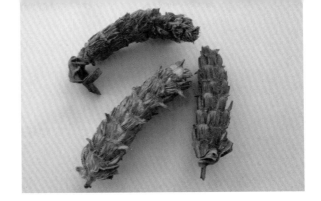

夏枯草

《本经》下品

释名 ● 夕句（《本经》），乃东（《本经》），燕面（《别录》），铁色草。

茎叶

气味 ● 苦、辛，寒，无毒。

主治 ● 寒热瘰疬鼠瘘头疮，破癥，散瘿结气，脚结湿痹，轻身。（《本经》）

附方 ●

明目补肝（肝虚目睛痛，冷泪不止，筋脉痛，羞明怕日）：夏枯草半两，香附子一两，为末。每服一钱，腊茶汤调下。（《简要济众》）

赤白带下：夏枯草，花开时采，阴干为末。每服二钱，米饮下，食前。（《徐氏家传方》）

血崩不止：夏枯草为末，每服方寸匕，米饮调下。（《圣惠方》）

汗斑白点：夏枯草煎浓汁，日日洗之。（《乾坤生意》）

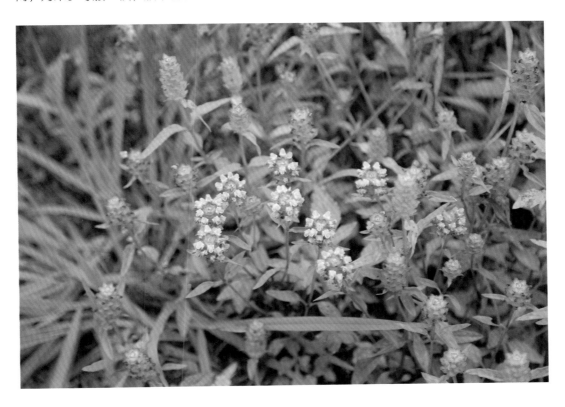

精选验方 ●

高血压病（肝肾阴虚、肝阳上亢）：夏枯草、女贞子各15克，黄芩、白芍、白蒺藜、黄菊花各10克，山楂12克，车前子、丹参各30克。水煎取药汁，每日1剂，分2次服用，连服2周，血压稳定后隔日1剂，连服4周。

甲状腺腺瘤：夏枯草、莪术、三棱各30克，昆布、海藻各40克，半夏、牡蛎各20克，黄芩、白芷各15克，穿山甲10克。把以上药物放入植物油中煎至药物为炭后，过滤，去掉药渣，重新加热药油，然后再加入樟丹调匀成膏，每4日敷1次，30日为1个疗程，一般1～2个疗程即可有效。

巩膜炎：夏枯草、野菊花各30克。水煎，分2～3次服，以愈为度。

黄疸型肝炎：夏枯草、金钱草各30克，丹参18克。水煎服，分3次服，连服7～15日，未愈，再服7日。

颈淋巴结核：夏枯草30克，百部24克，浙贝母12克，牡蛎18克。水煎服，分3次服，连服7剂即见成效。

丹毒、扁平疣：夏枯草120克。煎汤熏洗患处，每日1～2次，连用2周。

高血压病：夏枯草茎叶24克，丹参18克，黄芩12克，川牛膝9克。水煎服，早、晚2次分服。

肝热崩漏：夏枯草适量。研末，每服6克，米汤送下，每日2～3次。

痈疽肿痛：夏枯草、紫花地丁、蒲公英各30克。水煎服，分3次服，连服4～8剂。

传统药膳

夏枯草猪肉汤

原料 夏枯草6～10克，猪瘦肉30～60克。

制法 将以上2味加水适量，煮至肉熟即可。

用法 喝汤吃肉，每日2次。

功效 清肝火，散郁结，降血压。

适用 肝火上炎、目赤肿痛、高血压头痛、眩晕等。

夏枯草粥

原料 夏枯草10克，粳米50克，冰糖少许。

制法 将夏枯草洗净，入砂锅内煎煮，去渣取汁。粳米洗净，入药汁中煮粥，粥将熟时放入冰糖调味。

用法 每日2次，温热食用。

功效 清肝，散结，降血压。

适用 瘰疬、乳痈、头目眩晕、肺结核、急性黄疸型肝炎等。

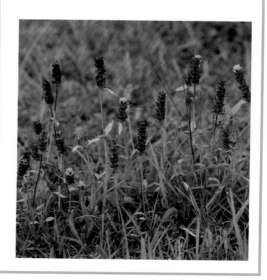

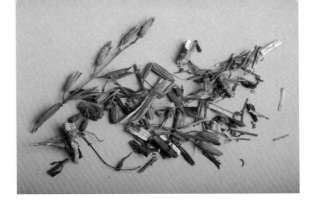

刘寄奴草

《唐本》

释名 ● 金寄奴（大明），乌藤菜（《纲目》）。

子（苗同）

气味 ● 苦，温，无毒。

主治 ● 破血下胀。多服令人下痢。（苏恭）下血止痛，治产后余疾，止金疮血，极效。（《别录》）心腹痛，下气，水胀血气，通妇人经脉癥结，止霍乱水泻。（大明）小儿尿血，新者研末服。（时珍）

附方 ●

大小便血： 刘寄奴为末，茶调空心服二钱，即止。（《集简方》）

折伤瘀血（在腹内者）： 刘寄奴、骨碎补、延胡索各一两，水二升，煎七合，入酒及童子小便各一合，顿温服之。（《千金方》）

霍乱成痢： 刘寄奴草煎汁饮。（《圣济总录》）

汤火伤灼： 刘寄奴捣末，先以糯米浆鸡翎扫上，后乃掺末。并不痛，亦无痕，大验之方。凡汤火伤，先以盐末掺之，护肉不坏，后乃掺药为妙。（《本事方》）

风入疮口肿痛： 刘寄奴为末，掺之即止。（《圣惠方》）

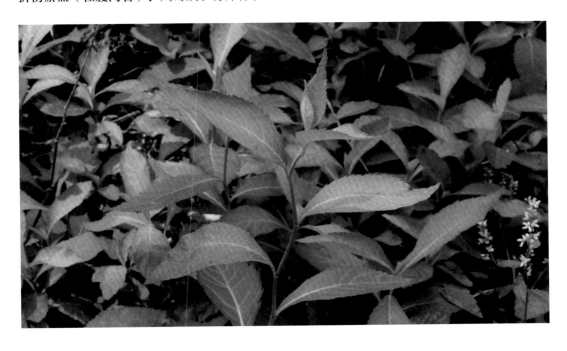

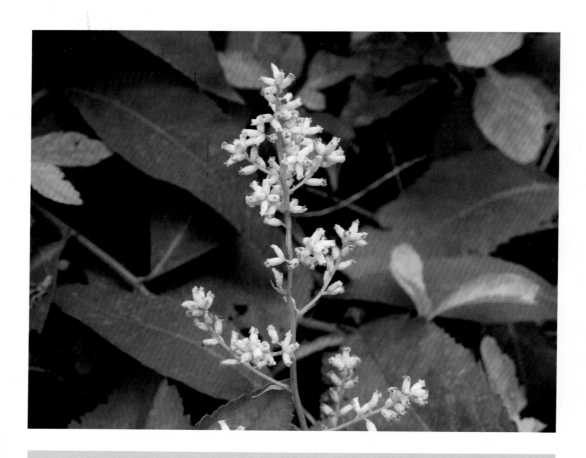

实用指南

精选验方 ●

跌打损伤： 刘寄奴15～24克。酌加黄酒或酒、水各半，炖1小时，温服，每日2次。

月经不调： 刘寄奴、益母草各15克，桃仁、千斤拔、佩兰各10克。水煎服。

烫火伤： 刘寄奴适量。捣烂取汁，涂患处。

外伤出血： 鲜刘寄奴适量。捣烂敷患处。

黄疸： 刘寄奴15克，茵陈10克。水煎服。

慢性肝炎： 刘寄奴、地耳草各15克。水煎服。

白带： 鲜刘寄奴60克。水煎服。

传统药膳

寄奴酒

原料　刘寄奴、骨碎补、玄胡索各150克，白酒2500毫升。

制法　将上药切成小块，与白酒同置入容器中，密封浸泡10日后即成。

用法　每日2次，每次10～15毫升。

功效　消肿定痛，止血续筋。

适用　跌打挫伤、瘀血肿痛等。

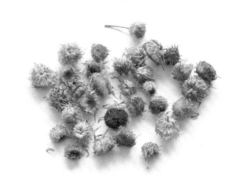

旋覆花

《本经》下品

释名 ● 金沸草（《本经》），金钱花（《纲目》），夏菊（《纲目》），戴椹（《别录》）。

花

气味 ● 咸，温，有小毒。

主治 ● 结气胁下满，惊悸，除水，去五脏间寒热，补中下气。（《本经》）主水肿，逐大腹，开胃，止呕逆不下食。（甄权）行痰水，去头目风。（宗奭）消坚软痞，治噫气。（好古）

附方 ●

中风壅滞：旋覆花洗净焙研，炼蜜丸梧子大。夜卧以茶汤下五至七丸、十丸。（《经验方》）

月蚀耳疮：旋覆花烧研，羊脂和涂之。

（《集简方》）

小儿眉癣（小儿眉毛眼睫，因癣退不生）：旋覆花、赤箭（即天麻苗）、防风各等份，为末。洗净，以油调涂之。（《总微论》）

半产漏下，虚寒相抟，其脉弦乬：旋覆花汤。用旋覆花三两，葱十四茎，新绛少许，水三升，煮一升，顿服。（《金匮要略》）

叶

主治 ● 敷金疮，止血。（大明）治疔疮肿毒。（时珍）

根

主治 ● 风湿。（《别录》）

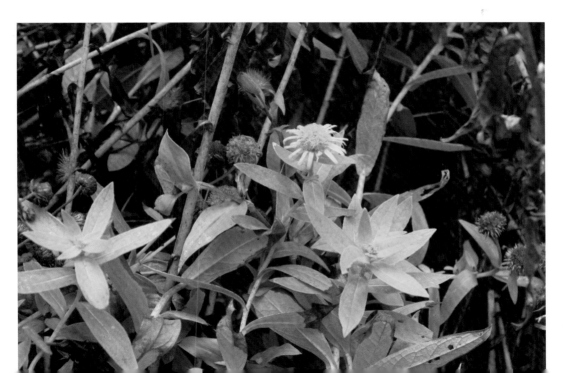

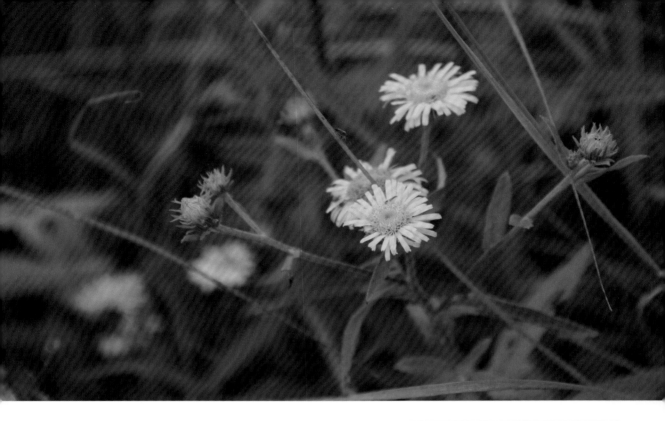

实用指南

精选验方 ●

小便不行，因痰饮留闭者：旋覆花1握。捣汁，和生白酒服。

风火牙痛：旋覆花适量。研为细末，搽牙根上，良久，去其痰涎，疼止。

胃癌胸胁胀满、食欲不振、胃痛：旋覆花、柴胡、枳壳各12克，白芍、黄药子各15克，丹参、白花蛇舌草、半枝莲各30克。水煎服，每日1剂。

慢性支气管炎兼气喘：旋覆花、百部各10克，黄芪24克，地龙6克。水煎服，每日1剂，分2次服。

传统药膳

旋覆花鲤鱼

原料　旋覆花适量，鲤鱼1条。

制法　将鱼肠去净，旋覆花放入鱼肚内，煎煮至鱼熟为度。

用法　食鱼饮汤，小便利，肿胀即消。

功效　消痰下气，软坚行水。

适用　腹胀。

旋覆花粥

原料　旋覆花、郁金各10克，葱白5根，粳米100克，丹参15克。

制法　先将旋覆花用布包扎，与丹参、郁金同入砂锅中，加适量水煎煮，取药液约1000毫升，用药液与粳米同煮成粥，待粥熟时加入葱白，搅和即可。

用法　早、晚空腹服食。

功效　活血通络，下气散结。

适用　慢性肝炎气滞血瘀、两胁胀痛、纳差食少等。

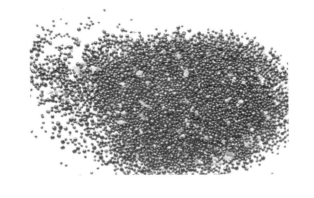

青葙

《本经》下品

释名 ● 草蒿（《本经》），萋蒿（《本经》），野鸡冠（《纲目》），子名草决明（《本经》）。

茎叶

气味 ● 苦，微寒，无毒。

主治 ● 邪气，皮肤中热，风瘙身痒，杀三虫。（《本经》）捣汁服，大疗温疠。（苏恭）止金疮血。（大明）

子

气味 ● 苦，微寒，无毒。

主治 ● 唇口青。（《本经》）治五脏邪气，益脑髓，镇肝，明耳目，坚筋骨，去风寒湿痹。（大明）治肝脏热毒冲眼，赤障青盲翳肿，恶疮疥疮。（甄权）

附方 ●

鼻衄不止（眩冒欲死）：青葙子汁三合，灌入鼻中。（《广利方》）

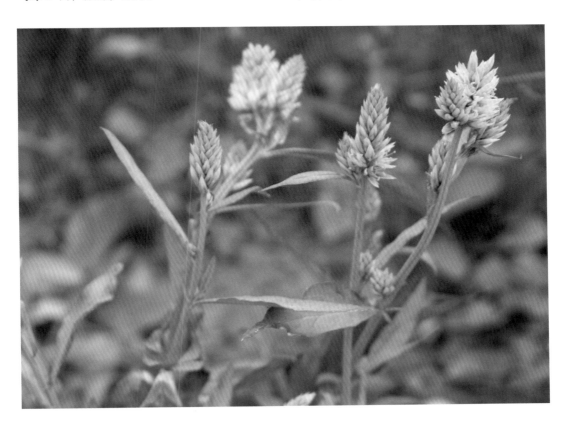

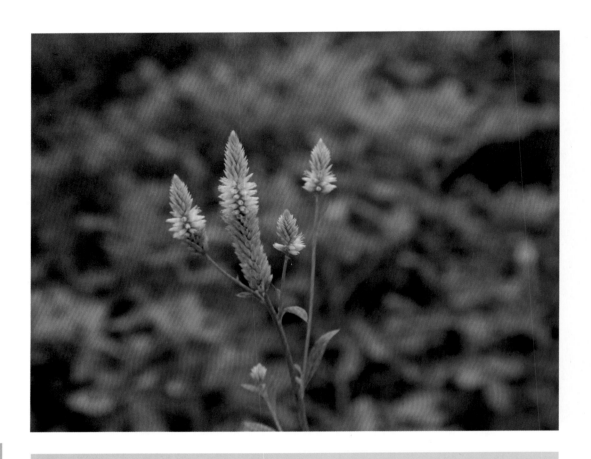

实用指南

精选验方 ●

高血压：青葙子10克，山楂片12克。泡水代茶饮用。

目赤肿痛，眼生翳膜，视物昏花，属肝火上炎：青葙子9克，菊花、龙胆草各6克。水煎服。

湿疹、皮肤瘙痒：青葙子15克。水煎服。

眼睛生翳，视物不清：青葙子50克，谷精草25克。水煎服。

视物不清：青葙子6克，夜明砂60克。蒸鸡肝或猪肝服。

慢性结膜炎：青葙子、白扁豆各15克，玄明粉（冲）4.5克，酸枣仁、茯苓各12克，密蒙花、决明子各9克。水煎服。

传统药膳

青葙子海带汤

原料　海带20克，青葙子10克。

制法　将海带、青葙子入锅，加清水2碗，煎至1碗。

用法　去渣饮汤。

功效　清肝明目。

适用　肝火头痛及高血压、眼结膜炎等。

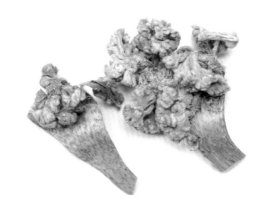

鸡冠

（宋·《嘉祐》）

释名 ● 时珍曰：以花状命名。

苗

气味 ● 甘，凉，无毒。

主治 ● 疮痔及血病。（时珍）

子

气味 ● 甘，凉，无毒。

主治 ● 止肠风泻血，赤白痢。（藏器）崩中带下，入药炒用。（大明）

花

气味 ● 同上。

主治 ● 痔漏下血，赤白下痢，崩中赤白带下，分赤白用。（时珍）

附方 ●

吐血不止：白鸡冠花，醋浸煮七次，为末。每服二钱，热酒下。（《经验方》）

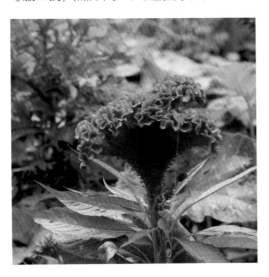

经水不止：红鸡冠花一味，晒干为末。每服二钱，空心酒调下。忌鱼腥猪肉。（孙氏《集效方》）

产后血痛：白鸡冠花，酒煎服之。（《李楼奇方》）

赤白下痢：鸡冠花煎酒服。赤用红，白用白。（《集简方》）

实用指南

精选验方 ●

鼻衄：白鸡冠花（干品）6～15克，猪肉60～120克。酌加水炖服。

痢疾：鸡冠花10克，凤尾草15克。水煎冲蜜服。

青光眼：鸡冠花、艾头、埔姜根各15克。水煎服。

血淋、大便下血、妇女赤带、月经过多：红鸡冠花适量。炒焦，研细末，每服6～10克，米汤送服。

阴道滴虫：鸡冠花（连鸡冠子）60克，蛇床子15克。水煎熏洗，每日1～2次。

功能性子宫出血、白带过多：鸡冠花15克，海螵蛸12克，白扁豆花6克。水煎服。

白带：鸡冠花（去种子）10克，白牡丹15克。水煎服，每日2～3次。

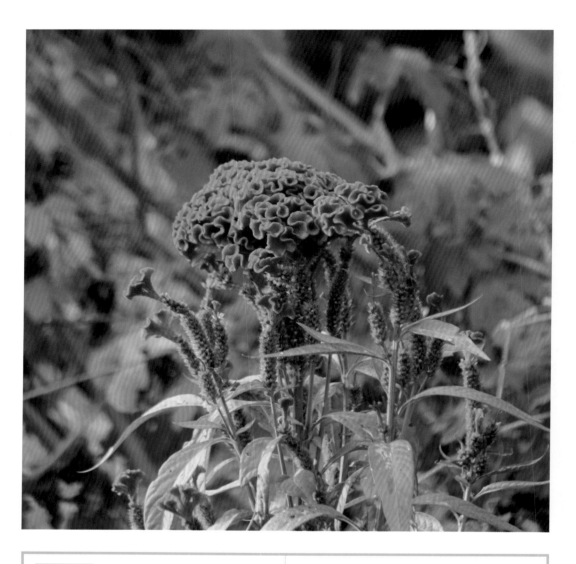

传统药膳

鸡冠花粥

原料　鲜鸡冠花15克，糯米60克。

制法　将鲜鸡冠花洗净，水煎，去渣取汁，加水与糯米同煮为粥，先用大火煮，后用小火熬。待粥稠便可食用。

用法　每日早、晚温热食服。3～5日为1个疗程。

功效　凉血止血。

适用　咳血、衄血、吐血、便血、痔疮出血、高血压、妇人赤白带下等。

白鸡冠花炖猪肺

原料　鲜白鸡冠花15～24克，猪肺250克。

制法　将鸡冠花与猪肺冲开水，共炖1小时许。

用法　饭后分2～3次服。

功效　凉血，止血，补肺。

适用　咳血、吐血等。

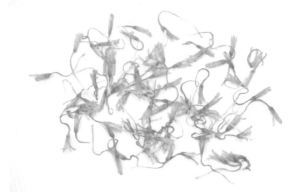

红蓝花
（宋·《开宝》）

释名 ● 红花（《开宝》），黄蓝。

花

气味 ● 辛，温，无毒。

主治 ● 产后血晕口噤，腹内恶血不尽绞痛，胎死腹中，并酒煮服。亦主蛊毒。（《开宝》）多用破留血，少用养血。（震亨）活血润燥，止痛散肿，通经。（时珍）

附方 ●

一切肿疾：红花熟，捣取汁服，不过三服便瘥。（《外台秘要》）

喉痹壅塞（不通者）：红蓝花捣，绞取汁一小升服之，以瘥为度。如冬月无生花，似干者浸湿绞汁煎服，极验。（《广利方》）

热病胎死：红花酒煮汁，饮二三盏。（《熊氏补遗》）

产后血晕、心闷气绝：红花一两，为末，分作二服，酒二盏，煎一盏，连服。如口噤，斡开灌之。或入小便，尤妙。（《子母秘录》）

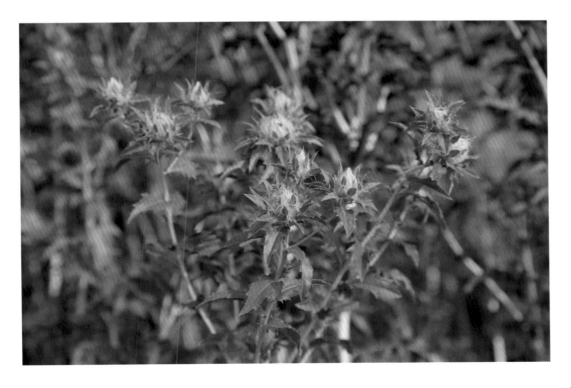

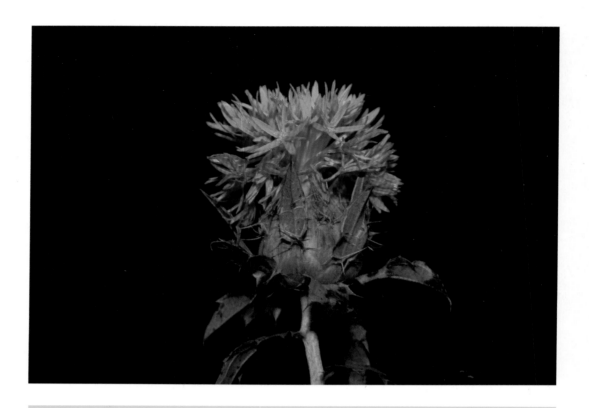

实用指南

精选验方 ●

月经不调： 红花、香附子、益母草各12克，月月红9克。水煎服，每日1剂，每日2次。

痛经： 红花15克，当归30克。水煎服，每日1剂，每日2次。

卵巢囊肿： 红花、桃仁、当归尾、赤芍各9克，川芎12克，丹参18克。水煎服，每日1剂，每日2次。

传统药膳

红花川芎粥

原料 红花、川芎各6克，粳米100克，白糖适量。

制法 先将川芎、红花煎汁、去渣，再加入淘净的粳米和白糖共煮成粥。

用法 每日2次，温热服食。

功效 行气活血止痛。

适用 冠心病、心绞痛，以及头痛、身痛。

红花木瓜酒

原料 红花75克，木瓜、桑寄生各150克，白酒2500毫升。

制法 将以上3味药捣碎，装入纱布袋扎口，放入酒坛，倒入白酒，密封坛口，浸泡10日后即成。

用法 每日2次，每次10～20毫升。

功效 活血化瘀通经，消肿止痛。

适用 腰肌劳损所致的腰痛。

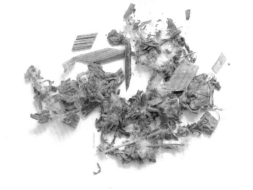

大蓟

《别录》中品

释名 ● 虎蓟（弘景），山牛蒡（《日华》），鸡项草（《图经》），千针草（《图经》），野红花（《纲目》）。

大蓟根叶

气味 ● 甘，温，无毒。

主治 ● 女子赤白沃，安胎，止吐血鼻衄，令人肥健。（《别录》）捣根绞汁服半升，主崩中血下立瘥。（甄权）叶：治肠痈，腹脏瘀血，生研，酒并小便任服。（大明）

附方 ●

小便热淋：大蓟根捣汁服。（《圣惠方》）

诸瘘不合：大蓟根、猫蓟根、酸枣根、枳根、杜衡各一把，斑蝥三分，炒为末，蜜丸枣大。日一服，并以小丸纳疮中。（《肘后方》）

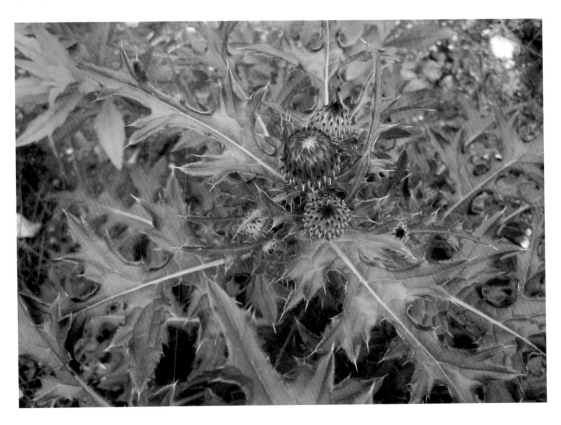

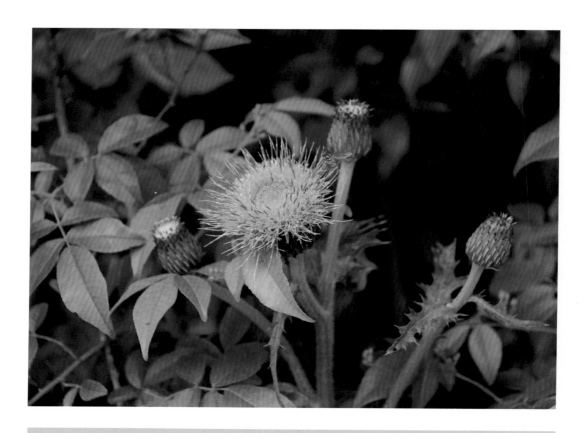

实用指南

精选验方 ●

肺热咳嗽： 大蓟30克，桑白皮、岗梅根、丝瓜络、枇杷叶各15克。水煎服。

乳糜尿： 大蓟根30克。水煎服。

肺脓肿： 鲜大蓟根、鲜鱼腥草各30克。水煎服。

肾炎水肿，阴、阳水肿： 大蓟、小蓟各150克。水煎，服汤吃菜。

带状疱疹： 大蓟、小蓟、鲜牛奶各适量。将大蓟、小蓟放在鲜牛奶中泡软后，捣成膏状外敷。

鼻衄： 大蓟10克，侧柏叶、鸡冠花各15克。水煎服。

妇女月经过多、倒经： 大蓟根、生地黄、栀子炭、黄芩、白芍各10克。水煎服。

传统药膳

大小蓟薄荷蜜

原料 大蓟、小蓟各18克，薄荷9克，蜂蜜适量。

制法 将大蓟、小蓟、薄荷洗净，入锅，加水适量，煎煮2次，合并滤汁即成。

用法 上、下午分别服用，或佐餐食用。

功效 清热化湿，凉血止血，散瘀抗癌。

适用 湿热瘀毒型子宫颈癌等。

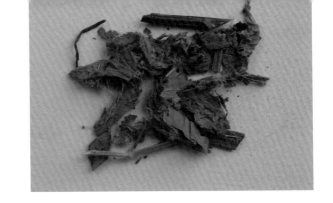

小蓟

气味 甘，温，无毒。

主治 养精保血。（《别录》）破宿血、生新血、暴下血血崩、金疮出血、呕血等，绞取汁温服。作煎和糖，合金疮，及蜘蛛蛇蝎毒，服之亦佳。（藏器）治热毒风，并胸膈烦闷，开胃下食，退热，补虚损。苗：去烦热，生研汁服。（大明）作菜食，除风热。夏月热烦不止，捣汁半升服，立瘥。（孟诜）

附方

心热吐血（口干）：用小蓟叶及根，捣绞取汁，每顿服二小盏。（《圣惠方》）

卒泻鲜血：小蓟叶捣汁，温服一升。（《梅师方》）

堕胎下血：小蓟根叶、益母草各五两，水二大碗，煮汁一碗，再煎至一盏，分二服，一日服尽。（《圣济总录》）

鼻塞不通：小蓟一把，水二升，煮取一升，分服。（《外台秘要》）

癣疮作痒：小蓟叶捣汁服之。（《千金方》）

妇人阴痒：小蓟煮汤，日洗三次。（《广济方》）

疔疮恶肿：小蓟四两，乳香一两，明矾五钱，为末。酒服二钱，出汁为度。（《普济方》）

实用指南

精选验方

吐血：小蓟、侧柏叶、大蓟各10克，仙鹤草、栀子（炒焦）各15克。水煎服。

血尿，小便不利：鲜小蓟根30克，海金沙藤20克。水煎服，每日1剂，连服3～5日。

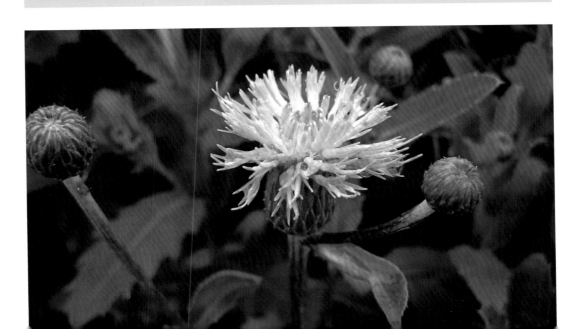

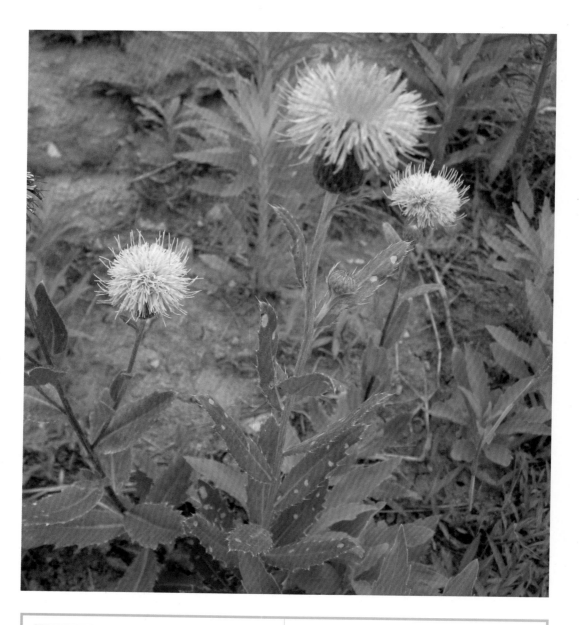

传统药膳

小蓟伏龙肝茶

原料　小蓟80克，伏龙肝30克。

制法　将小蓟与伏龙肝同入锅中，加水适量，煎汤取汁即成。

用法　代茶饮之，不拘时间。

功效　清热凉血，补土摄血。

适用　血热或气虚所致的倒经。

小蓟炖肉

原料　小蓟（鲜）1把，猪瘦肉120克。

制法　将小蓟洗净，猪肉洗净、切块。2者一同入水，大火烧沸，再改用小火煮至肉熟烂。

用法　食肉喝汤。

功效　清热凉血，补虚。

适用　哮吼喘息或盐水呛肺。

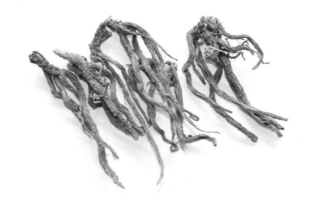

续断

《本经》上品

释名 属折（《本经》），接骨（《别录》），龙豆（《本经》），南草（《别录》）。

根

气味 苦，微温，无毒。

主治 伤寒，补不足，金疮痈疡折跌，续筋骨，妇人乳难。久服益气力。（《本经》）妇人崩中漏血，金疮血内漏，止痛生肌肉，及踠伤恶血腰痛，关节缓急。（《别录》）去诸温毒，通宣血脉。（甄权）助气，补五劳七伤，破癥结瘀血，消肿毒，肠风痔瘘，乳痈瘰疬，妇人产前后一切病，胎漏，子宫冷，面黄虚肿，缩小便，止泄精尿血。（大明）

附方

小便淋沥： 生续断捣绞汁服，即马蓟根也。（《初虞世古今录验》）

妊娠胎动（两三月堕，预宜服此）： 川续断酒浸，杜仲姜汁炒去丝，各二两，为末，枣肉煮烂杵和丸梧子大。每服三十丸，米饮下。

产后诸疾（血晕，心闷烦热，厌厌气欲绝，心头硬，乍寒乍热）： 续断皮一握，水三升，煎二升，分三服。如人行一里，再服。无所忌。此药救产后垂死。（《子母秘录》）

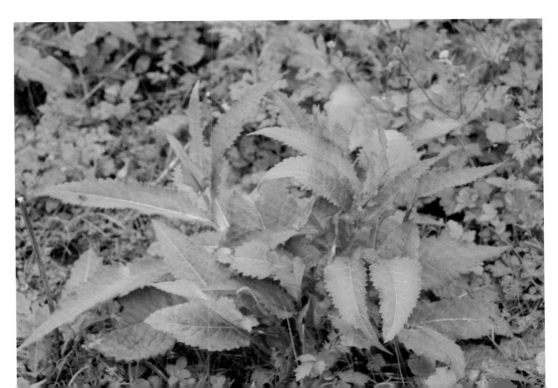

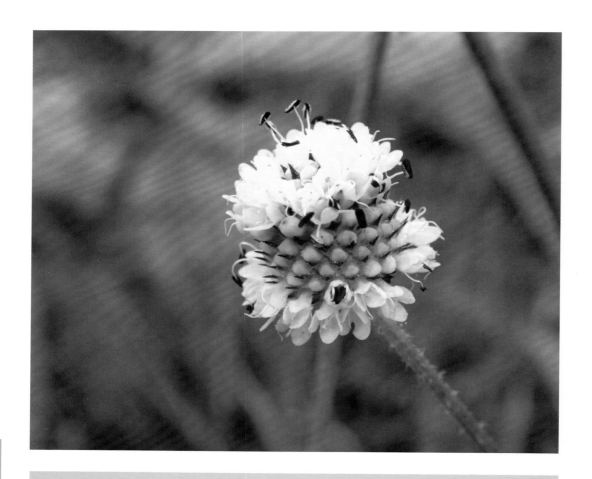

实用指南

精选验方 ●

补肾、养血、安胎：续断、桑寄生、阿胶各60克，菟丝子125克。水煎服。

水肿：续断根适量。炖猪腰子食。

先兆流产：续断、菟丝子、孩儿参、白芍各15克，桑寄生、阿胶、山药各10克，炙甘草3克。每日1剂，水煎服。

传统药膳

续骨糖蟹糕

原料 续断、骨碎补各6克，白糖30克，鲜活河蟹250～300克。

制法 将续断、骨碎补混合粉碎，过100目筛备用；鲜活河蟹去泥污，连壳捣碎，以细纱布过滤取汁，装入碗中，加入续断、骨碎补及白糖；锅中加少许水，把碗放入锅中蒸30分钟，呈糕状即成。

用法 温服，每日1次，晚间服用。7日为1个疗程。

功效 接骨续筋。

适用 各种骨折。

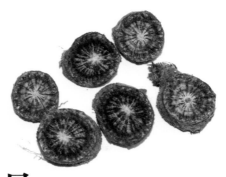

漏芦《本经》上品

释名 ● 野兰（《本经》），荚蒿（苏恭），鬼油麻（《日华》）。

根苗

气味 ● 咸，寒，无毒。

主治 ● 皮肤热毒，恶疮疽痔，湿痹，下乳汁。久服轻身益气，耳目聪明，不老延年。（《本经》）止遗溺，热气疮痒如麻豆，可作浴汤。（《别录》）通小肠，泄精尿血，肠风，风赤眼，小儿壮热，扑损，续筋骨，乳痈瘰疬金疮，止血排脓，补血长肉，通经脉。（大明）

附方 ●

冷劳泻痢： 漏芦一两，艾叶（炒）四两，为末。米醋三升，入药末一升，同熬成膏，入后末和丸梧子大，每温水下三十丸。（《圣济总录》）

白秃头疮： 五月收漏芦草，烧灰，猪膏和涂之。（《圣济总录》）

实用指南

精选验方 ●

肥胖症： 漏芦、决明子、泽泻、荷叶、汉防己各15克。水煎浓缩至100毫升，每日2次，服药1周。

功能性子宫出血： 漏芦、地榆、三颗针、广升麻各15克。水煎服。

蛋白尿： 漏芦、白茅根、黄柏、山楂、甘草各20克。水煎服，每日1剂。

传统药膳

猪蹄漏芦汤

原料 漏芦15克，猪蹄2只，通草5克，姜块10克，葱3根，花椒12粒，绍酒10毫升，盐6克，味精2克。

制法 将猪蹄去残毛，洗净，用刀劈开或砍成小块；漏芦、通草洗净，共煎，去净残渣和沉淀；姜、葱洗净，姜拍破，葱挽结。猪蹄块放入砂罐内，加清水适量，置旺火上烧开，撇净血泡，再加入姜、葱、花椒和药汁，改为中火炖至猪蹄刚熟，以小火炖熟透，加入味精、盐调味即成。

不拘时饮汤食蹄肉。

通乳汁。

乳汁不下。

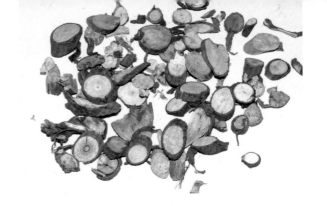

苎麻

《别录》下品

根

气味 ● 甘，寒，无毒。

主治 ● 安胎，贴热丹毒。（《别录》）治心膈热，漏胎下血，产前后心烦，天行热疾，大渴大狂。（大明）沤苎汁，止消渴。（《别录》）

附方 ●

痰哮咳嗽：苎麻根煅存性，为末，生豆腐蘸三五钱，食即效。未全，可以肥猪肉二三片蘸食，甚妙。（《医学正传》）

小便不通：用苎麻根、蛤粉各半两，为末。每服二钱，空心新汲水下。（《圣惠方》）另方用苎麻根洗研，摊绢上，贴少腹连阴标，须臾即通。（《摘玄方》）

小便血淋：苎麻根煎汤频服，大妙。亦治诸淋。（《圣惠方》）

肛门肿痛：生苎麻根捣烂，坐之良。（《濒湖集简方》）

脱肛不收：苎麻根捣烂，煎汤熏洗之。（《圣惠方》）

五色丹毒：苎麻根煮浓汁，日三浴之。（《外台秘要》）

鸡鱼骨鲠：用苎麻根捣汁，以匙挑灌之，立效。（《谈野翁试验方》）另方用野苎麻根捣碎，丸如龙眼大，鱼骨鱼汤下，鸡骨鸡汤下。（《医方大成》）

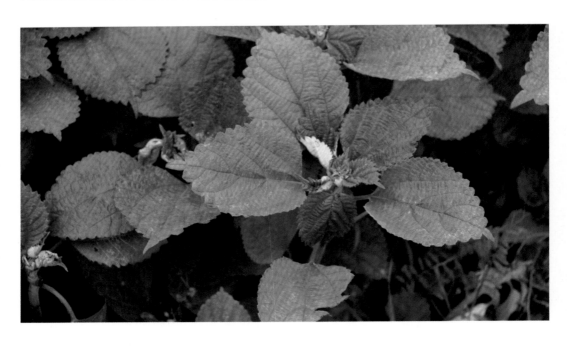

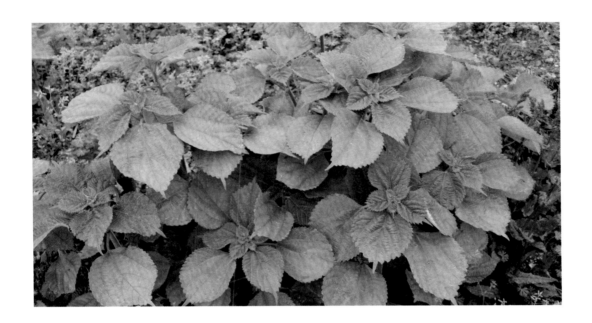

精选验方 ●

哮喘：苎麻根、砂糖各适量。同煮烂，时时嚼咽下。

蛇咬伤：鲜苎麻根适量。捣烂罨包。

跌打损伤：苎麻根、野麻草各30克。水煎服。

胎动不安：苎麻根、白葡萄干各15克，莲子30克。水煎服。

金疮折损：苎麻叶（五月收取）适量。和石灰捣作团，晒干，研末敷。

外伤出血：苎麻叶、地衣毛各适量。晒干研粉外用。

传统药膳

苎麻粥

原料 生苎麻根30克，陈皮炒10克，大麦仁、粳米各50克，盐少许。

制法 先煎苎麻根、陈皮，去渣取汁，后入粳米及大麦仁煮粥，临熟，入盐拌匀即可。

用法 分作2服，每日空腹趁热食。

功效 凉血，止血，安胎。

适用 血热崩漏、妊娠胎动下血及尿血、便血等。

苎麻鲤鱼粥

原料 苎麻根、糯米各50克，鲜鲤鱼1条（约500克），葱、姜、油、盐各适量。

制法 将鲤鱼常法治净，切片煎汤，再取苎麻根加水200毫升，煎至100毫升，去渣留汁，入鲤鱼汤中，并加糯米、葱、姜、油、盐，煮成稀稠粥。

用法 每日早、晚趁热服食，3～5日为1个疗程。

功效 健脾，补肾，安胎。

适用 脾肾两亏所致的胎动不安、胎漏下血等。

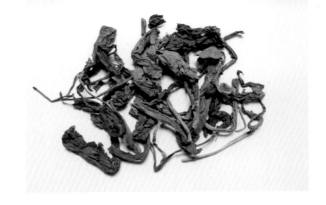

大青

《别录》中品

释名 ● 时珍曰：其茎叶皆深青，故名。

茎叶

气味 ● 苦，大寒，无毒。

主治 ● 时气头痛，大热口疮。（《别录》）除时行热毒，甚良。（弘景）治温疫寒热。（甄权）治热毒风，心烦闷，渴疾口干，小儿身热风疹，及金石药毒。（大明）主热毒痢，黄疸、喉痹、丹毒。（时珍）

附方 ●

喉风喉痹： 大青叶捣汁灌之，取效止。（《卫生易简方》）

小儿口疮： 大青十八铢，黄连十二铢，水三升，煮一升服。一日二服，以瘥为度。（《千金方》）

热病下痢（困笃者）： 大青汤，用大青四两，甘草、赤石脂各三两，胶二两，豉八合，水一斗，煮三升，分三服，不过二剂瘥。（《肘后方》）

**肚皮青黑（小儿卒然肚皮青黑，乃血气失

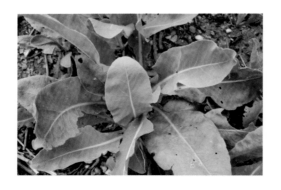

养，风寒乘之，危恶之候也）：** 大青为末，纳口中，以酒送下。（《保幼大全方》）

实用指南

精选验方 ●

流行性乙型脑炎： 大青叶30克。加适量水煎取100毫升，1岁以下每次10～20毫升，1～5岁每次50毫升，11～13岁每次80毫升，每4小时服1次，一般退热后2～3日停药。

小儿上呼吸道感染： 大青叶30克。加水40毫升煎至10毫升，再加水30毫升煎至10毫升，两次煎液混合，3岁以上者每次6毫升（每毫升相当于生药3克），每日3～6次。

百日咳： 大青叶9克，龙胆草6克，山栀子3克，知母5克，白茅根、藕节、竹茹、前胡各6克。水煎60毫升，每日3次，此为6个月至1岁量，可随年龄大小酌情增减。

肛门尖锐湿疣： 大青叶30克，马齿苋、蒲公英、白花蛇舌草、败酱草各20克，板蓝根15克，生甘草10克。加水3000毫升，煎至1000毫升，去渣，于患处先熏后洗，每次10～15分钟，每日2～3次，7日为1个疗程。

大青银花茶

原料　大青叶（干品）20克，金银花20克，茶叶5克。

制法　将以上3味药加水煎茶，或以沸水冲泡10分钟，即可。

用法　每日1剂，不拘时饮服。

功效　清热祛暑，化浊解毒，生津止渴。

适用　暑热、流行性乙型脑炎等。

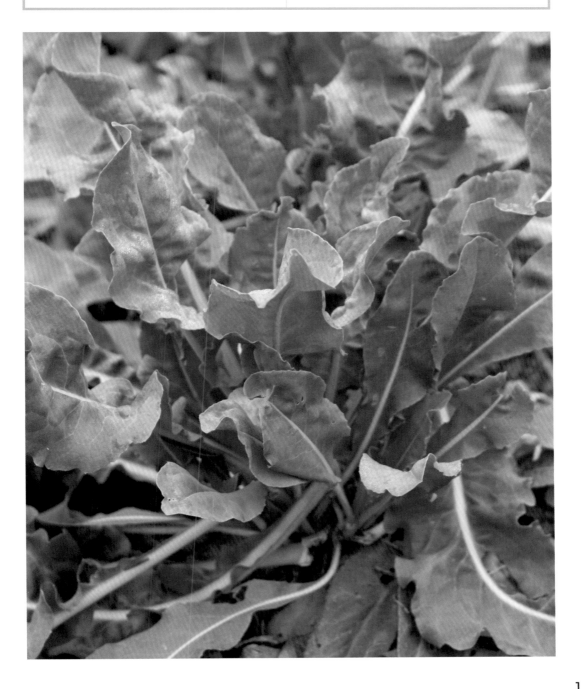

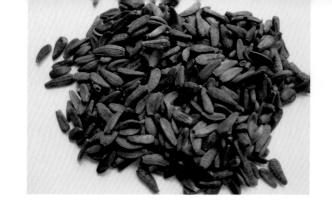

恶实

《别录》中品

释名 ● 鼠粘（《别录》），牛蒡（《别录》），大力子（《纲目》），便牵牛（《纲目》），蝙蝠刺。

子

气味 ● 辛，平，无毒。

主治 ● 明目补中，除风伤。（《别录》）风毒肿，诸瘘。（藏器）吞一枚，出痈疽头。（苏恭）炒研煎饮，通利小便。（孟诜）润肺散气，利咽膈，去皮肤风，通十二经。（元素）消斑疹毒。（时珍）

附方 ●

风水身肿（欲裂）： 鼠粘子二两，炒研为末。每温水服二钱，日三服。（《圣惠方》）

头痛连睛： 鼠粘子、石膏各等份，为末，茶清调服。（《医方摘要》）

咽喉痘疹： 牛蒡子二钱，桔梗一钱半，粉甘草节七分，水煎服。（《痘疹要诀》）

妇人吹乳： 鼠粘二钱，麝香少许，温酒细吞下。（《袖珍方》）

根、茎

气味 ● 苦，寒，无毒。

主治 ●

伤寒寒热汗出，中风面肿，消渴热中，逐水。久服轻身耐老。（《别录》）根：主牙齿痛，劳疟诸风，脚缓弱风毒，痈疽，咳嗽伤肺，肺壅疝瘕，冷气积血。（苏恭）根：浸酒服，去风及恶疮。和叶捣碎，敷杖疮金疮，永不畏风。（藏器）主面目烦闷，四肢不健，通十二经脉，洗五脏恶气。可常作菜食，令人身轻。（甄权）切根拌豆面作饮食，消胀壅。茎叶煮汁作浴汤，去皮间习习如虫行。又入盐花生捣，揩一切肿毒。（孟诜）

附方 ●

头风白屑： 牛蒡叶捣汁，熬稠涂之。至明，皂荚水洗去。（《圣惠方》）

喉中热肿： 鼠粘根一升，水五升，煎一升，分三服。（《延年方》）

小儿咽肿： 牛蒡根捣汁，细咽之。（《普济方》）

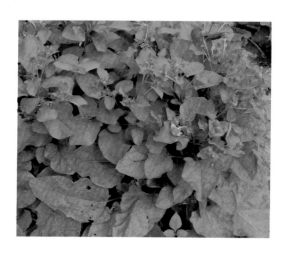

热毒牙痛（热毒风攻头面，齿龈肿痛不可忍）：牛蒡根一斤捣汁，入盐花一钱，银器中熬成膏。每用涂齿龈下，重者不过三度瘥。（《圣惠方》）

项下瘰疬：鼠粘子根一升，水三升，煮取一升半，分三服。或为末，蜜丸常服之。（《救急方》）

耳卒肿痛：牛蒡根切，绞汁二升，银锅内熬膏涂之。（《圣济总录》）

诸疮肿毒：牛蒡根三茎洗，煮烂捣汁，入米煮粥，食一碗，甚良。（《普济方》）

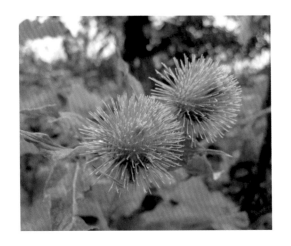

实用指南

精选验方 ●

急性中耳炎：鲜牛蒡根适量。捣烂榨汁滴耳，每日数次。

胃痉挛痛：鲜牛蒡根适量。捣烂绞汁，温饮半杯，每日2～3次。

虚弱，脚软无力：牛蒡根200克，鸡肉、猪肉各适量。同炖服。

痔疮：牛蒡子根、漏芦根、嫩猪大肠各适量。同炖服。

头晕痛：牛蒡子根200克，老人头（酒洗）50克。熬水服。

咽喉痛：牛蒡6克，桔梗、甘草各3克。水煎去渣，频频含咽。

老年性血管硬化，预防中风：牛蒡根适量。煮粥常食。

传统药膳

恶实菜汁

原料 恶实菜500克，盐、蒜汁、姜汁、米醋、豆豉汁各适量。

制法 将恶实菜洗净入砂锅内，加适量水，煮沸1分钟后即取出，用凉开水浸一下，再用净纱布绞取汁，放入干净杯内，加入盐、蒜汁、姜汁、米醋、豆豉汁调和即成。

用法 分2次饮完。

功效 疏风清热，解毒消肿，利咽。

适用 外感风热、咽喉肿痛、热毒疮肿、疟腮等。

牛蒡酒

原料 牛蒡子15克，茵陈1.5克，茯苓、干姜各7.5克，川椒、大麻子、杜若各5克，石斛、枸杞子、牛膝、大豆、侧子各10克。

制法 将以上几味药细锉，以生绢袋盛，纳瓷瓶中，以好酒1000毫升浸，密封7日后开瓶即用。

用法 每于食前，暖10毫升饮用。

功效 祛风除湿。

适用 风湿气，腰间疼痛、坐卧不安等。

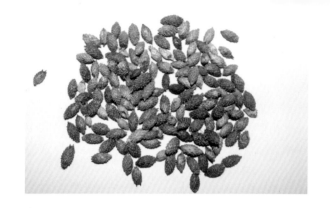

枲耳

《本经》中品

释名 ● 苍耳（《尔雅》），猪耳（《纲目》），喝起草（《纲目》），野茄（《纲目》）。

实

气味 ● 甘，温，有小毒。

主治 ● 风头寒痛，风湿周痹，四脚拘挛痛，恶肉死肌，膝痛。久服益气。（藏器）治肝热，明目。（甄权）治一切风气，填髓暖腰脚，治瘰疬疥疮及瘙痒。（大明）炒香浸酒服，去风补益。（时珍）

附方 ●

久疟不瘥：苍耳子，或根茎亦可，焙研末，酒糊丸梧子大。每酒服三十丸，日二服。生者捣汁服亦可。（《朱氏集验方》）

大腹水肿（小便不利）：苍耳子灰、葶苈末各等份。每服二钱，水下，日二服。（《千金方》）

风湿挛痹（一切风气）：苍耳子三两，炒为末，以水一升半，煎取七合，去滓呷之。（《食医心镜》）

牙齿痛肿：苍耳子五升，水一斗，煮取五升，热含之。冷即吐去，吐后复合，不过一剂瘥。茎叶亦可，或入盐少许。（孙真人《千金翼方》）

眼目昏暗：苍耳实一升，为末，白米半升做粥，日食之。（《普济方》）

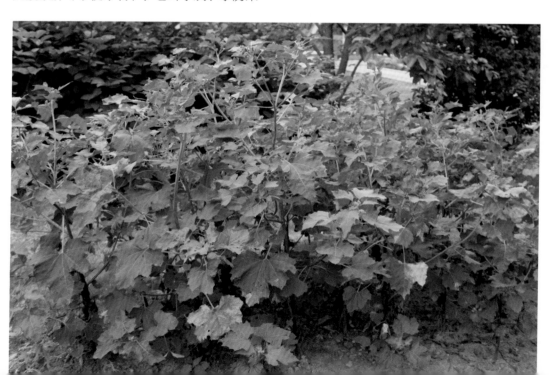

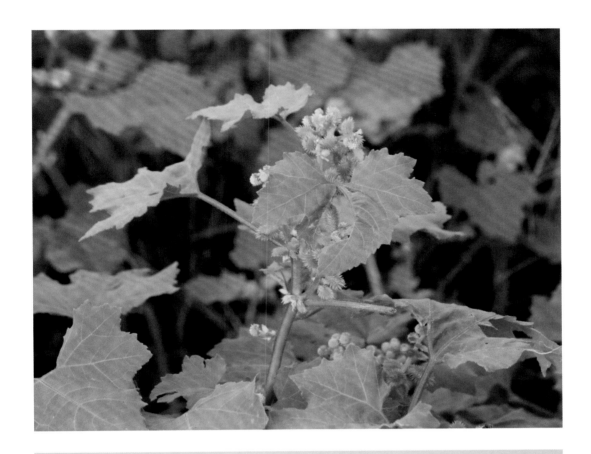

精选验方 ●

鼻窦炎引起的头痛： 苍耳子15克。炒黄，水煎当茶饮。

各种鼻炎、鼻窦炎、额窦炎： 苍耳子适量。小火炒至微黄，水煎或加水蒸，口服。

中耳炎： 苍耳子、冰片各适量。用香油热榨后滴耳。

外痔： 苍耳子100克，白矾6克，花椒10克。水煎熏洗。

鼻渊流涕： 苍耳子适量。炒研为末，每白汤点服1次，每次10克。

顽固性牙痛： 苍耳子6克。焙黄去壳，研末，与一个鸡蛋和匀，不放油盐，炒熟食之，每日1次，连服3剂。

传统药膳

苍耳子粥

原料 苍耳子10克，粳米50克。

制法 先煮苍耳子，去渣取汁，再入米煮粥。

用法 早餐食用。

功效 散风除湿。

适用 因风湿上扰引起的头痛、鼻渊，或因湿热下注引起的老年痔疮，以及风湿阻痹所致之肢体作痛或皮肤瘙痒等。

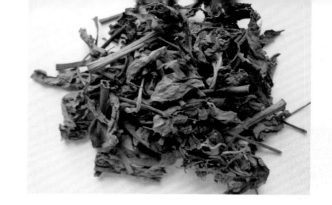

豨莶

《唐本》

释名 ● 希仙（《纲目》），猪膏莓（《唐本》），虎膏（《唐本》）。

气味 ● 苦，寒，有小毒。

主治 ● 主久疟痰阴，捣汁服取吐。捣敷虎伤、狗咬、蜘蛛咬、蚕咬、蠼螋溺疮。（藏器）治肝肾风气，四肢麻痹，骨痛膝弱，风湿诸疮。（时珍）

附方 ●

痈疽肿毒（一切恶疮）：豨莶草端午采者一两，乳香一两，白矾烧半两，为末。每服二钱，热酒调下。毒重者连进三服，得汗妙。（《乾坤秘韫》）

发背疔疮：豨莶草、五叶草即五爪龙、野红花即小蓟、大蒜各等份，擂烂，入热酒一碗，绞汁，得汗立效。（《乾坤秘韫》）

疔疮肿毒：端午采豨莶草，日干为末。每服半两，热酒调下。汗出即愈，极有效验。（《集简方》）

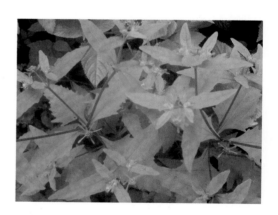

精选验方 ●

风寒湿痹：豨莶草、伸筋草各30克，老鹳草20克。水煎服。

疟疾：豨莶草（干品）30克。水煎服，每日1剂，分2次服，连服3日。

风气行于肠胃泄泻：豨莶草适量。研为末，醋糊丸，梧子大，每服30丸，白汤下。

肠风下血：豨莶叶适量。酒蒸后研为末，炼蜜丸，每服9克，白汤下。

黄疸型肝炎：豨莶草30克，车前草、金钱草各15克，栀子9克。水煎服。

高血压：豨莶草、夏枯草、臭梧桐各9克。水煎服。

痈疽肿毒：豨莶草、乳香各30克，白矾15克。同研为细末，口服，每次6克，热酒调下。

风湿性关节炎、高血压：豨莶草、臭梧桐各等份。共研粉，水泛丸，每服5克，黄酒送服，每日3次。

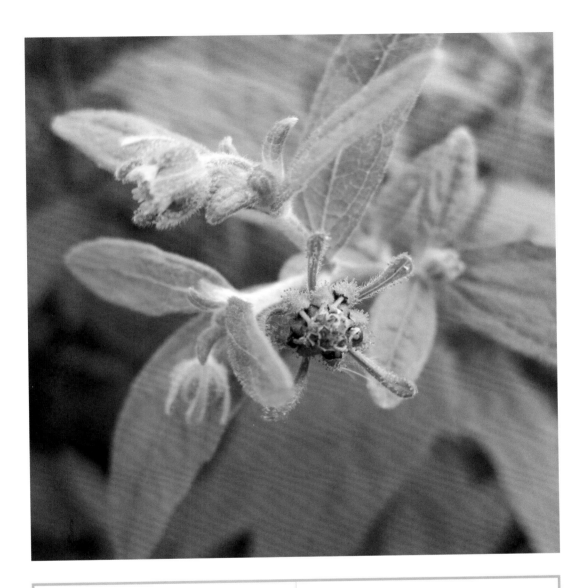

豨莶根炖猪蹄

原料　豨莶根60克，猪蹄1个，黄酒100毫升。

制法　将以上3味同放入适量水中，小火炖至猪蹄熟烂。

用法　每日分2次食用。

功效　祛风除湿，舒筋活络。

适用　风湿痹痛、筋骨不利、肌肤麻木等。

风痛神效药酒

原料　豨莶草（法制）、当归、十大功劳根皮各30克，牛膝、生地黄、金银花各15克。

制法　将以上6味药浸入陈老酒中，1周后使用。

用法　每次饮酒15～30毫升。

功效　祛风活络，补肾养血。

适用　风痛。

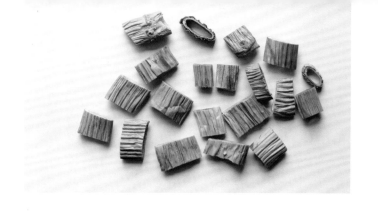

芦

《别录》下品

根

气味 ● 甘，寒，无毒。

主治 ● 消渴客热，止小便利。（《别录》）
疗反胃呕逆不下食，胃中热，伤寒内热，弥
良。（苏恭）解大热，开胃，治噎哕不止。
（甄权）寒热时疾烦闷，泻痢人渴，孕妇心
热。（大明）

笋

气味 ● 小苦，冷，无毒。

主治 ● 膈间客热，止渴，利小便，解河豚及
诸鱼蟹毒。（宁原）解诸肉毒。（时珍）

附方 ●

骨蒸肺痿（不能食者，苏游芦根饮主之）：
芦根、麦冬、地骨皮、生姜各十两、橘皮、
茯苓各五两，水二斗，煮八升，去滓，分五
服，取汗乃瘥。（《外台秘要》）

呕哕不止（厥逆者）：芦根三斤切，水煮浓
汁，频饮二升。必效，若以童子小便煮服，
不过三服愈。（《肘后方》）

反胃上气：芦根、茅根各二两，水四升，煮
二升，分服。（《千金方》）

霍乱烦闷：芦根三钱，麦冬一钱，水煎服。
（《千金方》）

霍乱胀痛：芦根一升，生姜一升，橘皮五
两，水八升，煎三升，分服。（《圣惠方》）

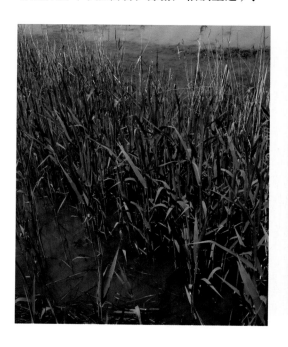

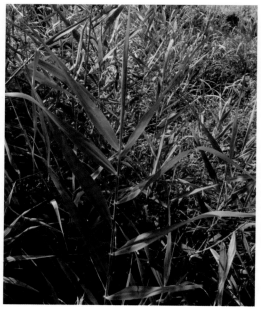

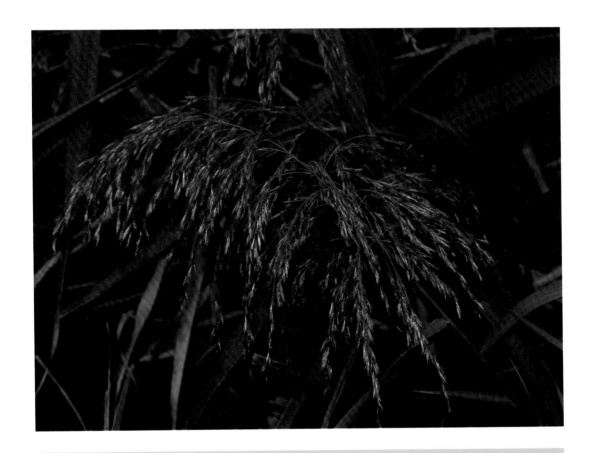

精选验方 ●

小儿慢性支气管炎：鲜芦根30克，薏苡仁、冬瓜子各12克，杏仁、桃仁、白前、前胡各4.5克，莱菔子、紫苏子、木蝴蝶各6克，胆南星3克。水煎服。

肺脓肿：芦根、薏苡仁、冬瓜子各30克，桔梗、金银花各9克。水煎服。

麻疹初起，疹出不透：芦根30克，浮萍、葛根各10克。水煎服。

热病口渴：鲜芦根、葛根各60克，狗肝菜30克。水煎服。

小便赤涩、小便涩疼、口干渴：鲜芦根60克，车前草、白茅根各30克。水煎服。

牙龈出血：芦根适量。水煎，代茶饮。

传统药膳

生芦根粥

原料　生芦根30克（洗净），粳米50克。

制法　先用水煮芦根，取汁去滓，用汁煮米做粥。

用法　可供早、晚服食。

功效　清热生津，除烦止呕。

适用　热病烦渴、胃热呕吐、噎膈、反胃等。

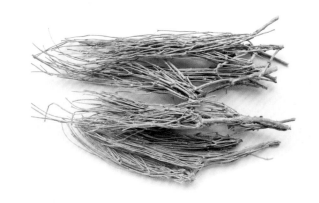

麻黄

《本经》中品

释名 ● 龙沙（《本经》），卑相（《别录》），卑盐（《别录》）。

茎

气味 ● 苦，温，无毒。

主治 ● 中风伤寒头痛，温疟，发表出汗，去邪热气，止咳逆上气，除寒热，破症坚积聚。（《本经》）五脏邪气缓急，风胁痛，字乳余疾，止好唾，通腠理，解肌，泄邪恶气，消赤黑斑毒。不可多服，令人虚。（《别录》）治身上毒风疹痹，皮肉不仁，主壮热温疫，山岚瘴气。（甄权）通九窍，调血脉，开毛孔皮肤。（大明）去营中寒邪，泄卫中风热。（元素）散赤目肿痛，水肿风肿，产后血滞。（时珍）

附方 ●

伤寒黄疸（表热者）： 麻黄醇酒汤主之。麻黄一把，去节绵裹，美酒五升，煮取半升，顿服取小汗。春月用水煮。（《千金方》）

风痹冷痛： 麻黄去根五两，桂心二两，为末，酒二升，慢火熬如饧。每服一匙，热酒调下，至汗出为度。避风。（《圣惠方》）

根节

气味 ● 甘，平，无毒。

主治 ● 止汗，夏月杂粉扑之。（弘景）

附方 ●

盗汗阴汗： 麻黄根、牡蛎粉为末，扑之。

盗汗不止： 麻黄根、椒目各等份，为末。每服一钱，无灰酒下。外以麻黄根、故蒲扇为末，扑之。（《奇效良方》）

小儿盗汗： 麻黄根三分，故蒲扇灰一分，为末。以乳服三分，日三服。仍以干姜三分同为末，三分扑之。（《古今录验》）

产后虚汗： 黄芪、当归各一两，麻黄根二两。每服一两，煎汤下。

阴囊湿疮（肾有劳热）： 麻黄根、石硫黄各一两，米粉一合，为末，敷之。（《千金方》）

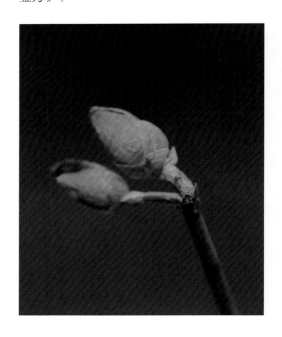

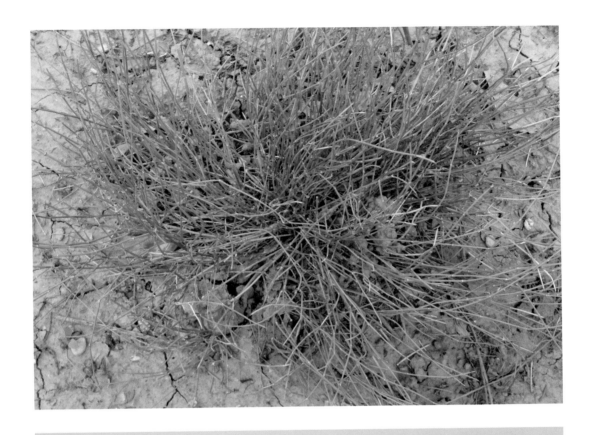

精选验方 ●

冬天久咳: 麻黄60克,胡椒20粒,老姜15克。研为细末,然后与米酒、面粉再炒至饼状,贴于患者后背上,每日换药1次,连续贴数日,以愈为度。

过敏性哮喘: 麻黄5克,炒杏仁10克(捣碎),生石膏20克,甘草6克,五味子9克(捣碎),陈皮3克。水煎服,每日1剂。

脚臭: 麻黄根30克,丁香、木香、黄柏各15克。水煎,每日用以洗脚3~4次。

风寒感冒: 麻黄30克,生石膏60克。共研细末,每服9克,盖被取汗。

荨麻疹: 麻黄、蝉衣、槐花、黄柏、乌梅、板蓝根、甘草、生大黄各10克。水煎服。

头痛发热(恶风无汗而喘): 麻黄9克,桂枝6克,炙甘草3克,杏仁10克。水煎服发汗。

传统药膳

麻黄粥

原料　麻黄10克,糯米1匙,豉汁10毫升。

制法　以水1500毫升,煮麻黄,去沫,取汁750毫升,去滓,后入米50克,豉汁60毫升,煮为稀粥。

用法　不计时候,顿服。衣覆取汗。

功效　发汗解表。

适用　时气一日、初觉等。

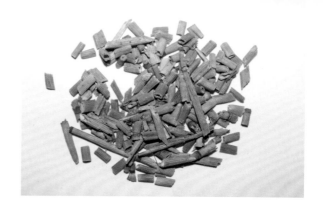

木贼

（宋·《嘉祐》）

释名 ● 时珍曰：此草有节，面糙涩。治木骨者，用之磋擦则光净，犹云木之贼也。

茎

气味 ● 甘，微苦，无毒。

主治 ● 目疾，退翳膜，消积块，益肝胆，疗肠风，止痢，及妇人月水不断，崩中赤白。（《嘉祐》）解肌，止泪止血，去风湿，疝痛，大肠脱肛。（时珍）

附方 ●

目昏多泪： 木贼去节，苍术泔浸，各一两，为末。每服二钱，茶调下。或蜜丸亦可。

舌硬出血： 木贼煎水漱之，即止。（《圣惠方》）

血痢不止： 木贼五钱，水煎温服，一日一服。（《圣惠方》）

大肠脱肛： 木贼烧存性，为末掺之，按入即止。一加龙骨。（《三因方》）

月水不断： 木贼炒三钱，水一盏，煎七分，温服，日一服。（《圣惠方》）

小肠疝气： 木贼细锉，微炒为末，沸汤点服二钱，缓服取效。一方，用热酒下。（寇氏《本草衍义》）

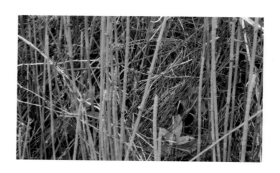

实用指南

精选验方 ●

扁平疣： 木贼、香附、夏枯草各30克。加水浓煎去渣，取药液洗患处，每日3～5次。

舌硬出血： 木贼适量。水煎漱之。

目赤肿痛常有目屎： 木贼、五斤草各20克，千里光15克。水煎服。

黄疸型肝炎： 木贼20克，五爪金英、三点金草、翠云草各50克。水煎服。

白浊： 木贼35克。水煎去渣，加青壳鸭蛋1枚，再煎服用。

尿道感染： 木贼、蛇总管、五根草各40克，珍冬毛30克。水煎，加黑糖服用。

血痢不止： 木贼15克。水煎温服，每日1次。

目生翳障： 木贼15克，谷精草、决明草各12克，蝉蜕5克。水煎服用；另取木贼30克，水煎洗患眼。

木贼蒸羊肝

原料　木贼2克（研末），羊肝10克（切薄片）。

制法　将以上2味药和匀，隔水蒸熟即可。

用法　早、晚各1次，每次适量。

功效　清肝热，疏风热，明目退翳。

适用　肝热或风热目疾、目赤肿痛、翳膜遮睛、羞明流泪等。

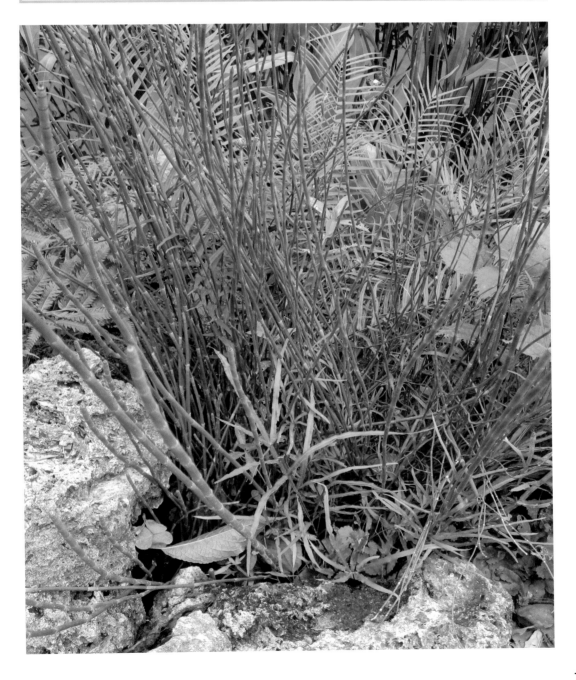

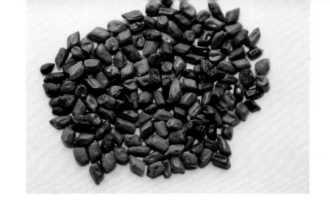

决明

《本经》上品

释名 ● 时珍曰：此马蹄决明也，以明目之功而名。

子

气味 ● 咸，平，无毒。

主治 ● 青盲，目淫，肤赤白膜，眼赤泪出。久服益精光，轻身。（《本经》）疗唇口青。（《别录》）益肾，解蛇毒。（震亨）明目，甚良。（甄权）

附方 ●

积年失明： 决明子二升为末，每食后粥饮服方寸匕。（《外台秘要》）

青盲雀目： 决明一升，地肤子五两，为末，米饮丸梧子大，每米饮下二三十丸。（《普济方》）

补肝明目： 决明子一升，蔓荆子二升，以酒五升煮，暴干为末。每饮服二钱，温水下，日二服。（《圣惠方》）

目赤肿痛、头风热痛： 决明子炒研，茶调敷两太阳穴，干则易之，一夜即愈。（《医方摘玄》）

癣疮延蔓： 决明子一两为末，入水银、轻粉各少许，研不见星，擦破上药，立瘥，此东坡家藏方也。（《奇效良方》）

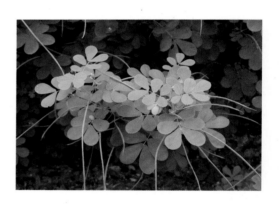

实用指南

精选验方 ●

夜盲症： 决明子、枸杞子各9克，猪肝适量。水煎，食肝服汤。

习惯性便秘： 决明子、郁李仁各18克。沸水冲泡代茶饮。

外感风寒头痛： 决明子50克。用火炒后研成细粉，然后用凉开水调和，擦在头部两侧太阳穴处。

口腔炎： 决明子20克。煎汤，至一半的量为止，待冷却后，用来漱口。

习惯性便秘： 决明子（炒）10～15克，蜂蜜20～30毫升。先将决明子捣碎，加水300～400毫升，煎煮10分钟左右，冲入蜂蜜搅匀即可；每晚服1剂，或早、晚分服；亦可代茶饮。

决明子茶

原料　决明子15克。

制法　先将决明子炒黄，再加适量水煎。

用法　代茶频饮。

功效　清肝，利水，通便。

适用　高血压。

决明菊花粥

原料　决明子、白菊花、白糖各15克，粳米100克。

制法　将决明子入锅内炒出香气，起锅，待冷后与白菊花煎取汁，去渣，澄清去沉淀。粳米淘洗净，入锅，加药汁煮成粥，加白糖食之。

用法　每日1次。

功效　清肝明目，润肠通便。

适用　风热目赤肿痛、流泪、头痛头晕、大便秘结及肝炎、高血压、高脂血症等。

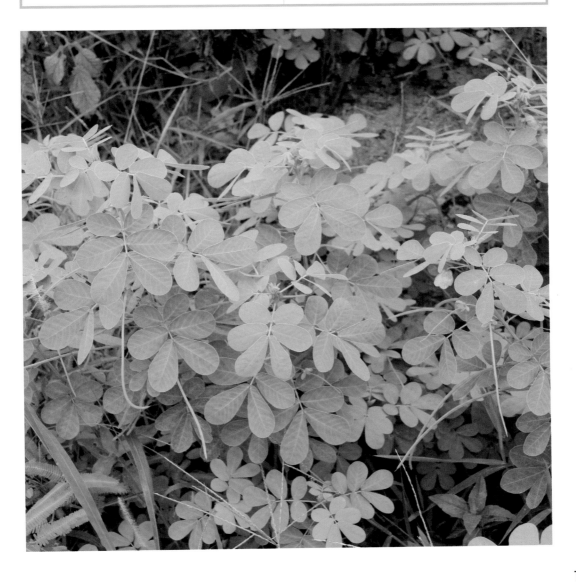

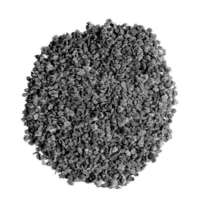

地肤

《本经》上品

释名 ● 地葵（《本经》），地麦（《别录》），独帚（《图经》），鸭舌草（《图经》）。

子

气味 ● 苦，寒，无毒。

主治 ● 膀胱热，利小便，补中益精气。久服耳目聪明，轻身耐老。（《本经》）去皮肤中热气，使人润泽，散恶疮疝瘕，强阴。（《别录》）治客热丹肿。（《日华》）

附方 ●

雷头风肿，不省人事：地肤子同生姜研烂，热冲酒服，取汁即愈。（《圣济总录》）

胁下疼痛：地肤子为末，酒服方寸匕。（《寿域神方》）

疝气危急：地肤子即落帚子，炒香研末。每服一钱，酒下。（《简便方》）

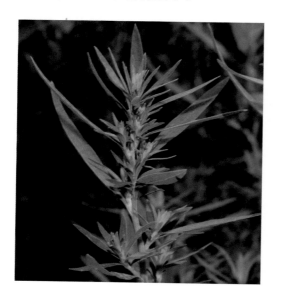

血痢不止：地肤子五两，地榆、黄芩各一两，为末。每服方寸匕，温水调下。（《圣惠方》）

妊娠患淋，热痛酸楚，手足烦疼：地肤子十二两，水四升，煎二升半，分服。（《子母秘录》）

肢体疣目：地肤子、白矾各等份，煎汤频洗。（《寿域神方》）

止痒冬瓜汤

原料 冬瓜500克，地肤子50克，花椒20粒，盐、姜、葱各少许。

制法 将冬瓜洗净，切成方块，地肤子、花椒用布包，加水适量，共煮之，至瓜熟酌加调味料（以清淡为佳），弃掉药包即可服用。

用法 吃瓜喝汤，每日1次。

功效 清热利湿，杀虫止痒。

适用 湿热为患所致之女阴瘙痒。

养血祛风酒

原料 地肤子、石楠叶、独活各35克，川芎40克，当归60克，白酒适量。

制法 将以上5味药研成极细末，装瓶备用即可。

用法 每日3次，成人取药末9克（小儿酌减），以酒15毫升，混匀，煎沸，待温，连药末空腹服。

功效 养血，祛风止痒。

适用 风毒瘾疹等。

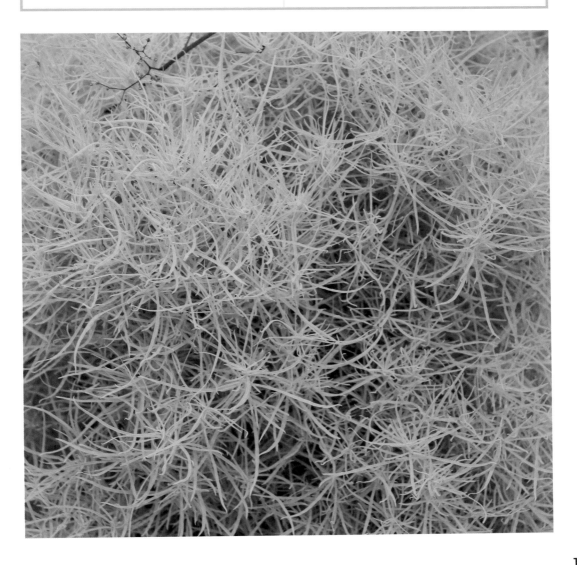

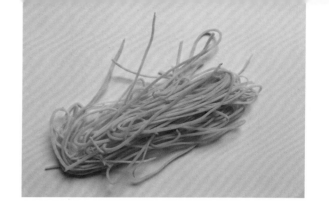

灯心草
（宋·《开宝》）

释名 ● 虎须草（《纲目》），碧玉草（《纲目》）。

茎及根

气味 ● 甘，寒，无毒。

主治 ● 五淋，生煮服之。败席煮服，更良。（《开宝》）泻肺，治阴窍涩不利，行水，除水肿癃闭。（元素）治急喉痹，烧灰吹之甚捷。烧灰涂乳上，饲小儿，止夜啼。（震亨）降心火，止血通气，散肿止渴。烧灰入轻粉、麝香，治阴疳。（时珍）

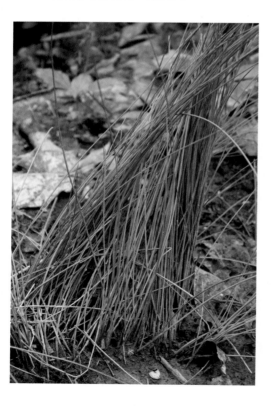

附方 ●

破伤出血： 灯心草嚼烂敷之，立止。（《胜金方》）

衄血不止： 灯心一两，为末，入丹砂一钱，米饮每服二钱。（《圣济总录》）

喉风痹塞： 用灯心一握，阴阳瓦烧存性，又炒盐一匙，每吹一捻，数次立愈。一方，用灯心灰二钱，蓬砂末一钱，吹之。一方，灯心、箬叶烧灰各等份，吹之。（《瑞竹堂方》）

夜不合眼（难睡）： 灯心草煎汤代茶饮，即得睡。（《集简方》）

实用指南

精选验方 ●

黄疸： 灯心草根、阴行草、枸杞根各30克。水煎，以糖调服。

肾炎： 鲜灯心草30克，鲜木槿根60克。水煎服。

口腔糜烂： 灯心草10克，车前草15克。水煎服。

尿路感染： 灯心草6克，干柿饼2个，白糖适量。水煎服。

小儿夜啼： 灯心草15克。水煎2次，混合后上、下午分服，每日1剂，连服3~5剂。

灯心苦瓜汤

原料　灯心草5扎，苦瓜（去瓤、核）200克，盐适量。

制法　将苦瓜洗净后切成块，再将苦瓜块与灯心草一起放进砂锅内，用适量清水煎煮，加盐调味便可。

用法　佐餐食用，每日1～2次，每次150～200毫升。

功效　清心降火。

适用　夏季风热上攻所引起的目赤肿痛、眼眵增多、口干心烦、小便黄赤等。

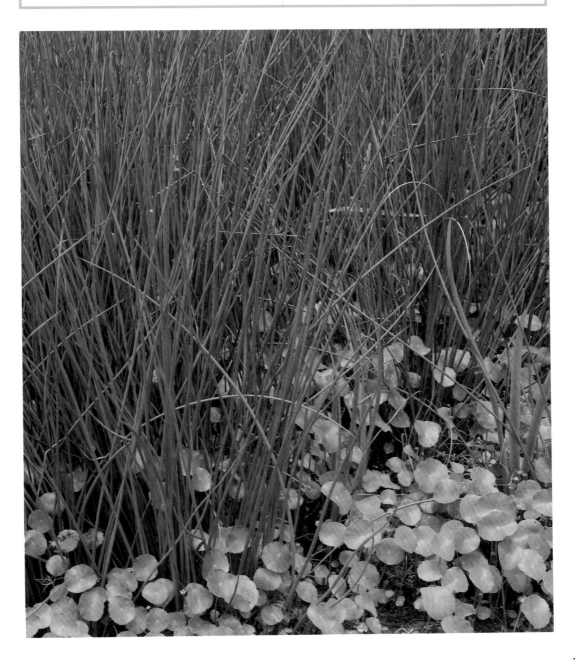

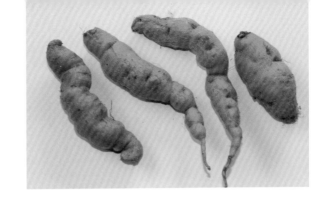

地黄

《本经》上品

释名● 苄，芑，地髓（《本经》）。

干地黄

气味● 甘，寒，无毒。

主治● 伤中，逐血痹，填骨髓，长肌肉。作汤除寒热积聚，除痹，疗折跌绝筋。久服轻身不老，生者尤良。（《本经》）主男子五劳七伤，女子伤中胞漏下血，破恶血，溺血，利大小肠，去胃中宿食，饱力断绝，补五脏内伤不足，通血脉，益气力，利耳目。（《别录》）助心胆气，强筋骨长志，安魂定魄，治惊悸劳劣，心肺损，吐血鼻衄，妇人崩中血晕。（大明）产后腹痛。久服变白延年。（甄权）凉血生血，补肾水真阴，除皮肤燥，去诸湿热。（元素）主心病掌中热痛，脾气痿蹶嗜卧，足下热而痛。（好古）

生地黄

主治● 大寒。妇人崩中血不止，及产后血上薄心闷绝。伤身胎动下血，胎不落，堕坠踠折，瘀血留血，鼻衄吐血，皆捣饮之。（《别录》）解诸热，通月水，利水道。捣贴心腹，能消瘀血。（甄权）

熟地黄

气味● 甘，寒，无毒。

主治● 填骨髓，长肌肉，生精血，补五脏内伤不足，通血脉，利耳目，黑须发，男子五劳七伤，女子伤中胞漏，经候不调，胎产百病。（时珍）补血气，滋肾水，益真阴，去

脐腹急痛，病后胫骨酸痛。（元素）

附方●

病后虚汗，口干心躁： 熟地黄五两，水三盏，煎一盏半，分三服，一日尽。（《圣惠方》）

骨蒸劳热： 张文仲方，用生地黄一升，捣三度，绞取汁尽，分再服。若利即减之，以凉为度。（《外台秘要》）

咳嗽唾血，劳瘦骨蒸，日晚寒热： 生地黄汁三合，煮白粥临熟，入地黄汁搅匀，空心食之。（《食医心镜》）

鼻出衄血： 干地黄、地龙、薄荷各等份，为末，冷水调下。（孙用和《秘宝方》）

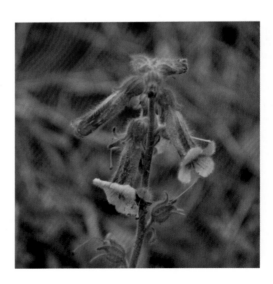

精选验方 ●

口腔炎： 生地黄10克。捣烂，冷开水调匀滴口腔，每日数次。

小儿疳疖： 生地黄、新鲜猪瘦肉各30克。水煮熟，1次或分2次服，每日1剂。

贫血： 熟地黄、白芍各12克，当归、阿胶（另包烊化冲服）、鹿角胶（另包烊化冲服）各10克。水煎服。

各种出血： 生地黄、白茅根各30克，仙鹤草15克，小蓟12克。水煎服。

咽喉红肿疼痛、热病高热、吐血、衄血： 鲜地黄30克。捣烂，榨汁，开水冲，冷服。

肝肾阴亏、虚热动血，胸腹膨胀： 地黄、白茅根各30克，丹参15克，川楝子9克。水煎服。

风湿性关节炎： 干生地黄90克。切碎，加水600~800毫升，煮沸约1小时，滤去药液约300毫升，为1日量，1~2次服完。

生地黄粥

原料 生地黄汁50毫升（或干地黄60克），粳米60克，生姜2片。

制法 用粳米加水煮粥，煮沸数分钟后加入生地黄汁（或去渣后的干地黄煎液）及生姜，煮成稀粥即可。

用法 每食适量。

功效 清热生津，凉血止血。

适用 热病后期，低热不退；或热入营血、高热心烦、发斑吐衄等。

生地黄鸡

原料 生地黄250克，饴糖150克，乌鸡1只。

制法 将鸡去毛及内脏，洗净。生地黄切碎，与饴糖一同放入鸡腹内，缝合，放入铜盘中，再将铜盘上笼，将鸡蒸熟烂，取出即可食用。

用法 食肉饮汁，每日2次。

功效 益精血，补脾肾。

适用 腰背疼痛，骨髓虚损、不能久立，肢体无力，盗汗，食少等。

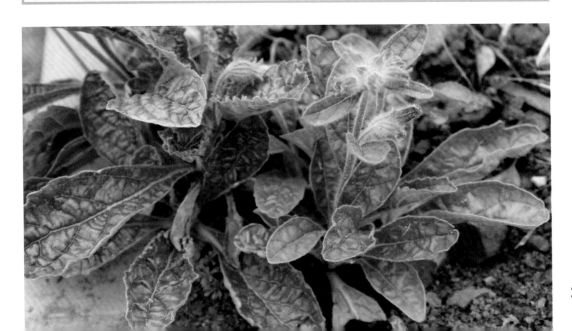

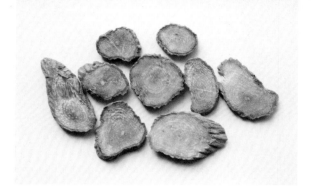

牛膝

《本经》上品

释名 ● 牛茎（《广雅》），百倍（《本经》），山苋菜（《救荒》），对节菜。

根

气味 ● 苦、酸，平，无毒。

主治 ● 寒湿痿痹，四肢拘挛，膝痛不可屈伸，逐血气，伤热火烂，堕胎。久服轻身耐老。（《本经》）疗伤中少气，男子阴消，老人失溺，补中续绝，益精利阴气，填骨髓，止发白，除脑中痛及腰脊痛，妇人月水不通，血结。（《别录》）治久疟寒热，五淋尿血，茎中痛，下痢，喉痹口疮齿痛，痈肿恶疮伤折。（时珍）

附方 ●

消渴不止（下元虚损）：牛膝五两为末，生地黄五升浸之，日曝夜浸，汁尽为度，蜜丸梧子大，每空心温酒下三十丸。久服壮筋骨，驻颜色，黑发，津液自生。（《经验方》）

痢下肠蛊（凡痢下应先白后赤，若先赤后白为肠蛊）：牛膝二两捣碎，以酒一升渍一宿。每服一两杯，日三服。（《肘后方》）

妇人血块：土牛膝根洗切，焙捣为末，酒煎温服，极效。福州人单用之。（《图经》）

生胎欲去：牛膝一握，捣，以无灰酒一盏，煎七分，空心服。仍以独根土牛膝涂麝香，插入牝户中。（《妇人良方》）

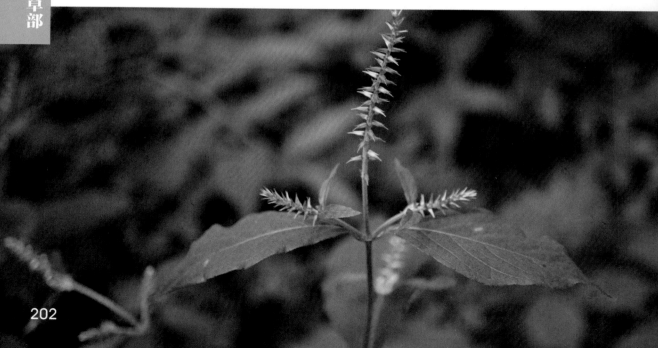

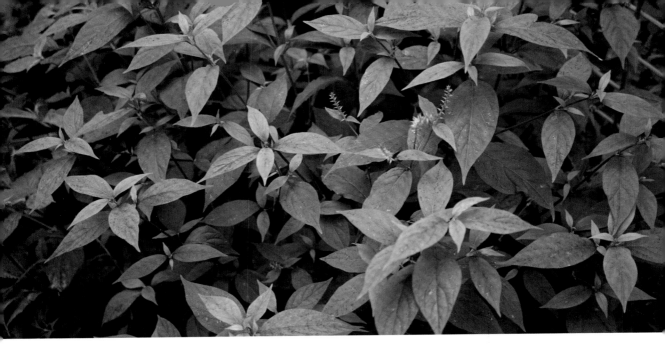

精选验方 ●

关节肿痛：牛膝、鸡血藤各12克，黄柏、苍术各10克，金银花藤15克。水煎服。

脾虚腰膝冷痛：牛膝6克，补骨脂10克，肉桂1.5克。水煎服，或研细粉调蜜糖，开水送服。

妇女经期受冷腹痛：牛膝15克，生姜30克，红糖适量。水煎服。

白痢：淮牛膝60克。捣碎，用300毫升酒泡，每次1~2杯，每日3次。

牙痛：牛膝、生石膏、生地黄、赭石各50克，甘草10克。水煎2次，混合后分上、下午服，每日1剂。

传统药膳

牛膝天冬酒

原料 牛膝、秦艽、天冬各37.5克，独活45克，肉桂、五加皮各30克，细辛、石楠叶、薏苡仁、附子、巴戟天、杜仲各15克，白酒5000毫升。

制法 将以上各药加工成粗末，装入纱布袋内，放入酒坛，倒入白酒，浸泡14日即成。

用法 每日3次，每次30毫升。

功效 祛风湿，壮腰膝。

适用 关节疼痛遇寒加重，兼见肢节屈伸挛急、麻痹不仁、步履无力的类风湿关节炎。

利尿蛤蜊肉

原料 牛膝30克，蛤蜊肉250克，车前子、王不留行各20克。

制法 将蛤蜊肉洗净，把牛膝、车前子、王不留行装入纱布袋内。将蛤蜊肉与纱布袋共入砂锅内，加清水适量，小火煎煮半小时，取出药袋。

用法 加少许调味品，吃蛤蜊肉、喝汤。每次1碗，2次吃完，连服5~7日。

功效 滋阴清热，软坚，利水。

适用 前列腺肥大、小便淋漓涩痛、五心烦热等。

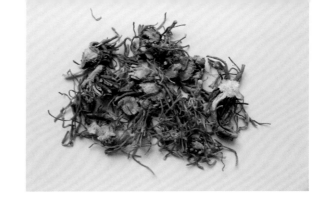

紫菀

《本经》中品

释名 ● 青菀（《别录》），返魂草（《纲目》），夜牵牛。

根

气味 ● 苦，温，无毒。

主治 ● 咳逆上气，胸中寒热结气，去蛊毒痿蹶，安五脏。（《本经》）疗咳唾脓血，止喘悸，五劳体虚，补不足，小儿惊痫。（《别录》）治尸疰，补虚下气，劳气虚热，百邪鬼魅。（甄权）调中，消痰止渴，润肌肤，添骨髓。（大明）益肺气，主息贲。（好古）

附方 ●

肺伤咳嗽：紫菀五钱，水一盏，煎七分，温服，日三次。（《卫生易简方》）

久嗽不瘥：紫菀、款冬花各一两，百部半两，捣罗为末。每服三钱，姜三片，乌梅一个，煎汤调下，日二，甚佳。（《本草图经》）

小儿咳嗽（声不出者）：紫菀末、杏仁各等份，入蜜同研，丸芡子大。每服一丸，五味子汤化下。（《全幼心鉴》）

吐血咳嗽（吐血后咳者）：紫菀、五味子炒为末，蜜丸芡子大，每含化一丸。（《指南方》）

产后下血：紫菀末，水服五撮。（《圣惠方》）

妇人小便（卒不得出者）：紫菀为末，井华水服三撮，即通。小便血者，服五撮立止。（《千金方》）

传统药膳

天冬紫菀酒

紫菀、饴糖各10克，天冬200克，白酒1000毫升。

将紫菀、天冬洗净捣碎，装入纱布袋内，与饴糖一起放入净器中，倒入白酒浸泡，密封7～10日后开启，去掉药袋，过滤装瓶备用。

用法 每次10～30毫升，每日2次。

润肺止咳。

慢性支气管炎。

第三卷·草部

精选验方 ●

咳嗽痰稠：紫菀、桔梗、白前、百部各9克，陈皮、荆芥各6克，甘草4.5克。切碎，研匀为止嗽散；每服9克，每日3次，温开水送服。

肺癌：紫菀、蚤休、芙蓉花、枇杷叶、百部、昆布、海藻、生牡蛎各15克，浙贝母、橘核、橘红各9克，生地黄、玄参各12克，白花蛇舌草、白茅根、铺地锦、薏苡仁、夏枯草各30克。切碎，水煎，分3次服。

支气管腺癌：紫菀、石见穿、紫草各30克，蒲公英15克，炒山栀、王不留行各9克，沙参、麦冬、生地黄、百部、贝母、地榆各6克。水煎，分3次服。

慢性气管炎、肺结核病之咳嗽：紫菀9克，前胡、荆芥、百部、白前各6克，桔梗、甘草各3克。水煎服。

肺炎、气管炎：紫菀9克。水煎服。

咳嗽劳热：炙紫菀、天冬、桑白皮各9克，黄芩4.5克，桔梗、知母、党参各6克，甘草1.5克。水煎服。

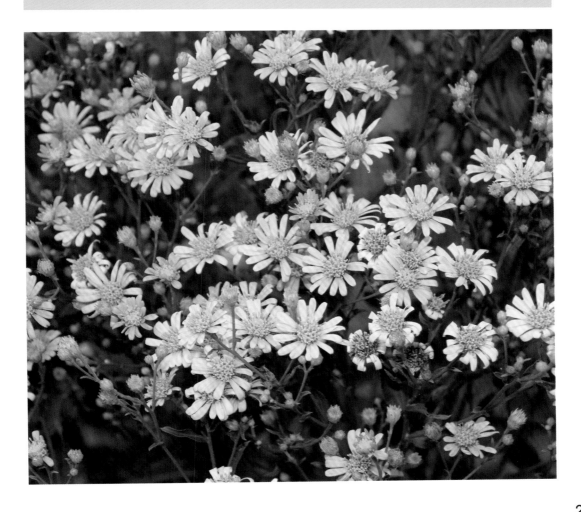

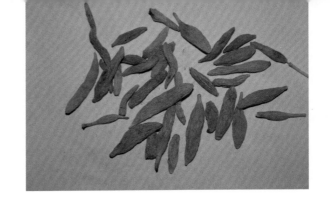

麦冬

《本经》上品

释名 ● 禹韭（吴普），禹余粮（《别录》），忍冬（吴普），阶前草。

根

气味 ● 甘，平，无毒。

主治 ● 心腹结气，伤中伤饱，胃络脉绝，赢瘦短气。久服轻身不老不饥。（《本经》）疗身重目黄，心下支满，虚劳客热，口干燥渴，止呕吐，愈痿蹶，强阴益精，消谷调中保神，定肺气，安五脏，令人肥健，美颜色，有子。（《别录》）治肺中伏火，补心气不足，主血妄行，及经水枯，乳汁不下。（元素）久服轻身明目。和车前、地黄丸服，去湿痹，变白，夜视有光。（藏器）断谷为要药。（弘景）

附方 ●

衄血不止：麦冬（去心）、生地黄各五钱，水煎服，立止。（《保命集》）

齿缝出血：麦冬煎汤漱之。（《兰室宝鉴》）

下痢口渴（引饮无度）：麦冬（去心）三两，乌梅肉二十个，细锉，以水一升，煮取七合，细细呷之。必效。

男女血虚：麦冬三斤，取汁熬成膏，生地黄三斤，取汁熬成膏，各等份，一起滤过，入蜜适量，再熬，瓶收。每日白汤点服。忌铁器。（《医方摘要》）

传统药膳

麦门冬姜粥

原料 生麦冬汁、生姜汁各30毫升，生地黄汁100毫升，薏苡仁30克，粳米60克。

制法 先以水煮粳米、薏苡仁，令百沸，次下地黄、麦冬、生姜等汁，相和煎成稀粥。

用法 温服1剂，呕不止，再服1剂。

功效 补血，止呕。

适用 妊娠反胃、呕逆不下食等。

麦冬地黄粥

原料 鲜麦冬汁、鲜生地黄汁各50毫升，生姜10克，薏苡仁15克，粳米50～100克。

制法 先将薏苡仁、粳米及生姜放入砂锅，煮至将熟，兑入麦冬与生地黄汁，调匀，继续煮成稀粥即得。

用法 每日1剂，空腹时顿食。

功效 益气养阴，清热生津，和胃化湿，止呕安胎。

适用 气阴不足、胃失和降所致之妊娠恶阻、呕吐厌食，或胃热津伤、胃气上逆所致之恶心欲呕、厌食纳差、脘腹嘈杂等。

第三卷·草部

实用指南

精选验方 ●

肾阴亏虚型糖尿病： 麦冬、山茱萸肉各60克，熟地黄90克，元参30克，车前子15克。水煎频饮。

咽干口燥： 麦冬10克，生地黄15克，藕200克。将以上3味药洗净，后2味药切片；麦冬、生地黄置一锅内，藕放另一锅内，分别加水，烧沸，小火煎；前者煎20分钟，后者煎30分钟，取汁混合，酌加白糖，代茶饮，不拘次数。

冠心病、心绞痛： 麦冬45克。加水煎成30～40毫升，早、晚分服，连服3～18个月。

鼻出血： 麦冬、生地黄各15克。水煎服，每日1剂。

肝炎： 麦冬、当归、北沙参、枸杞子、生地黄、炙甘草各10克，小麦、大枣各20克，随症加减。水煎服，每日1剂。

肺炎： 麦冬、玉竹、浙贝母、百合、北沙参各15克，瓜蒌壳、枇杷叶、薤白、生甘草、炙马兜铃各10克。水煎服，每日1剂。

咽炎： 麦冬、金银花、连翘、鱼腥草、胖大海各适量。开水泡，代茶频饮。

慢性喉炎： 麦冬、桔梗、竹茹、生姜、桑白皮各15克，紫菀、半夏、甘草、五味子各10克，麻黄5克，山豆根25克，金银花20克。水煎服，每日1剂，10日为1个疗程。

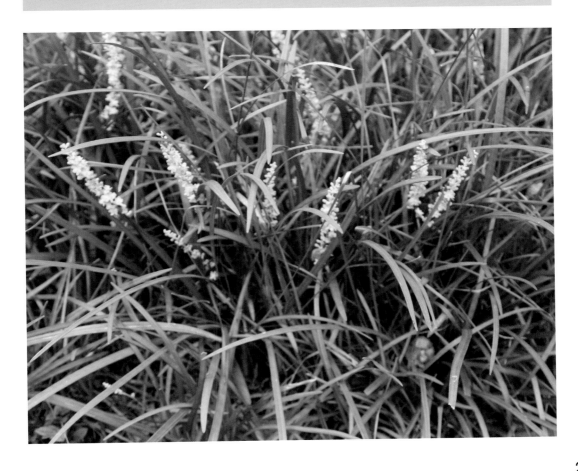

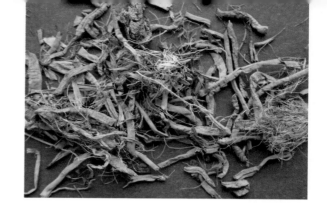

萱草

（宋·《嘉祐》）

释名● 忘忧（《说文》），鹿葱（《嘉祐》），鹿剑（《土宿》），宜男。

苗花

气味● 甘，凉，无毒。

主治● 煮食，治小便赤涩，身体烦热，除酒疸。（大明）消食，利湿热。（时珍）作菹，利胸膈，安五脏，令人好欢乐，无忧，轻身明目。（苏颂）

根

主治● 沙淋，下水气。酒疸黄色遍身者，捣汁服。（藏器）大热衄血，研汁一大盏，和生姜汁半盏，细呷之。（宗奭）吹乳、乳痈肿痛，擂酒服，以滓封之。（时珍）

附方●

通身水肿：萱草根叶，晒干为末。每服二钱，入席下尘半钱，食前米饮服。（《圣惠方》）

小便不通：萱草根煎水频饮。（《杏林摘要》）

大便后血：萱草根和生姜，油炒，酒冲服。（《圣济总录》）

食丹药毒：萱草根研汁服之。（《事林广记》）

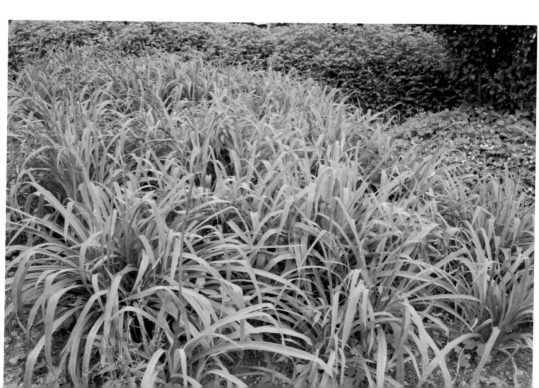

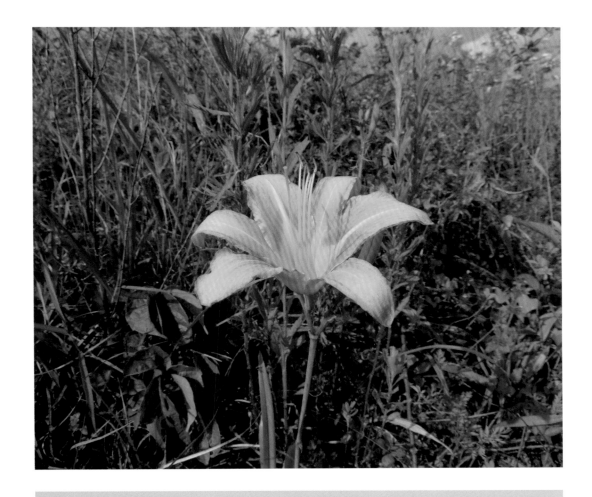

精选验方 ●

红眼（火眼）： 萱草、马齿苋各30克。水煎服。

感冒，痔疮疼痛、出血： 萱草、红糖各30克。水煎服。

大便下血： 萱草根、大枣各30克。水煎服，每日2次。

风湿关节疼： 萱草根30克，黄酒适量。水煎去渣，冲入黄酒温服。

全身水肿、小便不通、黄疸： 萱草鲜根30克。水煎服。

声音嘶哑： 萱草30克。加水煮烂，调入蜂蜜30毫升，缓缓咽下，每日3次。

传统药膳

萱草根炖鸡

原料　鲜萱草根60克，母鸡1只。

制法　将萱草根洗净，母鸡治净，去头脚与内脏，加水适量，与萱草根共炖3小时。

用法　吃肉喝汤，1～2日1次。

功效　利水，凉血，补虚。

适用　黄疸。

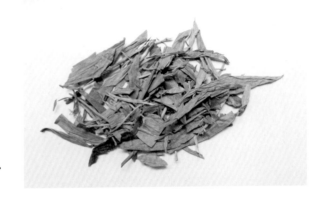

淡竹叶

《纲目》

释名 ● 竹叶，根名碎骨子。

气味 ● 甘，寒，无毒。

主治 ●

叶：去烦热，利小便，清心。根：能堕胎催生。（时珍）

实用指南

精选验方 ●

热淋： 淡竹叶12克，灯心草9克，海金沙6克。水煎服，每日1剂。

膀胱炎： 淡竹叶15克，灯心草10克，忍冬藤6克。水煎服。

口舌糜烂： 鲜淡竹叶30克，车前草15克，甘草3克。水煎服。

热病口渴、心烦不安、口糜舌疮： 淡竹叶、金银花、白茅根各15克。水煎服，每日1剂。

肺炎高热咳嗽： 淡竹叶30克，麦冬15克。水煎，冲蜜服，每日2～3次。

预防麻疹： 淡竹叶12克，夏枯草30克，钱葱（马蹄）40～60克。水煎当茶饮。

脂溢性皮炎： 淡竹叶、茵陈、白花蛇舌草各20克。水煎取汁，洗头或患处，每日1～2次，每日1剂，连用7～10日。

预防中暑： 淡竹叶、埔姜叶、大青叶、金银花叶各10克，一枝香6克。水煎（或开水泡）当茶饮。

尿血： 淡竹叶12克，仙鹤草15克，鲜白茅根30克。水煎服。

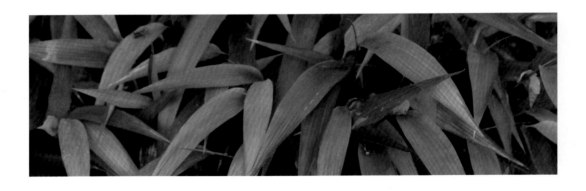

淡竹叶粥

原料　淡竹叶、砂糖各30克，石膏15克，白米100克。

制法　将石膏捣碎，同淡竹叶以水煮，取汁1000毫升，去滓，下米煮粥，即入糖，搅令匀。

用法　空腹食，每日1剂。

功效　清热解毒。

适用　发背、痈疽、诸热毒肿等。

淡竹叶沙参粥

原料　淡竹叶10克，沙参30克，粳米100克。

制法　先把淡竹叶、沙参水煎去渣，取汁备用；再把粳米淘洗干净，入药汁中煮粥待用。

用法　早、晚温热服食。

功效　清热益气。

适用　夏季暑热伤气、心烦呕恶、肢软乏力以及疮疖痈肿等。

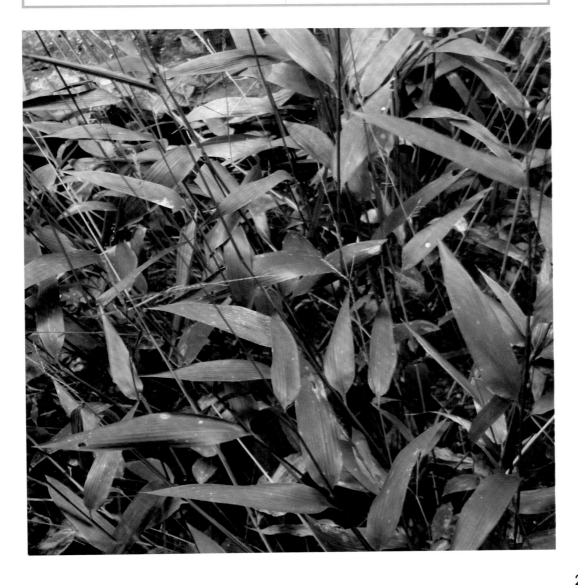

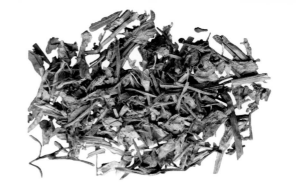

鸭跖草

（宋·《嘉祐》）

释名 ● 鸡舌草（《拾遗》），竹鸡草（《纲目》）。

苗

气味 ● 苦，大寒，无毒。

主治 ● 和赤小豆煮食，下水气湿痹，利小便。（大明）消喉痹。（时珍）

附方 ●

小便不通： 竹鸡草一两，车前草一两，捣汁，入蜜少许，空心服之。（《集简方》）

喉痹肿痛： 鸭跖草汁点之。（《袖珍方》）

赤白下痢： 蓝姑草，即淡竹叶菜，煎汤日服之。（《活幼全书》）

实用指南

精选验方 ○

外伤出血： 鲜鸭跖草适量。捣烂外敷患处。

扁桃体炎： 鸭跖草120克，鲜薄荷60克。捣烂，绞取汁液，每次30毫升，可用凉开水适量兑匀，频频含咽。

感冒： 鸭跖草60克。水煎服，每日2～3次。

赤白下痢： 鸭跖草适量。煎汤服。

水肿： 鸭跖草80克，白茅根30克，鸭肉100克。水煎，喝汤吃鸭肉，每日1次。

传统药膳

鸭跖竹叶茶

原料 鸭跖草60克，淡竹叶30克。

制法 将鸭跖草、淡竹叶同煎2次，每次用水500毫升，煎半小时，再将2次煎液混合，取汁。

用法 代茶频饮。

功效 清热解毒。

适用 流感、高热烦渴或原因不明的高热等。

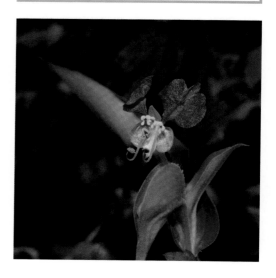

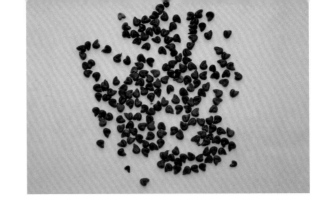

葵

《本经》上品

释名 ● 露葵（《纲目》），滑菜。

冬葵子

气味 ● 甘，寒，滑，无毒。（黄芩为之使）。

主治 ● 五脏六腑，寒热羸瘦，五癃，利小便。久服坚骨长肌肉，轻身延年。（《本经》）疗妇人乳内闭，肿痛。（《别录》）出痈疽头。（孟诜）下丹石毒。（弘景）通大便，消水气，滑胎治痢。（时珍）

附方 ●

小便血淋： 葵子一升，水三升，煮汁，日三服。（《千金方》）

妊娠患淋： 冬葵子一升，水三升，煮二升，分服。（《千金方》）

妊娠水肿、身重，小便不利，洒淅恶寒，起即头眩： 用葵子、茯苓各三两，为散。饮服方寸匕，日三服。小便利则愈。若转胞者，加发灰，神效。（《金匮要略》）

胞衣不下： 冬葵子一合，牛膝一两，水二升，煎一升服。（《千金方》）

便毒初起： 冬葵子末，酒服二钱。（《儒门事亲》）

伤寒劳复： 葵子二升，粱米一升，煮粥食，取汗立安。（《圣惠方》）

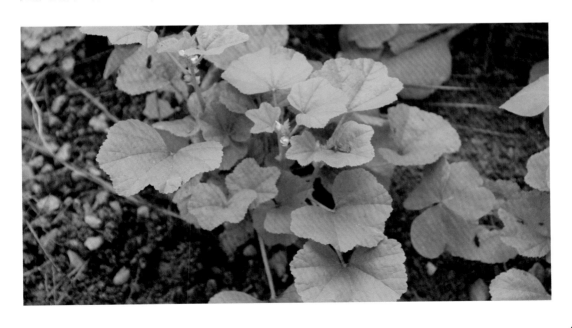

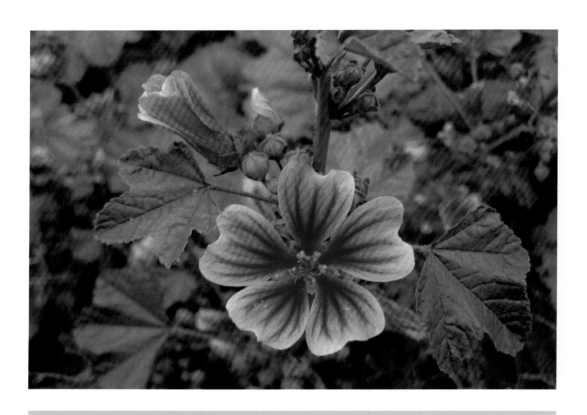

实用指南

精选验方 ●

便秘： 冬葵子、火麻仁、郁李仁各12克。水煎服。

泌尿系结石： 冬葵子20克，金钱草60克，淫羊藿75克。水煎服，一般服药6剂后症状减轻，10剂后结石排出。

终止早孕： 冬葵子18克，川牛膝30克，生大黄、土鳖虫、莪术、三棱各10克，蜈蚣2条。每日1剂，分4次服，连服5剂。

传统药膳

冬葵赤豆汤

原料　冬葵子15克，玉米须60克，赤小豆100克，白糖适量。

制法　将玉米须、冬葵子煎水取汁，加入赤小豆煮成汤，入白糖调味。

用法　每日2次，吃豆喝汤。

功效　利胆除湿，利水消肿。

适用　水湿停滞型脂肪肝。

冬葵子酒

原料　冬葵子30克，牛膝15克，酒250毫升。

制法　将前2味药入酒内，浸泡3～5日。

用法　每次空腹服10～30毫升。

功效　利水，活血。

适用　产后尿闭。

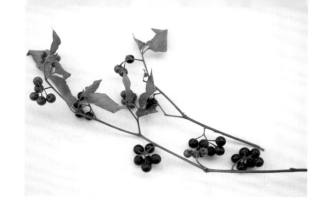

龙葵

《唐本》

释名 ● 苦葵（《图经》），苦菜（《唐本》），天泡草（《纲目》）。

苗

气味 ● 苦、微甘，滑，寒，无毒。

主治 ● 食之解劳少睡，去虚热肿。（《唐本》）治风，补益男子元气，妇人败血。（苏颂）消热散血，压丹石毒宜食之。（时珍）

附方 ●

去热少睡： 龙葵菜同米煮作羹粥食之。（《食医心镜》）

茎、叶、根

气味 ● 同苗。

主治 ● 捣烂和土，敷疔肿火丹疮，良。（孟诜）疗痈疽肿毒，跌扑伤损，消肿散血。（时珍）根与木通、胡荽煎汤服，通利小便。（苏颂）

附方 ●

痈肿无头： 龙葵茎叶捣敷。（《经验方》）

发背痈疽（成疮者）： 用龙葵一两为末，麝香一分，研匀，涂之甚善。（《本草图经》）一切发背痈疽恶疮：用蛤蟆一只，同龙葵茎叶捣烂，敷之即散，神效。（《袖珍方》）

诸疮恶肿： 龙葵擂酒服，以渣敷之。（《普济方》）

子（七月采之）

主治 ● 疔肿。（《唐本》）明目轻身甚良。（甄权）治风，益男子元气，妇人败血。（苏颂）

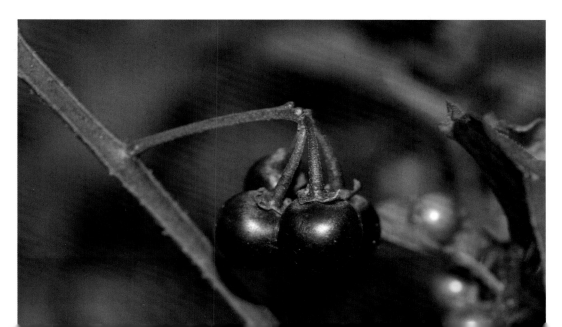

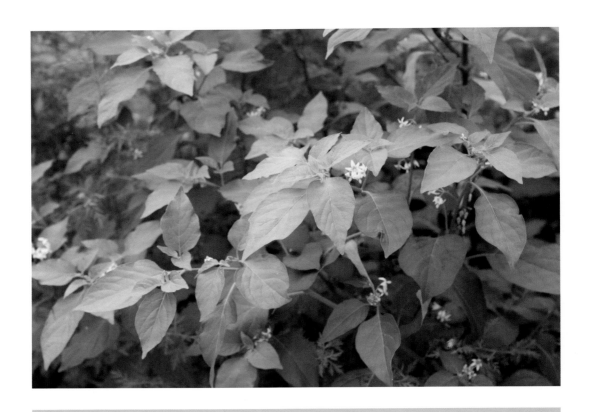

实用指南

精选验方 ●

咽喉肿痛：鲜龙葵适量。捣烂绞汁，每次20毫升，每日3次，小儿减半。

急性扁桃体炎：龙葵子10克。水煎，含漱后吐出。

疱疔（皮肤突发红色斑点，迅速扩大成疱，瘙痒、灼痛、红肿）：鲜龙葵120克，鲜犁头草30克。捣烂，外敷患处。

痈疖、疔疮：鲜龙葵60克，鲜木芙蓉嫩叶30克，鲜紫花地丁15克。捣烂，敷患处。

天疱疮：龙葵茎叶100克，紫花地丁30克。水煎熏洗患处。

白喉：鲜龙葵适量。洗净捣烂，榨取自然汁，每次5~10毫升，频频含服。

胃癌、食管癌：龙葵30克，半枝莲、白英、石见穿各15克。水煎服。

传统药膳

龙葵拌蜂蜜

原料　龙葵60克，蜂蜜30毫升。

制法　将龙葵拣杂，洗净，晒干或烘干，切成段或切碎，放入砂锅，加水浸泡片刻，浓煎2次，每次30分钟，合并2次煎液滤汁，放入容器，调入蜂蜜，拌和均匀即成。

用法　佐餐食用，早、晚2次分服。

功效　清热解毒，抗癌。

适用　肺癌。

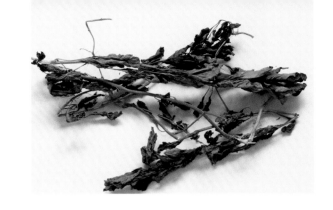

酸浆

《本经》中品

释名 醋浆（《本经》），灯笼草（《唐本》），洛神珠（《嘉祐》）。

苗、叶、茎、根

气味 苦，寒，无毒。

主治 酸浆：治热烦满，定志益气，利水道。（《本经》）捣汁服，治黄病，多效。（弘景）灯笼草：治上气咳嗽风热，明目，根茎花实并宜。（《唐本》）苦耽苗子：治传尸伏连，鬼气疰杵邪气，腹内热结，目黄不下食，大小便涩，骨热咳嗽，多睡劳乏，呕逆痰壅，疬癖痞满，小儿无辜疬子，寒热大腹，杀虫落胎，去蛊毒，并煮汁饮，亦生捣汁服。研膏，敷小儿闪癖。（《嘉祐》）

子

气味 酸，平，无毒。

主治 热烦，定志益气，利水道，产难吞之立产。（《别录》）食之，除热，治黄病，尤益小儿。（苏颂）治骨蒸劳热，尸疰痃瘦，痰癖热结，与苗茎同功。（《嘉祐》）

附方

热咳咽痛： 酸浆为末，白汤服，名清心丸。仍以醋调敷喉外。（《丹溪纂要》）

喉疮作痛： 酸浆炒焦研末，酒调呷之。（《医学正传》）

痔疮不发： 酸浆叶贴之。

天泡湿疮： 酸浆生捣敷之。亦可为末，油调敷。（《邓才杂兴方》）

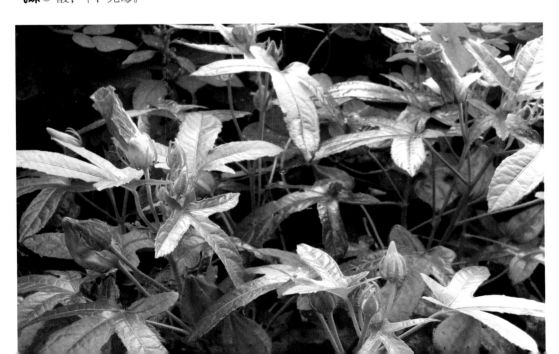

精选验方 ●

血淋、热淋：酸浆草适量。水煎取汁，入蜜同服。

齿龈腐烂：鲜酸浆草、盐各少许。捣烂绞汁，用消毒棉花蘸汁，擦洗患处，每日3～5次。

疔疮：鲜酸浆草、红糖各少许。捣烂为泥，敷患处。

传统药膳

酸浆根煮鸭蛋

原料　酸浆根（酸浆根）7株，鸭蛋2个，酒250毫升。

制法　将酸浆根去梗叶，洗净，连须切碎，加酒，煮鸭蛋。

用法　食蛋服酒。

功效　清热，补虚，利湿。

适用　疟疾。

酸浆粥

原料　酸浆1株，粳米50～100克。

制法　将酸浆加适量水煎煮，去渣取汁，再加入粳米煮成粥即可。

用法　早、晚餐食用。

功效　清热解毒。

适用　流行性腮腺炎。

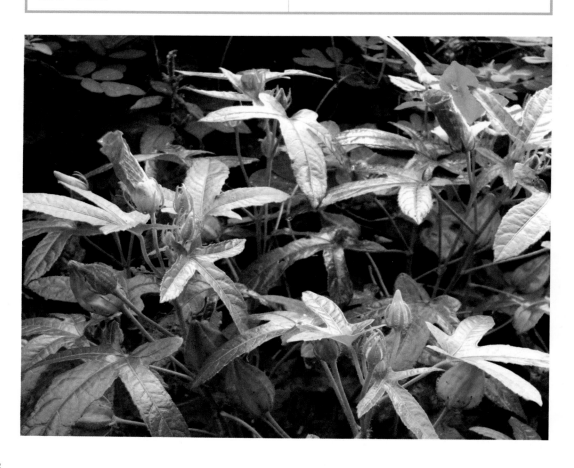

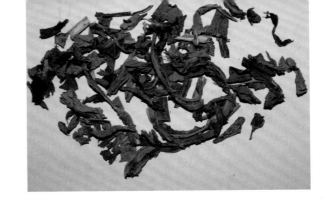

败酱

《本经》中品

释名 ● 苦菜（《纲目》），鹿首（《别录》），马草（《别录》）。

根（苗同）

气味 ● 苦，平，无毒。

主治 ● 暴热火疮赤气，疥瘙疽痔，马鞍热气。（《本经》）除痈肿浮肿结热，风痹不足，产后腹痛。（《别录》）治血气心腹痛，破癥结，催生落胞，血晕鼻衄吐血，赤白带下，赤眼障膜胬肉，聤耳，疮疖疥癣丹毒，排脓补瘘。（大明）

附方 ●

产后恶露（七八日不止）：败酱、当归各六分，续断、芍药各八分，川芎、竹茹各四分，生地黄炒十二分，水二升，煮取八合，空心服。（《外台秘要》）

产后腰痛（血气流入腰腿，痛不可转者）：败酱、当归各八分，川芎、芍药、桂心各六分，水二升，煮八合，分二服。忌葱。（《广济方》）

产后腹痛（如锥刺者）：败酱草五两，水四升，煮二升。每服二合，日三服，良。（《卫生易简方》）

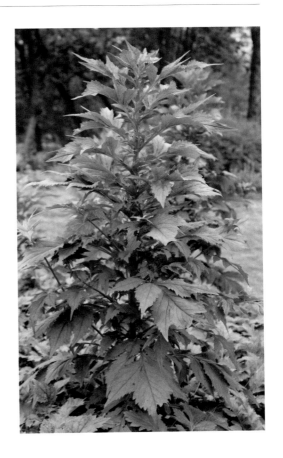

精选验方 ●

老年性慢性支气管炎： 败酱草、鱼腥草、薏苡仁各30克，黄芩、川贝母、杏仁各9克，桑白皮、丹参各15克，茯苓、炒白术各12克，桔梗、炙甘草各6克。水煎取药汁，每日1剂，每日2次。

肺脓疡： 败酱草、鱼腥草、鲜韦茎各30克。水煎服，每日1剂。

慢性盆腔炎： 败酱草60~100克。水煎服。

前列腺炎： 土茯苓25克，薏苡仁、败酱草各20克，王不留行、萹蓄各10克，石韦、瞿麦、滑石各15克。水煎服。

阑尾炎、妇女盆腔炎、多发性脓肿： 败酱全草6~24克，金银花、蒲公英、紫花地丁各12克。水煎去渣，每日服用2次。

肾盂肾炎： 败酱、车前草各30克。水煎去渣，代茶多量饮服。

化脓性扁桃体炎： 败酱草鲜品100克（干品50克）。水煎服，每日3次。

传统药膳

金钱败酱茵陈茶

原料 败酱草、金钱草、茵陈各30克，白糖适量。

制法 将金钱草、败酱草、茵陈煎汁1000毫升，入白糖拌匀即可。

用法 代茶频饮。

功效 排石，利胆，消炎。

适用 慢性胆囊炎患者。

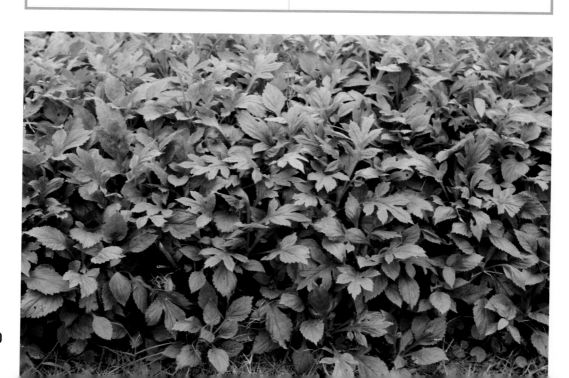

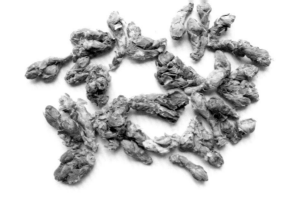

款冬花

《本经》中品

释名 ● 颗冻（《尔雅》），钻冻（《衍义》），橐吾（《本经》），虎须（《本经》）。

气味 ● 辛，温，无毒。

主治 ● 咳逆上气善喘，喉痹，诸惊痫寒热邪气。（《本经》）疗肺气心促急，热劳咳，连连不绝，涕唾黏稠，肺痿肺痈，吐脓血。（甄权）润心肺，益五脏，除烦消痰，洗肝明目，及中风等疾。（大明）

附方 ●

痰嗽带血： 款冬花、百合蒸焙，各等份为末，蜜丸龙眼大。每卧时嚼一丸，姜汤下。（《济生方》）

口中疳疮： 款冬花、黄连各等份，为细末，用唾津调成饼子。先以蛇床子煎汤漱口，乃以饼子敷之，少顷确住，其疮立消也。（杨诚《经验方》）

实用指南

精选验方 ●

咳嗽气喘： 款冬花、杏仁、桑白皮各9克，知母、贝母各6克。水煎服。

久咳不愈： 款冬花、紫菀各60克，百部30克。共研细末，每次9克，用生姜3片，乌梅1枚煎汤，送服。

痰咳哮喘，遇冷即发： 款冬花、麻黄、杏仁、紫苏子各3～10克。水煎服。

暴咳： 款冬花、杏仁、贝母、五味子各9克。水煎服；或款冬花60克，桑白皮、贝母（去心）、五味子、炙甘草各15克，知母0.5克，杏仁1克，水煎服。

感冒咳嗽： 款冬花15克，紫苏叶、杏仁各10克。水煎服。

传统药膳

款冬花粥

原料 款冬花50克，粳米100克，蜂蜜20毫升。

制法 将粳米淘洗干净，用冷水浸泡半小时，捞出，沥干水分；将款冬花择洗干净；取锅加入冷水、粳米，先用旺火煮沸，再加入款冬花，改用小火续煮至粥成，加入蜂蜜调味即可。

用法 早餐食用。

功效 祛咳化痰，提高免疫力。

适用 湿痰、水饮的咳嗽气喘，吐痰清稀量多等。

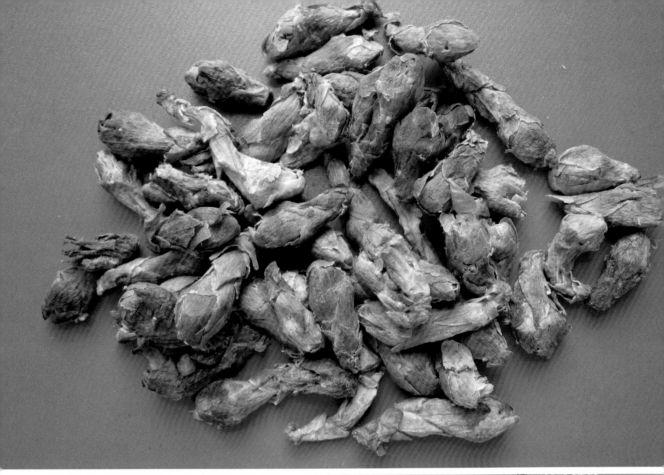

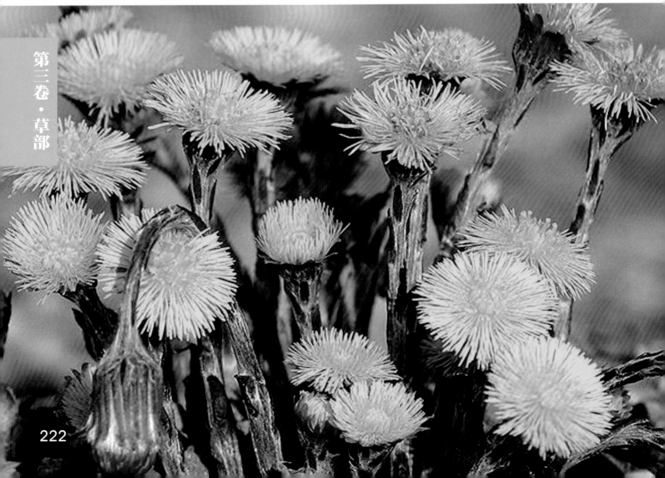

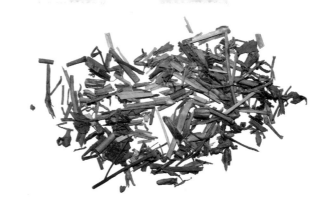

瞿麦

《本经》中品

释名 ● 蘧麦（《尔雅》），巨句麦（《本经》），石竹（《日华》），南天竺草（《纲目》）。

穗

气味 ● 苦，寒，无毒。

主治 ● 关格诸癃结，小便不通，出刺，决痈肿，明目去翳，破胎堕子，下闭血。（《本经》）养肾气，逐膀胱邪逆，止霍乱，长毛发。（《别录》）主五淋。月经不通，破血块排脓。（大明）

叶

主治 ● 痔瘘并泻血，作汤粥食。又治小儿蛔虫，及丹石药发。并眼目肿痛及肿毒，捣敷。治浸淫疮并妇人阴疮。（大明）

附方 ●

小便石淋，宜破血： 瞿麦子捣为末，酒服方寸匕，日三服，三日当下石。（《外台秘要》）

子死腹中，或产经数日不下： 以瞿麦煮浓汁服之。（《千金方》）

目赤肿痛、浸淫等疮： 瞿麦炒黄为末，以鹅涎调涂眦头即开。或捣汁涂之。（《圣惠方》）

咽喉骨鲠： 瞿麦为末，水服一寸匕，日二。（《外台秘要》）

竹木入肉： 瞿麦为末，水服方寸匕。或煮汁，日饮三次。（《梅师方》）

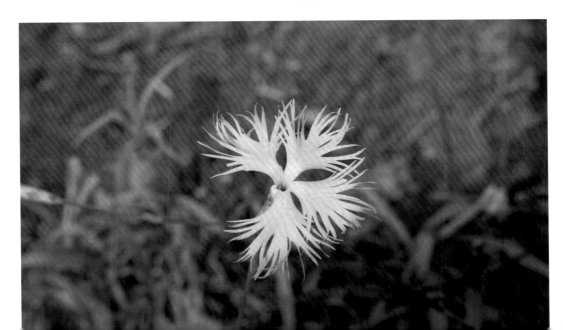

精选验方 ●

湿疹、阴痒：鲜瞿麦60克。捣汁外涂或煎汤外洗。

闭经、痛经：瞿麦、丹参各15克，赤芍、桃仁各8克。水煎服。

传统药膳

瞿麦茶

原料　瞿麦60～120克。

制法　将瞿麦用水洗一下，放入砂锅中，加水煎汤。

用法　代茶饮，每日1剂。

功效　抗癌。

适用　前列腺癌。

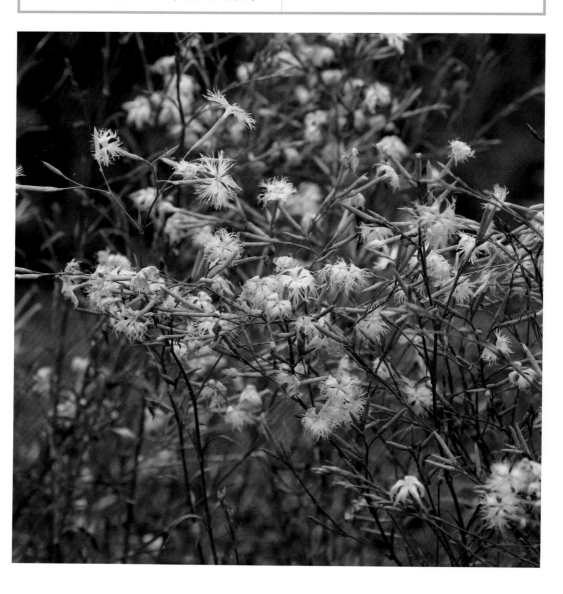

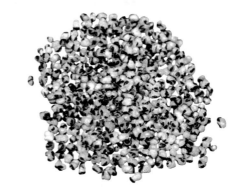

王不留行

《别录》上品

释名 ● 禁宫花（《日华》），剪金花（《日华》），金盏银台。

苗、子

气味 ● 苦，平，无毒。

主治 ● 金疮止血，逐痛出刺，除风痹内塞。止心烦鼻衄，痈疽恶疮瘘乳，妇人难产。久服轻身耐老增寿。（《别录》）治风毒，通血脉。（甄权）游风风疹，妇人血经不匀，发背。（《日华》）下乳汁。（元素）利小便，出竹木刺。（时珍）

附方 ●

鼻衄不止： 王不留行连茎叶阴干，浓煎汁温服，立效。（《指南方》）

粪后下血： 王不留行末，水服一钱。（《圣济总录》）

妇人乳少（因气郁者）： 涌泉散，王不留行、穿山甲（炮）、龙骨、瞿麦穗、麦冬各等份，为末。每服一钱，热酒调下，后食猪蹄羹，仍以木梳梳乳，一日三次。（《卫生宝鉴方》）

头风白屑： 王不留行、香白芷各等份，为末。干掺，一夜篦去。（《圣惠方》）

疔肿初起： 王不留行子为末，蟾酥丸黍米大。每服一丸，酒下，汗出即愈。（《集简方》）

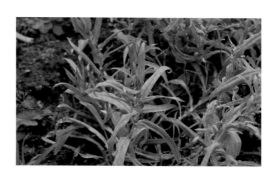

实用指南

精选验方 ●

血栓性脉管炎： 王不留行、茯苓、茜草、丹参各12克，黄柏、地鳖各6克，木瓜、清风藤、川牛膝各9克，薏苡仁20克。水煎服，每日1剂，每日2次。

乳腺癌： 王不留行90克，柴胡、黄芩各15克，瓜蒌、紫苏子、白芍、党参、陈皮、夏枯草、石膏、牡蛎各30克，川椒5克，甘草6克，大枣10枚。水煎服，每日1剂，每日3次。

鹅掌风： 王不留行、苦参、白芷、茅苍术各12克，猪油适量。前4味药共研为细末，猪油细水熬去渣，与药面混合，涂于患处，用手摩擦，再以微火烤之。

产后缺乳： 王不留行15克，猪蹄1只，穿山甲9克，通草10克。加适量水炖服。

王不留行黑豆汁

原料　王不留行15克，黑豆60克，红糖适量。

制法　取王不留行焙干研粉，备用。黑豆加水煮汁，调入王不留行粉及红糖，略煮即可。

用法　每日2次，连服10～15日。

功效　活血利水，祛风止痛。

适用　乳腺癌疼痛较明显者。

王不留行炖猪蹄

原料　猪蹄3～4只，王不留行12克，调味料若干。

制法　将王不留行用纱布包裹，和洗净的猪蹄一起放进锅内，加水及调味料煮烂即可食用。

用法　佐餐食用，每日1次。

功效　通经下乳。

适用　乳汁不足。

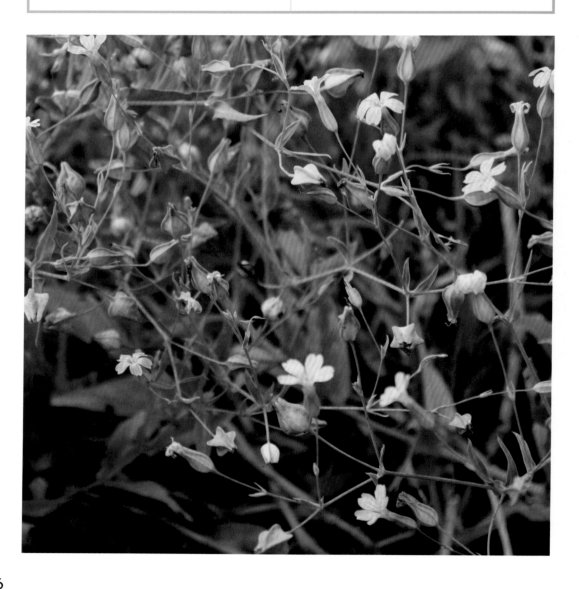

第三卷·草部

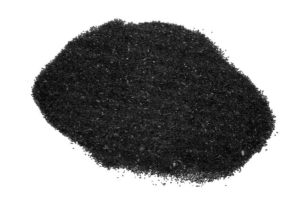

葶苈
《本经》下品

释名 ● 丁历（《别录》），大室（《本经》），大适（《本经》），狗荠（《别录》）。

子

气味 ● 辛，寒，无毒。

主治 ● 癥瘕积聚结气，饮食寒热，破坚逐邪，通利水道。（《本经》）下膀胱水，伏留热气，皮间邪水上出，面目浮肿，身暴中风热痱痒，利小腹。久服令人虚。（《别录》）疗肺壅上气咳嗽，止喘促，除胸中痰饮。（甄权）通月经。（时珍）

附方 ●

通身肿满： 苦葶苈炒四两，为末，枣肉和丸梧子大。每服十五丸，桑白皮汤下，日三服。此方，人不甚信，试之自验。

腹胀积聚： 葶苈子一升熬，以酒五升浸七日，日服三合。（《千金方》）

肺湿痰喘： 甜葶苈炒为末，枣肉丸服。（《摘玄方》）

痰饮咳嗽： 用曹州葶苈子一两，纸衬炒令黑，知母一两，贝母一两，为末，枣肉半两，砂糖一两半，和丸弹子大。每以新绵裹一丸，含之咽津，甚者不过三丸。（《箧中方》）

月水不通： 葶苈一升，为末，蜜丸弹子大，绵裹纳阴中二寸，一宿易之，有汁出，止。（《千金方》）

头风疼痛： 葶苈子为末，以汤淋汁沐头，三四度即愈。（《肘后方》）

白秃头疮： 葶苈末涂之。（《圣惠方》）

实用指南

精选验方 ●

毛细支气管炎： 葶苈子、紫苏子各5克，白果、麻黄、款冬花、半夏各4克，桑白皮、黄芩、杏仁各3克，甘草2克。先煎麻黄，后纳诸药，每剂连煎2次，药汁混匀，每日1剂，少量多次服用。

百日咳： 葶苈子、百部、车前子各120克，天茄根2000克。制成糖浆1000毫升，1岁儿童每次5毫升，4岁每次10毫升，8岁每次15毫升，其余酌情增减用量，每日3～4次，7日为1个疗程。

呼吸喘促、尿黄赤涩、面目肿胀、唇舌紫赤： 葶苈子12克，杏仁9克，桑白皮15克，贝母、防己、木通各6克。水煎服。

葶苈酒

原料　甜葶苈300克，清酒2500毫升。

制法　将上药捣令极细，用生绢袋盛，入清酒中浸泡，浸3～5日后可用。

用法　每服5毫升，粥饮调下，每日3次。

功效　泻肺利水，消肿平喘。

适用　上气喘急、遍身浮肿等。

葶百糯米粥

原料　薏苡仁、糯米各90克，百合、葶苈子、大枣、鱼腥草各30克。

制法　先将葶苈子、鱼腥草水煎，去渣取液，再入薏苡仁、百合、大枣、糯米同煮成粥。

用法　分4次，每日内服完，连服1周。

功效　清肺解毒，疗痈补虚。

适用　肺痈咳吐大量黄脓痰。

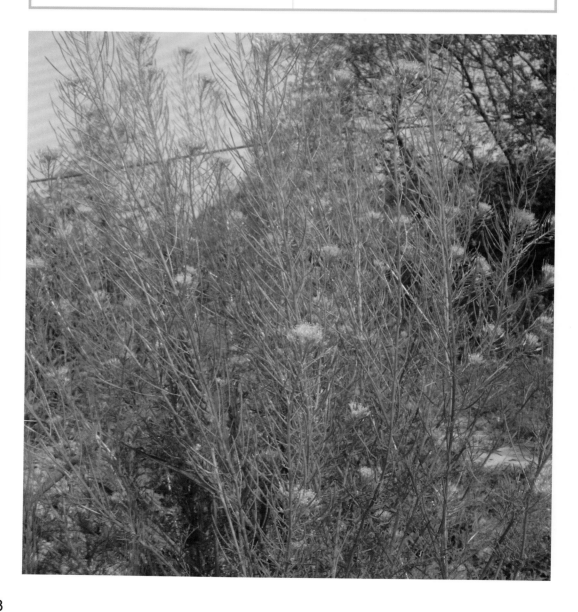

第三卷·草部

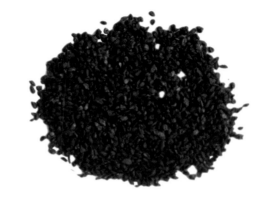

车前
《本经》上品

释名 ● 当道（《本经》），车轮菜（《救荒》），地衣（《纲目》），蛤蟆衣（《别录》）。

子

气味 ● 甘，寒，无毒。

主治 ● 气癃止痛，利水道小便，除湿痹。久服轻身耐老。（《本经》）男子伤中，女子淋沥不欲食，养肺强阴益精，令人有子，明目疗赤痛。（《别录》）去风毒，肝中风热，毒风冲眼，赤痛障翳，脑痛泪出，压丹石毒，去心胸烦热。（甄权）治妇人难产。（陆玑）导小肠热，止暑湿泻痢。（时珍）

附方 ●

小便血淋，作痛： 车前子晒干为末，每服二钱，车前叶煎汤下。（《普济方》）

石淋作痛： 车前子二升，以绢袋盛，水八升，煮取三升，服之，须臾石下。（《肘后方》）

滑胎易产： 车前子为末，酒服方寸匕。不饮酒者，水调服。诗云，采采芣苢，能令妇人乐有子也。陆玑注云，治妇人产难故也。（《妇人良方》）

阴冷闷疼，渐入囊内，肿满杀人： 车前子末，饮服方寸匕，日二服。（《千金方》）

久患内障： 车前子、干地黄、麦冬各等份，为末，蜜丸如梧子大，服之。累试有效。（《圣惠方》）

补虚明目： 车前子、熟地黄（酒蒸焙）各三两，菟丝子酒浸五两，为末，炼蜜丸梧子大。每温酒下三十丸，日二服。（《和剂局方》）

实用指南

精选验方 ●

小便血淋、作痛： 车前子适量。晒干为末，每服10克，车前叶煎汤下。

风热目暗、涩痛： 车前子、黄连各50克。研为末，食后温酒服5克，每日2次。

因房事过度伤肾或黄疸久不愈，肝病累肾，腹大如鼓： 车前子、山萸、山药、茯苓各15克，泽泻、牡丹皮各10克，熟地黄25克，肉桂5克，附子5克。水煎服，每日1剂。

寒湿泻： 车前子20克，藿香、炮姜各10克。水煎服。

结石： 车前子30克，金钱草50克。水煎代茶饮。

白带多、腹泻： 车前子、茯苓粉各30克，粳米60克。车前子用纱布包裹煎煮，半小时后取出，再加粳米、茯苓粉同煮成粥，食用即可。

车前子粥

原料　车前子60克，青粱米100克。

制法　先将车前子绵裹煮汁，再入青粱米煮粥食。

用法　不拘多少，适量。

功效　益气，清热，利小便，明目。

适用　老人淋病、身体热甚等。

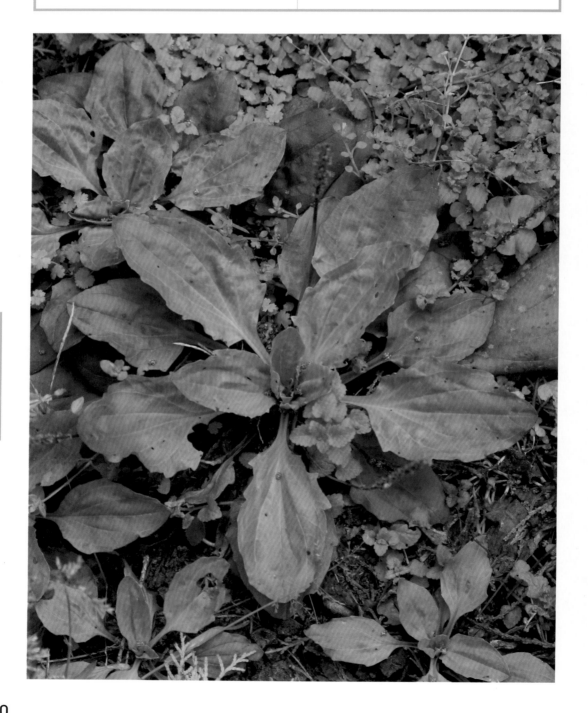

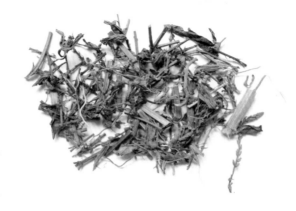

马鞭草

《别录》下品

释名 ● 龙牙草（《图经》），凤颈草。

苗叶

气味 ● 苦，微寒，无毒（保升）。

主治 ● 癥瘕血瘕，久疟，破血杀虫。捣烂煎取汁，熬如饴，每空心酒服一匕。（藏器）治妇人血气肚胀，月候不匀，通月经。（大明）治金疮，行血活血。（震亨）捣涂痈肿及蠼螋尿疮，男子阴肿。（时珍）

附方 ●

疟痰寒热：马鞭草捣汁五合，酒二合，分二服。（《千金方》）

膨胀烦渴，身干黑瘦：马鞭草细锉，曝干，勿见火。以酒或水同煮，至味出，去滓温服。以六月中旬，雷鸣时采者有效。（《卫生易简方》）

大腹水肿：马鞭草、鼠尾草各十斤，水一石，煮取五斗，去滓，再煎令稠，以粉和丸大豆大。每服二三丸，加至四五丸。（《肘后方》）

男子阴肿，大如升，核痛，人所不能治者：马鞭草捣涂之。（《集验方》）

妇人经闭，结成瘕块，肋胀大欲死者：马鞭草根苗五斤，锉细，水五斗，煎至一斗，去滓，熬成膏。每服半匙，食前温酒化下，日二服。（《圣惠方》）

赤白下痢：马鞭草五钱，陈茶一撮，水煎服。（《医方摘要》）

发背痈毒，痛不可忍：马鞭草捣汁饮之，以滓敷患处。（《集简方》）

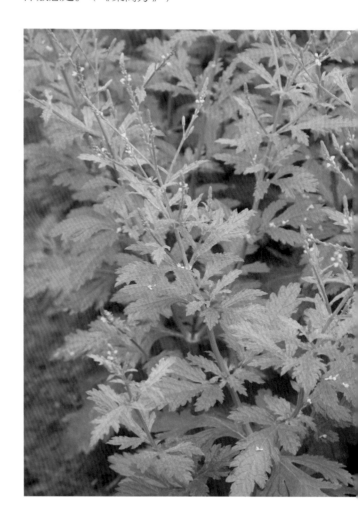

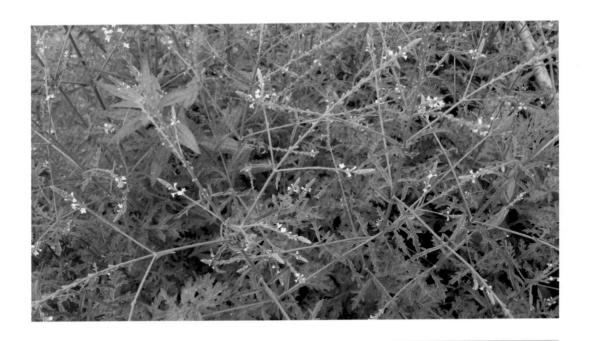

实用指南

精选验方 ●

白喉： 取干马鞭草（全草）30克，浓煎成300毫升左右。剂量：成人每次150毫升，每日服2次，连服3～5日；儿童8～14岁每次100毫升，每日服2次，连服3～5日；8岁以下儿童每次50毫升，每日服3～4次，连服3～5日。

咽喉肿痛： 鲜马鞭草茎叶适量。捣汁，加入乳适量，调匀含咽。

肝痛： 马鞭草、八月札、石燕各30克。水煎服，每日1剂。

口腔溃疡： 鲜马鞭草30克（干品用15克）。水煎2次，混合后早、晚分服，每日1剂。

痢疾、急性胃肠炎： 马鞭草适量。研末，每服3克，每日2～3次，连服1周。

疟疾： 马鞭草60克。甜酒和水煎，取汁150毫升，于疟发前2小时服，连服3～5日。

感冒发热： 马鞭草、板蓝根各18克。水煎服，每日2次，必要时可口服2剂。

百日咳： 马鞭草1000克，蜂蜜100毫升。熬膏，3岁患儿服2匙，每日3次，温开水送下；3岁以上者，酌加其量。

传统药膳

马鞭草蒸猪肝

原料 马鞭草50克，新鲜猪肝100克。

制法 先将鲜马鞭草洗净，切碎，放盘中；再将猪肝切成薄片，另放盘中。将猪肝片盘置于马鞭草盘上，上屉蒸，用马鞭草的气味蒸猪肝，待肝熟即可。

用法 每日1次，每次1剂，佐餐食用，用5～7剂即可。

功效 益肝清热，除湿止带。

适用 肝经湿热下注所致的带下病。

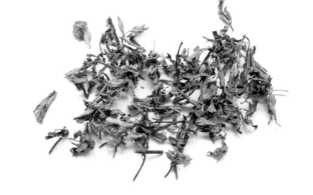

鳢肠
《唐本》

释名● 莲子草（《唐本》），旱莲草（《图经》），金陵草（《图经》），猢孙头（《必用》）。

草

气味● 甘、酸，平，无毒。

主治● 血痢。针灸疮发，洪血不可止者，敷之立已。汁涂眉发，生速而繁。（《唐本》）乌髭发，益肾阴。（时珍）膏点鼻中，添脑。（萧炳）

附方●

偏正头痛：鳢肠草汁滴鼻中。（《圣济总录》）

小便溺血：鳢肠草、车前草各等份，杵取自然汁。每空心服三杯，愈乃止。（《医学正传》）

肠风脏毒，下血不止：鳢肠草，瓦上焙，研末。每服二钱，米饮下。（《家藏经验方》）

风牙疼痛：鳢肠草，入盐少许，于掌心揉擦即止。（《集玄方》）

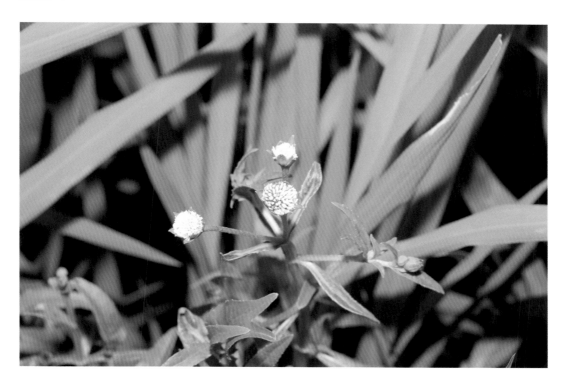

精选验方 ●

尿血：旱莲草、白茅根各30克，炒蒲黄15克。水煎服。

头发早白：旱莲草30克，生地黄18克。水煎，早、晚2次分服。

老年人肝肾阴虚所致咯血不止：旱莲草30克，阿胶15克（烊化），紫球草18克。水煎服，分早、晚2次服，每日1剂，连服1～2剂。

刀伤出血：鲜旱莲草适量。捣烂，敷伤处；干者研末，撒伤处。

传统药膳

旱莲草粳米粥

原料　旱莲草10克，白茅根15克，粳米60克。

制法　将旱莲草、白茅根加水适量，煎取汁约400毫升，放碗中沉淀，备用。再将粳米淘洗干净，放锅中，倒入药汁中的上清液，置大火上煮沸，改用小火煮至米烂粥成即可。

用法　每日1剂，供早餐用，连用5～7剂。

功效　益气，凉血，止血。

适用　气虚血热引起的月经量多。

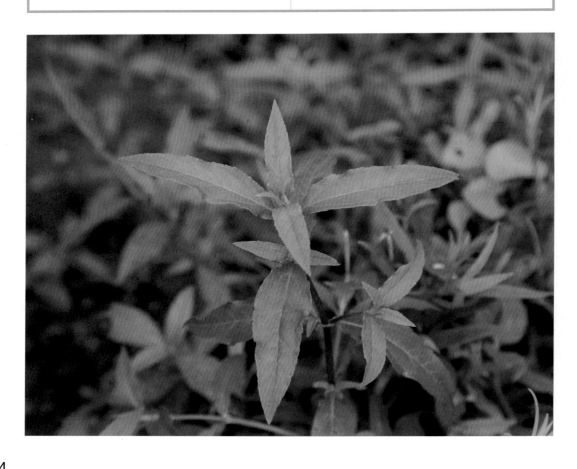

第三卷·草部

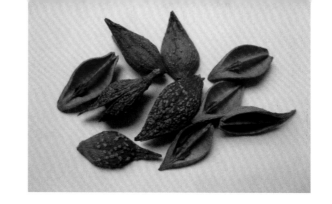

连翘

《本经》下品

释名 ● 异翘（《尔雅》），兰华（吴普），根名连轺（仲景），竹根（《别录》）。

气味 ● 苦，平，无毒。

主治 ● 寒热鼠瘘瘰疬，痈肿恶疮瘿瘤，结热蛊毒。（《本经》）去白虫。（《别录》）使泻心火，除脾胃湿热，治中部血证，以为便。（震亨）

附方 ●

瘰疬结核：连翘、脂麻各等份，为末，时时食之。（《简便方》）

痔疮肿痛：连翘煎汤熏洗，后以刀上飞过绿矾入麝香贴之。（《集验方》）

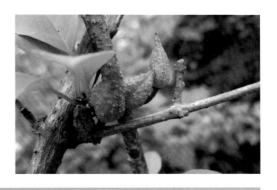

精选验方 ●

腮腺炎：连翘60克，芒硝50克，大戟15克。加水共煎，取浓汁与仙人掌（去皮刺）共捣如泥，涂患处，每日2～3次。

舌破生疮：连翘15克，黄柏9克，甘草6克。水煎含漱。

风疹：连翘、牛蒡子各10克，薄荷4克，甘草2克。水煎服，每次1剂，每日2次。

连翘菊花猪腰汤

原料 连翘、金银花、茯苓皮、大腹皮、冬瓜皮、白茅根、茜草各9克，大蓟、小蓟各12克，猪腰1个。

制法 将金银花等水煎取汁。猪腰对剖两半，片去腰腺，切片，用汁煮熟即成。

用法 每日1～2次淡服。

功效 清热解毒，利尿消肿，凉血止血。

适用 急性肾炎尿血、浮肿等。

金翘大青叶茶

原料 连翘、大青叶、金银花、芦根、甘草各9克。

制法 用上5味加水煎汤，去渣取汁。

用法 代茶饮用，每日1剂，连用3～5日。

功效 清热解毒，除烦生津。

适用 小儿流行性乙型脑炎。

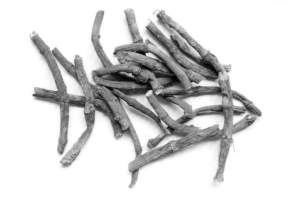

三白草

《唐本》

释名 ● 弘景曰：叶上有三白点，俗因以名。

气味 ● 甘、辛，寒，有小毒。

主治 ● 水肿脚气，利大小便，消痰破癖，除积聚，消疔肿。（《唐本》）捣绞汁服，令人吐逆，除疟及胸膈热痰，小儿痞满。（藏器）根：疗脚气风毒胫肿，捣酒服，亦甚有验。又煎汤，洗癣疮。（时珍）

附方 ●

疗疮炎肿： 三白草鲜叶一握，捣烂，敷患处，每日2次。

绣球风： 鲜三白草，捣汁洗患部。

传统药膳

三白五草茶

原料 三白草、白花蛇舌草各50克，鱼腥草、车前草、金钱草各20克，金银花、蒲公英、白茅根各30克。

制法 将以上各种原料加适量水，煮沸后晾凉即可。

用法 每日1剂，分2次服。

功效 清热解毒，利湿。

适用 急性淋病。

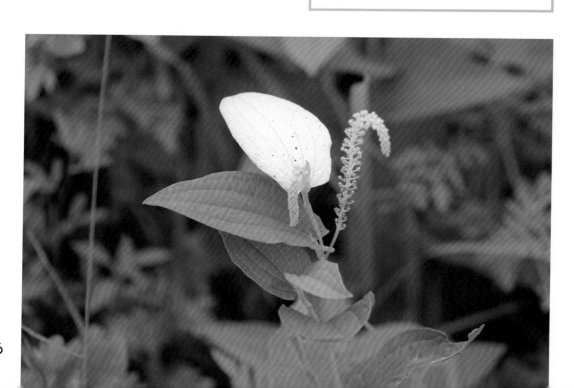

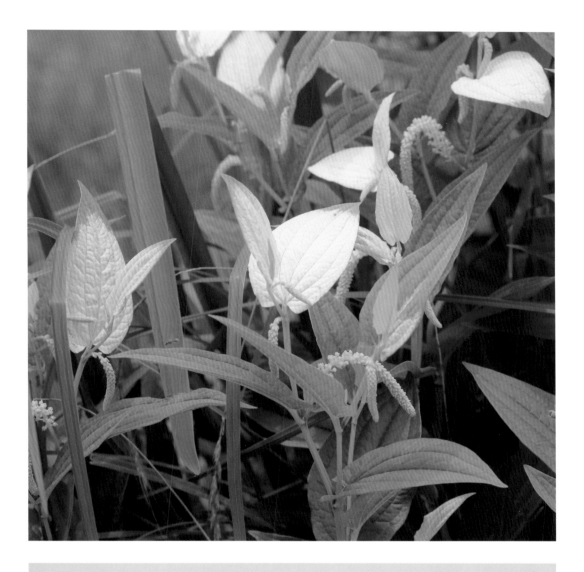

实用指南

精选验方

妇女湿热白带：鲜三白草、猪瘦肉各60克。同煲服。

乳糜尿、白浊、热淋：鲜三白草根茎60克。水煎，空腹服。

脾虚带下：鲜三白草根茎、鲜刺芋根各15克，猪脚1只。同煲服。

尿路感染：三白草30克，车前草、芦竹根、白花蛇舌草各15克。水煎服。

产妇乳汁不足：三白草根茎30克，猪脚1只。水煎，服汤吃肉。

慢性前列腺炎：三白草30克，淡竹叶、生地黄、赤芍、丹参、车前草、白茅根各15克，甘草6克。水煎服。

小儿全身瘙痒：鲜三白草叶250克，艾叶30克。水煎洗身，每日洗1次。

疔疮：鲜三白草根、叶适量，红糖少许。捣烂敷患处。

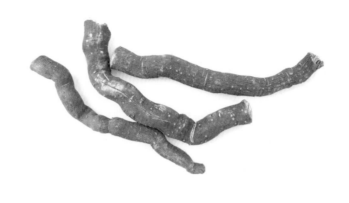

虎杖

《别录》中品

释名 ● 苦杖（《拾遗》），大虫杖（《药性》），斑杖（《日华》），酸杖。

根

气味 ● 微温。

主治 ● 通利月水，破留血癥结。（《别录》）渍酒服，主暴瘕。（弘景）风在骨节间，及血瘀，煮作酒服之。（藏器）治大热烦躁，止渴利小便，压一切热毒。（甄权）治产后血晕，恶血不下，心腹胀满，排脓，主疮疖，扑损瘀血，破风毒结气。（大明）烧灰，贴诸恶疮。焙研炼蜜为丸，陈米饮服，治肠痔下血。（苏颂）研末酒服，治产后瘀血血痛，及坠扑昏闷有效。（时珍）

附方 ●

小便五淋：苦杖为末，每服二钱，用米饮下。（《集验方》）

月水不利：虎杖三两，凌霄花、没药各一两，为末，热酒每服一钱。又方：治月经不通，腹大如瓮，气短欲死：虎杖一斤，去头暴干，切。土瓜根汁、牛膝汁二斗。水一斛，浸虎杖一宿，煎取二斗，入二汁，同煎如饧。每酒服一合，日再夜一，宿血当下。（《圣惠方》）

时疫流毒，攻手足，肿痛欲断：用虎杖根锉，煮汁渍之。（《肘后方》）

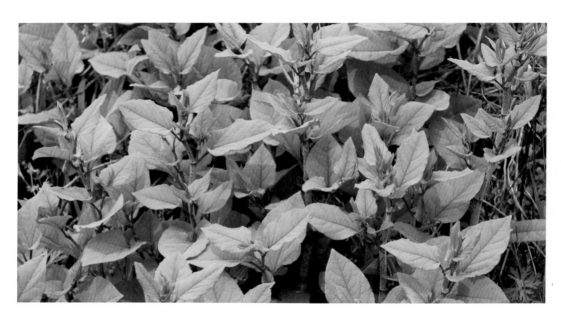

第三卷 · 草部

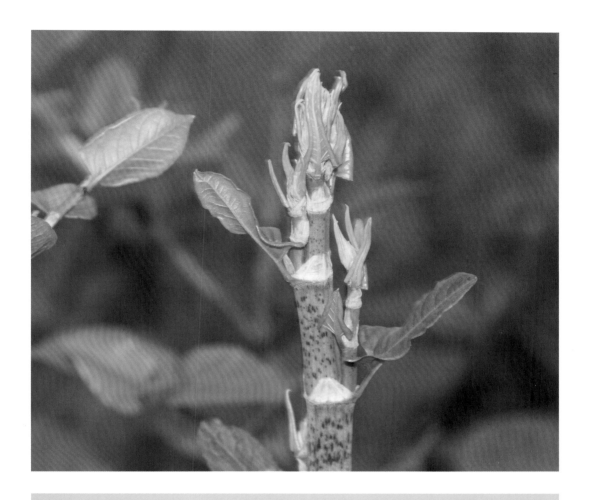

精选验方 ●

术后便秘： 虎杖、何首乌各12克，大黄、草决明各6克，夏枯草18克，姜黄9克。水煎服。

关节炎： 虎杖根250克。洗净切碎，投入白酒750毫升内浸泡，半个月后服用，每日2次，每次10毫升。

急性阑尾炎： 虎杖、玉兰叶各适量。制成浓煎液，每100毫升含生药各50克，首剂服100毫升，以后每次50毫升，每日3次。

传统药膳

虎杖酒

原料　虎杖30克，川茄皮、川牛膝、桂枝、防风各15克，木瓜9克，烧酒1500毫升。

制法　将前6味药浸泡烧酒中5～7日。

用法　每日2次服，每次10～25毫升。

功效　祛风湿，活络。

适用　筋骨痰火、手足麻木等。

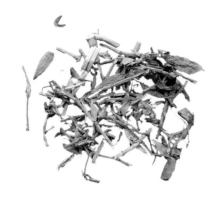

萹蓄

《本经》中品

释名 ● 扁竹（弘景），扁辨（吴普），扁蔓（吴普），粉节草（《纲目》）。

气味 ● 苦，平，无毒。

主治 ● 浸淫疥瘙疽痔，杀三虫。（《本经》）疗女子阴蚀。（《别录》）煮汁饮小儿，疗蛔虫验。（甄权）

附方 ●

热淋涩痛： 萹蓄煎汤频饮。（《生生编》）

热黄疸疾： 萹蓄捣汁，顿服一升。多年者，日再服之。（《药性论》）

霍乱吐利： 萹蓄入豉汁中，下五味，煮羹食。（《食医心镜》）

恶疮痂痒，作痛： 萹蓄捣封，痂落即瘥。（《肘后方》）

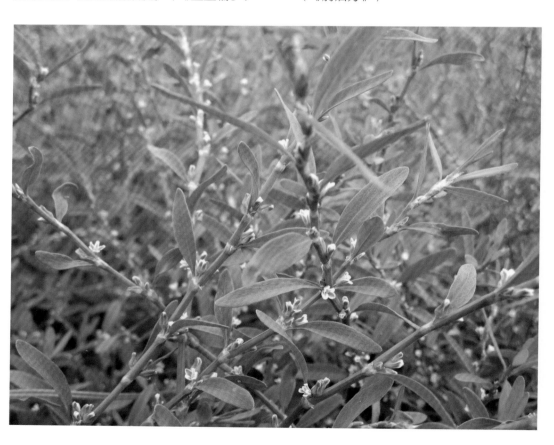

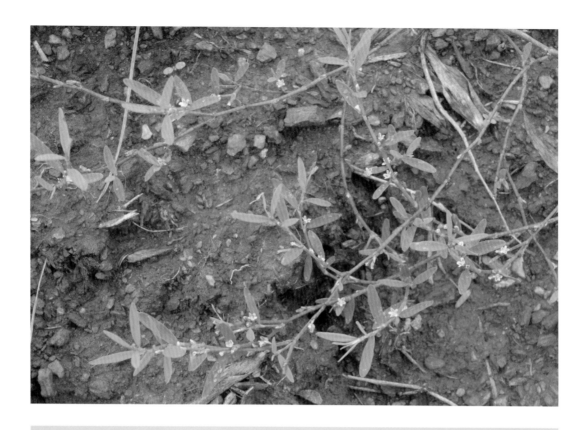

精选验方 ●

牙痛：萹蓄50～100克。水煎2次，所得煎液混合后分2次服，每日1剂。

热淋涩痛：萹蓄适量。煎汤频饮。

湿性脚癣：萹蓄、大黄各10克，蛇床子15克。水煎汤泡脚，每日1次；另外加用癣药水外涂患部，早、晚各1次。

腮腺炎：鲜萹蓄30克。捣烂，加入适量生石灰水，调入蛋清1个，敷患处。

肝硬化腹水：萹蓄、麦芽、瞿麦、马鞭草各20克，泽漆、神曲、青皮各10克，木香9克，甘草6克。水煎服。

传统药膳

萹蓄车前子粥

原料　萹蓄、车前子各30克，粳米50克。

制法　将萹蓄、车前子（包）入砂锅内，加水500毫升，煎20分钟，去渣留汁。粳米煮粥，兑入药汁，煮1～2沸，待食。

用法　每日2次，温热食服。

功效　清热利湿，通利小便。

适用　前列腺肥大并感染，症见小便淋漓不畅，甚则点滴不下、小腹胀急，或发热口疮等。

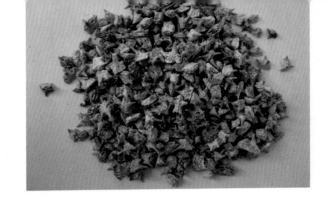

蒺藜

《本经》上品

释名 ● 茨（《尔雅》），旁通（《本经》），止行（《本经》），休羽（《本经》）。

子

气味 ● 苦，温，无毒。

主治 ● 恶血，破癥积聚，喉痹乳难。久服长肌肉，明目轻身。（《本经》）治诸风疬，疗吐脓，去燥热。（甄权）治奔豚肾气，肺气胸膈满，催生堕胎，益精，疗水藏冷，小便多，止遗沥泄精溺血肿痛。（大明）痔漏阴汗，妇人发乳带下。（苏颂）治风秘，及蛔虫心腹痛。（时珍）

附方 ●

腰脊引痛： 蒺藜子捣末，蜜和丸胡豆大。酒服二丸，日三服。（《外台秘要》）

通身浮肿： 杜蒺藜日日煎汤洗之。（《圣惠方》）

大便风秘： 炒蒺藜子一两，猪牙皂荚（去皮酥炙）五钱，为末。每服一钱，盐茶汤下。（《普济方》）

月经不通： 杜蒺藜、当归各等份，为末，米饮每服三钱。（《儒门事亲》）

三十年失明： 补肝散，蒺藜于七月七日收，阴干捣散。食后水服方寸匕，日二。（《外台秘要》）

牙齿出血，不止，动摇： 白蒺藜末。旦旦擦之。（《道藏经》）

白癜风疾： 白蒺藜子六两，生捣为末。每汤服二钱，日二服。一月绝根。服至半月，白处见红点。（《孙真人食忌》）

第三卷·草部

传统药膳

蒺藜烩豆腐

原料 蒺藜子15克，青豌豆100克，猪肉200克，豆腐2块，胡萝卜4根，香菇5朵，虾米少许，鸡汤少许。

制法 将蒺藜子洗净，捣碎后煎出汁待用。用麻油起锅，把剁碎的猪肉炒一遍，调味后盛起。将胡萝卜洗净切丝，冬菇泡软后切丝，虾米最好用酒泡一下。用麻油起锅，放入豆腐，用大火不停翻炒，拿锅铲将豆腐压碎，放入胡萝卜、豌豆、冬菇、虾米、猪肉、鸡汤和蒺藜子汁，调味后勾芡即成。

用法 佐餐食用。

功效 补肾虚，清肝明目。

适用 肾虚、视力衰退等。

精选验方 ●

皮肤瘙痒：刺蒺藜、生甘草各100克。放入300毫升75%的乙醇中，浸泡7日，滤去药渣后用来涂擦患部，每日2～3次。

中毒性耳聋：刺蒺藜、牛蒡子、连翘、桔梗、生地黄、甘草、菊花各15克，金银花30克。水煎服，每日1剂。

热淋水肿尿闭：蒺藜、车前子、冬葵子各20克。水煎服。

高血压：白蒺藜、夏枯草、生石决明、丹参各30克，车前子45克。每日1剂，45日为1个疗程。

神经性头痛：刺蒺藜、荷叶各12克，黄芩、柴胡、当归、葛根各10克，丹参、川芎、赤芍各15克。水煎服，每日1剂。

疖肿及乳腺炎：鲜蒺藜果或干蒺藜适量。去刺，研为细末，加入等量红糖，以醋调成糊状外敷，用纱布固定，待药糊干后重换。

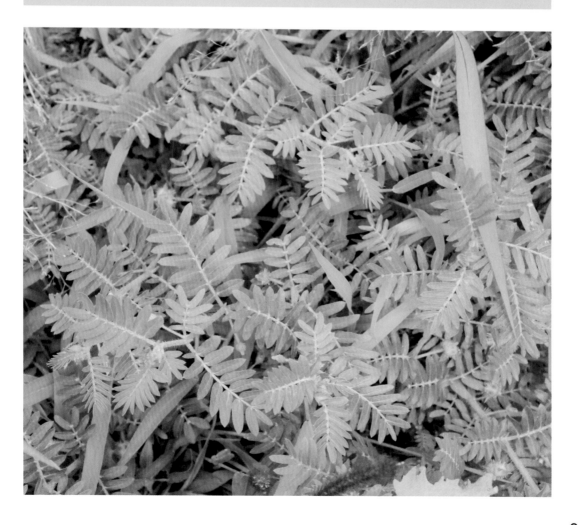

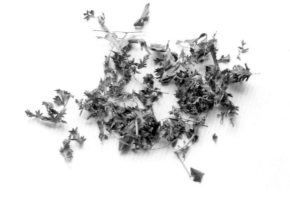

海金沙

（宋·《嘉祐》）

释名 ● 竹园荽。

气味 ● 甘，寒，无毒。

主治 ● 通利小肠。得栀子、马牙消、蓬沙，疗伤寒热狂。或丸或散。（《嘉祐》）治湿热肿满，小便热淋、膏淋、血淋、石淋茎痛，解热毒气。（时珍）

附方 ●

热淋急痛： 海金沙草阴干为末，煎生甘草汤，调服二钱，此陈总领方也。一加滑石。（《夷坚志》）

小便不通（脐下满闷）： 海金沙一两，腊南茶半两，捣碎。每服三钱，生姜甘草煎汤下，日二服。亦可末服。（《图经》）

血淋痛涩（但利水道，清浊自分）： 海金沙末，新汲水或砂糖水服一钱。（《普济方》）

脾湿肿满（腹胀如鼓，喘不得卧）： 海金沙散，用海金沙三钱，白术四两，甘草半两，黑牵牛头一两半，为末。每服一钱，煎水调下，得利为妙。（《东垣兰室秘藏》）

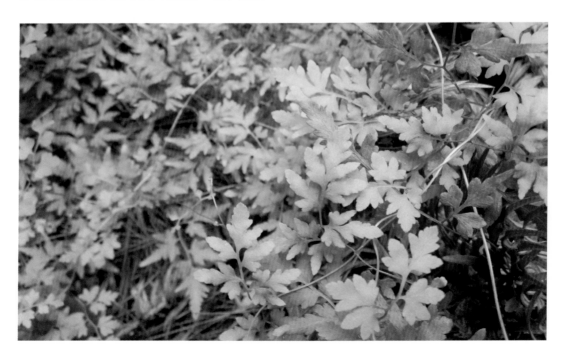

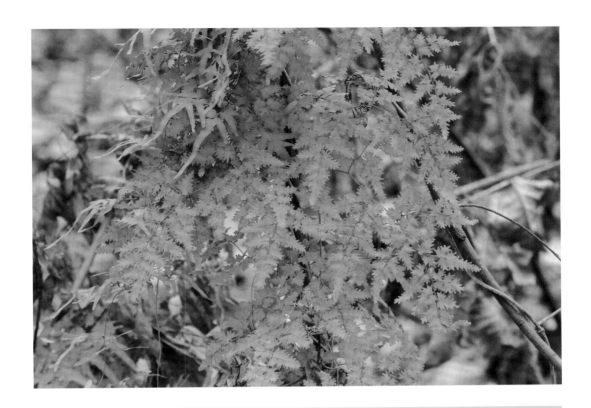

精选验方 ●

腹泻： 海金沙全草适量。水煎服。

赤痢： 海金沙全草100～150克。水煎服，每日1～3次。

小便出血： 海金沙适量。研为末，以新汲水调下。

烫火伤： 海金沙鲜叶适量。捣烂，调人乳外敷火伤处。

五淋： 海金沙、川牛膝、大黄、当归各10克，雄黄、木香各3克。共研为细末，每次5克，临睡前黄酒送下。

妇女白带： 海金沙茎50克，猪瘦肉200克。加水同炖，去渣，取肉及汤服。

小便不利： 海金沙全草100～150克。和冰糖，酌加水煎服；或代茶常饮。

传统药膳

金沙双草茶

原料　海金沙、萹草各15克，凤尾草30克，绿茶5克。

制法　先将前3味加水1000毫升，或水浸过药面，煎沸20分钟，加入绿茶再沸2分钟即可；或将4味药共研粗末，放置茶壶内，以沸水冲泡20分钟，亦可。

用法　每日1剂，不拘时频频饮服。

功效　消炎解毒，清热利尿。

适用　消炎水肿、尿路感染、尿路结石等。

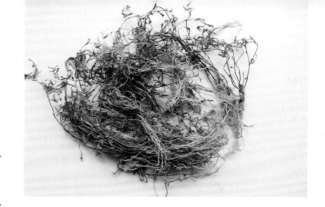

半边莲

《纲目》

气味 ● 辛，平，无毒。

主治 ● 蛇虺伤，捣汁饮，以滓围涂之。又治寒齁气喘，及疟疾寒热，同雄黄各二钱，捣泥，碗内覆之，待色青，以饭丸梧子大。每服九丸，空心盐汤下。（时珍《寿域方》）

附方 ●

寒齁气喘及疟疾寒热：半边莲、雄黄各二钱。捣泥，碗内覆之，待青色，以饭丸如梧子大。每服九丸，空心盐汤下。（《寿域神方》）

毒蛇咬伤：半边莲浸烧酒搽之。（《岭南草药志》）

疔疮、一切阳性肿毒：鲜半边莲适量，加盐适量同捣烂，敷患处，有黄水渗出，渐愈。

实用指南

精选验方 ●

乳腺炎：鲜半边莲适量。捣烂敷患处。

实证水肿：半边莲100克。水煎服或冲糖服。

肝硬化腹水、肾炎水肿：半边莲60克。水煎服。

百日咳：半边莲30克。煎汤，煮猪肺1只，吃汤和肺。

跌打损伤、蜈蚣咬伤：鲜半边莲60克。捣烂，加童尿或甜酒擂汁服；另取鲜半边莲适量，捣烂敷患处。

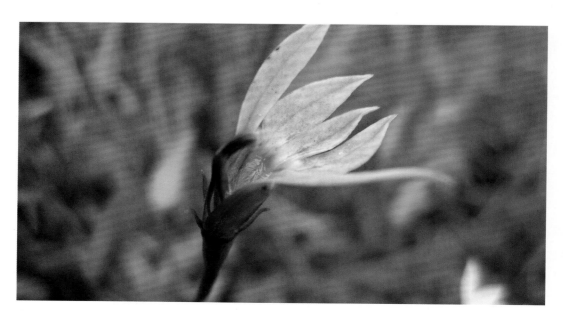

半边莲杏仁茶

原料　半边莲100克，苦杏仁15克。

制法　将半边莲、苦杏仁分别拣杂，洗净，半边莲晾干或晒干，切碎或切成碎小段，备用；苦杏仁洗净，放入清水中浸泡，泡涨后去皮、尖，与半边莲同放入砂锅，加水适量煎煮30分钟，再用洁净纱布过滤，收取滤汁贮入容器即成。

用法　早、晚分服。

功效　清热解毒，防癌抗癌。

适用　各类型肺癌及胃癌、子宫颈癌等。

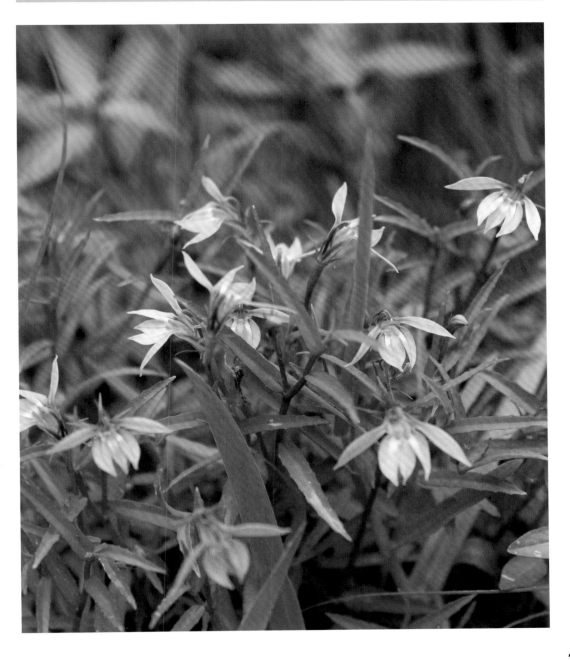

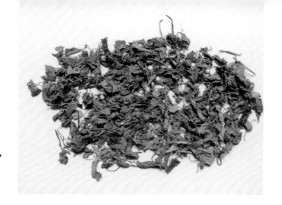

紫花地丁

《纲目》

释名 ● 箭头草（《纲目》），独行虎（《纲目》），羊角子（《秘韫》）。

气味 ● 苦、辛，寒，无毒。

主治 ● 一切痈疽发背，疔肿瘰疬，无名肿毒恶疮。（时珍）

附方 ●

痈疽恶疮： 紫花地丁（连根），同苍耳叶各等份，捣烂，酒一盅，搅汁服。（杨诚《经验方》）

一切恶疮： 紫花地丁根，晒干，以罐盛，烧烟对疮熏之，出黄水，取尽愈。（《卫生易简方》）

疔疮肿毒： 用紫花地丁草捣汁服，虽极者亦效。（《千金方》）

喉痹肿痛： 箭头草叶，入酱少许，研膏，点入即吐。（《普济方》）

第三卷·草部

实用指南

精选验方 ●

中耳炎： 紫花地丁12克，蒲公英10克（鲜者加倍）。将上药捣碎，置热水瓶中，以沸水冲泡大半瓶，盖闷10多分钟后，每日饮数次。

毒蛇咬伤： 鲜紫花地丁100克，雄黄3克。捣碎，用米泔水500毫升调取汁内服，每次服50～100毫升，其渣加雄黄，捣匀外敷，每日换药1次，连用5～10日。

急性乳腺炎： 鲜紫花地丁、鲜蒲公英各25克。水熬汁去渣，再将药液熬成膏摊贴患处，每日1次，连用3～10日。

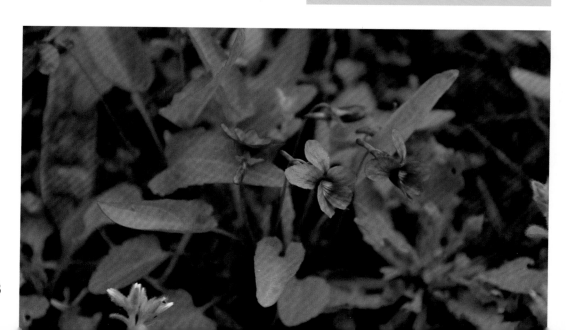

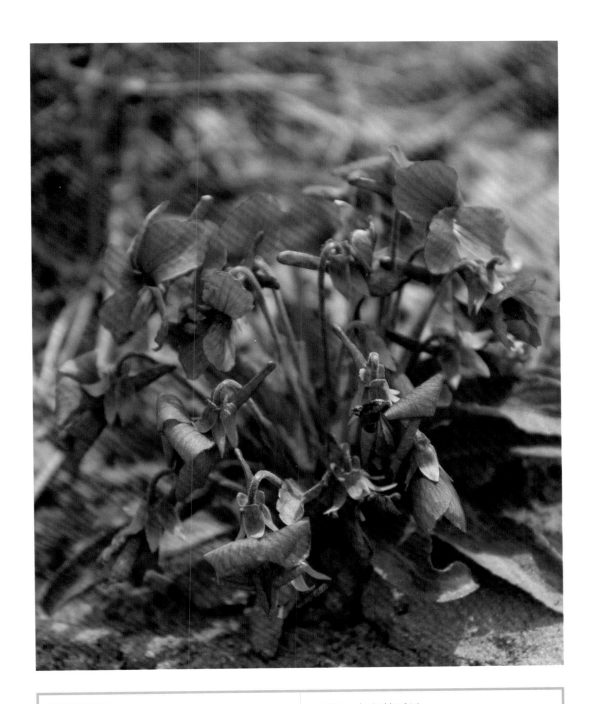

传统药膳

地丁败酱糖汁

原料 紫花地丁、败酱草、蒲公英各30克，红糖适量。

制法 取前3味药加水500毫升，煎取400毫升，加红糖适量。

用法 代茶频饮，每次200毫升，每日2次。

功效 清热解毒。

适用 产后感染发热。

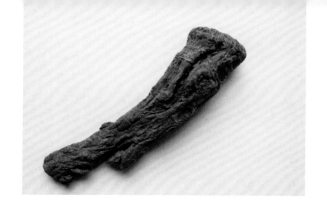

大黄

《本经》下品

释名 ● 黄良（《本经》），将军（当之），火参（吴普），肤如（吴普）。

根

气味 ● 苦，寒，无毒。

主治 ● 下瘀血血闭，寒热，破癥瘕积聚，留饮宿食，荡涤肠胃，推陈致新，通利水谷，调中化食，安和五脏。（《本经》）平胃下气，除痰实，肠间结热，心腹胀满，女子寒血闭胀，小腹痛，诸老血留结。（《别录》）通女子经候，利水肿，利大小肠，贴热肿毒，小儿寒热时疾，烦热蚀脓。（甄权）通宣一切气，调血脉，利关节，泄壅滞水气，温瘴热疟。（大明）泻诸实热不通，除下焦湿热，消宿食，泻心下痞满。（元素）下痢赤白，里急腹痛，小便淋沥，实热燥结，潮热谵语，黄疸诸火疮。（时珍）

附方 ●

吐血衄血（治心气不足，吐血衄血者，泻心汤主之）：大黄二两，黄连、黄芩各一两，水三升，煮一升，热服取利。（《金匮玉函》）

伤寒痞满（病发于阴，而反下之，心下满而不痛，按之濡，此为痞也，大黄黄连泻心汤主之）：大黄二两，黄连一两，以麻沸汤二升渍之，须臾绞汁，分作二次温服。（《伤寒论》）

腹中痞块：大黄十两为散，醋三升，蜜两匙和煎，丸梧子大。每服三十丸，生姜汤下，吐利为度。（《外台秘要》）

腹胁积块：风化石灰末半斤，瓦器炒极热，稍冷，入大黄末一两炒热，再入桂心末半两略炒，下米醋搅成膏，摊布贴之。又方，大黄二两，朴消一两，为末，以大蒜同捣膏和贴之。或加阿魏一两，尤妙。（《丹溪心法》）

小儿诸热：大黄煨熟、黄芩各一两，为末，炼蜜丸麻子大。每服五至十丸，蜜汤下。加黄连，名三黄丸。（《钱氏小儿方》）

赤白浊淋：大黄为末。每服六分，以鸡子一个，破顶入药，搅匀蒸熟，空心食之。不过三服愈。（《简便方》）

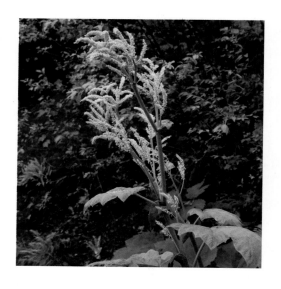

精选验方 ●

湿热内蕴型胆结石： 制大黄、枳实各9克，郁金、虎杖各15克，金钱草30克。水煎服，每日1剂，每日2次。

热性胃肠出血： 大黄粉或片2~6克。水冲服，每日3次。

胆囊炎、胆石症： 大黄、黄连各9克，枳壳、黄芩、木香各12克。水煎服，每日3次。

食积腹痛： 大黄、砂仁各9克，莱菔子30克。水煎服，每日3次。

传统药膳

大黄蜂蜜汁

原料　生大黄80克，蜂蜜100毫升。

制法　将生大黄晒干或烘干，研成细粉，装瓶备用。

用法　每日3次，每次用适量温蜂蜜水送服3克。

功效　泻热通便，活血化瘀，凉血止血，抗癌。

适用　热毒壅滞、胃癌出血等。

大黄酒

原料　大黄3~12克，白酒适量。

制法　将大黄研末备用。

用法　每日1剂，白酒调服。

功效　活血散瘀。

适用　月经不调、血瘀积滞、月经延后、经期腹痛、结血块等。

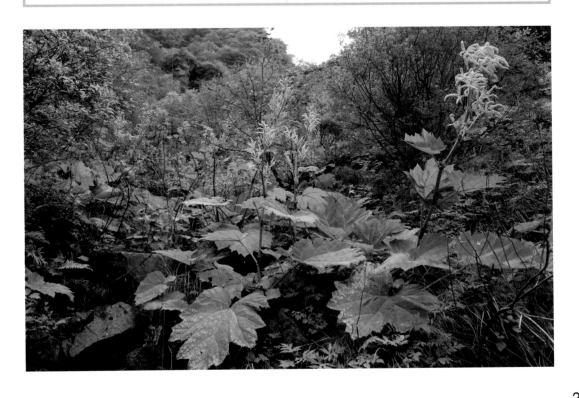

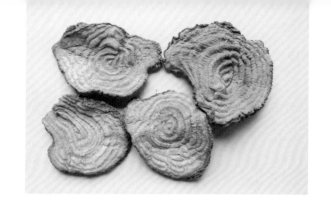

商陆

《本经》下品

释名 ● 当陆（《开宝》），章柳（《图经》），马尾（《广雅》），夜呼（《本经》）。

根

气味 ● 辛，平，有毒。

主治 ● 水肿疝瘕痹，熨除痈肿，杀鬼精物。（《本经》）疗胸中邪气，水肿痿痹，腹满洪直，疏五脏，散水气。（《别录》）泻十种水病。喉痹不通，薄切醋炒，涂喉外，良。（甄权）

附方 ●

湿气脚软：章柳根切小豆大，煮熟，更以绿豆同煮为饭。每日食之，以瘥为度，最效。（《斗门方》）

产后腹大（坚满，喘不能卧）：白圣散，用

商陆根三两，大戟一两半，甘遂炒一两，为末。每服二三钱，热汤调下，大便宣利为度。此乃主水圣药也。（《洁古保命集》）

耳卒热肿：生商陆，削尖纳入，日再易。（《圣济录》）

瘰疬喉痹（攻痛）：生商陆根捣作饼，置疬上，以艾炷于上灸三四壮，良。（《外台秘要》）

一切毒肿：商陆根和盐少许，捣敷，日再易之。（《千金方》）

疮伤水毒：商陆根捣炙，布裹熨之，冷即易之。（《千金方》）

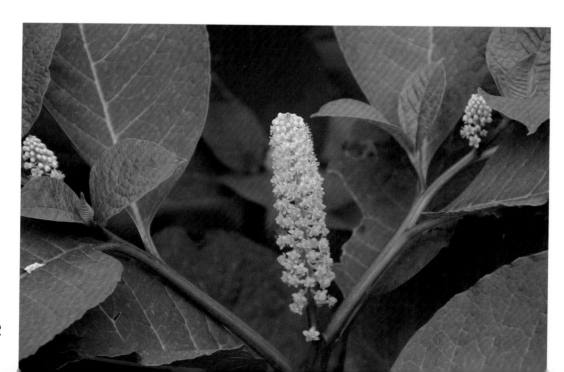

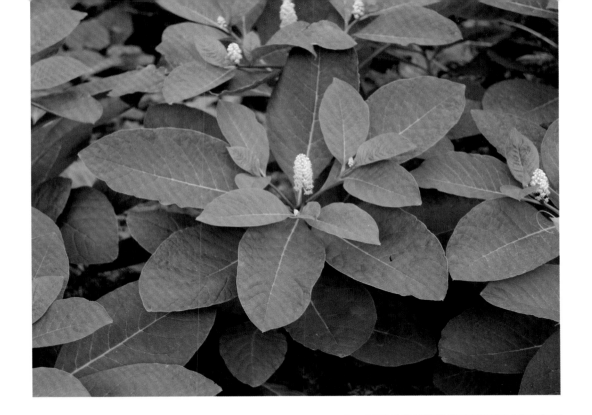

精选验方 ●

足癣： 商陆、苦参各100克，川椒20克，赤芍50克。煎汤，每日1~2次浸泡患足，每次15~30分钟，保留药液加热，重复使用。

慢性气管炎： 商陆适量。放入蒸笼1小时，烘干研末，炼蜜为丸，每丸重10克（含纯粉4克），每日1丸。

腹中如有石，痛如刀刺： 商陆根不拘多少。捣烂蒸熟，以新布裹，熨痛处，冷即换。

宫颈癌： 商陆10克，粳米100克，大枣5枚。先将商陆用水煎40分钟，去渣取汁，然后加入粳米、大枣煮成粥，食用即可。

传统药膳

商陆赤豆鲫鱼汤

原料　商陆、赤小豆各适量，鲫鱼3条。

制法　将商陆、赤小豆用清水冲洗，待用。把鲫鱼留鳞去内脏，装入前2药（等份），装满鱼腹扎口，用清水3000毫升煮烂，去鱼及商陆即可。

用法　饮汤食豆。每2日1次。

功效　清热解毒，利水填精。

适用　湿热水肿、小便黄少、尿蛋白多者，以及肝硬化腹水。

商陆根煲肉

原料　商陆根30克，猪瘦肉60克。

制法　将猪肉与商陆根加水共炖，煲至肉熟烂为宜，去药渣。

用法　服汤食肉。

功效　解毒，逐水，补虚养血。

适用　水肿腹胀。

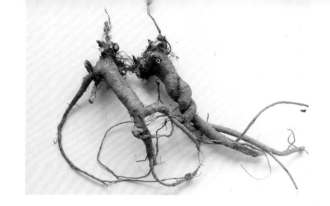

大戟

《本经》下品

释名● 邛钜（《尔雅》），下马仙（《纲目》）。

根
气味● 苦，寒，有小毒。
主治● 蛊毒，十二水，腹满急痛积聚，中风皮肤疼痛，吐逆。（《本经》）颈腋痈肿，头痛，发汗，利大小便。（《别录》）泻毒药，泄天行黄病温疟，破癥结。（大明）下恶血癖块，腹内雷鸣，通月水，堕胎孕。（甄权）治隐疹风，及风毒脚肿，并煮水，日日热淋，即愈。（苏颂）

附方●
水肿喘急（小便涩及水蛊）：大戟（炒）二两，干姜（炮）半两，为散。每服三钱，姜汤下。大小便利为度。（《圣济总录》）
水病肿满（不问年月浅深）：大戟、当归、橘皮各一两切，以水二升，煮取七合，顿服。利下水二三升，勿怪。至重者，不过再服便瘥。禁毒食一年，永不复作。此方出自张尚客。（《李绛兵部手集》）

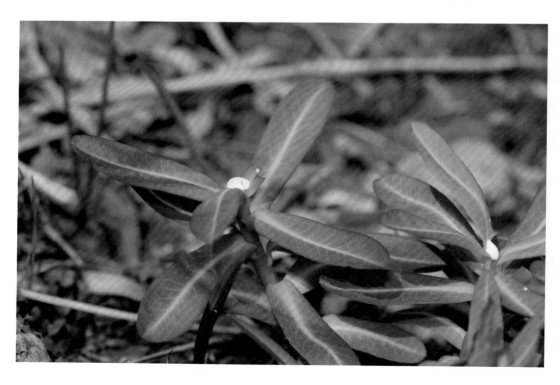

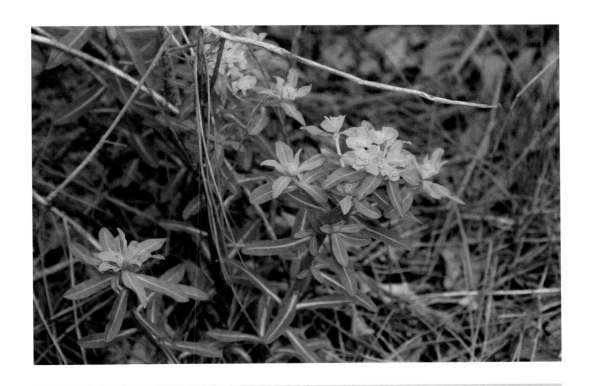

精选验方 ●

晚期血吸虫病腹水或其他肝硬化腹水：大戟鲜根适量。洗净晒干磨粉，用小火焙成咖啡色，装入胶囊，成人每次0.6~0.9克，隔1日或隔2日服药1次，7~8次后停药1星期，以后视病情再服；若腹水已退，可选用人参荣荣丸等调理。

慢性咽炎：大戟3克。口中含服，每日2次。

神经性皮炎：大戟30克。洗净，剥去老皮，切碎，加水煎煮，直至用手一捻即成粉末为止；后用纱布过滤，药液继续煎煮浓缩至一定黏度，冷却后涂纱布上，贴患处，每日或隔日1次。

传统药膳

芹菜大戟汁

原料　大戟2克，干芹菜30克。

制法　将干芹菜、大戟加水2碗，煎至1碗。

用法　于月经前4~5日温服，4~5次即可。

功效　调经止痛。

适用　经前腹痛。

退水饼

原料　大戟、甘遂各3克，大麦面30克。

制法　将甘遂、大戟研为末，入大麦面内，水调做饼，如棋子大，共做5~8个，火煨熟。

用法　空腹服饼1~2个。

功效　逐水消肿。

适用　肿甚、尿黄少（服一般利水药不效）。

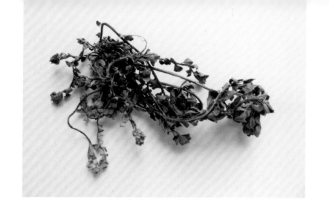

泽漆

《本经》下品

释名● 漆茎（《本经》），猫儿眼睛草（《纲目》），绿叶绿花草（《纲目》）。

茎叶

气味● 苦，微寒，无毒。

主治● 皮肤热，大腹水气，四肢面目浮肿，丈夫阴气不足。（《本经》）利大小肠，明目轻身。（《别录》）主蛊毒。（苏恭）止疟疾，消痰退热。（大明）

附方●

肺咳上气（脉沉者，泽漆汤主之）：泽漆三斤，以东流水五斗，煮取一斗五升，去滓。

入半夏半升，紫参、白前、生姜各五两，甘草、黄芩、人参、桂心各三两，煎取五升。每服五合，日三服。（《金匮要略》）

十种水气：泽漆十斤，夏月取嫩茎叶，入水一斗，研汁约二斗，于银锅内，慢火熬如稀饧，入瓶内收。每日空心温酒调下一匙，以愈为度。（《圣惠方》）

牙齿疼痛：泽漆一搦，研烂，汤泡取汁，含漱吐涎。（《卫生易简方》）

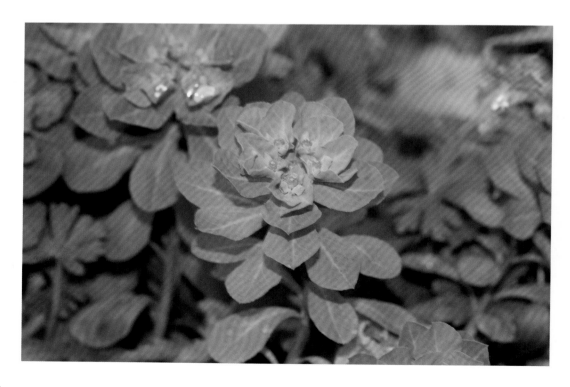

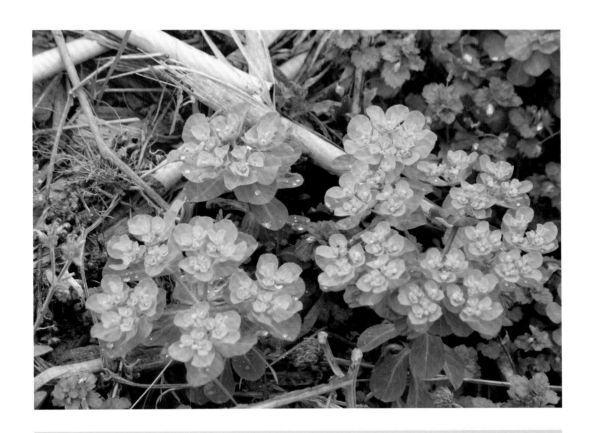

精选验方 ●

骨髓炎： 泽漆、秋牡丹根、铁线莲、蒲公英、紫堇、甘草各适量。水煎服。

癣疮： 泽漆适量。晒干，研为末，调油涂搽。

颈淋巴结核： 鲜泽漆500克（干品也可）。水煎浓缩到80毫升，加蜂蜜80毫升，混合，每次服1.5毫升，每日3次。

肝硬化腹水： 泽漆适量。熬膏，温酒送服；或用鲜泽漆600克，水煎浓缩至90毫升，加蜂蜜90毫升，趁热混合，每次服1.5毫升，每日3次。

乳糜尿： 泽漆30克。水煎约30分钟，每日3次；或研为细末，水泛为丸，每次4克，每日3次。

传统药膳

泽漆蛋

原料　鲜泽漆茎叶60克，鸡蛋2个。

制法　将鲜泽漆茎叶洗净、切碎，加水适量，放入鸡蛋，煮熟，去壳刺孔，再煮数分钟。

用法　先吃蛋后服汤，每日1剂。

功效　行水，消痰，补虚。

适用　肺源性心脏病、心悸、怔忡等。

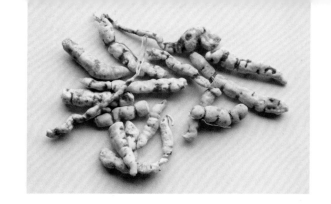

甘遂

《本经》下品

释名 ● 甘藁（《别录》），陵泽（《别录》），重泽（《别录》），鬼丑（吴普）。

根

气味 ● 苦，寒，有毒。

主治 ● 大腹疝瘕，腹满，面目浮肿，留饮宿食，破症坚积聚，利水谷道。（《本经》）下五水，散膀胱多热，皮中痞，热气肿满。（《别录》）能泻十二种水疾，去痰水。（甄权）泻肾经及隧道水湿，脚气，阴囊肿坠，痰迷癫痫，噎膈痞塞。（时珍）

附方 ●

水肿腹满： 甘遂（炒）二钱二分，黑牵牛一两半，为末，水煎，时时呷之。（《普济方》）

身面洪肿： 甘遂二钱，生研为末。以豮猪肾一枚，分为七脔，入末在内，湿纸包煨，令熟食之，日一服。至四五服，当觉腹鸣，小便利，是其效也。（《肘后方》）

水肿喘胀： 甘遂、大戟各一两，慢火炙研。每服一字，水半盏，煎三五沸服。不过十服。（《圣济录》）

脚气肿痛（肾脏风气，攻注下部疮痒）： 甘遂半两，木鳖子仁四个，为末。猪腰子一个，去皮膜，切片，用药四钱掺在内，湿纸包煨熟，空心食之，米饮下。服后便伸两足。大便行后，吃白粥二三日为妙。（《本事方》）

二便不通： 甘遂末，以生面糊调敷脐中及丹田内，仍艾三壮，饮甘草汤，以通为度。又太山赤皮甘遂末一两，炼蜜和匀，分作四服，日一服取利。（《圣惠方》）

疝气偏肿： 甘遂、茴香各等份，为末，酒服二钱。（《儒门事亲》）

耳卒聋闭： 甘遂半寸，绵裹插入两耳内，口中嚼少量甘草，耳卒自然通也。（《永类方》）

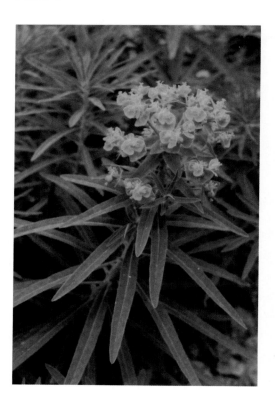

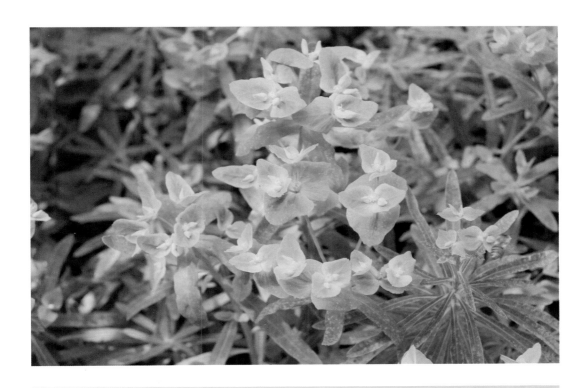

精选验方●

渗出性胸膜炎、肝硬化腹水、血吸虫病腹水、慢性肾炎水肿、二便不通：甘遂、大戟、芫花各等份，大枣10枚。将前3味药混合研末，每次1～3克，大枣煎汤于清晨空腹送服。

癫痫：甘遂、朱砂各3克。将甘遂入鲜猪心中，煨熟，取出药，与朱砂研粉和匀，分作4丸，每服1丸，用猪心煎汤送下。

小儿睾丸鞘膜积液：甘遂、赤芍、枳壳、昆布各10克，甘草5克。水煎服，连用3～7日。

传统药膳

甘遂猪心

原料　甘遂6克，猪心1个，朱砂3克。

制法　将甘遂研末，以猪心血制丸，放入猪心内，纸裹煨熟；取出甘遂再研末，同水飞朱砂和匀，分作4丸。将猪心炖汤。

用法　食猪心，并以肉汤送服1丸，以腹泻为度，不泻再进1丸。

功效　逐痰饮。

适用　痰迷心窍所致之癫狂病症。

甘遂烤猪腰子

原料　猪腰子1枚，甘遂3克。

制法　先将猪腰分为7窝，再将甘遂研为细粉，蘸窝上，烤熟即可。

用法　每日1次，至4～5次，当觉腹胁鸣，小便利即停。食用时不加盐。

功效　和理肾气，通利膀胱。

适用　卒肿满、身面皆洪大等。

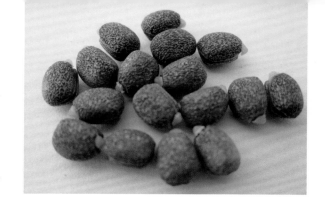

续随子
（宋·《开宝》）

释名 ● 千金子（《开宝》），千两金（《日华》），菩萨豆（《日华》）。

气味 ● 辛，温，有毒。

主治 ● 妇人血结月闭，瘀血癥瘕疥癣，除蛊毒鬼疰，心腹痛，冷气胀满，利大小肠，下恶滞物。（《开宝》）积聚痰饮，不下食，呕逆，及腹内诸疾。研碎酒服，不过三颗，当下恶物。（《蜀本》）宣一切宿滞，治肺气水气，日服十粒。泻多，以酸浆水或薄醋粥吃，即止。又涂疥癣疮。（大明）

附方 ●

小便不通（脐腹胀痛不可忍，诸药不效者，不过再服）：用续随子去皮一两，铅丹半两，同少蜜捣作团，瓶盛埋阴处，腊月至春末取出，研，蜜丸梧子大。每服二三十丸，木通汤下，化破尤妙。病急亦可旋合。（《圣济录》）

黑子疣赘：续随子熟时涂之，自落。（《普济方》）

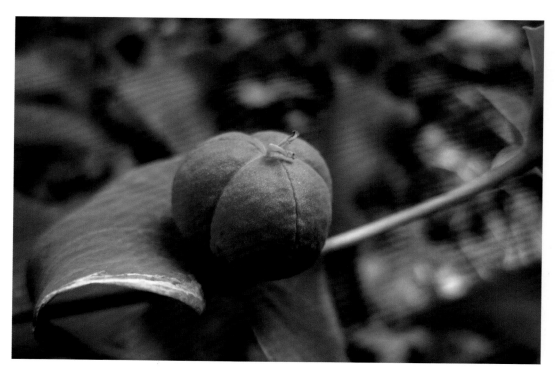

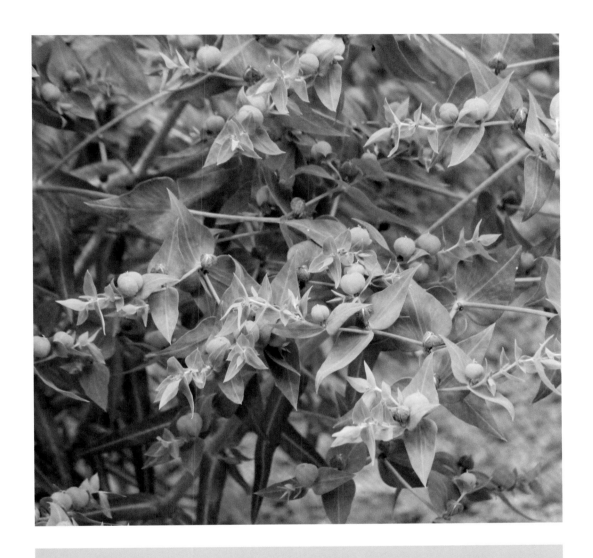

精选验方 ●

血瘀经闭：千金子3克，丹参、制香附各9克。水煎服。

晚期血吸虫病腹水：新鲜千金子适量。去壳捣泥装入胶囊，根据腹围大小决定用量，腹围较大者，每次6~9克，早晨空腹服，5日服药1次，服药后30分钟有头晕或呕吐，继而有肠鸣腹泻，随之腹水渐退，腹围缩小。

前列腺肿大、尿路感染、产后尿闭、术后癃闭：续随子、大黄各20克，蝼蛄、黑丑各30克。共焙干研细末，每次服2~5克，6小时1次，以温开水调服。

慢性咽炎：千金子30克，参三七15克。共研为细末，1剂分3次，醋调敷于颈部喉结上方凹陷处，外用纱布覆盖，胶布固定，隔日更换，经常使醋保持湿润。

风湿痹痛、跌打损伤：千金子2~3粒。去壳杵碎，放在胶布上，贴于阿是穴，每日换药1次，2~3日为1个疗程。

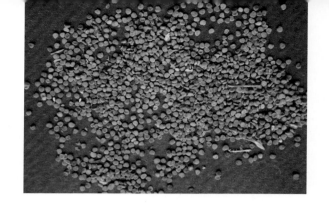

莨菪

《本经》下品

释名 ● 天仙子（《图经》），横唐（《本经》），行唐。

子

气味 ● 苦，寒，有毒。

主治 ● 齿痛出虫，肉痹拘急。久服轻身，使人健行，走及奔马，强志益力，通神见鬼。多食令人狂走。（《本经》）疗癫狂风痫，颠倒拘挛。（《别录》）安心定志，聪明耳目，除邪逐风，变白，主疟癖。取子洗晒，隔日空腹，水下一指捻。亦可小便浸令泣尽，暴干，如上服。勿令子破，破则令人发狂。（藏器）炒焦研末，治下部脱肛，止冷痢。主蛀牙痛，咬之虫出。（甄权）烧熏虫牙，及洗阴汗。（大明）

附方 ●

风痹厥痛： 莨菪三钱炒，大草乌头、甘草半两，五灵脂一两，为末，糊丸梧子大，以螺青为衣。每服十丸，男子菖蒲酒下，女子芫花汤下。（《圣济录》）

久痢不止（变种种痢，兼脱肛）： 莨菪丸，用莨菪子一斤，淘去浮者，煮令芽出，晒干，炒黄黑色，青州枣一斤，去皮核，酽醋二升，同煮，捣膏丸梧子大。每服二十丸，食前米饮下。（《圣惠方》）

脱肛不收： 莨菪子炒研敷之。（《圣惠方》）

风毒咽肿（咽水不下及瘰疬咽肿）： 水服莨菪子末两钱匕，神良。（《外台秘要》）

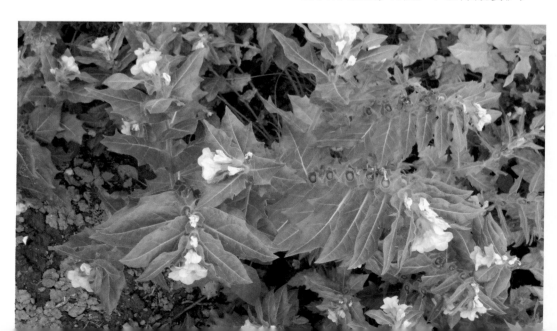

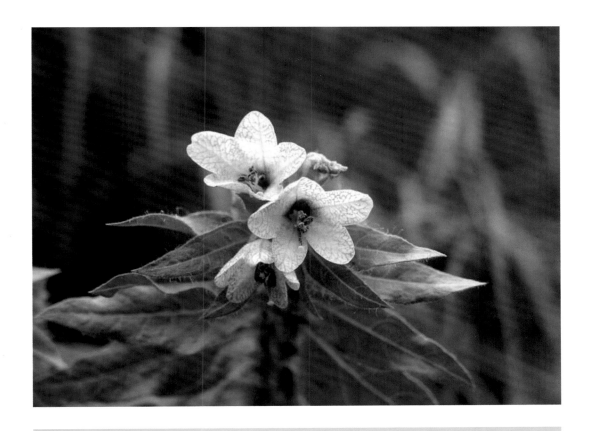

精选验方 ●

长期水泻：干枣10个。去核，填入莨菪子，扎定，烧存性，每服3克，粟米汤送下。

风牙虫牙：莨菪子一撮，放在小口瓶内烧，以小管引烟入病齿处。又方：把莨菪子装入瓶内，热汤淋药得气，吸入口中，药冷即换。有涎出，可吐去。

传统药膳

酥莨菪枣

原料　莨菪子0.7克，大枣7枚。

制法　莨菪子0.7克，以水淘去浮者，水浸令芽出，焙干，炒至黄黑色，酥如鸡子大。将以上2味，铛中煎令酥尽，取枣去皮食之。

用法　食枣，每日2次。

功效　补五脏，益气血，解痉止咳。

适用　咳嗽积年不瘥、胸膈干痛不利等。

天仙饼

原料　天仙子（去土，炒）30克，飞罗面（微炒）60克。

制法　将以上2味研为细末，汤和做饼，每个6克左右，临睡湿纸裹，慢火煨熟，去纸。

用法　米饮嚼下。

功效　益气敛汗。

适用　盗汗。

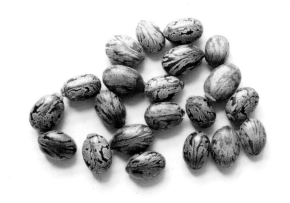

蓖麻

《唐本》

释名 ● 颂曰：叶似大麻，子形宛如牛蜱，故名。其子有麻点，故名蓖麻。

子

气味 ● 甘、辛，平，有小毒。

主治 ● 研敷疮痍疥癞。涂手足心，催生。（大明）治瘰疬。取子炒熟去皮，每卧时嚼服二三枚，渐加至十数枚，有效。（宗奭）主偏风不遂，失音口噤，头风耳聋，舌胀喉痹，喘脚气，毒肿丹瘤，汤火伤，针刺入肉，女人胎衣不下，子肠挺出，开通关窍经络，能止诸痛，消肿追脓拔毒。（时珍）

附方 ●

半身不遂（失音不语）：取蓖麻子油一升，酒一斗，铜锅盛油，着酒中一日，煮之令熟，细细服之。（《外台秘要》）

鼻窒不通：蓖麻子仁三百粒，大枣去皮核十五枚，捣匀绵裹塞之。一日一易，三十日闻香臭也。（《圣济录》）

水气胀满：蓖麻子仁研，水解得三合。清旦一顿服尽，日中当下青黄水也。或云壮人止可服五粒。（《外台秘要》）

小便不通：蓖麻仁三粒，研细，入纸捻内，插入茎中即通。（《摘玄方》）

发黄不黑：蓖麻子仁，香油煎焦，去滓，三日后频刷之。（《摘玄方》）

叶

气味 ● 有毒。

主治 ● 脚气风肿不仁，蒸捣裹之，日二三易即消。又油涂炙热，熨囟上，止鼻衄，大验。（苏恭）治痰喘咳嗽。（时珍）

附方 ●

胊喘痰嗽：用九尖蓖麻叶三钱，入飞过白矾二钱，以猪肉四两薄批，掺药在内，荷叶裹之，文火煨熟。细嚼，以白汤送下。名九仙散。（《儒门事亲》）

咳嗽涎喘，不问年深日近：用经霜蓖麻叶、经霜桑叶、御米壳蜜炒各一两，为末，蜜丸弹子大。每服一丸，白汤化下，日一服，名无忧丸。（《普济方》）

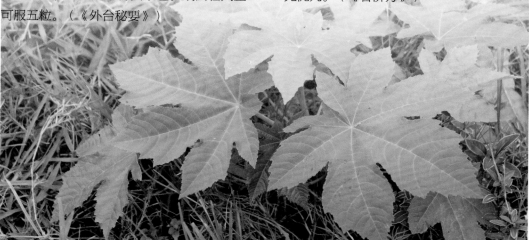

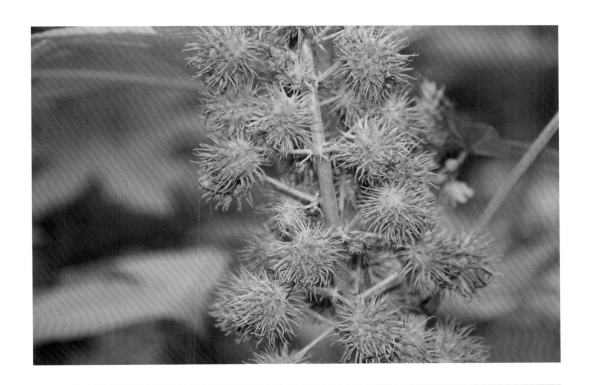

精选验方 ●

风寒头痛：蓖麻子仁、乳香各3克，盐0.3克。将以上3药混合，共捣成膏，敷太阳穴上，盖上纱布，胶布固定。

阴道前、后壁膨出：蓖麻仁30克。将上药捣烂成膏状，做成2厘米×2厘米大小的药饼，备用；每晚睡前将产妇头发分开，将药饼贴于头顶正中线与两耳尖连线之交点处的百会穴，并用热水袋敷15~20分钟，每日1次，7日为1个疗程。

冻疮：蓖麻仁3~5粒，鲜山药适量。将以上2味药洗净，共捣烂，敷于患处，每日2~3次。

传统药膳

蓖麻根炖豆腐

原料 白茎蓖麻根、冰糖各30克，豆腐100克。

制法 将蓖麻根装入纱袋内，用开水适量炖冰糖、豆腐，半小时后取出药渣。

用法 食豆腐服汤，渣捣烂敷患处。

功效 祛风散瘀，生津补虚。

适用 瘰疬。

蓖麻炖猪肚

原料 蓖麻子500克，猪肚1个。

制法 蓖麻子去壳，将仁放入猪肚内，酒煮肚烂为度，取出麻子仁晒干，研为末，将烂肚捣千余下，为丸。

用法 每服丸适量，酒送下，每日3次。

功效 健脾益胃，消痰。

适用 遍身疙瘩成块如核，不红不痛，皆痰流注而成结核。

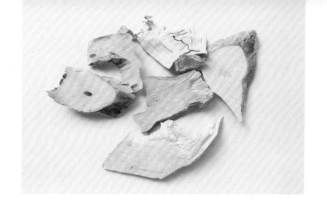

常山

《本经》下品

释名 ● 恒山（吴普），互草（《本经》），鸡尿草（《日华》），鸭尿草（《日华》）

气味 ● 苦，寒，有毒。

主治 ● 伤寒寒热，热发温疟鬼毒，胸中痰结吐逆。（《本经》）疗鬼蛊往来，水胀，洒洒恶寒，鼠瘘。（《别录》）治诸疟，吐痰涎，治项下瘤瘿。（甄权）

附方 ●

太阴肺疟（痰聚胸中，病至令人心寒，寒甚乃热，热间善惊，如有所见）：常山三钱，甘草半钱，秫米三十五粒，水二盅，煎一盅，发日早分三次服。（《千金方》）

胸中痰饮：常山、甘草各一两，水五升，煮取一升，去滓，入蜜二合。温服七合，取吐。不吐更服。（《千金方》）

实用指南

精选验方 ●

兰氏贾第鞭毛虫病：常山3～9克。水煎服，每日1剂，分2～3次服，连服7日。

过速型心律失常：常山（炒）、柏子仁各10克，党参、丹参、苦参各30克，炙甘草15克。水煎服，每日1剂，分2次服，30日为1个疗程。

梅核气：常山、甘草各15克，礞石（先煎）、党参、乌梅各30克，橘核60克，黄芩20克，沉香5克，大黄3克（后下）。水煎服，每2日1剂，分6次温服。

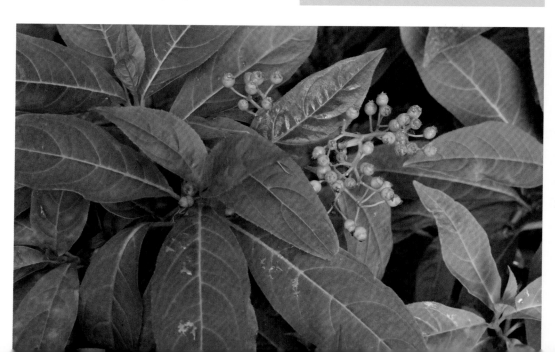

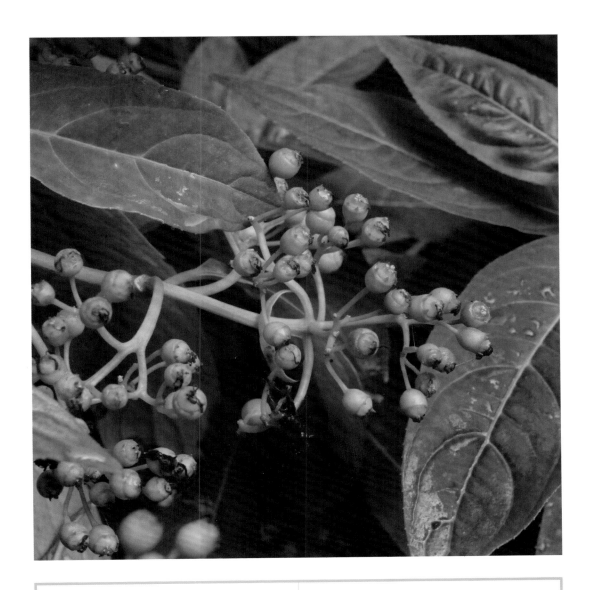

常山粥

原料　酒制常山12克，粳米60克，白糖15克。

制法　将常山洗净，水煎半小时，去渣，入粳米，并加适量水煮成稀粥，入白糖搅匀即成。

用法　于疟发前1~2小时温服。

功效　祛痰截疟。

适用　疟疾。

常山酒

原料　常山、鳖甲各1.5克，虎头骨25克，豆豉0.5克，桃枝、柳枝各30克，桃仁10克，干枣3枚，乌梅7枚。

制法　将以上9味药细锉，以酒500毫升浸一宿，第二日入生姜5片，煎取150毫升去滓。

用法　空心分为2服。

功效　截疟。

适用　疟疾。

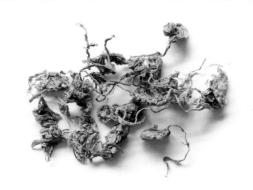

藜芦

《本经》下品

释名 ● 山葱（《别录》），葱苒（《别录》），憨葱（《纲目》）。

根

气味 ● 辛，寒，有毒。

主治 ● 蛊毒咳逆，泻痢肠澼。头疡疥瘙恶疮，杀诸虫毒，去死肌。（《本经》）疗哕逆，喉痹不通，鼻中息肉，马刀烂疮。不入汤用。（《别录》）主上气，去积年脓血泻痢。（甄权）

附方 ●

黄疸肿疾：藜芦灰中炮，为末。水服半钱匕，小吐，不过数服效。

胸中结聚（如骇骇不去者）：巴豆半两，去皮心炒，捣如泥，藜芦炙研一两，蜜和捣丸麻子大，每吞一二丸。（《肘后方》）

身面黑痣：藜芦灰五两，水一大碗淋汁，铜器重汤煮成黑膏，以针微刺破点之，不过三次效。（《圣惠方》）

鼻中息肉：藜芦三分，雄黄一分，为末，蜜和点之。每日三上自消，勿点两畔。（《圣济方》）

牙齿虫痛：藜芦末，内入孔中，勿吞汁，神效。（《千金翼方》）

白秃虫疮：藜芦末，猪脂调涂之。（《肘后方》）

头风白屑（痒甚）：藜芦末，沐头掺之，紧包二日夜，避风效。（《本事方》）

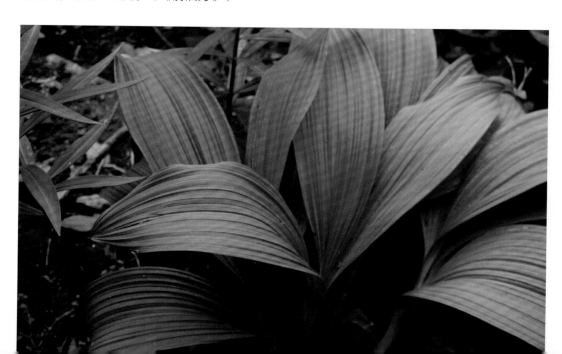

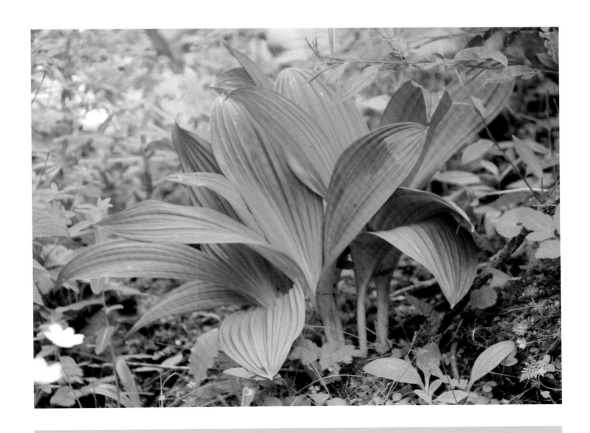

精选验方●

痛症： 藜芦适量。研为细末，胆石丸溶水，送服，每次3～5克，以鹅毛、筷子或手探吐，吐出风痰为度。

疟疾： 天目藜芦3根（1寸长），鸡蛋1个。插入鸡蛋内烧熟，去药吃蛋，于发作前1～2小时服。

食物中毒： 藜芦粉1.5～3克。口服，可催吐，排出胃中毒物；作用较强，不可多服。

传统药膳

复方藜芦酒

原料 藜芦、蛇床子、黄柏、百部、五倍子各4.5克，斑蝥3克，95％的乙醇100毫升。

制法 将前6味药捣碎，置容器中，加入乙醇中密封，浸泡1周后即可取用。

用法 外用。用棉签蘸此酊涂擦皮损处，可先拭擦一小片，如反应不严重，可擦较大范围；如皮损较广泛，则宜先剃发，每日涂擦1～2次。一般在涂后出现红斑、水泡。如见水泡，先停用；如见新皮后，再行应用。泡干后结痂，痂脱后，毳毛逐渐长出。

功效 杀菌生发。

适用 斑秃。

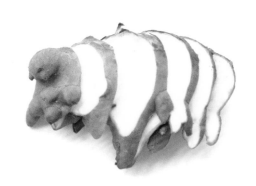

附子

《本经》下品

释名 ● 其母名乌头。

气味 ● 辛，温，有大毒。

主治 ● 风寒咳逆邪气，寒湿踒躄，拘挛膝痛，不能行步，破症坚积聚血瘕，金疮。（《本经》）腰脊风寒，脚气冷弱，心腹冷痛，霍乱转筋，下痢赤白，温中，强阴，坚肌骨，又堕胎，为百药长。（《别录》）治三阴伤寒，阴毒寒疝，中寒中风，痰厥气厥，柔痓癫痫，小儿慢惊，风湿麻痹，肿满脚气，头风，肾厥头痛，暴泻脱阳，久痢脾泄，寒疟瘴气，久病呕哕，反胃噎膈，痈疽不敛，久漏冷疮。合葱涕，塞耳治聋。（时珍）

附方 ●

热病吐下及下利（身冷脉微，发躁不止者）：附子（炮）一枚，去皮脐，分作八片，入盐一钱，水一升，煎半升，温服，立效。（《经验良方》）

聤耳脓血：生附子为末，葱涕和，灌耳中。（《肘后方》）

久患口疮：生附子为末，醋、面调贴足心，男左女右，日再换之。（《经验方》）

经水不调（血脏冷痛，此方平易捷径）：熟附子去皮、当归各等份。每服三钱，水煎服。（《普济方》）

疔疮肿痛：醋和附子末涂之。干再上。（《千金翼方》）

实用指南

精选验方 ●

肾阳虚腰痛、肾萎缩：附子（先煎）、干姜各12克，甘草9克。水煎服。

寒秘：附子6克，大黄9克，生姜3克。水煎服。

鹅口疮：附子、吴茱萸各10克。共研细末，用米醋调成稀糊状，分摊于2块塑料薄膜上，每日晚上敷两脚心（涌泉穴），外盖纱布，用胶布固定，次晨去掉，连用2晚。

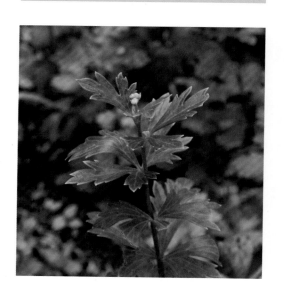

附子生姜炖狗肉

原料 熟附子10克，生姜100克，狗肉500克，葱段、料酒、八角、盐、植物油各适量。

制法 狗肉洗净，切块；生姜切片，备用。先用砂锅加水煨炖狗肉，煮沸后加入生姜片、熟附子以及调料，共炖2小时左右，至狗肉熟烂即成。

用法 佐餐当菜食用。

功效 温阳散寒，温化寒痰。

适用 阳虚型老年慢性支气管炎，对兼见寒痰伏肺的老年慢性支气管炎患者尤为适宜。

附子粥

原料 炮附子、炮姜各10克，粳米100克。

制法 先将附子、炮姜捣细，过罗为末，再与粳米同煮为粥。

用法 可供冬季早餐食用。阴虚火旺者忌食。

功效 温中，散寒，止痛。

适用 脾肾阳虚、畏寒肢冷、腹中冷痛、尿频、阳痿及大便溏泄等。

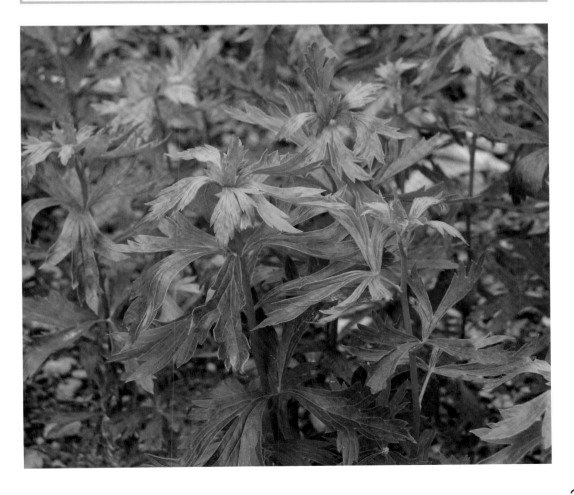

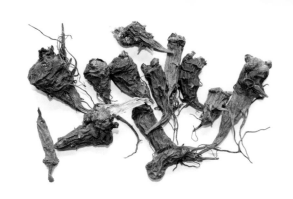

乌头

《本经》下品

释名 ● 草乌头（《纲目》），乌喙（《本经》）（即两头尖），汁煎名射罔。

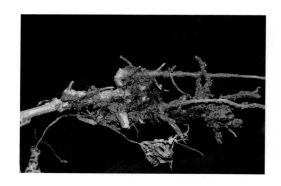

第三卷·草部

乌头

气味 ● 辛，温，有大毒。

主治 ● 中风恶风，洗洗出汗，除寒湿痹，咳逆上气，破积聚寒热。其汁煎之名射罔，杀禽兽。（《本经》）消胸上痰冷，食不下，心腹冷痰，脐间痛，不可俯仰，目中痛，不可久视。又堕胎。（《别录》）治头风喉痹，痈肿疔毒。（时珍）

乌喙（一名两头尖）

气味 ● 辛，微温，有大毒。

主治 ● 风湿，丈夫肾湿阴囊痒，寒热历节，掣引腰痛，不能行步，痈肿脓结。又堕胎。（《别录》）男子肾气衰弱，阴汗，瘰疬岁月不消。（甄权）主大风顽痹。（时珍）

射罔

气味 ● 苦，有大毒。

主治 ● 瘘疮疮根，结核瘰疬毒肿及蛇咬。先取涂肉四畔，渐渐近疮，习习逐病至骨。疮有热脓及黄水，涂之；若无脓水，有生血，及新伤破，即不可涂，立杀人。（藏器）

附方 ●

风湿痹木： 黑神丸，草乌头连皮生研、五灵脂各等份，为末，六月六日滴水丸弹子大。四十岁以下分六服，病甚一丸作二服，薄荷汤化下，觉微麻为度。（《本事方》）

女人头痛（血风证）： 草乌头、栀子各等份，为末。自然葱汁，随左右调涂太阳及额

上，勿过眼。避风。（《济生方》）

耳鸣耳痒（如流水及风声，不治成聋）： 用生乌头掘得，乘湿削如枣核大，塞之。日易二次，不三日愈。（《千金方》）

腹中癥结： 乌头二两，椒三百粒，捣末，鸡子白和丸麻子大。每服一丸，渐至三丸，以愈为度。（《肘后方》）

传统药膳

乌头粥

原料 乌头末12克，白米半碗，生姜汁1匙，白蜜3匙。

制法 将上前2味加水适量，慢火煮作稀粥，入生姜汁、白蜜搅匀。

用法 空腹温服。

功效 祛风寒，止疼痛。

适用 风寒痹痛，阴冷天加重。

精选验方 ●

十二指肠溃疡，证属胃寒疼痛：乌头、川乌各9克，白及、白芷各12克。研末和面少许，调合成饼，外敷于剑突下胃脘部，一昼夜后除去。

淋巴结炎、淋巴结结核：乌头1个。用烧酒适量磨汁，外搽局部，每日1次。

伤累吐血：乌头、松香、红花、乳香、葶苈子各10克，麦冬20克。水煎服。

坐骨神经痛：制川乌、制乌头各6~12克，当归、桂枝各12克，川牛膝、威灵仙、川续断各15克，白芍20克，黄芪30~60克，甘草6克，生姜3片，大枣5枚。水煎2次，取药汁混合（制川乌、制乌头先煎1小时），每日1剂，分3次服。

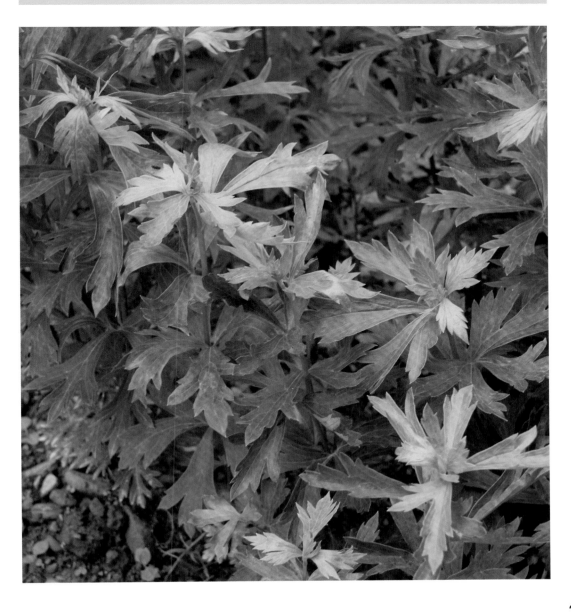

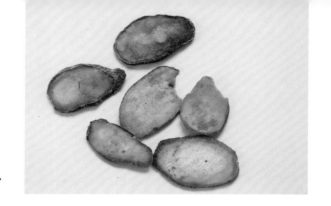

白附子

《别录》下品

气味● 辛、甘，大温，有小毒。

主治● 心痛血痹，面上百病，行药势。（《别录》）诸风冷气，足弱无力，疥癣风疮，阴下湿痒，头面痕，入面脂用。（李珣）补肝风虚。（好古）

附方●

偏正头风： 白附子、白芷、猪牙皂角去皮，各等份为末。食后茶清服。仰卧少顷。（《普济本事方》）

痰厥头痛： 白附子、天南星、半夏各等份，生研为末，生姜自然汁浸，蒸饼丸绿豆大。每服四十丸，食后姜汤下。（《济生方》）

喉痹肿痛： 白附子末、枯矾各等份，研末，涂舌上，有涎吐出。（《圣惠方》）

第三卷·草部

实用指南

精选验方●

三叉神经痛： 白附子10克，白芷、川芎、僵蚕各200克，全蝎150克。分别研细末，拌匀成愈痛散，每日2次，每服2克，以热酒调服10日为1个疗程，一般治疗2～3个疗程。

颈淋巴结核： 用鲜白附子20～60克。洗净置瓷器内，捣成泥状，据疮口大小均匀地敷于患处，包扎，早、晚各换药1次，5日为1个疗程，用于淋巴结核瘘；或鲜白附子10～30克，水煎服，每日1剂，5日为1个疗程，此法用于淋巴结核。

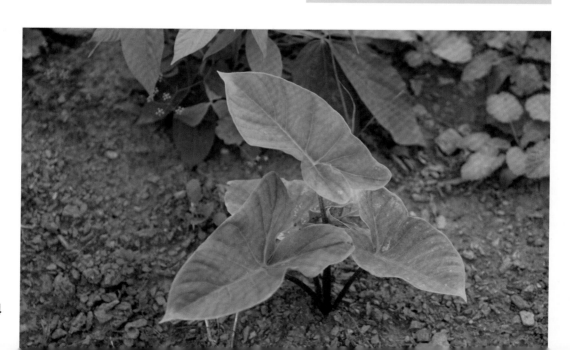

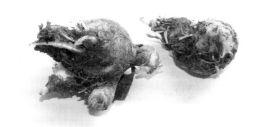

虎掌/天南星

《本经》下品/（宋·《开宝》）

释名 ● 虎膏（《纲目》）。

气味 ● 苦，温，有大毒。

主治 ● 心痛，寒热结气，积聚伏梁，伤筋痿拘缓，利水道。（《本经》）除阴下湿，风眩。（《别录》）主疝瘕肠痛，伤寒时疾，强阴。（甄权）天南星：主中风麻痹，除痰下气，利胸膈，攻坚积，消痈肿，散血堕胎。（《开宝》）金疮折伤瘀血，捣敷之。（藏器）蛇虫咬，疥癣恶疮。（大明）去上焦痰及眩晕。（元素）主破伤风，口噤身强。（李杲）补肝风虚，治痰功同半夏。（好古）治惊痫，喉痹，口舌疮糜，结核，解颅。（时珍）

附方 ●

小儿惊风： 坠涎散，用天南星一两重一个，换酒浸七伏时，取出安新瓦上，周回炭火炙裂，合湿地出火毒，为末，入朱砂一分。每服半钱，荆芥汤调下。每日空心一服，午时一服。（《经验方》）

破伤风疮： 生南星末，水调涂疮四围，水出有效。（《普济方》）

妇人头风（攻目作痛）： 天南星一个，掘地坑烧赤，安药于中，以醋一盏沃之，盖定勿令透气，候冷研末。每服一字，以酒调下。重者半钱。（《千金方》）

痰湿臂痛（右边者）： 制南星、苍术各等份，生姜三片，水煎服之。（《摘玄方》）

肠风泻血（诸药不效）： 天南星适量。石灰炒焦黄色，为末，酒糊丸梧子大。每酒下二十丸。（《普济方》）

身面疣子： 醋调南星末涂之。（《简易方》）

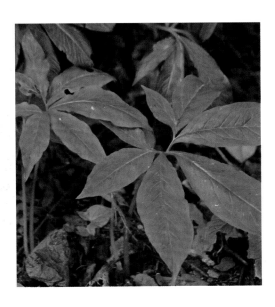

275

精选验方 ●

风痫： 天南星（九蒸九晒）适量。研为末，姜汁糊丸，梧子大，煎人参、菖蒲汤或麦冬汤下20丸。

破伤风： 天南星、防风各50克。捣罗为末，先用童子小便洗疮口，后以此药末酒调贴敷。

风痰头痛不可忍： 天南星（大者，去皮）、茴香（炒）各等份。研为细末，入盐少许在面内，用淡醋打糊为丸，如梧桐子大，每服三五十丸，食后姜汤下。

暴中风口眼㖞斜： 天南星适量。研为细末，生姜自然汁调摊纸上贴之，左㖞贴右，右㖞贴左，才正便洗去。

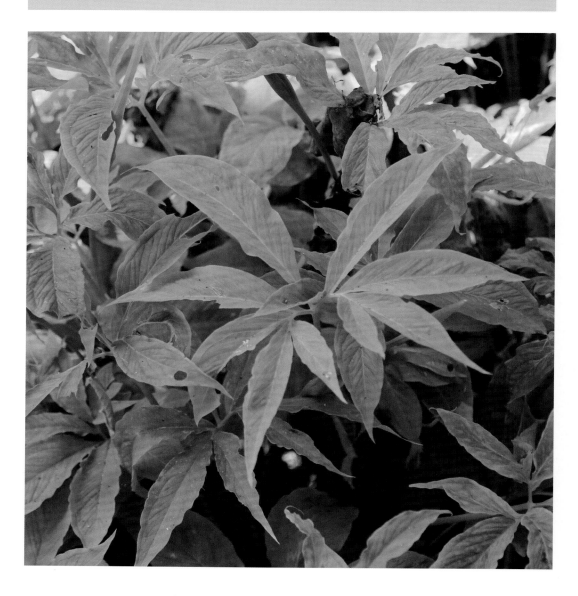

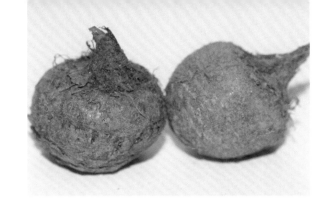

半夏

《本经》下品

释名 ● 守田（《本经》），水玉（《本经》），地文（《别录》），和姑（《本经》）。

根

气味 ● 辛、平，有毒。

主治 ● 寒寒热，心下坚，胸胀咳逆，头眩，咽喉肿痛，肠鸣，下气止汗。（《本经》）治寒痰，及形寒饮冷伤肺而咳，消胸中痞，膈上痰，除胸寒，和胃气，燥脾湿，治痰厥头痛，消肿散结。（元素）治眉棱骨痛。（震亨）补肝风虚。（好古）除腹胀。目不得瞑，白浊梦遗带下。（时珍）

附方 ●

化痰镇心（祛风利膈）：辰砂半夏丸，用半夏一斤，汤泡七次，为末筛过，以水浸三日，生绢滤去滓，澄清去水，晒干，一两，入辰砂一钱，姜汁打糊丸梧子大。每姜汤下七十丸，此周府方也。（《袖珍方》）

肺热痰嗽：制半夏、瓜蒌仁各一两，为末，姜汁打糊丸梧子大。每服二三十丸，白汤下。或以瓜蒌仁瓢煮熟丸。（《济生方》）

呕吐反胃：大半夏汤，半夏三升，人参三两，白蜜一升，水一斗二升和，扬一百二十遍。煮取三升半，温服一升，日再服。亦治膈间支饮。（《金匮要略》）

霍乱腹胀：半夏、肉桂各等份，为末。水服方寸匕。（《肘后方》）

黄疸喘满（小便自利，不可除热）：半夏、生姜各半斤，水七升，煮一升五合，分再服。有人气结而死，心下暖，以此少许入口，遂活。（《张仲景方》）

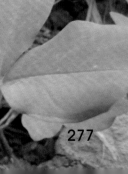

实用指南

精选验方 ●

失眠： 半夏、桂枝、炙甘草各20克。水煎，睡前服。

心下悸动，伴气喘： 半夏、麻黄各9克。研末制蜜丸，每服6克，每日3次。

肝风化火生痰引起的眩晕： 半夏、陈皮、茯苓各15克，干姜、天南星各10克。水煎服。

牙痛： 生半夏30克。捣碎，放入100毫升90%的乙醇中，浸泡24小时后即可使用；牙痛时用棉球蘸药液塞于龋齿洞中，或涂搽痛牙周围。

传统药膳

半夏山药粥

原料　山药、清半夏各30克。

制法　山药研末，先煮半夏取汁1大碗，去渣，调入山药末，再煮数沸，酌加白糖和匀。

用法　每日1次，空腹食用。

功效　燥湿化痰，降逆止呕。

适用　湿痰咳嗽、恶心呕吐等。

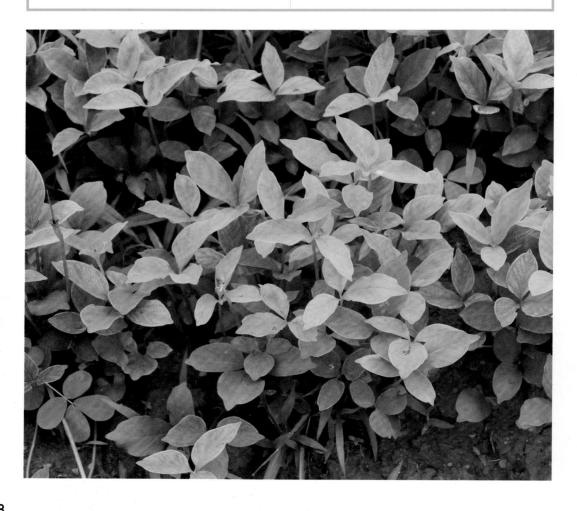

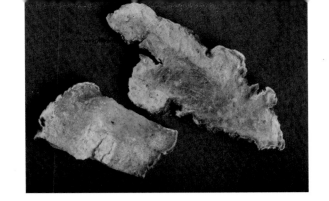

蚤休

《本经》下品

释名● 蚩休（《本经》），重台（《唐本》），七叶一枝花（《蒙筌》）。

根

气味● 苦，微寒，有毒。

主治● 惊痫，摇头弄舌，热气在腹中。（《本经》）癫疾，痈疮阴蚀，下三虫，去蛇毒。（《本经》）生食一升，利水。（《唐本》）治胎风手足搐，吐泄瘰疬。（大明）去疟疾寒热。（时珍）

附方●

小儿胎风（手足搐搦）：蚤休为末。每服半钱，冷水下。（《卫生易简方》）

慢惊发搐（带有阳证者）：蚤休一钱，瓜蒌根末二钱，同于慢火上炒焦黄，研匀。每服一字，煎麝香薄荷汤调下。（《钱乙小儿方》）

咽喉谷贼肿痛：用蚤休赤色者、川大黄炒、木鳖子仁、马牙消各半两，半夏炮一分，为末，蜜丸芡子大，绵裹含之。（《圣惠方》）

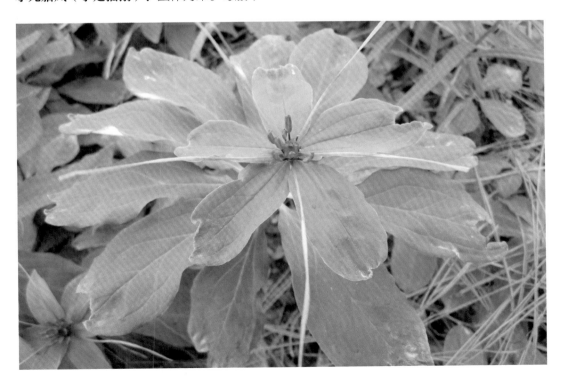

传统药膳

蚤休炖肉

原料　蚤休15克，鸡肉或猪肉适量。

制法　蚤休加水适量，同鸡肉或猪肉煲服。

用法　每日1次，适量食用。

功效　清热解毒，止咳平喘。

适用　肺痨久咳及哮喘。

蚤休煲猪肚

原料　蚤休20克，猪肚1个，盐适量。

制法　先将蚤休切碎，用冷水浸透，塞入洗净的猪肚内。猪肚两端扎紧，放入煲内，加2500毫升清水及盐，小火慢煲，至1500毫升时将猪肚捞起。倒出药液，切片，再放入煲内煮沸。

用法　分次服食汤肉，4日1剂。

功效　止吐。

适用　胃及十二指肠溃疡。

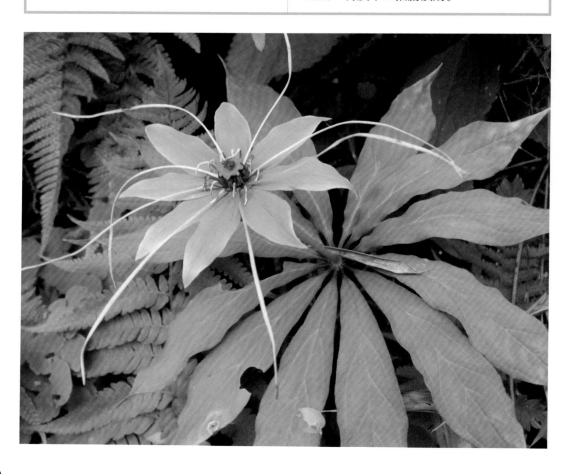

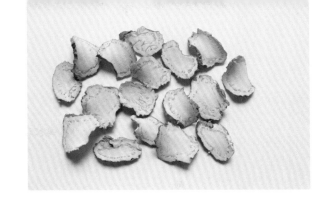

鬼臼
《本经》下品

释名 ● 九臼（《本经》），鬼药（《纲目》），羞天花（《纲目》）。

根

气味 ● 辛，温，有毒。

主治 ● 杀蛊毒鬼疰精物，辟恶气不祥，逐邪，解百毒。（《本经》）杀大毒，疗咳嗽喉结，风邪烦惑，失魄妄见，去目中肤翳。不入汤。（《别录》）下死胎，治邪疟痈疽，蛇毒射工毒。（时珍）

附方 ●

子死腹中（胞破不生，此方累效，救人岁万数也）：鬼臼不拘多少，黄色者，去毛为细末，不用筛罗，只捻之如粉为度。每服一钱，无灰酒一盏，同煎八分，通口服。立生如神。名一字神散。（《妇人良方》）

黑黄急病（黑黄，面黑黄，身如土色，不妨食，脉沉，若青脉入口者死。宜烙口中黑脉、百会、玉泉、绝骨、章门、心俞）：用生鬼臼捣汁一小盏服。干者为末，水服。（《三十六黄方》）

实用指南

精选验方 ●

疔肿痈疽：鬼臼根适量。醋酒磨涂；叶贴，能消痈肿。

蛇咬伤：鬼臼根适量。口嚼搽疮上。

劳伤：鬼臼1.5克。研粉，用米酒吞服。

淋巴结核：鲜鬼臼15克，黄酒30毫升。加水2碗，煎服。

无名肿毒、疔疮：鬼臼适量。和泉水（或井水）涂患处。

跌打损伤：鬼臼10克。研细粉，甜酒1杯送服。

胃痛：鬼臼6克。研细粉，白糖水（或开水）冲服。

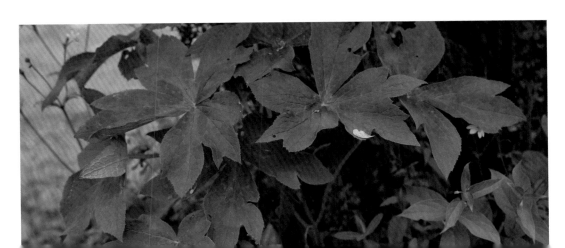

281

传统药膳

墨地炖肉

原料 墨地（鬼臼果实）、白果根、奶参、糖果根各30克，猪瘦肉250克。

制法 将肉洗净，切小块，与墨地、白果加水共炖，肉熟烂为度。

用法 分2次食肉服汤。

功效 清热燥湿，收敛。

适用 白带。

治痨鸽子

原料 鬼臼15克，鸽子1只，盐少许。

制法 将鸽子宰杀，去毛、内脏，与鬼臼共蒸1小时。

用法 加盐调味食用，连服数日。

功效 解毒，化痰，补虚。

适用 肺痨体弱、咳嗽、自汗、盗汗等。

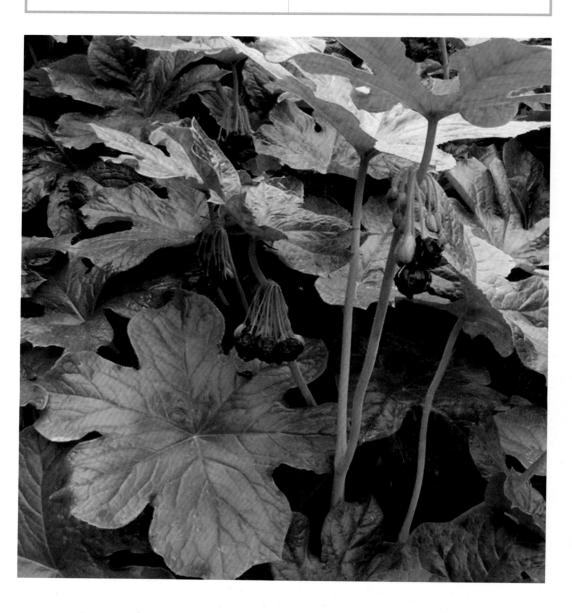

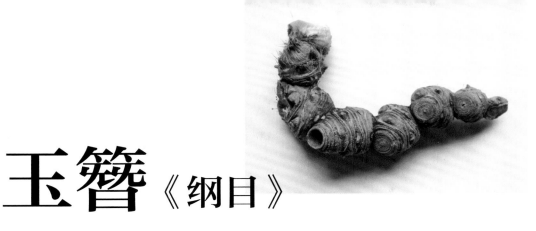

玉簪 《纲目》

释名 ● 白鹤仙。

根

气味 ● 甘、辛，寒，有毒。

主治 ● 捣汁服，解一切毒，下骨鲠，涂痈肿。（时珍）

附方 ●

乳痈初起：内消花，即玉簪花，取根擂酒服，以渣敷之。（《海上方》）

妇人断产：玉簪根、白凤仙子各一钱半，紫葳二钱半，辰砂二钱，捣末，蜜和丸梧子大。产内三十日，以酒半盏服之。不可着牙齿，能损牙齿也。（《摘玄方》）

叶

气味 ● 同根。

主治 ● 蛇虺螫伤，捣汁和酒服，以渣敷之，中心留孔泄气。（时珍）

实用指南

精选验方 ●

肺热咳嗽、痰中带血：鲜玉簪根30克。水炖，取汁用冰糖调服。

痛经：玉簪花20克，红糖25克，生姜3克。水煎服。

崩漏、白带过多：玉簪花30克，蜂蜜250毫升。玉簪花研为细末，入蜂蜜调匀，温开水冲服，每次1勺。

烧伤：玉簪花10克。用香油40毫升浸泡，将伤处洗干净后用消毒棉蘸药油搽患处。

祛雀斑：清晨采摘带露的玉簪花适量。绞成汁，脸洗净后涂上花汁，每日2次。

传统药膳

玉簪花煮鸡蛋

原料 玉簪花12克，红糖45克，鸡蛋3个。

制法 玉簪花与鸡蛋同煮至蛋熟，剥去皮壳，滤去药渣。加入红糖搅匀，再煮片刻即成。

用法 吃蛋喝汤，每日1剂，在行经前1周服用，连服3～5剂。

功效 养血育阴，活血行瘀。

适用 气血瘀阻之痛经、月经不调。

玉簪根炖肉

原料 玉簪根60克，猪瘦肉250克。

制法 用玉簪根炖肉，熟烂为度。

用法 每日2次分食。

功效 消肿，解毒，止血。

适用 崩漏、白带。

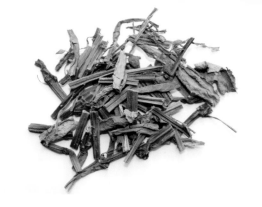

凤仙

《纲目》

释名 ● 急性子（《救荒》），旱珍珠（《纲目》），金凤花（《纲目》）。

花

气味 ● 甘，滑，温，无毒。

主治 ● 蛇伤，擂酒服即解。又治腰胁引痛不可忍者，研饼晒干为末，空心每酒服三钱，活血消积。（时珍）

附方 ●

风湿卧床不起：金凤花、柏子仁、朴消、木瓜煎汤洗浴，每日二三次。内服独活寄生汤。（吴旻《扶寿精方》）

腰胁引痛（不可忍者）：凤仙花，研饼，晒干，为末，空心每酒服三钱。（《纲目》）

跌扑伤损筋骨，并血脉不行：凤仙花三两，当归尾二两，浸酒饮。（《兰台集》）

骨折疼痛异常（不能动手术投接，可先服本药酒止痛）：干凤仙花一钱（鲜者三钱），泡酒，内服一小时后，患处麻木，便可投骨。（《贵州民间方药集》）

蛇伤：凤仙花，擂酒服。（《纲目》）

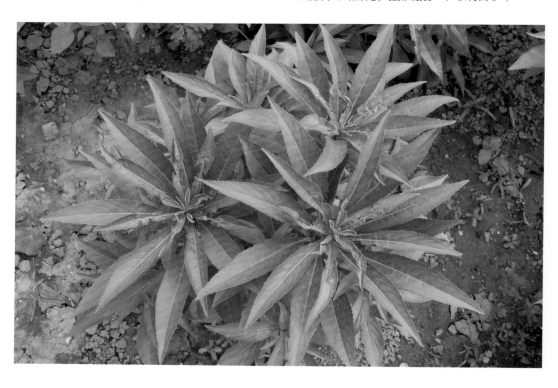

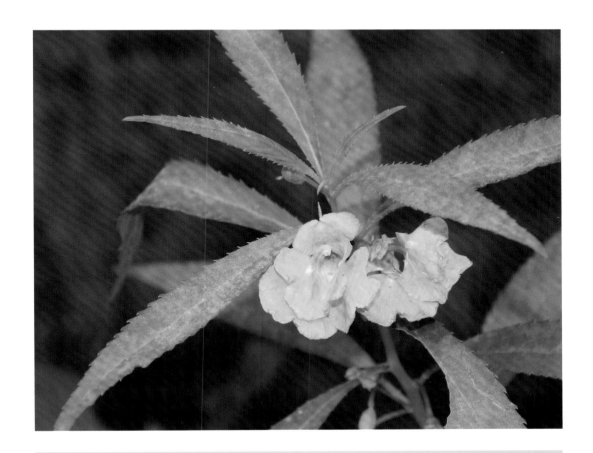

实用指南

精选验方 ●

妇女经闭腹痛：凤仙花3~5朵。泡茶饮。

百日咳：凤仙花10朵，冰糖少许。炖食。

白带：凤仙花15克（或根30克），墨鱼30克。煮汤食，每日1剂。

骨折疼痛：干凤仙花干品3克，或鲜品9克。泡酒，内服。

传统药膳

凤仙酒

原料 红凤仙花、黑豆、白酒各适量。

制法 凤仙花装1坛，入黑豆250克，用白酒浸7日后使用。

用法 空腹服用。

功效 祛风，活血，调经。

适用 不孕症。

凤仙荸荠酒

原料 凤仙花（阴干）、荸荠（风干）各30克，白酒500毫升。

制法 将以上2味药浸泡白酒中，3~5日后使用。

用法 每日3次，每次饮30~50毫升。

功效 祛风活血，消肿止痛。

适用 疝气。

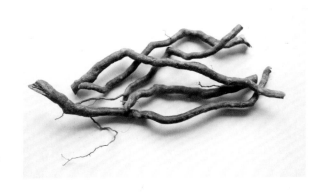

羊踯躅
《本经》下品

释名 ● 黄踯躅（《纲目》），黄杜鹃（《蒙筌》），闹羊花（《纲目》）。

花

气味 ● 辛，温，有大毒。

主治 ● 贼风在皮肤中淫淫痛，温疟恶毒诸痹。（《本经》）邪气鬼疰蛊毒。（《别录》）

附方 ●

风痰注痛： 羊踯躅花、天南星，并生时同捣作饼，甑上蒸四五遍，以稀葛囊盛之。临时取焙为末，蒸饼丸梧子大。每服三丸，温酒下。腰脚骨痛，空心服；手臂痛，食后服，大良。（《续传言方》）

痛风走注： 羊踯躅根一把，糯米一盏，黑豆半盏，酒、水各一碗，徐徐服。大吐大泻，一服便能动也。（《医学集成》）

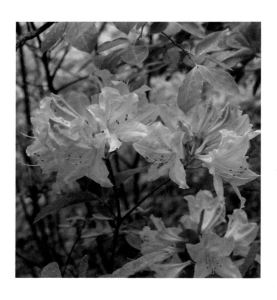

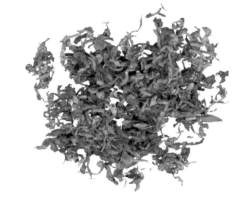

芫花

《本经》下品

释名 ● 杜芫（《别录》），赤芫（吴普），头痛花（《纲目》），根名黄大戟（吴普）。

气味 ● （根同）辛，温，有小毒。

主治 ● 咳逆道上气，喉鸣喘，咽肿短气，蛊毒鬼疟，疝瘕痈肿。杀虫鱼。（《本经》）消胸中痰水，喜唾，水肿，五水在五脏皮肤及腰痛，下寒毒肉毒。根：疗疥疮。可用毒鱼。（《别录》）治心腹胀满，去水气寒痰，涕唾如胶，通利血脉，治恶疮风痹湿，一切毒风，四肢挛急，不能行步。（甄权）疗咳嗽瘴疟。（大明）治水饮痰澼，胁下痛。（时珍）

附方 ●

卒得咳嗽： 芫花一升，水三升，煮汁一升，以枣十四枚，煮汁干。日食五枚，必愈。（《肘后方》）

酒疸尿黄（发黄，心懊痛，足胫满）： 芫花、椒目各等份，烧末。水服半钱，日二服。（《肘后方》）

白秃头疮： 芫花末，猪脂和敷之。（《集效方》）

痈肿初起： 芫花末，和胶涂之。（《千金方》）

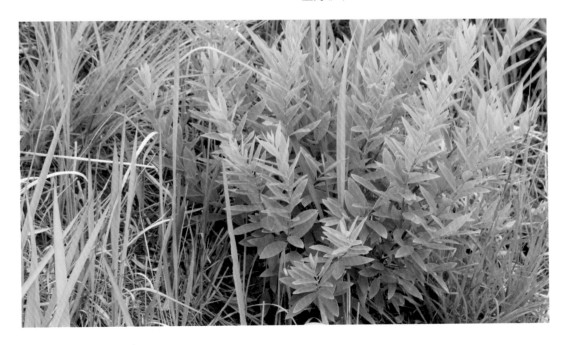

精选验方 ●

毛囊炎： 芫花、花椒、黄柏各等份。共研粗末，装入布袋中，水煎取汁，熏洗或外湿敷。

冻伤： 芫花、甘草各9克。加水2000毫升，煎后浴洗冻伤部位，每日3次。

精神病： 黄芫花花蕾及叶各适量。晒干研粉，过筛备用；成人每日2～4克，连服3～7日。

冻疮： 芫花6克，红花3克。浸入75％的乙醇100毫升内，1～2周后过滤去渣备用；用时，取药液外搽患处。

乳痈： 芫花根皮适量。捣烂，塞患侧鼻孔中。

神经性皮炎： 芫花根皮适量。晒干，研末，用蜡或酒调敷。

传统药膳

芫花煮鸡蛋

原料　芫花6克，鸡蛋3个。

制法　将鸡蛋和芫花加水同煮，鸡蛋熟后，剥去外壳，刺数个小洞，放入锅中再煮，至鸡蛋发黑为度。

用法　吃蛋，饮汤。每次1个鸡蛋，每日2个。

功效　清热消肿。

适用　急性乳腺炎。

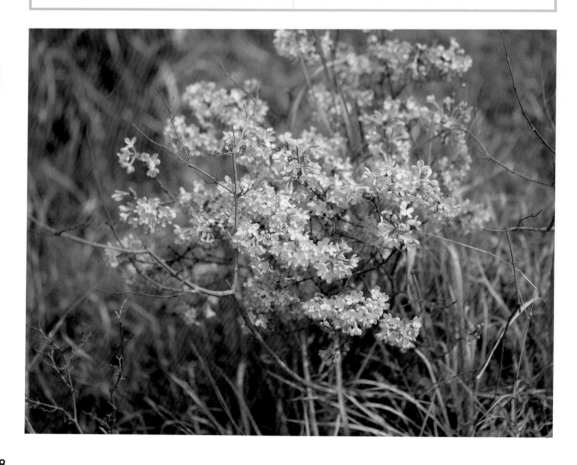

第三卷 · 草部

288

醉鱼草

《纲目》

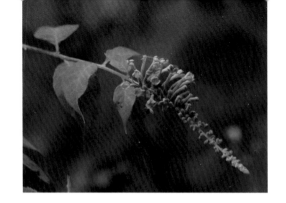

释名 ● 闹鱼花（《纲目》），鱼尾草（《纲目》）。

花、叶

气味 ● 辛、苦，温，有小毒。

主治 ● 痰饮成齁，遇寒便发，取花研末，和米粉作果，炙熟食之，即效。又治误食石斑鱼子中毒，吐不止，及诸鱼骨鲠者，捣汁和冷水少许咽之，吐即止，骨即化也。久疟成癖者，以花填鲫鱼腹中，湿纸裹煨熟，空心食之，仍以花和海粉捣贴，便消。（时珍）

附方 ●

误食石斑鱼子（中）毒（吐不止）：鱼尾草研汁服少许。（《普济方》）

实用指南

精选验方 ●

风寒牙痛：鲜醉鱼草叶适量，盐少量。和盐捣烂，取汁漱口。

慢性支气管炎：复方醉鱼草片剂。每次8片，每日3次，10日为1个疗程。

烫伤：醉鱼草花适量。研细末，麻油调搽患处。

流行性感冒：醉鱼草25～50克。水煎服。

跌打新伤：鲜醉鱼草全草15～24克（干品9～15克），红酒适量。加红酒，开水炖1小时，内服。

传统药膳

醉鱼爵床炖瘦肉

原料 醉鱼草根、爵床各10克，麻黄叶3克，猪瘦肉150克。

制法 将猪瘦肉洗净，切作小块；把前3味药用新纱布袋装好。上料共入砂锅内，加清水适量，大火烧沸，打去浮沫，改用小火炖至肉熟烂即成。

用法 吃肉，加少许调味，连服数日。

功效 活血化瘀，消积，补虚。

适用 小儿疳积。

醉鱼草煮鸡蛋

原料 醉鱼草15克，枫球7枚，荠菜9克，鸡蛋2个。

制法 用水适量，使用小火，将以上4味一同煮熟。

用法 吃蛋喝汤。

功效 祛风，活血，解毒，补虚。

适用 流行性腮腺炎。

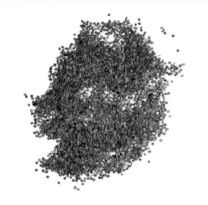

菟丝子

《本经》上品

释名 ● 菟缕（《别录》），菟累（《别录》），野狐丝（《纲目》），金线草。

子

气味 ● 辛、甘，平，无毒。

主治 ● 续绝伤，补不足，益气力，肥健人。（《本经》）养肌强阴，坚筋骨，主茎中寒，精自出，溺有余沥，口苦燥渴，寒血为积。久服明目轻身延年。（《别录》）补五劳七伤，治鬼交泄精，尿血，润心肺。（大明）补肝脏风虚。（好古）

附方 ●

消渴不止：菟丝子煎汁，任意饮之，以止为

度。（《事林广记》）

小便淋沥：菟丝子煮汁饮。（《范汪方》）

肝伤目暗：菟丝子三两，酒浸三日，暴干为末，鸡子白和丸梧子大。空心温酒下二十丸。（《圣惠方》）

身面卒肿洪大：用菟丝子一升，酒五升，渍二三宿。每饮一升，日三服。不消再造。（《肘后方》）

眉炼癣疮：菟丝子炒研，油调敷之。（《山居四要》）

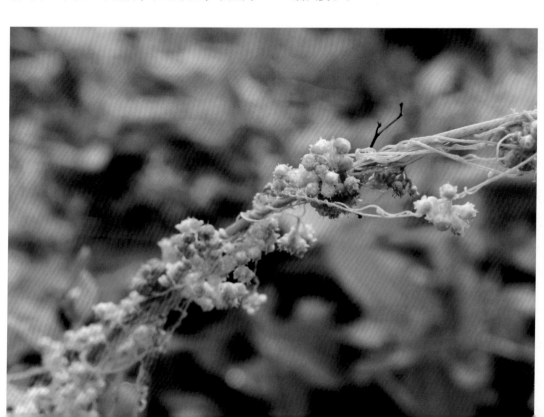

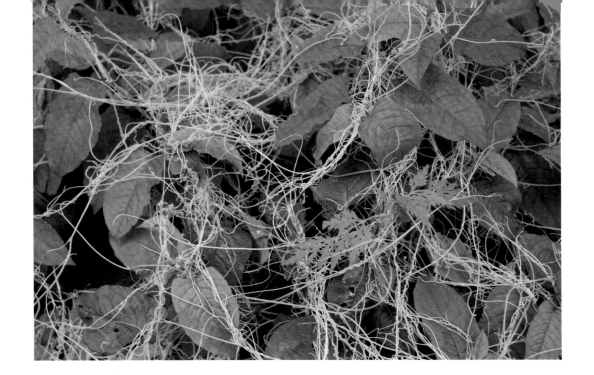

实用指南

精选验方 ●

腰膝酸软、遗精早泄、小便频数、带下过多： 菟丝子适量，黑豆60粒，大枣4枚。水煎服。

肝肾不足引起的视物昏花： 菟丝子、枸杞子各适量。水煎服；或盛碗内加适量水蒸，服食。

脾虚泄泻： 菟丝子15克，生白术10克。水煎服。

老年性便秘： 菟丝子30～40克。水煎频服；或开水冲泡代茶饮。

类风湿关节炎： 菟丝子30～50克。水煎服，30日为1个疗程。

通乳汁： 菟丝子15克。水煎服。

传统药膳

菟丝山萸肉炖麻雀

原料　菟丝子、山萸肉各15克，柴胡3克，麻雀3只（去毛和内脏），盐少许。

制法　菟丝子、柴胡、山萸肉、麻雀肉共放炖盅内，炖至麻雀肉熟，去菟丝子、柴胡、山萸肉，加盐调味服食。

用法　食肉喝汤，每日1次。

功效　补肾壮阳。

适用　滑精，初则梦遗频作，继则滑精屡发，头昏、目眩、耳鸣等。

菟丝鸡肝粥

原料　菟丝子末15克，雄鸡肝1具，粟米50克，调料适量。

制法　鸡肝洗净，切丁；菟丝子用纱布包裹，放入砂罐，加水煎煮，去纱包取汁备用；粳米放入砂锅内，加清水适量，煮至粥成后倒入菟丝子汁，同煮至沸，再下鸡肝，待粥再沸片刻，调味即可。

用法　每日1剂，于早、晚空腹时各温食1次。

功效　滋补肝肾，壮阳养血。

适用　肝肾不足，阳虚血亏之腰膝酸软、筋骨无力、阳痿早泄、遗精遗尿等。

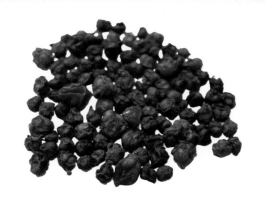

五味子

《本经》上品

释名 ● 玄及（《别录》），会及。

气味 ● 酸，温，无毒。

主治 ● 益气，咳逆上气，劳伤羸瘦，补不足，强阴，益男子精。（《本经》）养五脏，除热，生阴中肌。（《别录》）治中下气，止呕逆，补虚劳，令人体悦泽。（甄权）明目，暖水脏，壮筋骨，治风消食，反胃霍乱转筋，痃癖奔豚冷气，消水肿心腹气胀，止渴，除烦热，解酒毒。（大明）生津止渴，治泻痢，补元气不足，收耗散之气，瞳子散大。（李杲）治喘咳燥嗽，壮水镇阳。（好古）

附方 ●

久咳肺胀： 五味子二两，粟壳白饧炒过半两，为末，白饧为弹子大。每服一丸，水煎服。（《卫生家宝方》）

痰嗽并喘： 五味子、白矾各等份，为末，每服三钱，以生猪肺炙熟，蘸末细嚼，白汤下。汉阳库兵黄六病此，百药不效。于岳阳遇一道人传此，两服，病遂不发。（《普济方》）

阳事不起： 新五味子一斤，为末。酒服方寸匕，日三服。忌猪鱼蒜醋。尽一剂，即得力。百日以上，可御十女。四时勿绝，药功能知。（《千金方》）

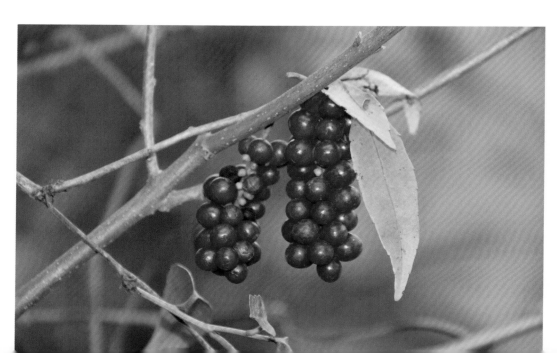

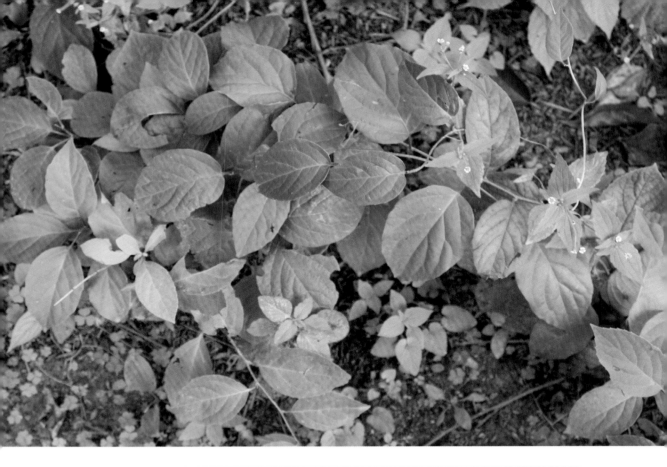

精选验方 ●

心肾不交之失眠： 五味子5克，生地黄15克，枣仁30克。水煎服。

身体虚弱： 五味子、枸杞子、菟丝子、杜仲各10克。水煎代茶饮。

阴虚型更年期综合征： 北五味子15克，西洋参6克。水煎服，每日1剂。

乳泣（哺乳妇女或孕期妇女乳汁自溢症）： 北五味子50克。研成细末，分成15包，每次1包，温开水冲服，每日3次。

传统药膳

五味子参枣茶

原料　五味子30克，人参9克，大枣10枚，红糖适量。

制法　将前3味药加水共煮，取药汁加红糖调匀即成。

用法　代茶频饮，每日1剂。

功效　益气固脱。

适用　血虚气脱型产后血晕。

五味核桃酒

原料　五味子250克，核桃仁100克，白酒2500毫升。

制法　将五味子同核桃仁一同放入酒坛，倒入白酒，密封坛口，每日摇晃3次，浸泡15日后即成。

用法　每日3次，每次饮10毫升。

功效　敛肺滋肾，涩精安神。

适用　健忘、失眠、头晕、心悸、倦怠乏力、烦躁等。

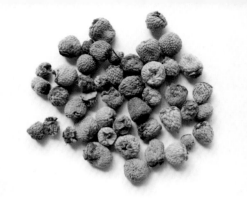

覆盆子

《别录》上品

释名 ● 缺盆（《尔雅》），西国草（《图经》），毕楞伽（《图经》）。

气味 ● 甘，平，无毒。

主治 ● 益气轻身，令发不白。（《别录》）补虚续绝，强阴健阳，悦泽肌肤，安和五脏。温中益力，疗劳损风虚，补肝明目。并宜捣筛，每旦水服三钱。（马志）男子肾精虚竭，阴痿能令坚长。女子食之有子。（甄

权）食之令人好颜色。榨汁涂发不白。（藏器）益肾脏，缩小便。取汁同少蜜煎为稀膏，点服，治肺气虚寒。（宗奭）

附方 ●

阳事不起：覆盆子，酒浸焙研为末。每旦酒服三钱。（《集简方》）

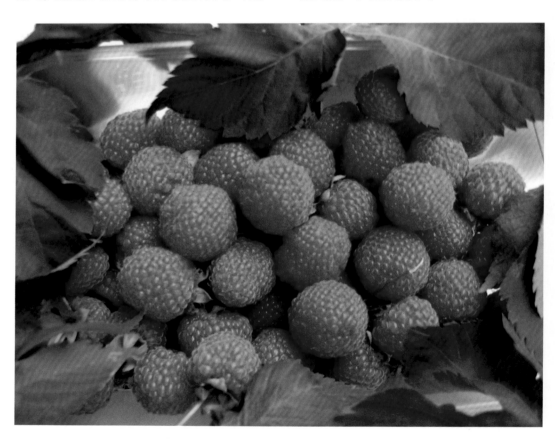

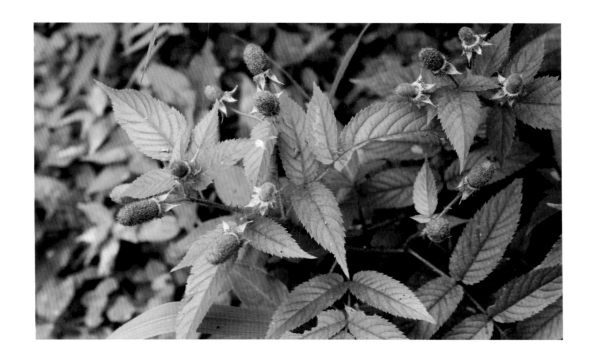

精选验方 ●

乌发： 新鲜覆盆子适量。榨取汁涂发。

阳痿： 覆盆子适量。煎汤取汁服用。

遗精： 覆盆子15克，绿茶适量。覆盆子煎水，冲泡绿茶饮用。

益肾聪耳酒

原料 覆盆子150克，巴戟天、肉苁蓉、远志、川牛膝、五味子、续断各105克，山茱萸肉90克，白酒2500毫升。

制法 将上药共捣为粗末，装入纱布袋内，扎口，放入坛中，倒入白酒，密封坛口，浸泡10日后即成。

用法 每日2次，每次空腹温饮10 ~ 15毫升。

功效 补肾壮阳。

适用 肝肾虚损、耳聋目昏、神疲力衰等。

覆盆益智炖猪肚

原料 覆盆子、益智仁各15克，猪小肚100克，盐适量。

制法 用盐加水，将猪小肚内外壁洗净，然后切块，与覆盆子、益智仁同入大砂锅内，加适量清水，旺火煮沸，打去浮沫，改用小火煮至小肚烂熟即可。

用法 饮汤吃肚，每日2次，1日吃完，连服1周。

功效 补肾缩尿。

适用 肾虚失固引起的多尿、尿不尽。

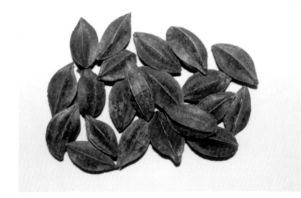

使君子

（宋·《开宝》）

释名 ● 留求子。

气味 ● 甘，温，无毒。

主治 ● 小儿五疳，小便白浊，杀虫，疗泻痢。（《开宝》）健脾胃，除虚热，治小儿百病疮癣。（时珍）

附方 ●

小儿脾疳： 使君子、芦荟各等份，为末。米饮每服一钱。（《儒门事亲》）

小儿痞块腹大，肌瘦面黄，渐成疳疾： 使君子仁三钱，木鳖子仁五钱，为末，水丸龙眼大。每以一丸，用鸡子一个破顶，入药在内，饭上蒸熟，空心食之。（杨起《简便单方》）

小儿蛔痛，口流涎沫： 使君子仁为末，米饮五更调服一钱。（《全幼心鉴》）

小儿虚肿，头面阴囊俱浮： 用使君子一两，去壳，蜜五钱炙尽，为末。每食后米汤服一钱。（《简便方》）

虫牙疼痛： 使君子煎汤频漱。（《集简方》）

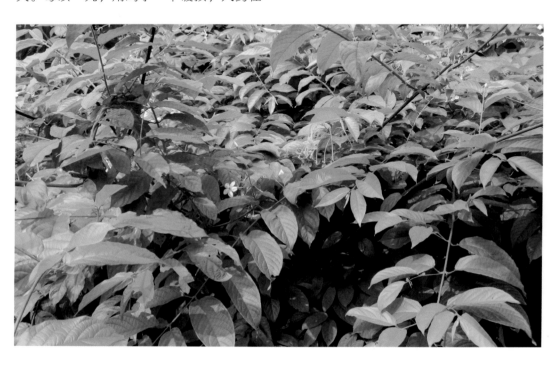

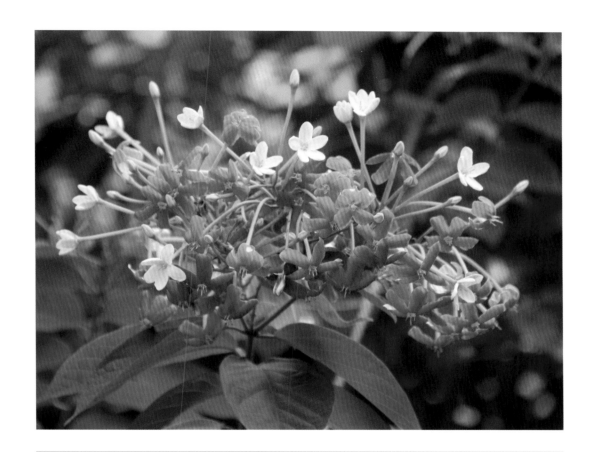

精选验方 ●

蛲虫病： 使君子仁适量。炒熟，于饭前半小时嚼食，小儿每日3～15粒，成人每日15～30粒，分3次服。

肠道滴虫病： 使君子适量。炒黄，成人嚼服，儿童研末服，1岁以下每日3克，1～2次分服；1～3岁每日4.5克；成人每日服1次，每次15克，连服3～5日为1个疗程，必要时隔3～5日再服。

小儿虫积腹痛： 使君子适量。炒熟去壳，小儿按年龄每岁1粒，10岁以上用10粒，早晨空腹1次嚼食，连用7日。

传统药膳

驱蛔糊

原料　使君子、香榧子、黑芝麻各适量。

制法　将使君子磨粉，香榧子炒熟磨粉，黑芝麻炒熟轧粉，混匀，取上药6～10克。沸水冲搅成糊状。

用法　清晨空腹服，连服2日。

功效　驱蛔杀虫，润下补虚。

适用　蛔虫病。

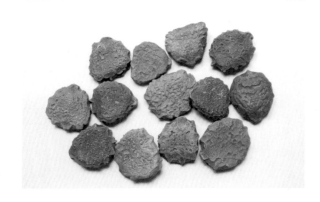

木鳖子

（宋·《开宝》）

释名 ● 木蟹。

仁

气味 ● 甘，温，无毒。

主治 ● 折伤，消结肿恶疮，生肌，止腰痛，除粉刺䵟，妇人乳痈，肛门肿痛。（《开宝》）醋摩，消肿毒。（大明）治疳积痞块，利大肠泻痢，痔瘤瘰疬。（时珍）

附方 ●

小儿疳疾： 木鳖子仁、使君子仁各等份，捣泥，米饮丸芥子大。每服五分，米饮下。一日二服。（孙氏《集效方》）

痢疾噤口： 木鳖仁六个研泥，分作二分。用面烧饼一个，切作两半。只用半饼作一窍，纳药在内，乘热覆在病人脐上，一时再换半个热饼。其痢即止，遂思饮食。（《邵真人经验方》）

肠风泻血： 木鳖子以桑柴烧存性，候冷为末。每服一钱，煨葱白酒空心服之。名乌金散。（《普济方》）

肛门痔痛： 用木鳖仁三枚，砂盆擂如泥，入百沸汤一碗，乘酒先熏后洗，日用三次，仍涂少许。（孙用和《秘宝方》）用木鳖仁带润者，雌、雄各五个，乳细作七丸，碗覆湿处，勿令干，每以一丸，唾化代开，贴痔上，其痛即止，一夜一丸自消也。（《濒湖集简方》）

小儿丹瘤： 木鳖子仁研如泥，醋调敷之，一日三五上，效。（《外科精义》）

风牙肿痛： 木鳖子仁磨醋搽之。（《普济方》）

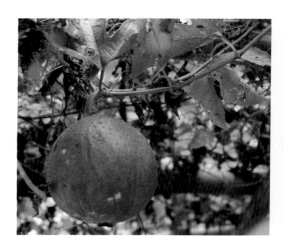

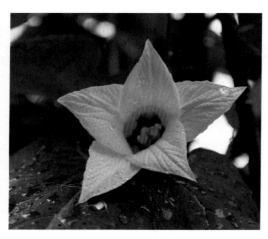

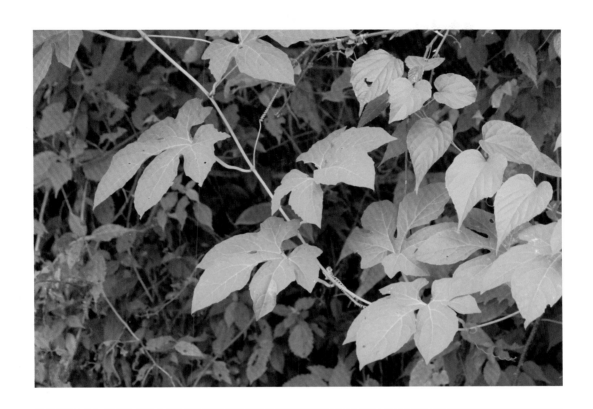

精选验方 ●

阴疝偏坠痛甚： 木鳖子1个。磨醋，调黄檗、芙蓉末敷。

疟母： 木鳖子、穿山甲（炮）各等份。研为细末，每服15克，空心温酒下。

小儿丹瘤： 木鳖子新者适量去壳，研如泥，淡醋调敷之，每日3～5次。

痔疮： 荆芥、木鳖子、朴硝各等份。上药煎汤，倒入盆内，先熏后洗。

痞癣： 木鳖子（去壳）、独蒜、雄黄各0.5克。杵为膏，入醋少许，蜡纸贴患处。

倒睫拳毛、风痒： 木鳖子仁适量。捶烂，以丝帛包作条，左患塞右鼻，右患塞左鼻；次服蝉蜕药为妙。

两耳猝发肿热痛： 木鳖子仁50克（研如膏），赤小豆末、川大黄末各25克。将上药同研令匀，以水、生油调涂。

传统药膳

煨甘遂猪肾

原料　木鳖子2个，甘遂5克，猪肾1个。

制法　将甘遂、木鳖子（去壳）研为细末；猪肾去膜，切片。以药末1克拌和肾片，湿纸包裹，煨熟。

用法　空腹食猪肾，米饮送下。每日1次，得畅泻后，喝粥2～3日调养。

功效　逐水，利尿，退肿。

适用　水肿。

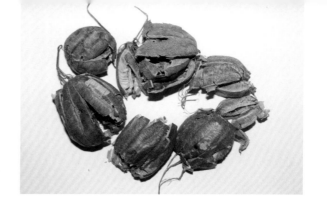

马兜铃

（宋·《开宝》）

释名 都淋藤（《肘后方》），独行根（《唐本》），云南根（《纲目》）。

实

气味 苦，寒，无毒。

主治 肺热咳嗽，痰结喘促，血痔瘘疮。（《开宝》）肺气上急，坐息不得，咳逆连连不止。（甄权）清肺气，补肺，去肺中湿热。（元素）

附方

水肿腹大喘急：马兜铃煎汤，日服之。（《千金方》）

肺气喘急：马兜铃二两，去壳及膜，酥半两，入碗内拌匀，慢火炒干，甘草炙一两，为末。每服一钱，水一盏，煎六分，温呷或噙之。（《简要济众》）

一切心痛（不拘大小男女）：大马兜铃一个，灯上烧存性，为末。温酒服，立效。（《摘玄方》）

解蛇蛊毒（饮食中得之，咽中如有物，咽不下，吐不出，心下热闷）：马兜铃一两，煎水服，即吐出。（《崔行功纂要方》）

实用指南

精选验方

百日咳：马兜铃、百部各6克，大蒜3头。放碗内加水适量，蒸后取汁服。

肺热咳嗽、气管炎：马兜铃、甘草各6克，桑白皮10克，杏仁12克。水煎服。

肺热咳嗽气急、胸闷痰黄：马兜铃、牛蒡子各6克，紫苏子、桑白皮各10克，甘草5克。水煎服。

气喘咳嗽：马兜铃10克。水煎服。

痔疮肿痛：马兜铃30克。水煎，趁热熏洗肛门。

肺气喘嗽：马兜铃60克（慢火炒干），甘草30克（炙）。研末，每服3克，水煎服。

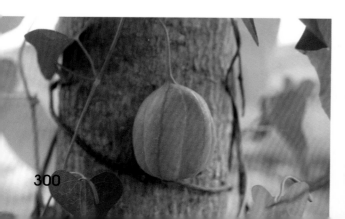

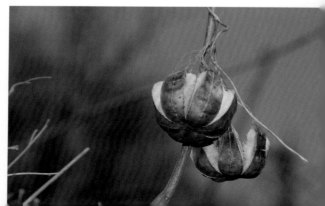

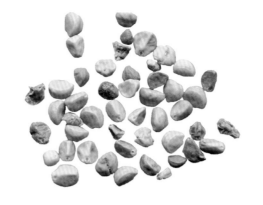

牵牛子

《别录》下品

释名 ● 黑丑（《纲目》），草金铃（《炮炙论》），狗耳草（《救荒》）。

子

气味 ● 苦，寒，有毒。

主治 ●
下气，疗脚满水肿，除风毒，利小便。
（《别录》）治疹癖，气块，利大小便，除
虚肿，落胎。（甄权）取腰痛，下冷脓，泻
蛊毒药，并一切气壅滞。（大明）和山茱萸
服，去水病。（孟诜）除气分湿热，三焦壅
结。（李杲）逐痰消饮，通大肠气秘风秘，
杀虫，达命门。（时珍）

附方 ●

气筑奔冲不可忍：牛郎丸，用黑牵牛半两
炒，槟榔二钱半，为末。每服一钱，紫苏汤
下。（《普济方》）

小儿肿病，大小便不利：黑牵牛、白牵牛各
二两，炒取头末，井华水和丸绿豆大。每服
二十丸，萝卜子煎汤下。（《圣济总录》）

小儿夜啼：黑牵牛末一钱，水调，敷脐上，
即止。（《生生编》）

小便血淋：牵牛子二两，半生半炒，为末。
每服二钱，姜汤下。良久，热茶服之。
（《经验良方》）

肠风泻血：牵牛五两，牙皂三两，水浸三
日，去皂，以酒一升煮干，焙研末，蜜丸梧
子大。每服七丸，空心酒下，日三服。下出
黄物，不妨。病减后，日服五丸，米饮下。
（《本事方》）

湿热头痛：黑牵牛七粒，砂仁一粒，研末，
井华水调汁，仰灌鼻中，待涎出即愈。
（《圣济录》）

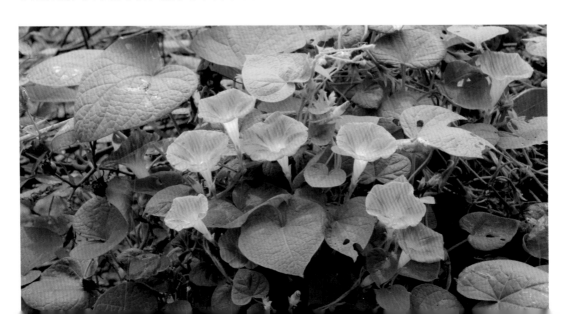

实用指南

精选验方 ●

气滞腹痛、食积腹痛：炒牵牛子60克。研细末，红糖水冲服，每服2克，每日3次。

燥热实秘：大黄30克，牵牛子15克。共研为细末，蜂蜜水送服10毫升。

便秘：牵牛子半生熟适量。研为细末，每服6克，姜汤调下；如未效，再服，以热茶调下。

胃炎水肿：牵牛子1克。水煎服（身体壮实，舌苔腻者宜用）。

肝硬化腹水：牵牛子15克，小茴香10克。共研末，水冲服。

蛔虫蛲痛：牵牛子、乌梅各15克，川楝子、石榴皮各10克。水煎服。

传统药膳

牵牛猪腰子

原料　黑、白牵牛末各10克，小茴香100粒，川椒50粒，猪腰子1具。

制法　将猪腰子切开，入茴香、川椒、牵牛末，扎定，纸包煨熟。

用法　空心食之，酒下，取出恶物效。

功效　温中下气，泄水止痛。

适用　肾气作痛。

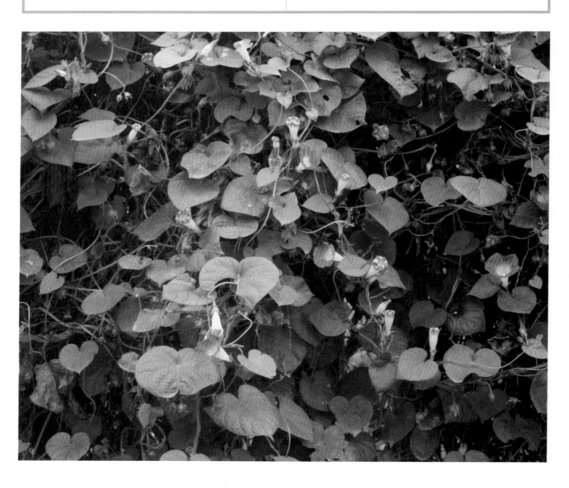

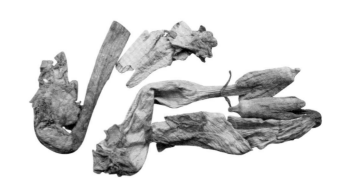

紫葳

《本经》中品

释名 ● 凌霄（苏恭），武威（吴普），瞿陵（吴普），鬼目（吴氏）。

花（根同）

气味 ● 酸，微寒，无毒。

主治 ● 妇人产乳余疾，崩中，癥瘕血闭，寒热羸瘦，养胎。（《本经》）产后奔血不定，淋沥，主热风风痫，大小便不利，肠中结实。（甄权）酒齄热毒风刺风，妇人血膈游风，崩中带下。（大明）

茎叶

气味 ● 苦，平，无毒。

主治 ● 痿躄，益气。（《别录》）热风身痒，游风风疹，瘀血带下。花及根功同。（大明）治喉痹热痛，凉血生肌。（时珍）

附方 ●

消渴饮水：凌霄花一两，捣碎，水一盏半，煎一盏，分二服。（《圣济录》）

婴儿不乳，百日内，小儿无故口青不饮乳：凌霄花、大蓝叶、芒硝、大黄各等份，为末，以羊髓和丸梧子大。每研一丸，以乳送下，便可吃乳。热者可服，寒者勿服。昔有人休官后，云游湖湘，修合此方，救危甚多。（《普济方》）

大风疬疾：凌霄花五钱，地龙焙、僵蚕炒、全蝎炒各七个，为末。每服二钱，温酒下。先以药汤浴过，服此出臭汗为效。

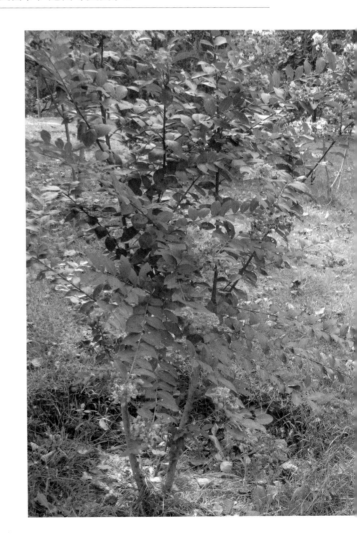

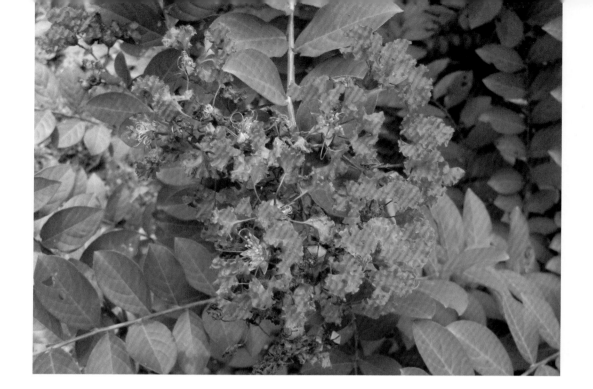

实用指南

精选验方 ●

痛经： 凌霄花、吴茱萸各5克。水煎服。

高血压： 凌霄花、马齿苋各20克。水煎代茶饮。

荨麻疹： 凌霄花5克，白蒺藜20克，牡丹皮、知母各10克。水煎服。

闭经不行： 凌霄花适量。研末，每次饭前用酒送服6克；或用凌霄花5克，月季花10克，红花15克，水煎服。

皮肤湿疹： 凌霄花、雄黄、白矾各9克，黄连、羊蹄根、天南星各10克。研细末，用水调匀，外擦患处，每日3次。

传统药膳

南蛇藤酒

原料 凌霄花、南蛇藤（穿山龙）各120克，八角枫根60克，白酒250毫升。

制法 将以上3味药放入白酒中浸泡7日。

用法 每日临睡前服药酒25毫升。

功效 祛风湿，活血脉。

适用 风湿性筋骨痛、腰痛、关节痛等。

凌霄花粥

原料 凌霄花25克，粳米100克，冰糖10克。

制法 先将凌霄花洗净，把花粉冲洗干净备用。再把粳米洗净，放入开水锅里煮成稀粥，待粥快好时，放入凌霄花与冰糖，改慢火至粥稠便可食用。

用法 每日早、晚温热服食，3～5日为1个疗程。孕妇忌服。

功效 凉血祛瘀。

适用 大便下血、妇女崩漏、皮肤湿癣、风疹、荨麻疹等。

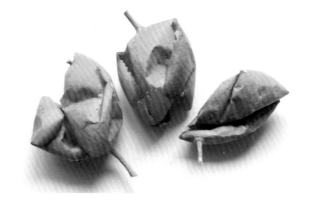

栝楼

《本经》中品

释名 ● 瓜蒌（《纲目》），天瓜（《别录》），泽姑（《别录》），天花粉（《图经》）。

实

气味 ● 苦，寒，无毒。

主治 ● 胸痹，悦泽人面。（《别录》）润肺燥，降火，治咳嗽，涤痰结，利咽喉，止消渴，利大肠，消痈肿疮毒。（时珍）子：炒用，补虚劳口干，润心肺，治吐血，肠风泻血，赤白痢，手面皱。（大明）

附方 ●

干咳无痰：熟瓜蒌捣烂绞汁，入蜜等份，加白矾一钱，熬膏。频含咽汁。（杨起《简便方》）

肺痿咳血不止：用栝楼五十个连瓤瓦焙，乌梅肉五十个焙，杏仁去皮尖炒二十一个，为末。每用一捻，以猪肺一片切薄，掺末入内炙熟，冷嚼咽之，日二服。（《圣济录》）

小儿黄疸、酒黄疸疾（眼黄脾热）：用青瓜蒌焙研。每服一钱，水半盏，煎七分，卧时服。五更泻下黄物，立可。名逐黄散。（《普济方》）

小便不通，腹胀：用瓜蒌焙研。每服二钱，热酒下，频服，以通为度。绍兴刘驻云：魏明州病此，御医用此方治之，得效。（《圣惠方》）

吐血不止：栝楼泥固煅存性研三钱，糯米饮服，日再服。（《圣济录》）

肠风下血：栝楼一个（烧灰），赤小豆半两，为末。每空心酒服一钱。（《普济方》）

面黑令白：栝楼瓤三两，杏仁一两，猪胰一具，同研如膏。每夜涂之，令人光润，冬月不皱。（《圣济录》）

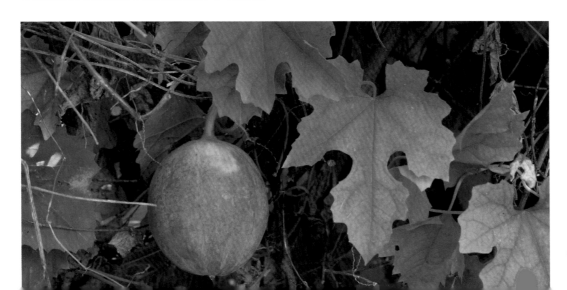

精选验方●

便秘：瓜蒌30克，郁李仁、火麻仁各9克，杏仁6克，陈皮5克。每日1剂，水煎，早、晚分服。

咳嗽痰喘：瓜蒌15克，杏仁、法半夏、陈皮各10克。水煎服。

胸胁胀痛不舒：瓜蒌15克，姜半夏10克，黄连1.5克。水煎服。

冠心病心绞痛：瓜蒌适量。焙干研细末，每次10克，每日3次分服。

慢性支气管炎：瓜蒌、浙贝母、黄芩、金银花、杏仁、桔梗、栀子、牡丹皮、赤芍各12克，连翘、丹参各15克，甘草6克。用上药加水煎2次，取药汁混合，每日1剂，分2次服用，连服7日为1个疗程，连用4个疗程。

传统药膳

瓜蒌饼

原料　瓜蒌200克，面粉600克，白糖75克。

制法　瓜蒌去子，放在锅内，加水少许，加白糖，以小火煨熬，拌成馅。另取面粉，加水适量，经发酵加面碱，揉成面片，把瓜蒌夹在面片中制成面饼，烙熟或蒸熟。

用法　佐餐或随意服用。

功效　润肺化痰，散结宽胸。

适用　肺癌胸痛。

瓜蒌茶

原料　瓜蒌30克。

制法　全瓜蒌洗净，用蒸笼蒸熟，压扁晒干，切成丝，煎水。

用法　代茶频饮。

功效　清肺化痰。

适用　气管炎。

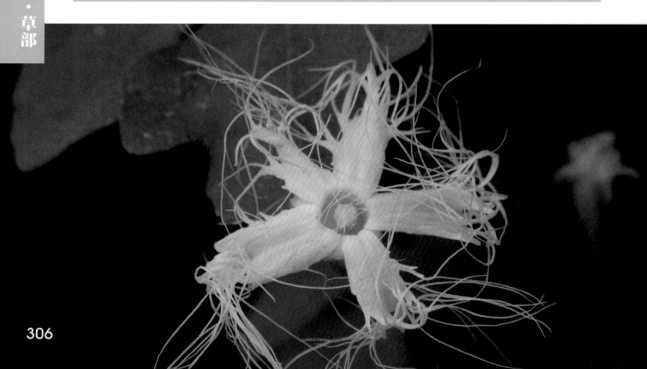

第三卷·草部

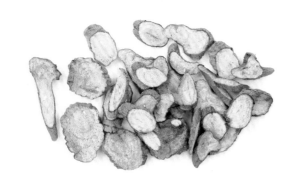

葛

《本经》中品

释名 ● 鸡齐（《本经》），鹿藿（《别录》），黄斤（《别录》）。

葛根

气味 ● 甘、辛，平，无毒。

主治 ● 消渴，身大热，呕吐，诸痹，起阴气，解诸毒。（《本经》）疗伤寒中风头痛，解肌发表出汗，开腠理，疗金疮，止胁风痛。（《别录》）治天行上气呕逆，开胃下食，解酒毒。（甄权）生者：堕胎。蒸食：消酒毒，可断谷不饥。作粉犹妙。（藏器）作粉：止渴，利大小便，解酒，去烦热，压丹石，敷小儿热疮。捣汁饮，治小儿热痞。（《开宝》）猘狗伤，捣汁饮，并末敷之。（苏恭）散郁火。（时珍）

附方 ●

伤寒头痛（二三日发热者）：葛根五两，香豉一升，以童子小便八升，煎取三升，分三服。食葱粥取汁。（《梅师方》）

小儿热渴久不止：葛根半两，水煎服。（《圣惠方》）

衄血不止：生葛根捣汁服。三服即止。（《圣惠方》）

热毒下血（因食热物发者）：生葛根二斤，捣汁一升，入藕一升，和服。（《梅师方》）

伤筋出血：葛根捣汁饮。干者煎服。仍熬屑敷之。（《外台秘要》）

臀腰疼痛：生葛根嚼之咽汁，取效乃止。（《肘后方》）

酒醉不醒：生葛汁饮二升，便愈。（《千金方》）

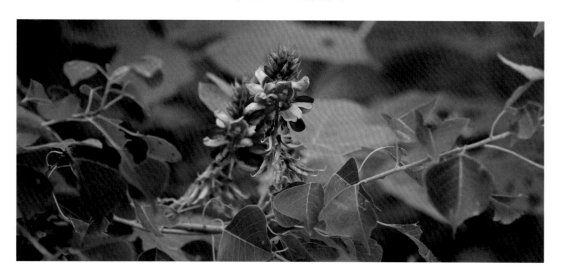

精选验方 ●

冠心病心绞痛： 葛根50克，瓜蒌壳20克，郁金、延胡索各15克，川芎6克。水煎，早、晚各服1次，每日1剂。

中央性视网膜炎： 葛根、毛冬青各30克，枸杞子20克，菊花15克。水煎，早、晚各服1次，每日1剂。

跌打损伤： 葛根100克。加水浓煎，先热敷患处30分钟，后浸洗患处。

高血压病： 葛根10~15克。水煎，分2次口服，每日1剂，2~8周为1个疗程。

高血压病颈项强痛： 葛根30克。水煎，分2次服，每日1剂，连服15日。

足癣及并发症： 葛根、千里光、白矾各等量。烘干，研为细末，以每袋40克密封包装，每晚取1袋，加温水3000毫升置盆中，混匀，浸泡患脚20~25分钟，7日为1个疗程。

传统药膳

葛根生藕汁

原料 生葛根汁、生藕汁各500毫升。

制法 将以上2汁和匀即可。

用法 每次30~60毫升，空腹频频饮用。

功效 清热，凉血，止血。

适用 内热引起的衄血、便血。

葛根粉粥

原料 葛根粉30克，粳米100克。

制法 先将新葛根洗净切片，经水磨石澄取淀粉，再晒干备用。用时将2者共煮粥。

用法 早餐食用。

功效 清热生津，止渴，降血压。

适用 高血压、冠心病、心绞痛、老年性糖尿病、慢性脾虚泻痢及发热期间口干烦渴等。

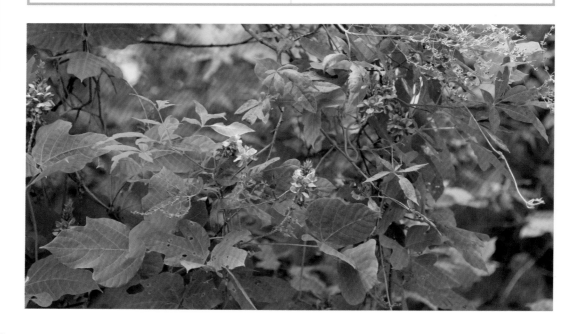

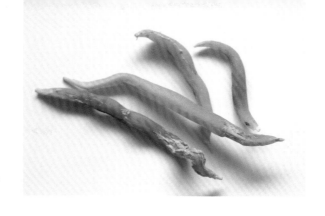

天门冬
《本经》上品

释名 ● 颠勒（《本经》），颠棘（《尔雅》），天棘（《纲目》），万岁藤。

根

气味 ● 苦，平，无毒。

主治 ● 诸暴风湿偏痹，强骨髓，杀三虫，去伏尸。久服轻身益气延年，不饥。（《本经》）保定肺气，去寒热，养肌肤，利小便，冷而能补。（《别录》）主心病，嗌干心痛，渴而欲饮，痿蹶嗜卧，足下热而痛。（好古）润燥滋阴，清金降火。（时珍）阳事不起，宜常服之。（思邈）

附方 ●

肺痿咳嗽（吐涎沫，心中温温，咽燥而不渴）：生天门冬捣汁一斗，酒一斗，饴一升，紫菀四合，铜器煎至可丸。每服杏仁大一丸，日三服。（《肘后方》）

阴虚火动（有痰，不堪用燥剂者）：天门冬一斤，水浸洗去心，取肉十二两，石臼捣烂，五味子水洗去核，取肉四两，晒干，不见火，共捣丸梧子大。每服二十丸，茶下，日三服。（《简便方》）

虚劳体痛：天门冬末，酒服方寸匕，日三。忌鲤鱼。（《千金方》）

面黑令白：天门冬曝干，同蜜捣作丸，日用洗面。（《圣济总录》）

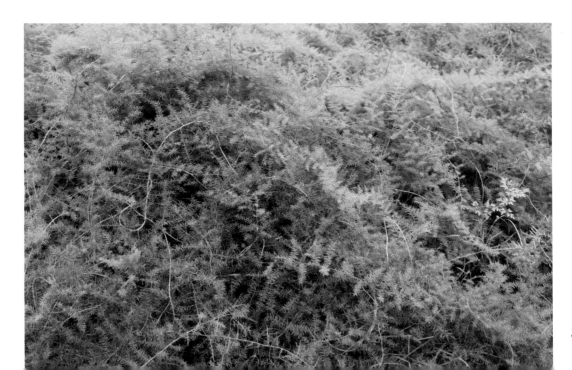

精选验方 ●

百日咳： 天冬、麦冬各15克，百部根9克，瓜蒌仁、橘红各6克。水煎2次，两煎液合并，1～3岁每剂分3顿服；4～6岁每剂分2顿服；7～10岁1次服。

心烦： 天冬、麦冬各15克，水杨柳9克。水煎服。

扁桃体炎、咽喉肿痛： 天冬、麦冬、板蓝根、桔梗、山豆根各9克，甘草6克。水煎服。

催乳： 天冬60克。炖肉服。

肺痨： 天冬、百部、地骨皮各15克，麦冬9克，鱼腥草30克。煨水或炖肉吃。

传统药膳

天冬茶

原料 天冬8克，绿茶2克。

制法 将天冬拣杂，洗净，晾干或晒干，切成饮片，与绿茶同放入杯中，用沸水冲泡，加盖闷15分钟，即可饮用。

用法 代茶频频饮服，一般可冲泡3～5次，饮至最后，天冬饮片可嚼食咽下。

功效 养阴清火，生津润燥，防癌抗癌。

适用 早期乳腺癌。

天冬粥

原料 天冬20克，粳米100克。

制法 将天冬加水煎，去渣留汁；粳米洗净，与药汁一起入锅，加水适量煮粥，待粥汁黏稠时停火起锅。

用法 每食适量。

功效 润肾燥，益肌肤，悦颜色，清肺降火。

适用 老年痰嗽、少年干咳、风湿不仁、冷痹、心腹积聚、耳聋等。

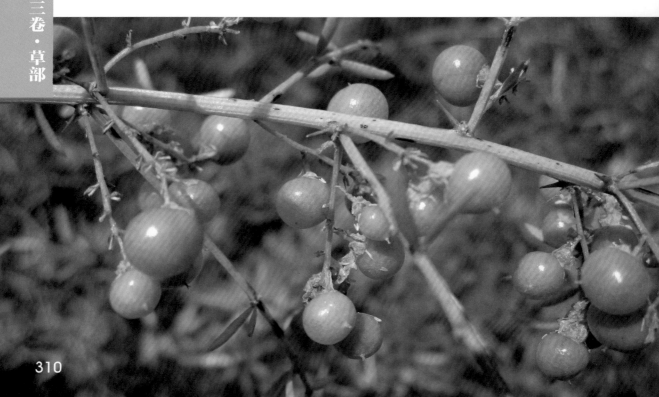

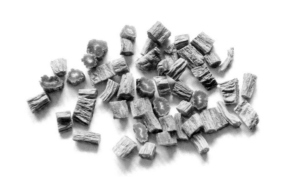

百部

《别录》中品

释名 ● 婆妇草（《日华》），野天门冬（《纲目》）。

根

气味 ● 甘，微温，无毒。

主治 ● 咳嗽上气。火炙酒渍饮之。（《别录》）治肺热，润肺。（甄权）治传尸骨蒸劳，治疳，杀蛔虫、寸白、蛲虫，及一切树木蛀虫，焠之即死。杀虱及蝇蠓。（大明）弘景曰：作汤洗牛犬，去虱。火炙酒浸空腹饮，治疥癣，去虫蚕咬毒。（藏器）

附方 ●

小儿寒嗽： 百部丸，用百部炒，麻黄去节，各七钱半，为末。杏仁去皮尖炒，仍以水略煮三五沸，研泥。入熟蜜和丸皂子大。每服二三丸，温水下。（《钱乙小儿方》）

三十年嗽： 百部根二十斤，捣取汁，煎如饴。服方寸匕，日三服。深师加蜜二斤。外台加饴一斤。（《千金方》）

百虫入耳： 百部炒研，生油调一字于耳门上。（《圣济录》）

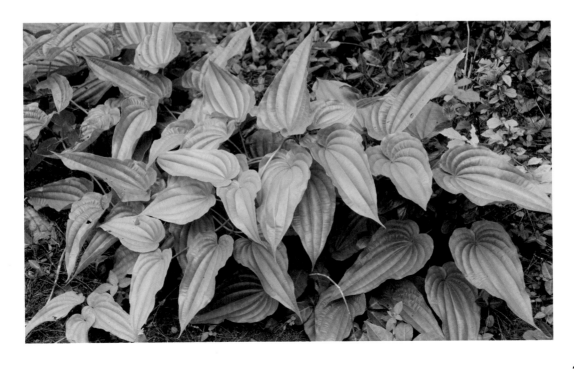

精选验方●

支原体肺炎：百部30克，地龙20克，紫苏子、葶苈子（包煎）、黄芩、枳实、甘草各10克，车前子15克，桔梗3克。水煎取药汁，每日1剂，分2次服用。

痰湿症：百部根不拘量。捣汁，浓煎如饴，每次3克，开水送下，每日3次。

蛲虫：百部、苦参各30克。煎水外洗肛周。

传统药膳

百部生姜汁

原料 百部汁、生姜汁各等量。

制法 和匀同煎数沸。无鲜百部时，可用干品煎取浓汁。也可酌加蜜糖调味。

用法 每日3次，每服3~5毫升。

功效 散寒宣肺，降逆止咳。

适用 风寒咳嗽、头痛、鼻塞、流涕、恶寒发热等。

百部汁卤猪肾

原料 百部100克，猪肾1具，酱油、黄酒、白糖各适量。

制法 先将水浸半小时后的百部用小火煮煎，待滤出两煎药液后，弃渣，烧至汁水剩约半碗时，加酱油2匙、黄酒1匙、白糖2匙，放入猪肾，不断翻动，直至卤汁烧至快尽，药液全部渗入猪肾时离火。

用法 每次取半只猪肾，切片佐膳食，每日2次。

功效 补肾。

适用 肾结核。

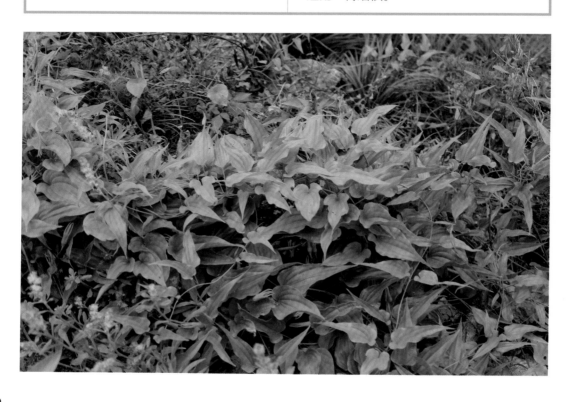

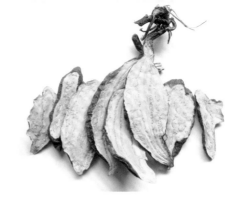

何首乌
（宋·《开宝》）

释名 ● 交藤（《本传》），夜合（《本传》），地精（《本传》）。

根

气味 ● 苦、涩，微温，无毒。

主治 ● 瘰疬，消痈肿，疗头面风疮，治五痔，止心痛，益血气，黑髭发，悦颜色。久服长筋骨，益精髓，延年不老。亦治妇人产后及带下诸疾。（《开宝》）久服令人有子，治腹脏一切宿疾，冷气肠风。（大明）泻肝风。（好古）

附方 ●

骨软风疾（腰膝疼，行步不得，遍身瘙痒）：用何首乌大而有花纹者，同牛膝各一斤，以好酒一升，浸七宿，曝干，木臼杵末，枣肉和丸梧子大。每一服三五十丸，空心酒下。（《经验方》）

皮里作痛（不问何处）：用何首乌末，姜汁调成膏涂之，以帛裹住，火炙鞋底熨之。（《经验方》）

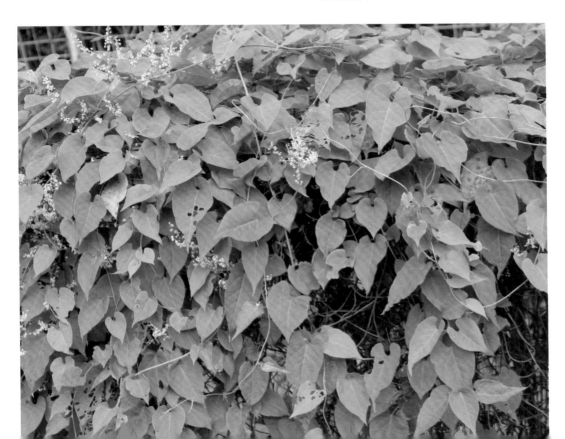

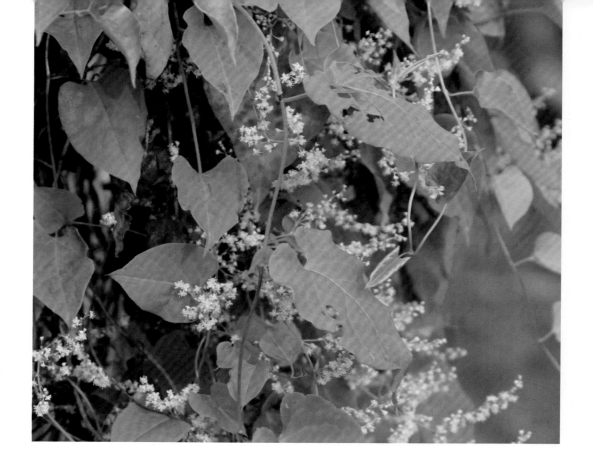

实用指南

精选验方 ●

心烦失眠及精神分裂症： 制何首乌、夜交藤（即何首乌的藤茎）各90克，大枣6枚。水煎服，每日1剂。

头晕耳鸣、须发早白、贫血及神经衰弱： 制何首乌60克，大枣3～5枚，大米100克。入砂锅（忌用铁锅）煎取浓汁，去掉药渣，加入大米、大枣合煮成粥，待粥熟后加入适量白糖调味，当作早餐或晚餐服食。

传统药膳

生首乌蜂蜜水

原料 生何首乌30克，蜂蜜20毫升。

制法 将生首乌洗净，晒干或烘干，研末，调入蜂蜜，拌和均匀即成。

用法 上、下午分服。

功效 养血，润肠通便。

适用 血亏肠燥型肛裂。

何首乌猪肚

原料 何首乌（鲜）、白果根、左转藤各60克，糯米250克，猪小肚1个，冰糖适量。

制法 将前3味药与糯米共装入猪小肚内，加冰糖炖1小时，去药渣。

用法 食猪小肚及糯米，分2次食完，连服3～5剂。

功效 益气，补虚，固涩。

适用 遗精。

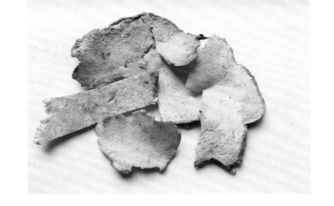

萆薢

《别录》中品

释名 ● 赤节（《别录》），百枝（吴普），竹木（《炮炙论》），白菝葜。

根

气味 ● 苦，平，无毒。

主治 ● 腰脊痛强，骨节风寒湿周痹，恶疮不瘳，热气。（《本经》）伤中恚怒，阴痿失溺，老人五缓，关节老血。（《别录》）头旋痫疾，补水脏，坚筋骨，益精明目，中风失音。（大明）补肝虚。（好古）治白浊茎中痛，痔瘘坏疮。（时珍）

附方 ●

小便频数： 川萆薢一斤，为末，酒糊丸梧子大。每盐酒下七十丸。（《集玄方》）

头痛发汗： 萆薢、旋覆花、虎头骨酥炙各等份，为散。欲发时，以温酒服二钱，暖卧取汗，立瘥。（《圣济录》）

小肠虚冷，小便频数： 牛膝（酒浸，切，焙）、续断、川芎各半两，萆薢二两。上四味，捣罗为末，炼蜜和丸如梧桐子大。空心盐汤下四十丸；或作汤，入盐煎服亦得。（《圣济总录》牛膝丸）

小便混浊： 鲜萆薢根头刮去皮须，每次二两，水煎服。（《泉州本草》）

阴痿失溺： 萆薢二钱，附子一钱五分。合煎汤内服。（《泉州本草》）

脚气肿痛（不能动履，不论寒热虚实，久病

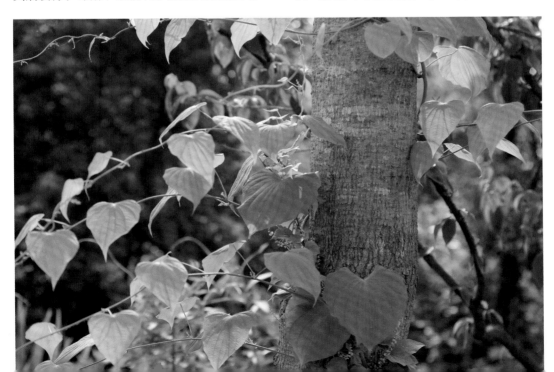

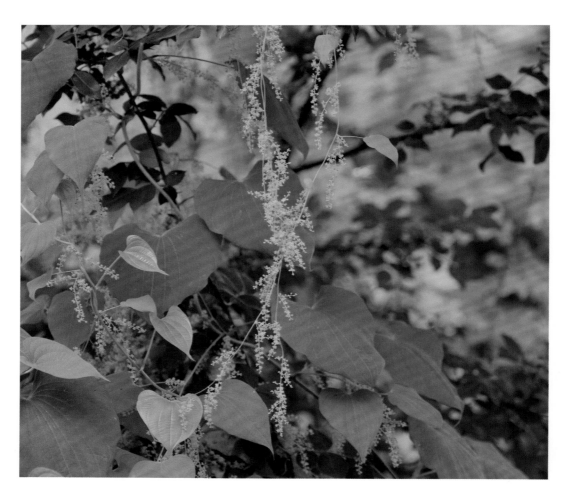

暴发皆可）：萆薢五钱，黄柏、苍术、牛膝、木瓜、猪苓、泽泻、槟榔各二钱。水二大碗，煎一碗。每日食前服一剂。（《本草切要》）

风寒湿痹，腰骨强痛：干萆薢根，每次五钱，猪脊骨半斤，合炖服。（《泉州本草》）

肠风痔漏：萆薢、贯众各等份。捣罗为末。每服二钱，温酒调下，空心，食前服。（孙用和）

实用指南

精选验方 ●

寒湿腰痛：萆薢、当归、川芎、防风、牛膝各10克，枸杞子、杜仲、松节、干茄根各15克，干白花蛇1条，甘草5克。水煎服。

下肢丹毒：萆薢、金银花、黄柏、山栀、大黄、牡丹皮、茯苓、泽泻、车前子（包）各9克，生地黄、川牛膝、虎杖各12克，生薏苡仁、忍冬藤各30克。每日1剂，水煎服。

慢性铅中毒：萆薢、贯众各24克，党参15克，鸡血藤12克。水煎2次，得200毫升药液，早、晚分服，每日1剂，10日为1个疗程。

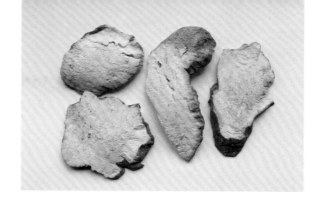

土茯苓

《纲目》

释名 土萆薢（《纲目》），刺猪苓（《图经》），山猪粪（《纲目》），冷饭团（《纲目》）。

根

气味 甘、淡，平，无毒。

主治 食之当谷不饥，调中止泻，健行不睡。（藏器）健脾胃，强筋骨，去风湿，利关节，止泄泻，治拘挛骨痛，恶疮痈肿。解汞粉、银诸毒。（时珍）

附方

杨梅毒疮：用冷饭团四两，皂角子七个，水煎代茶饮。浅者二七，深者四七，见效。（《邓笔峰杂兴方》）。另一方，冷饭团一两，五加皮、皂角子、苦参各三钱，金银花一钱，用好酒煎。日一服。

小儿杨梅（疮起于口内，涎及遍身）：以土萆薢末，乳汁调服。月余自愈。

骨挛痈漏（薛己外科发挥云：服轻粉致伤脾胃气血，筋骨疼痛，久而溃烂成痈，连年累月，至于终身成废疾者）：土萆薢一两，有热加芩、连，气虚加四君子汤，血虚加四物汤，水煎代茶。月余即安。用过山龙即硬饭四两，加四物汤一两，皂角子七个，川椒四十九粒，灯心七根，水煎日饮。（《朱氏集验方》）

瘰疬溃烂：冷饭团切片或为末，水煎服或入粥内食之。须多食为妙。江西所出色白者良。忌铁器、发物。（《陆氏积德堂方》）

实用指南

精选验方

女性尖锐湿疣：土茯苓、黄芪各30克，冬虫夏草9克，紫草根、蒲公英、蜂房、赤芍、板蓝根各20克，败酱草15克，蜈蚣2条，甘草6克。水煎取药汁，每日1剂，分2次服用。

风湿骨痛、疮疡肿毒：土茯苓500克。去皮，和猪肉炖烂，分数次连滓服。

瘿瘤：土茯苓、白毛藤各25克，蒲公英、乌蔹莓根各20克，金锁银开、黄药子各15克，甘草、金银花各10克。水煎服。

传统药膳

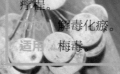

土茯苓茶

原料 土茯苓60克，绿茶2克。

制法 将以上2味水煎取药汁。

用法 代茶频饮，每日1次，15日为1个疗程。

功效 解毒化瘀。

适用 梅毒。

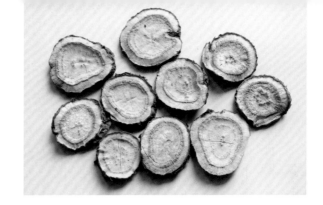

白蔹

《本经》下品

释名 ● 白草（《本经》），白根（《别录》），兔核（《别录》）。

根

气味 ● 苦，平，无毒。

主治 ● 痈肿疽疮，散结气，止痛除热，目中赤，小儿惊痫温疟，女子阴中肿痛，带下赤白。（《本经》）杀火毒。（《别录》）治发背瘰疬，面上疱疮，肠风痔漏，血痢，刀箭疮，扑损，生肌止痛。（大明）解狼毒毒。（时珍）

附方

发背初起： 水调白蔹末，涂之。（《肘后方》）

面生粉刺： 白蔹二分，杏仁半分，鸡屎白一分，为末，蜜和杂水拭面。（《肘后方》）

冻耳成疮： 白蔹、黄檗各等份，为末，生油调搽。（《谈野翁方》）

胎孕不下： 白蔹、生半夏各等份，为末，滴水丸梧子大。每榆皮汤下五十丸。（《保命集》）

风痹筋急，肿痛，展转易常处： 白蔹二分，熟附子一分，为末。每酒服半刀圭，日三服。以身中热行为候，十日便觉。忌猪肉、冷水。（《千金方》）

第三卷·草部

实用指南

精选验方 ●

扭挫伤： 白蔹2个，盐适量。捣烂如泥外敷。

妇女赤白带下： 白蔹、苍术各10克，黄柏6克。水煎服。

痈肿疮疡： 白蔹、大黄、黄芩各等份。研粉，以鸡蛋白调敷患处，每日数次。

扭挫伤痛： 白蔹适量。捣烂外敷。

手足皲裂： 白蔹、白及各30克，大黄（焙黄研末）50克，冰片3克。研极细粉，和匀过筛，加蜂蜜调成糊状备用；将患处洗净拭干后涂药，每日3～5次，以愈为度。

细菌性痢疾： 白蔹块根适量。晒干或烘干，研末，装入胶囊，每粒0.3克，每次6粒，每日3次，急性菌痢3日为1个疗程，慢性菌痢5日为1个疗程。

山豆根

（宋·《开宝》）

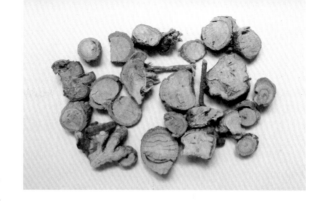

释名 ● 解毒（《纲目》），黄结（《纲目》）。

气味 ● 甘，寒，无毒。

主治 ● 解诸药毒，止痛，消疮肿毒，发热咳嗽，治人及马急黄，杀小虫。（《开宝》）含之咽汁，解咽喉肿毒，极妙。（苏颂）研末汤服五分，治腹胀喘满。酒服三钱，治女人血气腹胀，又下寸白诸虫。丸服，止下痢。磨汁服，止卒患热厥心腹痛，五种痔痛。研汁涂诸热肿秃疮，蛇狗蜘蛛伤。（时珍）

附方 ●

霍乱吐利： 山豆根末，橘皮汤下三钱。

赤白下痢： 山豆根末，蜜丸梧子大。每服二十丸，空腹白汤下，三服自止。（《备急方》）

水蛊腹大（有声，而皮色黑者）：山豆根末，酒服二钱。（《圣惠方》）

疥癣虫疮： 山豆根末，腊猪脂调涂。（《备急方》）

传统药膳

山豆根野菊花茶

原料 山豆根60克，野菊花120克。

制法 将以上2味药水煎取药汁。

用法 10岁以上者顿服，3岁以下者分3次服。

功效 清热解毒。

适用 猩红热。

实用指南

精选验方 ●

化脓性扁桃体炎： 山豆根、赤芍、牡丹皮、炙僵蚕、牛蒡子、挂金灯、菊花、金银花、黄芩、知母各9克，桔梗、生甘草、射干各3克。水煎服，每日1剂，每日2次。

宫颈糜烂： 山豆根适量。研成细粉，高压消毒；先以1:1000新洁尔灭消毒宫颈，后用棉球蘸山豆根粉涂宫颈糜烂处，1～3日1次，10次为1个疗程。

痔疮： 鲜山豆根20克，猪大肠250克。同炖食。

急性黄疸型肝炎： 山豆根9克，鸡骨草30克。水煎服。

流行性腮腺炎： 山豆根9克，板蓝根30克。水煎服。

热毒咽喉肿痛： 山豆根9克。水煎服。

肺热咳嗽、咽喉燥痛： 山豆根9克，前胡、枇杷叶各10克，桔梗5克，甘草3克。水煎服。

牙龈肿痛： 山豆根6克。水煎服。

痢疾： 山豆根6克。水煎服。

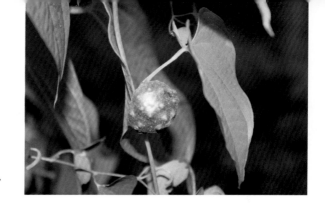

黄药子

（宋·《开宝》）

释名 ● 木药子（《纲目》），大苦（《纲目》），赤药（《图经》），红药子。

根

气味 ● 苦，平，无毒。

主治 ● 诸恶肿疮瘘喉痹，蛇犬咬毒。研水服之，亦含亦涂。（《开宝》）凉血降火，消瘿解毒。（时珍）

附方 ●

吐血不止：黄药子一两，水煎服。（《圣惠方》）

鼻衄不止：黄药子为末。每服二钱，煎淡胶汤下。良久，以新水调面一匙头服之。《兵部手集方》只以新汲水磨汁一碗，顿服。（《简要济众方》）

传统药膳

黄药子烧鸡

原料　黄药子30克，母鸡1只。

制法　取黄药子置黄母鸡腹中同煮。

用法　吃肉喝汤。

功效　化痰祛瘀。

适用　瘿瘤或瘰疬。

实用指南

精选验方 ●

梅毒溃烂：黄药子20克，土茯苓15克。水煎代茶饮。

恶性黑色素瘤：黄药子、牡蛎、玄参、陈皮、当归、黑木耳、金银花各30克，夏枯草、半枝莲各60克，紫荆皮20克，贝母12克，儿茶15克。水煎服，每日1剂。

附睾炎：黄药子、血见草各12克。水煎服，每日1剂。

辅助治疗甲亢：黄药子6克。水煎服，每日1次。

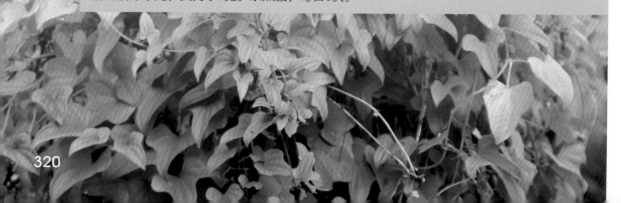

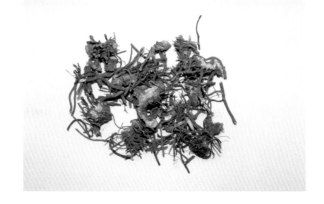

威灵仙

（宋·《开宝》）

释名 ● 时珍曰：威，言其性猛也。灵仙，言其功神也。

根

气味 ● 苦，温，无毒。

主治 ● 诸风，宣通五脏，去腹内冷滞，心膈痰水，久积癥瘕，痃癖气块，膀胱宿脓恶水，腰膝冷疼，疗折伤。久服无有温疾疟。（《开宝》）推新旧积滞，消胸中痰唾，散皮肤大肠风邪。（李杲）

附方 ●

腰脚诸痛：用威灵仙末，空心温酒服一钱。逐日以微利为度。（《千金方》）用威灵仙一斤，洗干，好酒浸七日，为末，面糊丸梧子大。以浸药酒，每服二十丸。（《经验方》）

手足麻痹（时发疼痛，或打扑伤损，痛不可忍，或瘫痪等证）：威灵仙炒五两，生川乌头、五灵脂各四两，为末，醋糊丸梧子大。每服七丸，用盐汤下。忌茶。（《普济方》）

诸骨鲠咽：威灵仙一两二钱，砂仁一两，砂糖一盏，水二盅，煎一盅。温服。用威灵仙米醋浸二日，晒研末，醋糊丸梧子大。每服二三丸，半茶半汤下。如欲吐，以铜青末半匙，入油一二点，茶服，探吐。（《乾坤生意》）

灵仙酒

原料 威灵仙500克，好酒适量。

制法 将药洗净晾干，以酒浸（酒盖过药面）7日，取出，焙干为末，面糊丸如梧子大，再浸药酒。

用法 每日2次，每服20丸。

功效 通络止痛。

适用 腰腿疼痛。

威灵仙炖肉

原料 威灵仙60～90克（黑根），鸡蛋或肉适量。

制法 将威灵仙炖肉、煎蛋或蒸蛋吃。

用法 适量食用。

功效 祛风湿，通经络，补气血。

适用 头晕盗汗或冷汗不止。

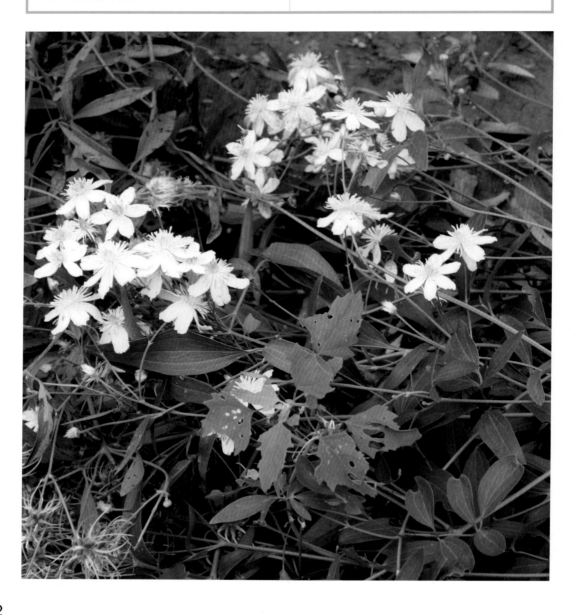

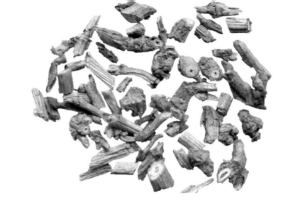

茜草

《本经》上品

释名 ● 地血（《别录》），血见愁（土宿），风车草（土宿），过山龙（《补遗》）。

根

气味 ● 苦，寒，无毒。

主治 ● 寒湿风痹，黄疸，补中。（《本经》）止血，内崩下血，膀胱不足，踒跌蛊毒。久服益精气，轻身。可以染绛。苗根：主痹及热中伤跌折。（《别录》）治六极伤心肺，吐血泻血。（甄权）止鼻洪尿血，产后血晕，月经不止，带下，扑损瘀血，泄精，痔瘘疮疖排脓。酒煎服。（大明）通经脉，治骨节风痛，活血行血。（时珍）

附方 ●

鼻血不止：茜根、艾叶各一两，乌梅肉二钱半，为末，炼蜜丸梧子大。每乌梅汤下五十丸。（《本事方》）

心瘅心烦（内热）：茜根煮汁服。（《伤寒类要》）

黑髭乌发：茜草一斤，生地黄三斤，取汁。以水五大碗，煎茜绞汁，将滓再煎三度。以汁同地黄汁，微火煎如膏，以瓶盛之。每日空心温酒服半匙，一月髭发如漆也。忌萝卜、五辛。（《圣济录》）

脱肛不收：茜根、石榴皮各一握，酒一盏，煎七分，温服。（《圣惠方》）

预解疮疹（时行疮疹正发，服此则可无患）：茜根煎汁，入少酒饮之。（《奇效良方》）

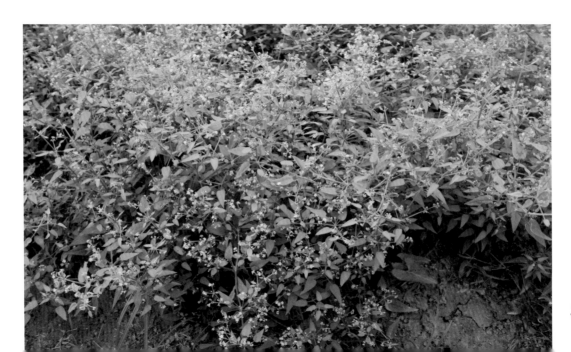

精选验方●

念珠菌引发的口腔溃疡：茜草10～20克。水煎，每日1剂，早、晚分服，连服12～42日，用药期间不加用其他对霉菌有治疗作用的药物。

软组织损伤：茜草根200克，虎杖120克。用白布包煮20分钟，先浸洗，温后敷局部，冷后再加热使用，连续用药5～7日。

龋齿牙痛：茜草根1克（干品）。用纱布包好放在消毒碗内，加乳汁10毫升，浸泡数分钟，待液体呈淡红色时即可应用；用时将浸液用棉球或滴管滴入牙痛病人双眼的泪囊口处，每1～2分钟滴1次。

慢性腹泻：茜草适量，红糖少许。炒黑存性，研为细末，加红糖，每日3次，每次9克，饭前服，1周为1个疗程。

月经先期、量多、血色深红：茜草15克，荆芥炭9克，牡丹皮10克，乌贼骨9克。水煎服，经前1周每日1剂，连服5～7日。

关节痛：茜草根60克，猪脚1只。水和黄酒各半，炖2小时，吃猪脚喝汤。

传统药膳

茜草酒

原料　鲜茜草根30～60克，好白酒1000毫升。

制法　将茜草根洗净入白酒中，7日后即可服酒。

用法　每饮适量。

功效　通经活络，止痛。

适用　关节疼痛。

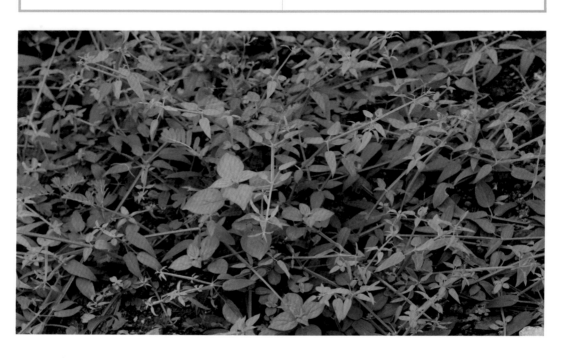

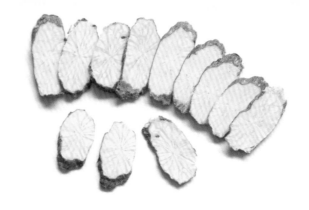

防己

《本经》中品

释名 ● 解离（《本经》），石解。

气味 ● 辛，平，无毒。

主治 ● 风寒温疟，热气诸痫，除邪，利大小便。（《本经》）疗水肿风肿，去膀胱热，伤寒热邪气，中风手足挛急，通腠理，利九窍，止泄，散痈肿恶结，诸病疥癣虫疮。（《别录》）治中下湿热肿，泄脚气，行十二经。（元素）木防己：主男子肢节中风，毒风不语，散结气臃肿，温疟风水肿，去膀胱热。（甄权）

附方 ●

风水恶风汗出身重（脉浮，防己黄芪汤主之）：防己一两，黄芪二两二钱半，白术七钱半，炙甘草半两，锉散。每服五钱，生姜四片，枣一枚，水一盏半，煎八分，温服。良久再服。腹痛加芍药。（《张仲景方》）

肺痿喘嗽：汉防己末二钱，浆水一盏，煎七分，细呷。（《儒门事亲》）

霍乱吐利：防己、白芷各等份，为末。新汲水服二钱。（《圣惠方》）

目睛暴痛：防己酒浸三次，为末。每次服二钱，温酒下。（《摘玄方》）

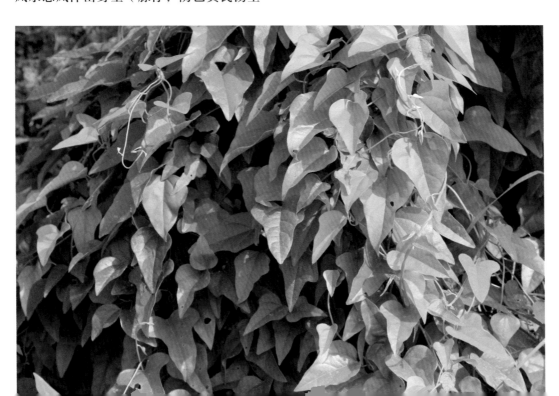

精选验方 ●

腹满胀，成水臌： 防己、椒目、葶苈子、大黄各10克。研细末，蜜为丸，每次9克，每日3次。

风湿性关节炎： 防己30克，麻黄3克，黄芪片6克。用清水五碗煎成二碗，盛在暖水壶中作为饮料，随时进饮；药渣可用清水两碗半煎成半碗温服。

传统药膳

防己茶

原料 防己10克，绿茶3克。

制法 防己洗净，与绿茶一起放入茶壶中，冲入300毫升沸水，10分后即可饮用。

用法 频饮，冲饮至味淡。

功效 行水，降压。

适用 水肿、湿热脚气、高血压。

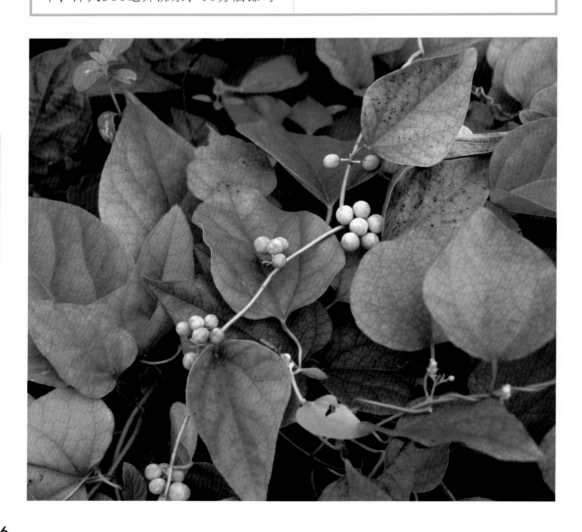

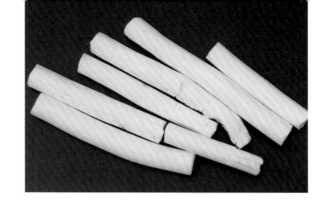

通草

《本经》中品

释名 ● 木通（士良），附支（《本经》），万年藤（甄权）。

气味 ● 辛，平，无毒。

主治 ● 除脾胃寒热，通利九窍血脉关节，令人不忘，去恶虫。（《本经》）疗脾疸，常欲眠，心烦哕、出音声，治耳聋，散痈肿诸结不消，及金疮恶疮，鼠瘘踒折，鼻息肉，堕胎，去三虫。（《别录》）治五淋，利小便，开关格，治人多睡，主水肿浮大。（甄权）利大小便，令人心宽，下气。（藏器）主诸瘘疮，喉痹咽痛，浓煎含咽。（李

珣）通经利窍，导小肠火。（李杲）

附方 ●

心热尿赤（面赤唇干，咬牙口渴）：导赤散，用木通、生地黄、炙甘草各等份，入竹叶七片，水煎服。（《钱氏方》）

妇人血气：木通浓煎三五盏，饮之即通。（《食疗》）

金疮踒折：通草煮汁酿酒，日饮。

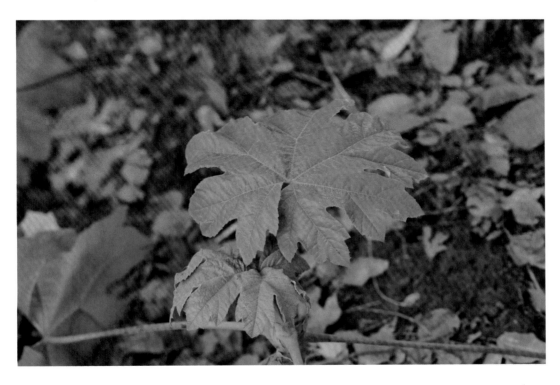

传统药膳

磁石木通酒

原料　通草250克，磁石（捣碎绵裹）15克，白酒5000毫升。

制法　先将木通、磁石捣细，以绢袋盛，再用酒浸泡，冬7日，夏3日。

用法　每日2次，每取酒3杯饮服。不饮酒者，可适当减量。

功效　聪耳明目。

适用　耳聋，常如有风水声。

通草鲫鱼汤

原料　通草3克，鲜鲫鱼1尾，黑豆芽30克，盐适量。

制法　将鲫鱼去鳞、鳃、内脏，洗净；黑豆芽洗净。锅置火上，加入适量清水，放入鱼，用小火炖煮15分钟后，加入豆芽、通草、盐，等鱼熟汤成后，去豆芽、通草即成。

用法　喝汤吃鱼，每日1次。

功效　温中下气，利水通乳。

适用　妇女产后乳汁不下以及水肿。

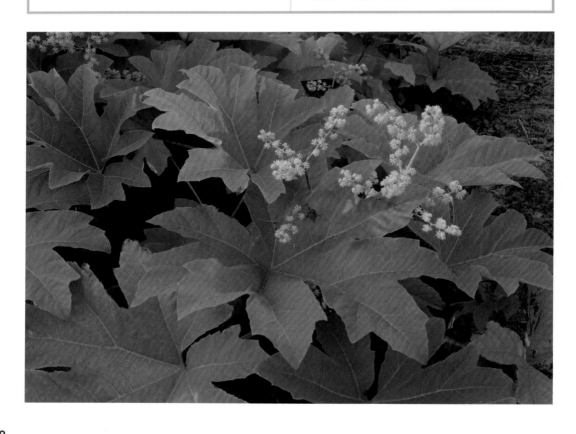

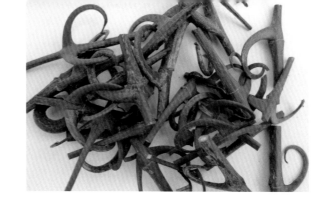

钩藤

《别录》下品

释名 ● 弘景曰：出建平。亦作吊藤、钓藤。疗小儿，不入余方。

气味 ● 甘，微寒，无毒。

主治 ● 小儿寒热，十二惊痫。（《别录》）小儿惊啼，瘛疭热拥，客忤胎风。（甄权）大人头旋目眩，平肝风，除心热，小儿内钓腹痛，发斑疹。（时珍）

附方 ●

小儿惊热： 钩藤一两，消石半两，甘草炙一分，为散。每服半钱，温水服，日三服。名延齿散。（《圣济录》）

卒得痫疾： 钩藤、甘草炙各二钱，水五合，煎二合。每服枣许，日五、夜三度。（《圣惠方》）

实用指南

精选验方 ●

癫狂： 钩藤、竹茹各10克，牛膝12克，通草6克，辰砂（研末冲）、琥珀（研末冲）各3克，兑竹沥水30～90毫升。水煎服。

脑震荡后头晕头痛： 钩藤12克，茯苓15克，石决明18克，天麻、黄芩、制半夏、山栀、䗪虫、地龙各9克。水煎服，早、晚各服1次，每日1剂，连服10剂为1个疗程，1疗程后停药1～2日，再行第2个疗程。

高血压： 钩藤12克，夏枯草、菊花、桑叶各10克。水煎服。

链霉素反应： 钩藤、菊花各12克，骨碎补30克。小火煎取500毫升，分2次服。

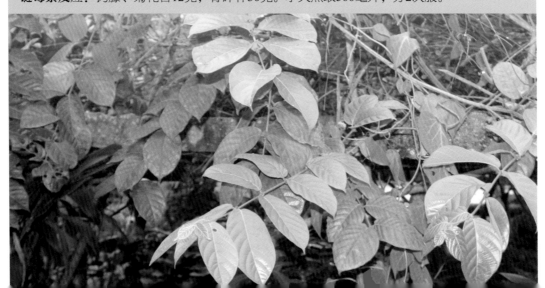

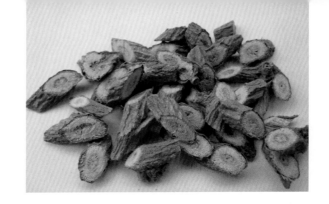

白英

《本经》上品

释名 ● 白草（《别录》），白幕（《拾遗》），排风（《拾遗》）。

根苗

气味 ● 甘，寒，无毒。

主治 ● 寒热入痘，消渴，补中益气。久服轻身延年。（《本经》）叶：作羹饮，甚疗劳。（弘景）烦热，风疹丹毒，瘅疟寒热，小儿结热，煮汁饮之。（藏器）鬼目（子也）

气味 ● 酸，平，无毒。

主治 ● 明目。（《别录》）

附方 ●

目赤头旋，眼花面肿，风热上攻： 用白英子（焙）、甘草（炙）、菊花（焙）各一两，为末。每服二钱，卧时温水下。（《圣济录》）

实用指南

精选验方 ●

辅助治疗毒热型鼻咽癌： 白英、野菊花、臭牡丹各30克，三颗针、苦参、白头翁、七叶一枝花各15克，白花蛇舌草20克。水煎服，每日1剂，每日2次。

风疹： 白英、油豆腐各30克。水煎服。

颈淋巴结核： 白英30克，夏枯草15克。水煎浓汁，代茶饮。

结膜炎： 白英果30克，白英根10克，野菊花15克。水煎服。

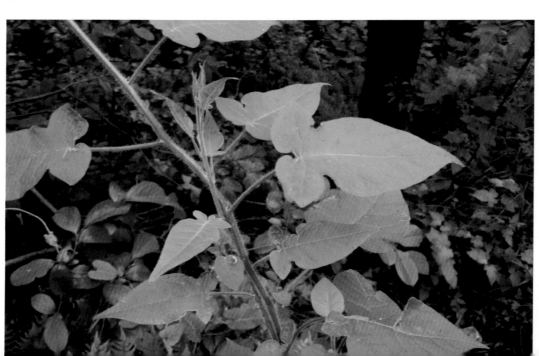

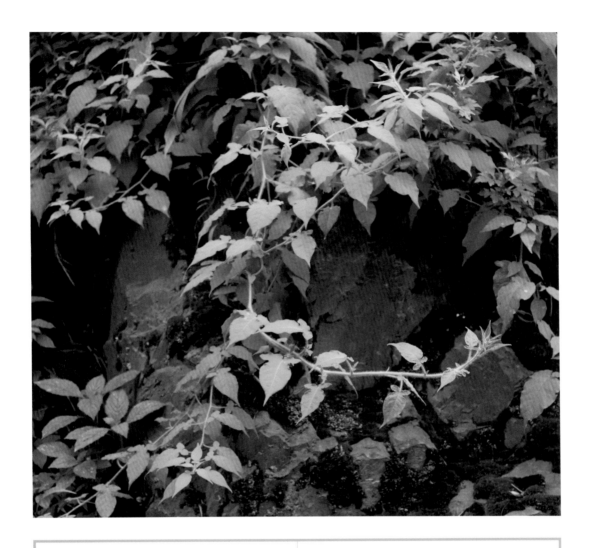

传统药膳

白英磁石酒

原料　白石英、磁石各180克，白酒800毫升。

制法　将白石英打碎；磁石煅。醋淬5遍，加工成粗末，盛于纱布袋中，用酒浸泡，10日后开封，去药袋过滤，备用。

用法　每日2次，每次饮10毫升。

功效　补肾，祛风，通窍。

适用　肾虚、耳鸣、风湿肢节疼痛。

白英瘦肉汤

原料　干白英、猪苓各20克，赤小豆50克，大枣30克，猪瘦肉150克。

制法　将猪瘦肉洗净，切块；赤小豆用清水浸泡半日，至发胀为度，洗净备用；其他用料洗净。将全部用料放入锅内，加清水适量，小火煮1.5～2小时，调味即成。

用法　佐餐食用。

功效　清利湿毒。

适用　膀胱癌属湿热浊毒下注、迫血妄行，症见血尿反复出现、色鲜红、小便短赤等。

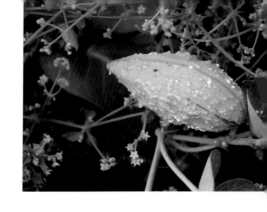

萝藦 《唐本》

释名 芄兰（《诗疏》），斫合子（《拾遗》），羊婆奶（《纲目》），婆婆针线包。

子（叶同）

气味 甘、辛、温，无毒。

主治 虚劳，补益精气，强阴道。叶煮食，功同子。（《唐本》）捣子，敷金疮，生肤止血。捣叶，敷肿毒。（藏器）取汁，敷丹毒赤肿，及蛇虫毒，即消。蜘蛛伤，频治不愈者，捣封二三度，能烂丝毒，即化作脓也。（时珍）

附方

补益虚损，极益房劳： 用萝藦四两，枸杞根皮、五味子、柏子仁、酸枣仁、干地黄各三两，为末。每服方寸匕，酒下，日三服。（《千金方》）

损伤出血，痛不可忍： 用篱上婆婆针线包，擂水服，渣罨疮口，立效。（《袖珍方》）

实用指南

精选验方

阳痿： 萝藦根、淫羊藿根、仙茅根各9克。水煎服，每日1剂。

肾炎水肿： 萝藦根50克。水煎服，每日1剂。

劳伤： 萝藦根适量。炖鸡服。

瘰疬： 萝藦根35～50克。水煎服，甜酒为引，每日1剂。

五步蛇咬伤： 萝藦根9克、兔耳风根、龙胆草根各6克。水煎服，白糖为引。

传统药膳

萝藦菜粥

原料 萝藦菜250克，羊肾1对，粳米60克。

制法 细切煮粥，调和如常法。

用法 空腹食用。

功效 补肾利湿。

适用 五劳七伤、阴囊下湿痒。

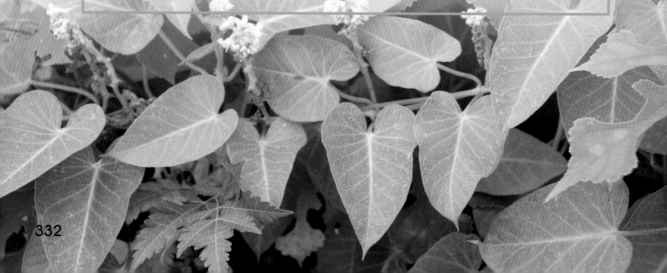

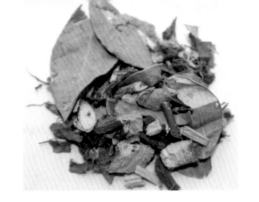

络石

《本经》上品

释名 ● 石鲮（吴普作鲮石），石龙藤（《别录》），悬石（《别录》）。

茎叶

气味 ● 苦，温，无毒。

主治 ● 风热死肌痈伤，口干舌焦，痈肿不消，喉舌肿闭，水浆不下。（《本经》）大惊入腹，除邪气，养肾，主腰髋痛，坚筋骨，利关节。久服轻身明目，润泽好颜色，不老延年。通神。（《别录》）主一切风，变白宜老。（藏器）蝮蛇疮毒，心闷，服汁并洗之。刀斧伤疮，敷之立瘥。（苏恭）

附方 ●

痈疽焮痛（止痛）： 灵宝散，用鬼系腰，生竹篱阴湿石岸间，络石而生者好，络木者无用。其藤柔细，两叶相对，形生三角。用茎叶一两，洗酒，勿见火，皂荚刺一两，新瓦炒黄，甘草节半两，大瓜蒌一个，取仁炒香，乳香、没药各三钱。每服二钱，水一盏，酒半盏，慢火煎至一盏，温服。（《外科精要》）

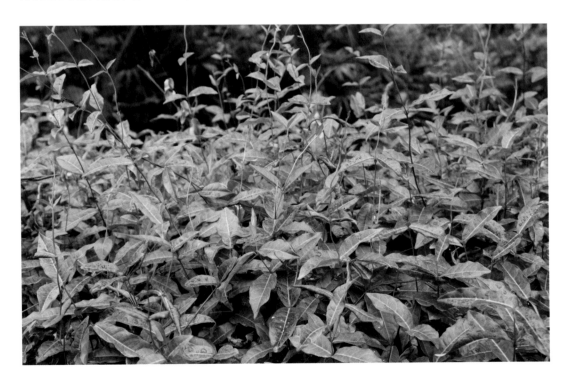

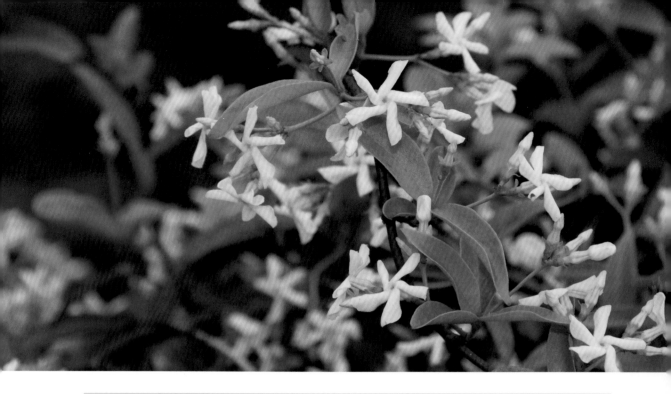

实用指南

精选验方 ●

外伤出血：络石藤适量。晒干研末，撒敷，外加包扎。

关节炎：络石藤、五加根皮各50克，牛膝根25克。水煎服，白酒为引。

吐血：络石藤叶50克，乌韭、雪见草各25克。水煎服。

风湿性关节痛：络石藤、忍冬藤各30克，鸡血藤25克，牛膝、威灵仙各20克，防风15克。水煎服；药渣再煎汤，洗患处。

痈肿：络石藤30克，大青叶、金银花各50克，赤芍25克。水煎服。

传统药膳

络石藤炖猪肺

原料 络石藤、地菍各30克，猪肺200克。

制法 将以上3味加适量水同炖。

用法 服汤食肺，每日1剂。

功效 祛风活络，凉血止血，补气益肺。

适用 肺结核。

络石藤酒

原料 络石藤、骨碎补各60克，川萆薢、仙茅各15克，生地黄、狗脊、薏苡仁、当归身各30克，黄芪、白术、枸杞子、玉竹、白芍、山茱萸肉、红花、木瓜、川续断、牛膝、杜仲各15克，黄酒5000毫升。

制法 将上药切片，绢袋装，浸酒内，封固，隔水加热半小时，静置数日即可饮用。

用法 视酒量，每日饮1～2小杯，不可过服。所余药渣还可依法再浸酒1次。

适用 肝肾不足，脾虚血弱，夹有风湿的肢体麻木、疼痛、腰膝酸软、体倦身重等。

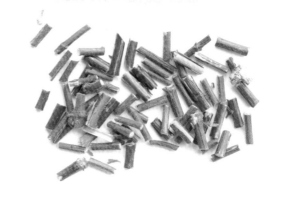

忍冬

《别录》上品

释名 金银花（《纲目》），鸳鸯藤（《纲目》），老翁须（《纲目》），金钗股（《纲目》），金银藤（《纲目》）。

气味 甘，温，无毒。

主治 寒热身肿。久服轻身长年益寿。（《别录》）治腹胀满，能止气下澼。（甄权）热毒血痢水痢，浓煎服。（《藏器》）治飞尸遁尸，风尸沉尸，尸注鬼击，一切风湿气，及诸肿毒，痈疽疥癣，杨梅诸恶疮，散热解毒。（时珍）

附方

一切肿毒，不问已溃未溃，或初起发热： 金银花（连茎叶）自然汁半碗，煎八分服之，以滓敷上，败毒托里，散气和血，其功独胜。（《积善堂经验方》）

敷肿拔毒： 金银藤大者烧存性，叶焙干为末，各三钱，大黄焙为末四钱，凡肿毒初发，以水酒调搽四围，留心泄气。（《杨诚经验方》）

痈疽托里（治痈疽发背，肠痈奶痈，无名肿毒，焮痛寒热，状类伤寒，不问老幼虚实服之，未成者内消，已成者即溃）： 忍冬叶、黄芪各五两，当归二钱，甘草八钱，为细末。每服二钱，酒一盏半，煎一盏，随病上下服，日再服，以渣敷之。（《和剂局方》）

热毒血痢： 忍冬藤浓煎饮。（《圣惠方》）

脚气作痛，筋骨引痛： 忍冬藤即金银花为末，每服二钱，热酒调下。（《卫生简易方》）

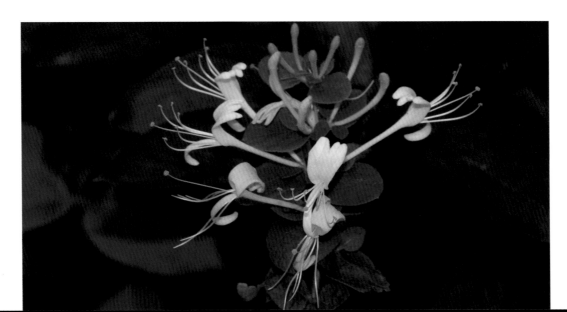

精选验方 ●

痢疾： 金银花15克。焙干研末，水调服。

咽喉炎： 金银花15克，生甘草3克。煎水含漱。

胆囊炎肋痛： 金银花50克，花茶叶20克。沏水喝。

感冒发热、头痛咽痛： 金银花60克，山楂20克。煎水代茶饮。

热闭： 金银花60克，菊花30克，甘草20克。水煎，代茶频饮。

急性温病昏迷方： 金银花、生地黄各30克，连翘、麦冬、玄参、丹参、黄芩、菖蒲、郁金各20克。水煎服。

预防乙脑、流脑： 金银花、连翘、大青根、芦根、甘草各9克。水煎代茶饮，每日1剂，连服3～5日。

传统药膳

金银花酒

原料 金银花150克，甘草30克，酒250毫升。

制法 将金银花、甘草用水500毫升煎取250毫升，入酒略煎即成。

用法 分早、午、晚3次服尽。

功效 解毒消痈。

适用 痈疽恶疮、肺痈、肠痈初起。

银花茶

原料 金银花、蒲公英、茶叶各3克。

制法 将以上3味放入茶缸内，用沸水冲泡10分钟。

用法 不拘时代茶频饮，每日1剂。

功效 清热解毒，利湿。

适用 小儿头疖、痱毒。

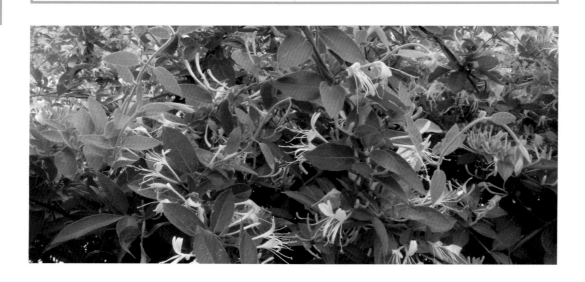

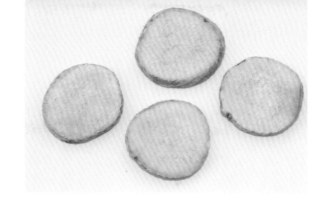

泽泻

《本经》上品

释名 ● 水泻（《本经》），鹄泻（《本经》），及泻（《别录》）。

根

气味 ● 甘，寒，无毒。

主治 ● 风寒湿痹，乳难，养五脏，益气力，肥健，消水。久服，耳目聪明，不饥延年，轻身，面生光，能行水上。（《本经》）入肾经，去旧水，养新水，利小便，消肿胀，渗泄止渴。（元素）去脬中留垢，心下水痞。（李杲）渗湿热，行痰饮，止呕吐泻痢，疝痛脚气。（时珍）

附方 ●

水湿肿胀： 泽泻、白术各一两，为末，或为丸。每服三钱，茯苓汤下。（《保命集》）

冒暑霍乱（小便不利，头晕引饮）： 三白散，用泽泻、白术、白茯苓各三钱，水一盏，姜五片，灯心十茎，煎八分，温服。（《和剂局方》）

支饮苦冒： 用泽泻五两，白术二两，水二升，煮一升，分二服。（仲景泽泻汤）

肾脏风疮： 泽泻，皂荚水煮烂，焙研，炼蜜丸如梧子大。空心温酒下十五至二十丸。（《经验方》）

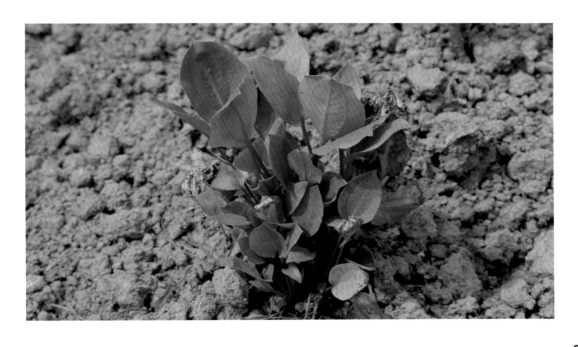

实用指南

精选验方●

水肿、小便不利：泽泻、白术各12克，车前子9克，茯苓皮15克，西瓜皮24克。水煎服。

急性肠炎：泽泻、白头翁各15克，猪苓9克，车前子6克。水煎服。

耳源性眩晕：泽泻、茯苓、白术各20克，橘红、干姜、桂枝各15克。水煎服。

痰饮上扰，心悸、头晕目眩、泛吐清水：泽泻30克，白术18克。水煎服。

单纯性肥胖：泽泻、茯苓、草决明、薏苡仁、防己各15克，白术、荷叶各12克，陈皮10克。水煎2次，混合后分3次服，每日1剂，一般连续用药15～45日。

传统药膳

泽泻粥

原料　泽泻粉10克，粳米50克。

制法　先将粳米加水500毫升，煮粥。待米开花后，再调入泽泻粉，改用小火稍煮数沸即可。

用法　每日2次，温热服食，3日为1个疗程。不宜久食，可间断食用。

功效　健脾渗湿，利水消肿。

适用　小便不利、水肿、下焦湿热带下、小便淋涩。

泽泻茶

原料　泽泻、花茶各适量。

制法　将以上2味用300毫升开水冲泡。

用法　不拘时饮，冲饮至味淡。

功效　利水渗湿，泄热，利尿，降压。

适用　水肿、小便不利、呕吐、痰饮、脚气、高血压、高脂血症等。

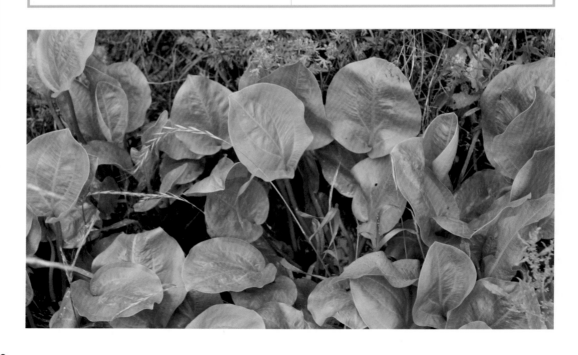

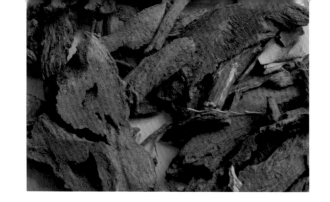

羊蹄

《本经》下品

释名 ● 蓄（《别录》），秃菜（弘景），败毒菜（《纲目》）。

根

气味 ● 苦，寒，无毒。

主治 ● 头秃疥瘙，除热，女子阴蚀。（《本经》）浸淫疽痔，杀虫。（《别录》）疗蛊毒。（苏恭）治癣，杀一切虫。醋磨，贴肿毒。（大明）捣汁二三匙，入水半盏煎之，空腹温服，治产后风秘，殊验。（宗奭）

附方 ●

大便卒结： 羊蹄根一两，水一大盏，煎六分，温服。（《圣惠方》）

疬疡风驳： 羊蹄根，于生铁上磨好醋，旋旋刮涂。入硫黄少许，更妙。日日用之。（《圣惠方》）

头风白屑： 羊蹄根曝干杵末，同羊胆汁涂

之，永除。（《圣惠方》）

疬疮有虫： 羊蹄根捣，和猪脂，入盐少许，日涂之。（《外台秘要》）

叶

气味 ● 甘，滑，寒，无毒。

主治 ● 小儿疳虫，杀胡夷鱼、鲑鱼、檀胡鱼毒，作菜。多食，滑大腑。（大明）作菜，止痒，不宜多食，令人下气（孟诜）。连根烂蒸一碗食，治肠痔泻血甚效。（时珍）

实

气味 ● 苦，涩，平，无毒。

主治 ● 赤白杂痢。（苏恭）妇人血气。（时珍）

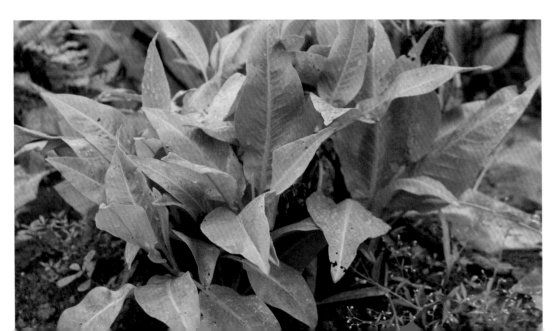

精选验方 ●

习惯性便秘： 羊蹄根30克，芝麻仁60克，香油适量。将前2味药研细末，用香油调丸；分3日服完。

胃癌瘤积毒： 羊蹄30克，黄芩、黄连各9克。水煎2次，早、晚各入制硇砂1克服，能使症状缓解，亦适用于食管癌。

尿淋赤浊： 羊蹄、车前草各15克。水煎服。

传统药膳

羊蹄根煮肉

原料 羊蹄根24～30克，猪肉（较肥者）120克。

制法 将猪肉切块，与羊蹄根共入砂锅

内，加入清水，煮至极烂时去药渣。

用法 吃肉喝汤。

功效 清热，通便，止血，补虚。

适用 内痔便血。

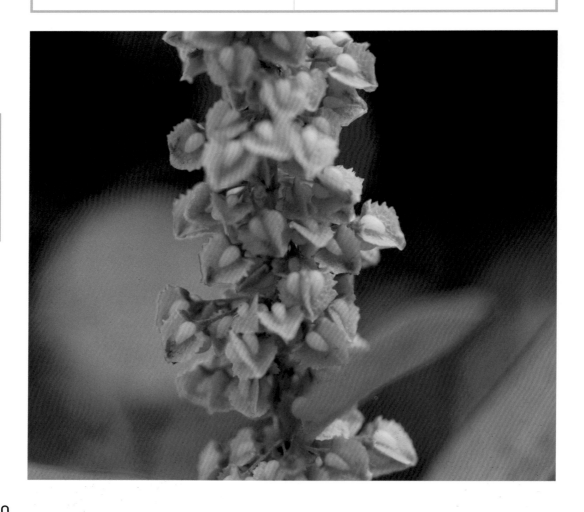

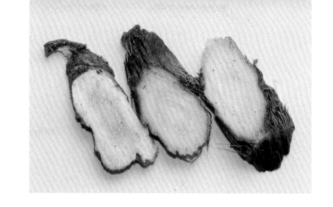

菖蒲

《本经》上品

释名 ● 昌阳（《别录》），尧韭（吴普），水剑草。

根

气味 ● 辛，温，无毒。

主治 ●

风寒湿痹，咳逆上气，开心孔，补五脏，通九窍，明耳目，出音声。主耳聋痈疮，温肠胃，止小便利。久服轻身，不忘不迷惑，延年。益心智，高志不老。（《本经》）四肢湿痹，不得屈伸，小儿温疟，身积热不解，可作浴汤。（《别录》）治耳鸣头风泪下，鬼气，杀诸虫，恶疮疥瘙。（甄权）治中恶卒死，客忤癫痫，下血崩中，安胎漏，散痈肿。捣汁服，解巴豆、大戟毒。（时珍）

附方 ●

癫痫风疾：九节菖蒲不闻鸡犬声者，去毛，木臼捣末。以黑羖猪心一个批开，砂罐煮汤。调服三钱，日一服。（《医学正传》）

霍乱胀痛：生菖蒲锉四两，水和捣汁，分温四服。（《圣惠方》）

肺损吐血：九节菖蒲末、白面各等份。每服三钱，新汲水下，一日一服。（《圣济录》）

赤白带下：石菖蒲、破故纸各等份，炒为末。每服二钱，更以菖蒲浸酒调服，日一。（《妇人良方》）

产后崩中，下血不止：菖蒲一两半，酒二盏，煎取一盏，去滓分三服，食前温服。（《千金方》）

耳卒聋闭：菖蒲根一寸，巴豆一粒去心，同捣作七丸。绵裹一丸，塞耳，日一换。一方不用巴豆，用蓖麻仁。（《肘后方》）

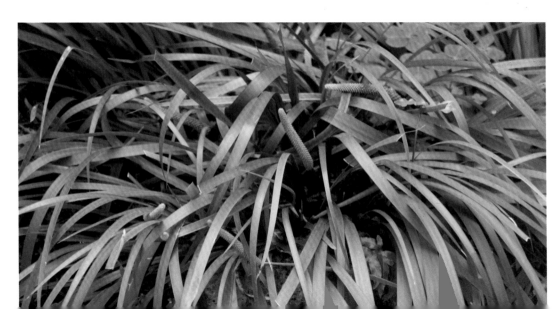

精选验方 ●

呃逆喘促： 石菖蒲30克，广木香18克，干姜、紫硇砂各12克。研细末，红糖水或蜂蜜水冲服，每日3次，每次3克。

湿滞胀闷： 石菖蒲9克，茯苓、佩兰、郁金、半夏、厚朴各6克。水煎服。

暑湿吐泻： 石菖蒲、高良姜、陈皮各30克，白术、甘草各15克。研细末，每服9克，水煎十数沸，去渣顿服，每日3次。

湿癣阴痒： 石菖蒲、蛇床子各适量。研末外撒，每日2~3次。

湿痹肿痛： 石菖蒲、苍术、黄柏各9克，白术、木瓜、石斛、草豆蔻各6克，薏苡仁30克。研匀，每服9克，水煎，隔日再服。

神烦健忘： 石菖蒲、远志、五味子、地骨皮各15克，川芎9克，地黄、菟丝子各30克。研细末，米糊为丸，绿豆大，每服6克，每日3次，开水送下。

传统药膳

石菖蒲拌猪心

原料　石菖蒲30克，猪心1个。

制法　石菖蒲研细末，猪心切片，放砂锅中加水适量煮熟。

用法　每次以石菖蒲粉3~6克拌猪心，空腹食用。每日1~2次。

功效　化湿豁痰，宁心安神。

适用　心悸、失眠、健忘、痴呆等。

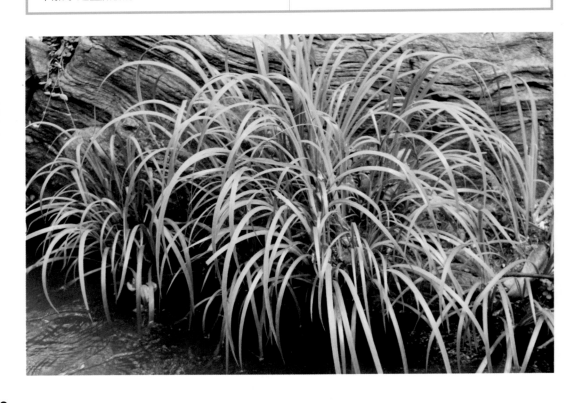

香蒲/蒲黄

《本经》上品

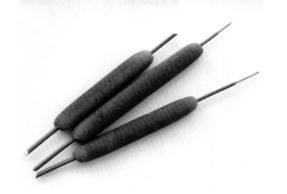

释名 ● 甘蒲（苏恭），醮石（吴普），花上黄粉名蒲黄。

蒲一名蒲笋（《食物》），蒲儿根（《野菜谱》）

气味 ● 甘，平，无毒。

主治 ● 五脏心下邪气，口中烂臭，坚齿明目聪耳。久服轻身耐老。（《本经》）去热燥，利小便。（宁原）生啖，止消渴。（汪颖）补中益气，和血脉。（《饮膳正要》）捣汁服，治妊妇劳热烦躁，胎动下血。（时珍，出《产乳》）

附方 ●

妒乳乳痈： 蒲黄草根捣封之，并煎汁饮及食之。（《昝殷产宝》）

热毒下利： 蒲根二两，粟米二合，水煎服，日二次。（《圣济总录》）

蒲黄

气味 ● 甘，平，无毒。

主治 ● 心腹膀胱寒热，利小便，止血，消瘀血。久服轻身益气，延年神仙。（《本经》）治痢血，鼻衄吐血，尿血泻血，利水道，通经脉，止女子崩中。（甄权）凉血活血，止心腹诸痛。（时珍）

附方 ●

重舌生疮： 蒲黄末敷之。不过三上瘥。（《千金方》）

小便转胞： 以布包蒲黄裹腰肾，令头致地，数次取通。（《肘后方》）

瘀血内漏： 蒲黄末二两，每服方寸匕，水调下，服尽止。（《肘后方》）

肠痔出血： 蒲黄末方寸匕，水服之，日三服。（《肘后方》）

脱肛不收： 蒲黄和猪脂敷，日三五度。（《子母秘录》）

胞衣不下： 蒲黄二钱，井水服之。（《集验方》）

产后血瘕： 蒲黄三两，水三升，煎一升，顿服。（《梅师方》）

阴下湿痒： 蒲黄末，敷三四度瘥。（《千金方》）

耳中出血： 蒲黄炒黑研末，掺入。（《简便方》）

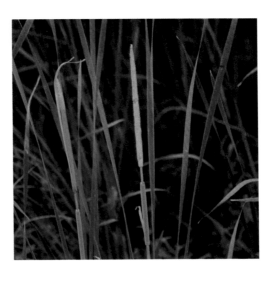

精选验方 ●

外伤出血：蒲黄（炒）、海螵蛸各等量。研末外敷。

痔疮：蒲黄、血竭各10克。研为细末，每用少许敷患处。

子宫脱垂：蒲黄、凌霄花各10克，升麻、浮萍各15克。水煎，熏洗坐浴。

胃肠实火所致的牙龈出血：蒲黄、黄连、牡丹皮、升麻各9克，石膏30克（捣细），生地黄18克，当归、栀子各15克。水煎服，每日3次。

慢性结肠炎引起的大便脓血、腹痛：蒲黄、五灵脂（包煎）、煨肉豆蔻各3克，煨葛根10克。水煎服。

尿道炎或膀胱炎引起的尿血、小便不利、尿道作痛：蒲黄30克，冬葵子15克，生地黄20克。水煎温服，早、晚各1次。

传统药膳

蒲黄茶

原料　蒲黄100克，红茶6克。

制法　将以上2味用适量水煎，去渣用汁。

用法　每日1剂，随意饮完。

功效　活血散瘀。

适用　产后胸闷昏厥、恶露不下等。

蒲黄粥

原料　蒲黄10克，大米100克，白糖适量。

制法　将蒲黄择净，用布包，放入锅中，加清水适量，浸泡5～10分钟后水煎取汁，再加大米煮粥，待粥熟时调入白糖，再煮1～2沸即成；或将蒲黄3克研为细末，待粥熟时调入粥中服食。

用法　每日1剂，连服3～5日。

功效　收敛止血，行血去瘀。

适用　咯血、吐血、衄血、崩漏、便血、尿血、创伤出血等。

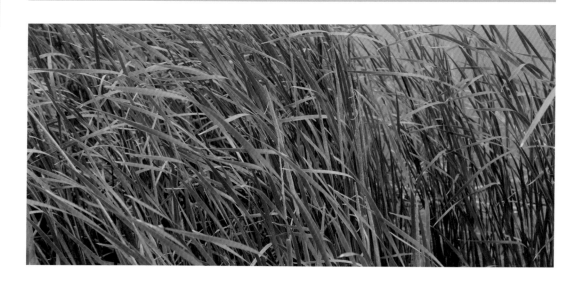

菰

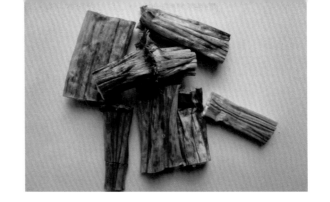

《别录》下品

释名 ● 茭草（《说文》），蒋草。

菰笋一名茭笋《日用》

气味 ● 甘，冷，滑，无毒。

主治 ● 利五脏邪气，酒齇面赤，白癞疠疡，目赤。热毒风气，卒心痛，可盐、醋煮食之。（孟诜）去烦热，止渴，除目黄，利大小便，止热痢。杀鲫鱼为羹食，开胃口，解酒毒，压丹石毒发。（藏器）茭白。（《通志》）

气味 ● 甘，冷，滑，无毒。

主治 ● 心胸中浮热风气，滋人齿。（孟诜）煮食，止渴及小儿水痢。（藏器）

菰根

气味 ● 甘，大寒，无毒。

主治 ● 肠胃痛热，消渴，止小便利。捣汁饮之。（《别录》）烧灰，和鸡子白，涂火烧疮。（藏器）

附方 ●

小儿风疮（久不愈者）： 用菰蒋节烧研，敷之。（《子母秘录》）

毒蛇伤啮： 菰蒋草根烧灰，敷之。（《外台秘要》）

叶

主治 ● 利五脏。（大明）

附方 ●

汤火所灼未成疮者： 菰蒋根洗去土，烧灰。鸡子黄和涂之。（《肘后方》）

毒蛇啮： 菰草根灰，取以封之。（《广济方》）

暑热腹痛： 鲜菰根二至三两。水煎服。（《湖南药物志》）

实用指南

精选验方 ●

秋季口干、目赤、烦热： 茭白200克。煮熟食用。

血虚、黄疸： 茭白、猪肝各250克。炒熟常食。

黄疸、小便不利： 茭白50克，车前草适量。同煮熟后去车前草，食用茭白。

高血压： 茭白、芹菜各100克。煎汤服，每日1次，分2次服完。

上火所致的目赤肿痛： 茭白数茎。蒸熟，拌酱油、麻油，连食数日。

茭白白菜汤

原料 茭白、白菜各250克，芝麻油、盐、酱油等各适量。

制法 将茭白、白菜切碎入锅，加水适量煮汤，煮至菜刚熟时，加芝麻油、盐、酱油等调味。

用法 饮汤吃菜。

功效 清热除烦，止渴，利尿。

适用 热病烦渴、小便不利。

茭白瘦肉丝

原料 茭白250克，猪瘦肉150克，豆油、料酒、盐各适量。

制法 茭白、猪瘦肉分别洗净，切丝。豆油烧熟，分别煸炒茭白、肉丝，2物混合后加料酒、盐调味，同炒片刻即成。

用法 佐餐食用，每日1次。

功效 清热利湿。

适用 慢性胆囊炎、胆石症。

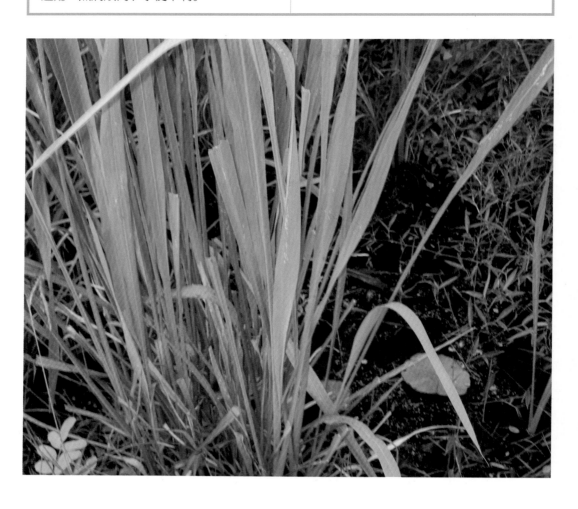

第三卷 · 草部

346

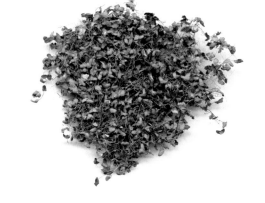

水萍

《本经》中品

释名 水花（《本经》），水白（《别录》），水苏（《别录》），水廉（吴普）。

气味 辛，寒，无毒。

主治 暴热身痒，下水气，胜酒，长须发，止消渴。久服轻身。（《本经》）下气。以沐浴，生毛发。（《别录》）主风湿麻痹，脚气，打扑伤损，目赤翳膜，口舌生疮，吐血衄血，癜风丹毒。（时珍）

附方

消渴饮水（日至一石者）：浮萍捣汁服之。又方，用干浮萍、栝楼根等份，为末，人乳汁和丸梧子大。空腹饮服二十丸。三年者，数日愈。（《千金方》）

鼻衄不止：浮萍末，吹之。（《圣惠方》）

大肠脱肛：水圣散，用紫浮萍为末，干贴之。（危氏《得效方》）

毒肿初起：水中萍子草，捣敷之。（《肘后方》）

实用指南

精选验方

风热感冒：浮萍、防风各10克，牛蒡子、薄荷、紫苏叶各6克。水煎服。

急性肾炎，全身浮肿：浮萍9克，车前子10克，白茅根30克。水煎服。

水肿：干浮萍120克，米糠500克，红糖180克。合研细末，炒熟后加红糖，泡开水服。

浮肿、小便不利：浮萍10克，泽泻、车前子各12克。水煎服。

麻疹初期疹发不透：浮萍、牛蒡子各6克，升麻、菖蒲根各3克。水煎服，每日3次；并用浮萍水煎熏洗。

鼻衄：浮萍适量。烘干研末，撒鼻孔。

荨麻疹奇痒难忍：浮萍、荆芥穗各30克，地肤子25克，千里光40克。用纱布袋装好药，放入锅中加水浓煎，乘温洗患处，可反复加温洗几次。

浮萍酒

原料 鲜浮萍（洗净）60克，醇酒250毫升。

制法 将鲜浮萍捣烂，装入盛有醇酒的瓶中，密封瓶口，浸泡5日，去渣取汁备用。

用法 每日1次，睡前取适量擦患处。

功效 透表止痒。

适用 风热性瘾疹、皮肤瘙痒。

浮萍黑豆汤

原料 鲜浮萍100克，黑豆50克。

制法 浮萍淘洗干净，黑豆用冷水浸泡1~2小时。2者一同放入小锅内，加水适量，煎沸后去渣取汤。

用法 每日1剂，分2次温热饮用，连用5~7日。

功效 祛风行水，清热解毒。

适用 小儿急性肾炎。

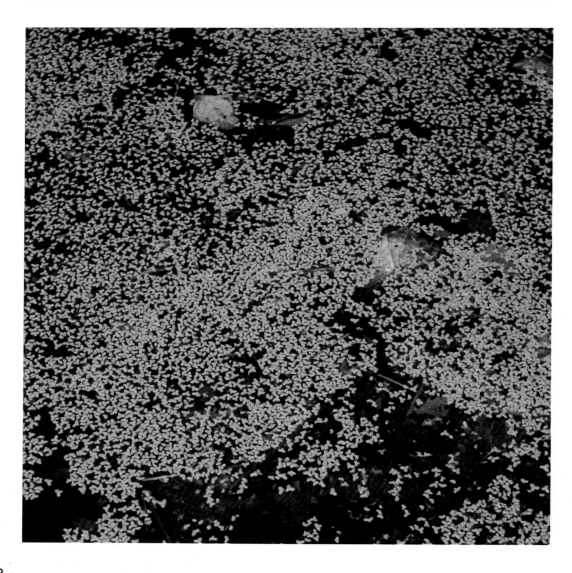

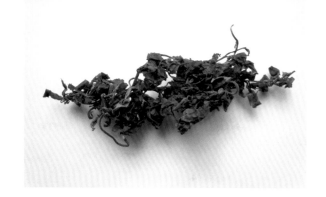

海藻

《本经》中品

释名 ● 落首（《本经》），海萝（《尔雅注》）。

气味 ● 苦、咸，寒，无毒。

主治 ● 瘿瘤结气，散颈下硬核痛，痈肿癥瘕坚气，腹中上下雷鸣，下十二水肿。（《本经》）辟百邪鬼魅，治气急心下满，疝气下坠，疼痛卵肿，去腹中幽幽作声。（甄权）治奔豚气脚气，水气浮肿，宿食不消，五膈痰壅。（李珣）

附方 ●

瘿气： 用海藻一斤，绢袋盛之，以清酒二升浸之，春夏二日，秋冬三日。每服两合，日三。酒尽再作。其滓曝干为末，每服方寸匕，日三服。不过两剂即瘥。（《范汪方》）

瘿气初起： 海藻一两，黄连二两，为末。时时舐咽。先断一切厚味。（《丹溪方》）

蛇盘瘰疬（头项交接者）： 海藻菜以白面炒过，白僵蚕炒，各等份为末，以白梅泡汤和丸梧子大。每服六十丸，米饮下，必泄出毒气。（危氏《得效方》）

实用指南

精选验方 ●

高血压、动脉硬化： 海藻适量。煎水服。

疝气、睾丸肿大： 海藻30克，炒桔核12克，小茴香10克。水煎或制丸服。

疝气： 海藻、海带各15克，小茴香30克。水煎服。

淋巴结核肿： 海藻、生牡蛎各30克，玄参15克，夏枯草10克（或海藻、夏枯草、香附、浙贝母各10克）。水煎服。

高脂血症： 淡海藻、菟丝子各12克，干柿树叶10克（鲜品30克），粉葛根、海蛤壳（现代生物技术制成精纯粉，分冲）各9克。水煎服，每日1剂，每日3次，3个月为1个疗程。

海藻薏苡仁粥

原料　海藻、昆布、甜杏仁各9克，薏苡仁30克。

制法　将前3味药加水750毫升，煎取汁500毫升，用药汁与薏苡仁同煮成粥即可。

用法　每日1剂，代早餐用，连用20～30剂。

功效　健脾除湿，化痰散结。

适用　痰瘀结聚所致的寻常痤疮。

海藻酒

原料　海藻500克，清酒120毫升。

制法　以绢袋盛海藻，用酒渍之，春夏渍2日，秋冬渍5日。

用法　每服12毫升，稍稍含咽之，每日3次。酒尽，再以酒120毫升渍，饮之如前。渣暴干为末，每服9克，每日3次。

功效　消痰，软坚，活络。

适用　项下卒结、囊渐大欲成瘿。

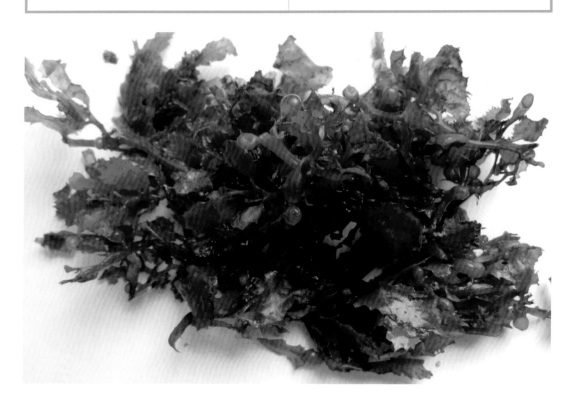

第三卷·草部

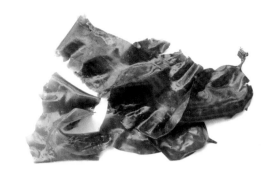

海带
（宋·《嘉祐》）

气味 ● 咸，寒，无毒。

主治 ● 催生，治妇人病，及疗风下水。（《嘉祐》）治水病瘿瘤，功同海藻。（时珍）

附方 ●

赘：海带、海藻、海蛤、昆布（四味皆焙）、泽泻（炒）、连翘，以上各等份，并猪靥、羊靥各十枚。上为细末，蜜丸，如鸡头大，临卧嚼化一二丸。（《儒门事亲》比瘿丹）

三种瘿：海藻、海带、昆布、雷丸各一两，青盐、广茂各半两。上几味药共研为细末，陈米饮为丸棒子大，嚼化。以炼蜜丸亦好。（《杂类名方》玉壶散）

实用指南

精选验方 ●

咽炎：海带300克，白糖适量。海带洗净后切丝，放开水中烫一下捞出，用白糖腌3日食用，每日1次，每次30克。

高血压：海带、草决明各30克。水煎，吃海带，饮汤。

高脂血症：海带、绿豆、红糖各150克。海带与绿豆共煮至豆烂，用红糖调服，每日2次，连续服用。

皮肤瘙痒：海带60～90克，猪骨150～250克。加水炖至烂熟，以盐调味，分2次食服。

骨质疏松：海带150克，猪骨1000克。放入高压锅内，加水2000毫升，大火烧开，小火炖烂，加葱、姜、胡椒、味精、盐等调味即成，常吃能有效防止骨质疏松。

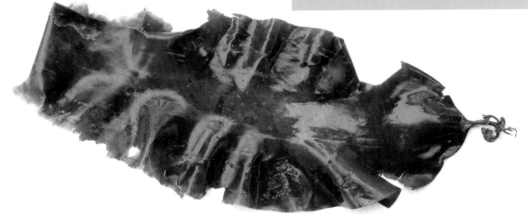

海带炖排骨

原料 海带100克，猪排骨300克，葱白2段，盐少许。

制法 将海带洗净，排骨切块，与盐、葱白同放锅中，加水适量，煮至熟烂即可。

用法 每日1剂，佐餐食用，连用10～15剂。

功效 补肾填精，健脾养血。

适用 精血不足、络脉失养、虚风内动所致的皮肤瘙痒。

海带汤

原料 海带25克，绿豆20克，玫瑰花、甜杏仁各10克，红糖适量。

制法 将海带洗净，切碎；玫瑰花用纱布包。这2味与甜杏仁、绿豆同放锅中，加水适量，煮沸15分钟后入红糖，搅至糖完全溶化，取出纱布即可。

用法 每日2次，吃海带、绿豆、甜杏仁，饮汤。

功效 化痰散结。

适用 痰瘀凝结引起的寻常痤疮。

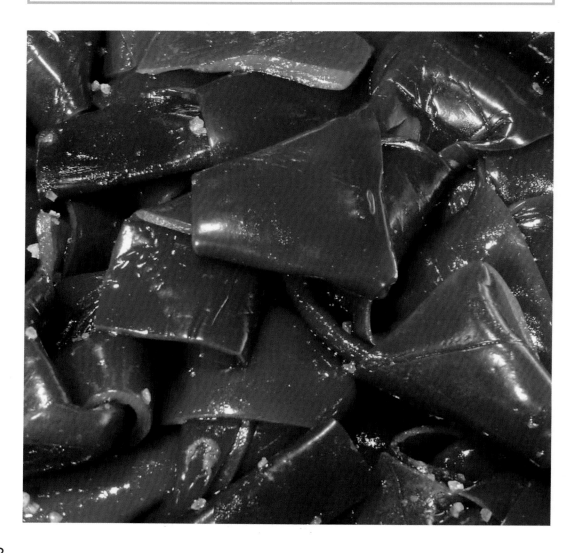

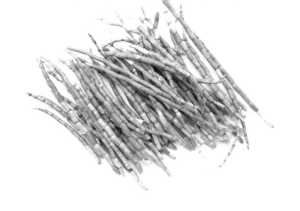

石斛

《本经》上品

释名 ● 金钗（《纲目》），禁生（《本经》），林兰（《本经》），杜兰（《别录》）。

气味 ● 甘，平，无毒。

主治 ● 伤中，除痹下气，补五脏虚劳羸瘦，强阴益精。久服，厚肠胃。（《本经》）益气除热，治男子腰脚较弱，健阳，逐皮肌风痹，骨中久冷，补肾益力。（甄权）壮筋骨，暖水脏，益智清气。（《日华》）治发热自汗，痈疽排脓内塞。（时珍）

实用指南

精选验方 ●

润肺： 石斛10克，西洋参5克，麦冬20克。煲水服。

寒胃、养精益气： 石斛10克，高丽参2克。煮水服。

壮阳补虚： 石斛10克，冬虫夏草2克。煲汤服。

目昏眼花、视力减退： 石斛、枸杞子、女贞子各15克，菊花10克。煎汤饮。

秋季肺燥阴伤引起的阴虚燥咳、咽干口燥、干咳痰稠： 石斛（先煎）、沙参各15克，百合20克，炙款冬花10克。水煎服，每日1剂，每日2次。

中老年人因秋燥损伤肺胃所致的津液不足、肺燥烦渴、肠燥便秘： 石斛（先煎）、麦冬各10克，生地黄、玄参各15克。水煎服，每日1剂，每日2次。

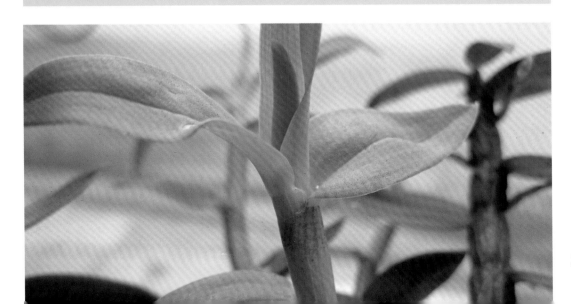

石斛粥

原料 鲜石斛20克，粳米30克，冰糖适量。

制法 先将鲜石斛加水煎煮取汁去渣，再用药汁熬粳米、冰糖为粥。

用法 每日2次。

功效 益胃生津，养阴清热。

适用 热病后期津伤、口干烦渴，或阴虚低热不退、舌红少津、咽干而痛等。

清蒸石斛螺

原料 石斛6克，猪脊肉9克，青螺（石螺）1500克，盐适量。

制法 青螺吐泥、洗净，用沸水烫熟，捞起；汤汁滤清后留用。挑出螺肉，用淡盐水洗净，沥干，装入炖盅。猪脊肉切成块，用沸水飞去血秽。螺汁同石斛先用一小锅煲20分钟，除去药渣，滤清药汁，待用。将药汁倒入炖盅内，再将猪脊肉放于盅内的螺肉面上，炖约1小时后调入盐，即可食用。

用法 佐餐食用，每日1次。

功效 滋阴润燥，通利小便，解渴利水。

适用 消渴瘦弱、便秘、燥咳、酒醉不醒等。

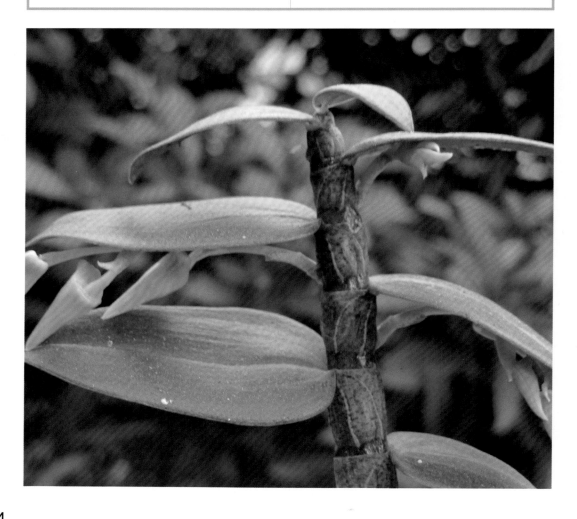

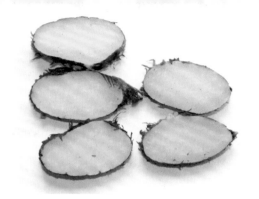

骨碎补

（宋·《开宝》）

释名 ● 猴姜（《拾遗》），胡孙姜（马志），石毛姜（《日华》）。

根

气味 ● 苦，温，无毒。

主治 ● 破血止血，补伤折。（《开宝》）主骨中毒气，风血疼痛，五劳六极，足手不收，上热下冷。（甄权）恶疾，蚀烂肉，杀虫。（大明）研末，猪肾夹煨，空心食，治耳鸣，及肾虚久泄，牙疼。（时珍）

附方 ●

虚气攻牙（齿痛血出，或痒痛）：骨碎补二两，铜刀细锉，瓦锅慢火炒黑，为末。如常揩齿，良久吐之，咽下亦可。刘松石云，此法出《灵苑方》，不独治牙痛，极能坚骨固牙，益精髓，去骨中毒气疼痛。牙动将落者，数擦立住，再不复动，经用有神。

耳鸣耳闭：骨碎补削作细条，火炮，乘热塞之。（《本草图经》）

病后发落：骨碎补、野蔷薇嫩枝煎汁，刷之。

肠风失血：骨碎补烧存性五钱，酒或米饮服。（《仁存方》）

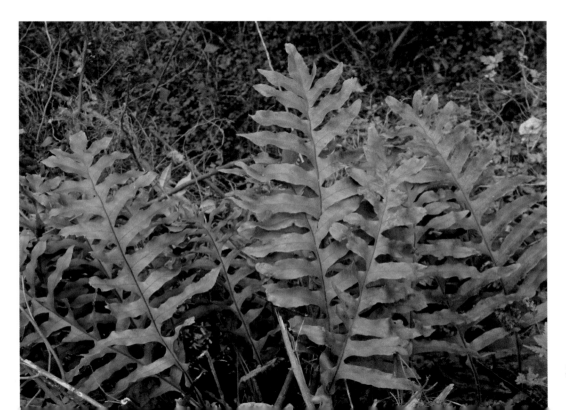

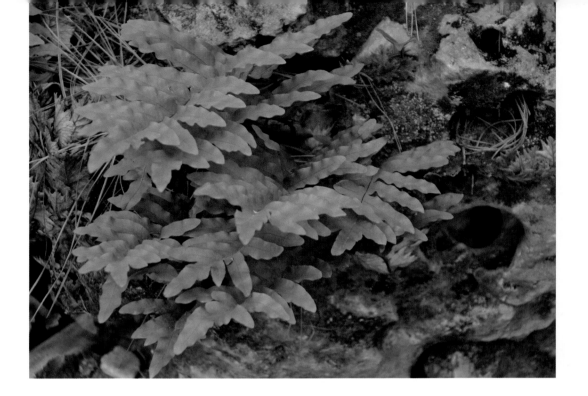

实用指南

精选验方 ●

肾亏引起的关节痛： 骨碎补60克，狗肉适量。同炖服。

中老年人牙齿松动易脱： 骨碎补、两面针各15克，补骨脂10克，胡桃肉18克，千年健、熟地黄、露蜂房各12克，甘草6克。水煎服，每日1剂。

皮癣： 骨碎补适量。研成细末，调醋敷患处。

牙痛： 鲜骨碎补30～60克。去毛打碎，加水蒸服，喝汤；勿用铁器煮。

接骨续筋： 骨碎补120克。浸酒500毫升，分10次内服，每日2次；另晒干研末外敷。

跌打损伤、腰背关节酸痛： 骨碎补（去毛）15～30克。水煎服。

斑秃： 鲜骨碎补30克，闹羊花9克。浸泡在高粱酒内，10日后用棉球蘸药酒擦患处。

牙周炎、牙本质过敏和牙痛： 骨碎补、猪腰各适量。同煨熟，喝汤吃猪腰。

传统药膳

骨碎补茶

原料　蜜炙骨碎补30～50克。

制法　将骨碎补制成粗末，水煎。

用法　代茶频饮。

功效　补肾，润肺止咳。

适用　慢性支气管炎咳嗽痰多。

骨碎补五加皮粥

原料　骨碎补、五加皮、土鳖虫各10克，赤芍15克，粳米100克，盐3克。

制法　将以上各药煎汤，去渣后放入粳米煮成粥，加少许盐调味。

用法　早餐食用。

功效　补肝肾，强筋骨，续伤止痛，破瘀血。

适用　骨折中期的辅助治疗。

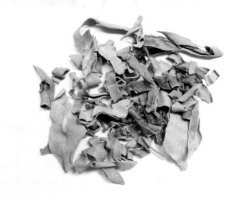

石韦

《本经》中品

释名 ● 石皮（《别录》），石兰。

气味 ● 苦，平，无毒。

主治 ● 劳热邪气，五癃闭不通，利小便水道。（《本经》）止烦下气，通膀胱满，补五劳，安五脏，去恶风，益精气。（《别录》）治淋沥遗溺。（《日华》）炒末，冷酒调服，治发背。（苏颂）主崩漏金疮，清肺气。（时珍）

附方 ●

小便淋痛： 石韦、滑石各等份，为末。每饮服刀圭，最快。（《圣惠方》）

崩中漏下： 石韦为末。每服三钱，温酒服，甚效。

便前有血： 石韦为末。茄子枝煎汤下二钱。（《普济方》）

气热咳嗽： 石韦、槟榔各等份，为末。姜汤服二钱。（《圣济录》）

传统药膳

石韦茶

原料 石韦20克，绿茶2克。

制法 石韦加水适量煮沸，取液冲泡绿茶。

用法 代茶频饮。

功效 利尿通淋，清热止血。

适用 湿热型尿路结石。

石韦大枣汤

原料 石韦30克，大枣10克。

制法 石韦用清水洗干净，大枣掰开。将石韦、大枣加水浸没，先大火后小火，煮沸20分钟过滤即可。

用法 饮汤吃枣。每日早、晚各食1碗。

功效 利尿除热，降压降脂。

适用 原发性高血压病伴肥胖、血脂偏高者。

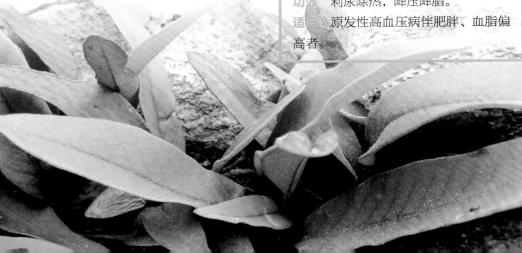

实用指南

精选验方 ●

急性膀胱炎、尿路感染： 石韦30克，车前草20克，滑石18克，甘草3克。水煎服。

急性结石发作，绞痛为主： 石韦、台乌药各60克，白芍90克，甘草10克。水煎服。

功能性子宫出血： 石韦6克。水煎服。

慢性支气管炎： 石韦、冰糖各60克。水煎服。

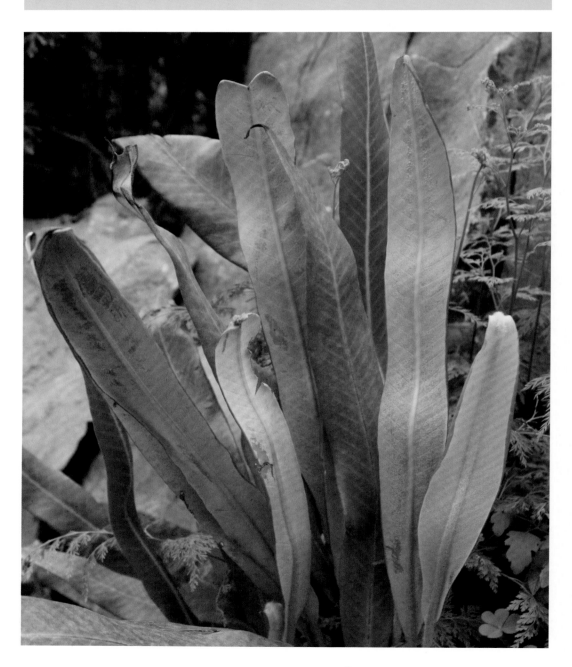

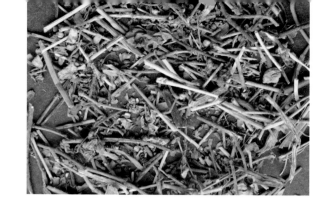

地锦
（宋·《嘉祐》）

释名 地朕（吴普），夜光（吴普），血见愁（《纲目》）。

气味 辛，平，无毒。

主治 地朕：通流血脉，亦可治气。（《嘉祐》）主痈肿恶疮，金刀扑损出血，血痢下血崩中，能散血止血，利小便。（时珍）

附方

脏毒赤白：地锦草洗，暴干为末。米饮服一钱，立止。（《经验方》）

趾间鸡眼（割破出血）：以地锦草捣敷之妙。（《乾坤秘韫》）

脾劳黄疸：如圣丸，用地锦、羊膻草、桔梗、苍术各一两，甘草五钱，为末。先以陈醋二碗入锅，下皂矾四两煎煮，良久下药末，再入白面不拘多少，和成一块，丸如小豆大。每服三五十丸，空腹醋汤下，一日二服。数日面色复旧也。（《乾坤秘韫》）

实用指南

精选验方

缠腰蛇（带状疱疹）：鲜地锦草适量。捣烂，加醋搅匀，取汁涂患处。

跌打肿痛：鲜地锦草适量。同酒糟捣匀，略加面粉外敷。

毒蛇咬伤：鲜地锦草适量。捣敷。

赤白痢：地锦草适量。洗净晒干，研为末，米汤送服3克。

小便血淋：地锦草适量。加水捣服。

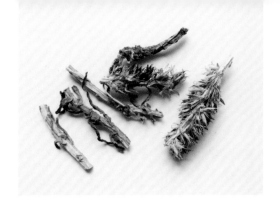

昨叶何草

《唐本》

释名 ● 瓦松（《唐本》），瓦花（《纲目》），天王铁塔草。

气味 ● 酸，平，无毒。

主治 ● 口中干痛，水谷血痢，止血。（《唐本》）生眉发膏为要药。（马志）行女子经络。（苏颂）大肠下血，烧灰，水服一钱。又涂诸疮不敛。（时珍）

附方 ●

小便砂淋： 瓦松即屋上无根草，煎浓汤乘热熏洗小腹，约两时即通。（《经验良方》）

头风白屑： 瓦松暴干，烧灰淋汁热洗，不过六七次。（《圣惠方》）

牙龈肿痛： 瓦花、白矾各等份，水煎。漱之立效。（《摘玄方》）

唇裂生疮： 瓦花、生姜，入盐少许，捣涂。（《摘玄方》）

灸疮不敛（恶疮不敛）： 瓦松阴干为末。先以槐枝、葱白汤洗，后掺之，立效。（《济生秘览》）

第三卷·草部

实用指南

精选验方 ●

吐血： 瓦松适量。炖猪杀口内服。

火淋、白浊： 瓦松适量。熬水兑白糖服。

疮疡疔疖： 瓦松适量。加盐少许，共捣烂，遍敷患部，每日2次。

急性无黄疸型传染性肝炎： 瓦松100克，麦芽50克，垂柳嫩枝9克。水煎服。

疟疾： 鲜瓦花15克，烧酒50毫升。隔水炖汁，于早晨空腹时服，连服1～3剂。

肺炎： 鲜瓦松200～400克。用冷开水洗净，擂烂绞汁，稍加热内服，每日2次。

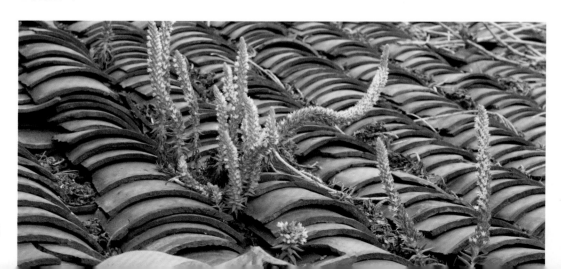

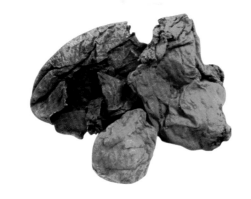

马勃

《别录》下品

释名 ● 灰菰（《纲目》），牛屎菰。

气味 ● 辛，平，无毒。

主治 ● 恶疮马疥。（《别录》）敷诸疮甚良。（弘景）去膜，以蜜拌揉，少以水调呷，治喉痹咽疼。（宗奭）清肺散血，解热毒。（时珍）

附方 ●

咽喉肿痛（咽物不得）：马勃一分，蛇蜕一条烧，研末。绵裹一钱，含咽立瘥。（《圣惠方》）

久嗽不止：马勃为末，蜜丸梧子大，每服二十丸，白汤下，即愈。（《普济方》）

鱼骨鲠咽：马勃末，蜜丸弹子大。嚼咽。（《圣济录》）

积热吐血：马勃为末，砂糖丸如弹子大。每服半丸，冷水化下。（《袖珍方》）

妊娠吐衄（不止）：马勃末，浓米饮服半钱。（《圣惠方》）

> **传统药膳**
>
> ## 马勃糖
>
> **原料** 马勃粉10克，白糖250克。
>
> **制法** 将白糖用水煎熬，较稠时加入马勃粉，搅拌匀即可；倒入瓷盘内，稍凉擀平，切成糖块。
>
> **用法** 用糖含化，频用。
>
> **功效** 清肺利咽，散结，止血。
>
> **适用** 咽喉肿痛、衄血。

实用指南

精选验方 ●

外伤出血、鼻衄、拔牙后出血：马勃适量。撕去皮膜，取内部海绵绒样物压迫出血部位或塞入鼻孔，填充牙龈处。

痈疽疮疖：马勃孢子粉适量。以蜂蜜调和涂敷患处。

失音：马勃、马牙硝各等份。研为细末，加砂糖和成丸子，如芡子大，嚼口内。

蜂窝组织炎：马勃30克，米醋100克。先取马勃擦粉，再用米醋调匀，敷于患处。

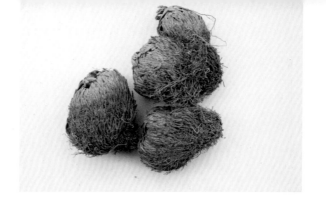

卷柏

《本经》上品

释名● 万岁（《本经》），长生不死草（《纲目》），交时（《别录》）。

气味● 辛，温，无毒。

主治● 五脏邪气，女子阴中寒热痛，癥瘕血闭绝子，久服轻身和颜色。（《本经》）止咳逆，治脱肛，散淋结，头中风眩，痿蹶，强阴益精，令人好容颜。（《别录》）通月经，治尸疰鬼疰腹痛，百邪鬼魅啼泣。（甄权）生用破血，炙用止血。（大明）

附方●

大肠下血： 卷柏、侧柏、棕榈各等份，烧存性为末。每服三钱，酒下。亦可饭丸服。（《仁存方》）

实用指南

精选验方●

狂犬咬伤： 卷柏适量。水煎服。

烫伤： 卷柏适量。研末，茶油调涂。

创伤出血： 卷柏适量。捣烂敷伤口。

宫缩无力、产后流血： 卷柏15克。开水浸泡，去渣后1次服下。

消化性溃疡： 卷柏60克，猪肚1具。先将卷柏切碎，共炖猪肚，煮熟备用；猪肚分3次吃，每日1具，连用2～3日。

婴儿断脐止血： 卷柏叶适量。洗净，烘干研末，高压消毒后，贮瓶固封；在血管钳的帮助下断脐，断端撒上药粉0.5～1克，1～3分钟后松开血管钳，即能达到止血的目的。

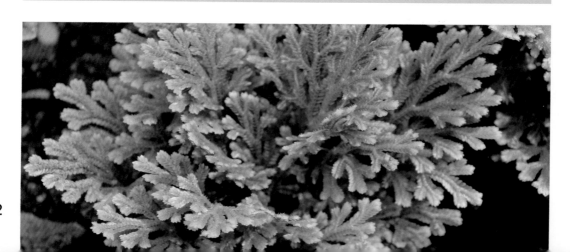

卷柏猪蹄汤

原料　生卷柏5克，猪蹄250克，调料适量。

制法　将卷柏洗净，用纱布包裹。猪蹄洗净，掰成块，与卷柏一同放入锅中，加水炖煮至熟烂。去掉卷柏包，根据个人口味加入调味品即可。

用法　每日1次，连食8～10日。

功效　补筋骨，祛风湿，活血化瘀。

适用　解除产后骨节酸痛。

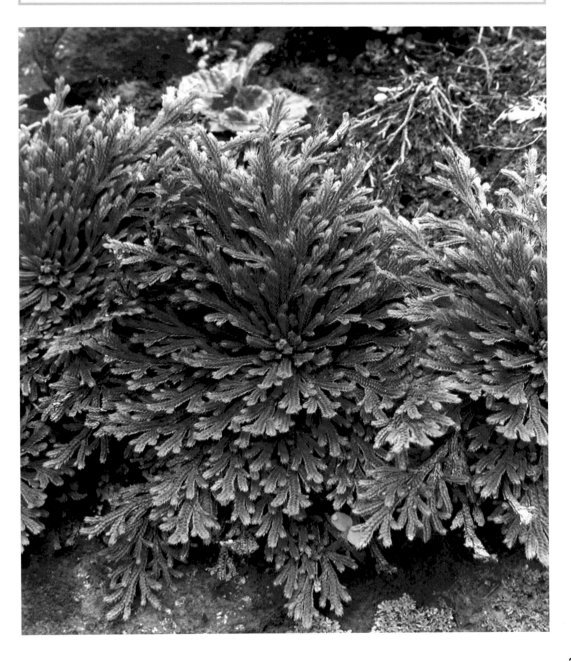

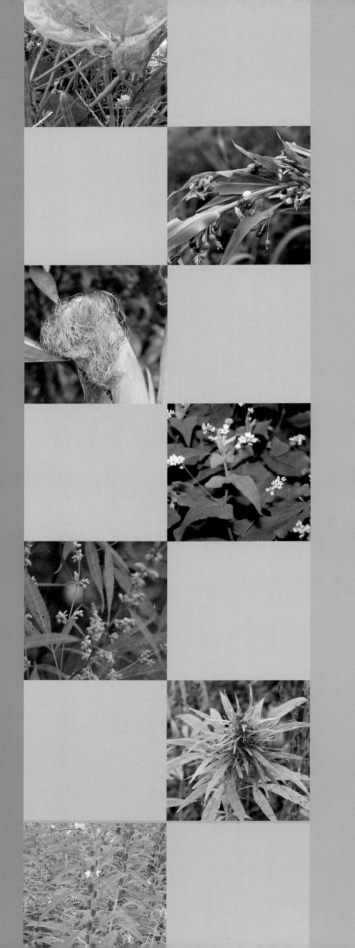

第四卷
谷豆部

胡麻

《别录》上品

释名 ● 巨胜（《本经》），油麻（《食疗》），脂麻（《衍义》），俗作芝麻。

胡麻

气味 ● 甘，平，无毒。

主治 ● 伤中虚羸，补五内，益气力，长肌肉，填髓脑。久服，轻身不老。（《本经》）坚筋骨，明耳目，耐饥渴，延年。疗金疮止痛，及伤寒温疟大吐后，虚热羸困。（《别录》）补中益气，润养五脏，补肺气，止心惊，利大小肠，耐寒暑，逐风湿气、游风、头风，治劳气，产后羸困，催生落胞。细研涂发令长。白蜜蒸饵，治百病。（《日华》）

附方 ●

白发返黑： 乌麻九蒸九晒，研末，枣膏丸，服之。（《千金方》）

手脚酸痛，微肿： 用脂麻熬研五升，酒一升，浸一宿。随意饮。（《外台秘要》）

偶感风寒： 脂麻炒焦，乘热擂酒饮之，暖卧取微汗出良。

小儿下痢，赤白： 用油麻一合捣，和蜜汤服之。（《外台秘要》）

头面诸疮： 脂麻生嚼愈之。（《普济方》）

小儿瘰疬： 脂麻、连翘各等份，为末。频频食之。（《简便方》）

阴痒生疮： 胡麻嚼烂敷之，良。（《肘后方》）

痛疮不合： 乌麻炒黑，捣敷之。（《千金方》）

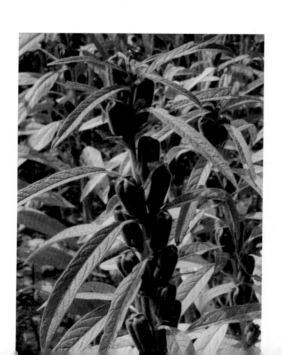

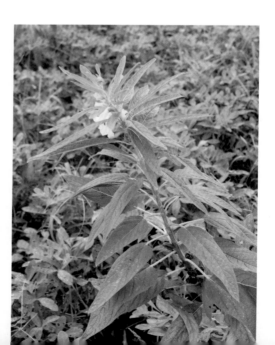

精选验方 ●

夜咳不止、咳嗽无痰： 生芝麻15克，冰糖10克。芝麻与冰糖共放碗中，用开水冲饮。

头发枯脱、早年白发： 芝麻、何首乌各200克。共研为细末，每日早、晚各服15克。

干咳少痰： 黑芝麻250克，冰糖100克。共捣烂，每次以开水冲服20克，早、晚各1次。

高血压： 黑芝麻35克，醋、蜂蜜各35毫升。充分混匀，每日3次。

风湿性关节炎： 鲜芝麻叶60克。水煎服，每日2次。

神经衰弱： 黑芝麻、桑叶各等份。研末，蜂蜜为丸，如绿豆大，每次9克，每日早、晚各1次，开水吞下。

大便出血： 黑芝麻12克，红糖30克。黑芝麻炒焦，入红糖拌匀，此为每日剂量，早、晚分服用。

传统药膳

黑芝麻茶

原料　黑芝麻15克，冰糖适量。

制法　黑芝麻炒研，与冰糖一起用沸水冲泡。

用法　代茶频饮。

功效　补肝肾，润五脏。

适用　燥咳。

芝麻粳米粥

原料　芝麻、桑椹各25克，粳米100克。

制法　将芝麻、桑椹分别洗净，烘干，研为细末，备用。粳米入锅，加水适量，熬煮成粥，调入芝麻、桑椹粉，搅拌均匀即成。

用法　早餐食用。

功效　补益肝肾，滋阴养血。

适用　习惯性便秘、动脉硬化。

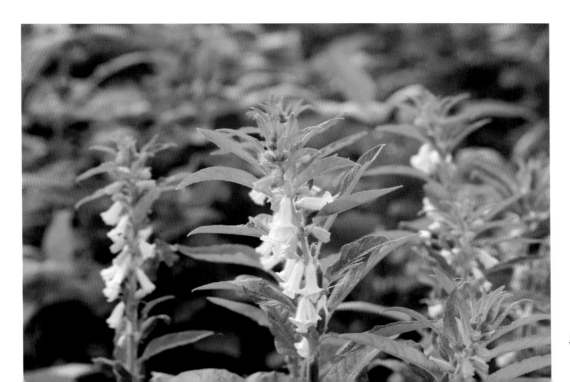

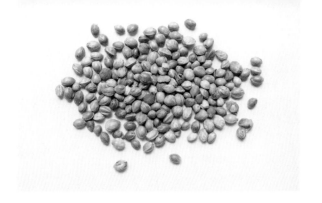

大麻

《本经》上品

释名 ● 火麻（日用），黄麻（俗名），汉麻（《尔雅》）。

麻仁

气味 ● 甘，平，无毒。

主治 ● 补中益气。久服，肥健不老，神仙。治中风汗出，逐水气，利小便，破积血，复血脉，乳妇产后余疾。沐发，长润。

附方 ●

大便不通：麻子煮粥，如上法服之。（《肘后方》）

月经不通（或两三月，或半年、一年者）：用麻子仁二升，桃仁二两，研匀，熟酒一升，浸一夜。日服一升。（《普济方》）

呕逆不止：麻仁杵熬，水研取汁，着少盐，吃立效。李谏议常用，极妙。（《外台秘要》）

消渴饮水（日至数斗，小便赤涩）：用秋麻子仁一升，水三升，煮三四沸。饮汁，不过

五升瘥。（《肘后方》）

乳石发渴：大麻仁三合，水三升，煮二升。时时呷之。（《外台秘要》）

脚气肿渴：大麻仁熬香，水研取一升。再入水三升，煮一升，入赤小豆一升，煮熟。食豆饮汁。（《外台秘要》）

脚气腹痹：大麻仁一升研碎，酒三升，渍三宿。温服大良。（《外台秘要》）

腹中虫病：大麻子仁三升，东行茱萸根八升，渍水。平日服二升，至夜虫下。（《食疗》）

小儿疳疮：嚼麻子敷之，日六七度。（《子母秘录》）

小儿头疮：麻子五升研细，水绞汁，和蜜敷之。（《千金方》）

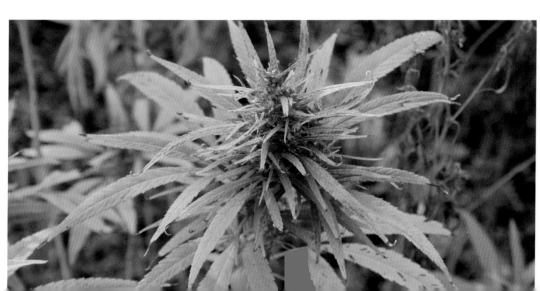

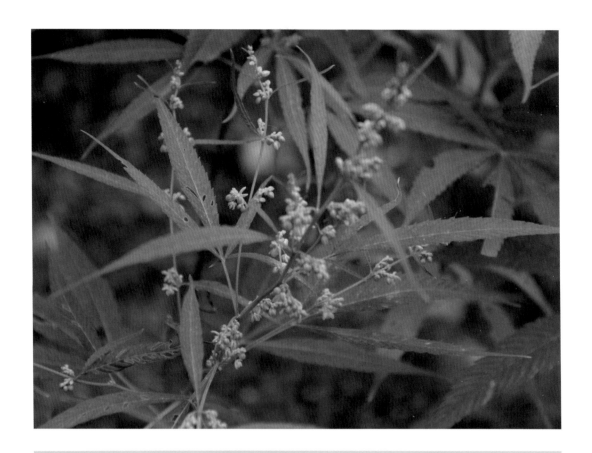

精选验方 ●

热结便秘： 麻仁、杏仁、瓜蒌各等份，白蜜适量。将前3味共为细末，白蜜炼为丸如枣大，每日2~3丸，温开水送下。

便秘： 火麻仁、玄明粉（后下）各12克，熟地黄、当归各15克，白蜂蜜（冲）30毫升，燥实甚者加番泻叶2克。水煎服，每日1剂，7日为1个疗程；大便通后，每日用炒决明子20克，开水冲泡代茶。

慢性咽炎： 火麻仁50克。加水300毫升，浸泡60分钟，小火煎取150毫升；再加水150毫升，煮沸20分钟取汁，将两煎液混匀，早、晚分服，每日1剂，以每日排软便2~3次为度。

传统药膳

大麻仁粥

原料　大麻仁10克，粳米50克。

制法　首先把捣烂的麻仁放入碗中，然后加入适量的清水浸泡后，滤取汁液，倒入砂锅，放入粳米煮成粥即可。

用法　每日1剂，于空腹时顿食。

功效　益气养血，和中润肠，通便导滞。

适用　产后血虚便秘及习惯性便秘。

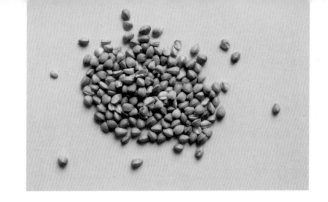

荞麦

（宋·《嘉祐》）

释名 ● 乌麦（吴瑞），花荞。

气味 ● 甘，平，寒，无毒。

主治 ● 实肠胃，益气力，续精神，能炼五脏滓秽。（孟诜）作饭食，压丹石毒，甚良。（萧炳）以醋调粉，涂小儿丹毒赤肿热疮。（吴瑞）降气宽肠，磨积滞，消热肿风痛，除白浊白带，脾积泄泻。以砂糖水调炒面二钱服，治痢疾。炒焦，热水冲服，治绞肠沙痛。（时珍）

附方 ●

痘疮溃烂：用荞麦粉频频敷之。（《痘疹方》）

汤火伤灼：用荞麦面炒黄研末，水和敷之，如神。（《奇效方》）

头风畏冷（李楼云，一人头风，首裹重绵，三十年不愈）：予以荞麦粉二升，水调作二饼，更互合头上，微汗即愈。（《怪证奇方》）

染发令黑：荞麦、针砂各二钱，醋和，先以浆水洗净涂之，荷叶包至一更，洗去。再以无食子、诃子皮、大麦面各二钱，醋和涂之，荷叶包至天明，洗去即黑。（《普济方》）

绞肠沙痛：荞麦面一撮，炒黄，水烹服。（《简便方》）

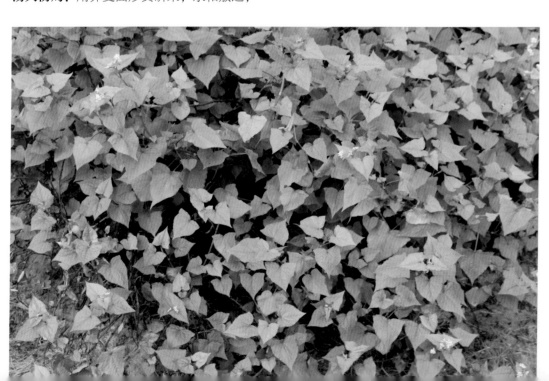

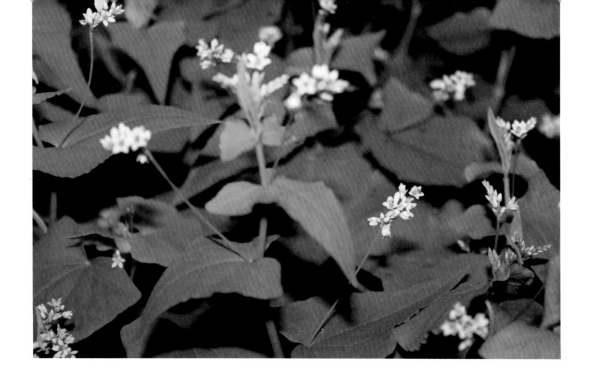

精选验方 ●

偏头痛： 荞麦子、蔓荆子各等份。研细末，以烧酒调敷患部。

慢性泻痢、妇女白带： 炒荞麦适量。研细末，水泛为丸，每服6克，每日2次，开水送服。

出黄汗、发热、泻痢： 荞麦子适量。磨粉后筛去壳，加红糖烙饼或煮熟食之。

高血压、眼底出血、紫癜： 鲜荞麦叶60克，藕节4个。水煎服。

疮毒、疖肿、丹毒、乳痈和无名肿毒： 鲜荞麦叶60克，水煎服，每日1剂；或荞麦面炒黄，用米醋调成糊状，涂于患处，早、晚更换。

痔疮： 荞麦面适量，公鸡胆汁3个。一同和匀做成绿豆大的丸药，每日2次，每次6克。

小儿牙疼： 荞麦根1把。水煎，加适量红糖服食。

传统药膳

炒荞面

原料　荞面30克，砂糖适量。

制法　将面用小火炒熟黄，加砂糖拌匀。

用法　开水调服。

功效　益气补虚，开胃润肠，消积。

适用　白浊、白带、脾积久泻、休息痢等。

荞麦炖瘦肉

原料　荞麦120克，瘦肉200克，冬瓜子、甜桔梗各150克，生姜2片，调料适量。

制法　先将前5味分别清洗干净，放在一起搅拌均匀，放入炖盅内，加沸水适量，盖好锅盖，隔沸水慢火炖2小时即可。

用法　佐餐食用。

功效　清热解毒，排脓化痰。

适用　肺炎咳嗽、痰多黄稠、胸胁胀满、身热口渴、舌红等。

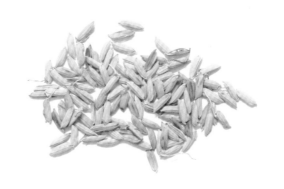

稻

《别录》下品

释名 ● 糯。

稻米

气味 ● 苦，温，无毒。

主治 ● 作饭温中，令人多热，大便坚。（《别录》）能行营卫中血积，解芫青、斑蝥毒。（士良）益气止泄。（思邈）补中益气。止霍乱后吐逆不止，以一合研水服之。（大明）以骆驼脂作煎饼食，主痔疾。（萧炳）作糜一斗食，主消渴。（藏器）暖脾胃，止虚寒泻痢，缩小便，收自汗，发痘疮。（时珍）

附方 ●

霍乱烦渴（不止）、消渴饮水： 糯米三合，水五升，蜜一合，研汁分服，或煮汁服。（《杨氏产乳》）

下痢噤口： 糯谷一升炒出白花去壳，用姜汁拌湿再炒，为末。每服一匙，汤下，三服即止。（《经验良方》）

鼻衄不止（服药不应）： 独圣散，用糯米微炒黄，为末。每服二钱，新汲水调下。仍吹少许入鼻中。（《简要济众方》）

胎动不安（下黄水）： 用糯米一合，黄芪、川芎各五钱，水一升，煎八合，分服。（《产宝》）

小儿头疮： 糯米饭烧灰，入轻粉，清油调敷。（《普济方》）

打扑伤损（诸疮）： 寒食日浸糯米，逐日易水，至小满取出，日干为末，用水调涂之。（《便民图纂》）

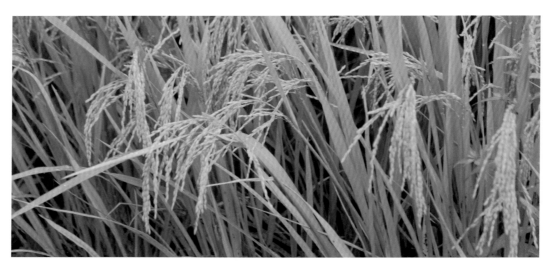

精选验方 ●

头晕、目眩、腰膝酸软： 糯米30克，枸杞子15克。水煮食用，喝汤食糯米及枸杞子，每日2次。

气短、须发早白、脱发、病后虚弱： 糯米50克，黑芝麻30克。两者分别用小火炒成微黄色，共研成末，每日吃几勺。

腰腿软弱、反胃腹泻： 糯米、板栗各30克。水煮熟烂成粥，早餐食用。

传统药膳

大枣糯米粥

原料 山药粉12克，薏苡仁、大枣各15克，荸荠粉3克，糯米、白糖各75克。

制作 洗净薏苡仁，入锅煮至开花时，放入糯米、大枣共煮至烂，撒入山药粉，边撒边搅，煮20分钟后撒入荸荠粉，搅匀后停火，加入白糖即可。

用法 分3次服用。

功效 健脾益气，利湿止泻，生津止渴。

适用 脾胃虚弱、病后体虚、营养不良、贫血、水肿等。

糯米阿胶粥

原料 糯米60克，阿胶30克。

制法 阿胶制成碎米，糯米淘净下锅煮粥，待米开花熟烂时，放入阿胶搅匀即成。

用法 早、晚食用。

功效 养血止血，滋阴润燥，安胎。

适用 妇女月经不调、妊娠血虚所致的胎动不安。

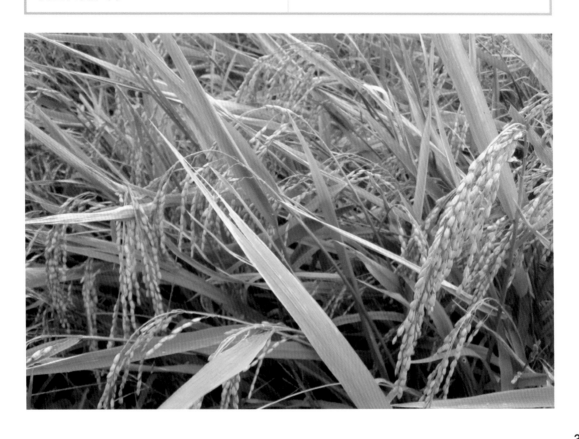

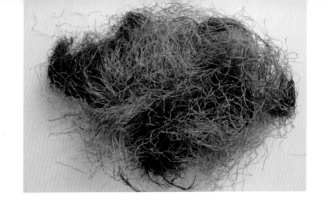

玉蜀黍

《纲目》

释名 ● 玉高粱，玉米，玉米须。

米

气味 ● 甘，平，无毒。

主治 ● 调中开胃。（时珍）

根叶

主治 ● 小便淋沥沙石，痛不可忍，煎汤频饮。（时珍）

附方 ●

水肿：玉蜀黍须二两。煎水服，忌盐。

肾脏炎，初期肾结石：玉蜀黍须（分量不拘）。煎浓汤，频服。

肝炎黄疸：玉米须、金钱草、满天星、郁金、茵陈各等份，水煎服。

吐血及红崩：玉米须。熬水炖肉服。

糖尿病：玉蜀黍须50克。煎服。

原发性高血压病：玉米须、西瓜皮、香蕉。煎服。

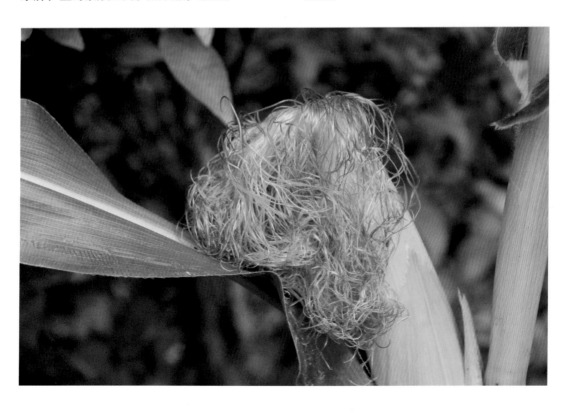

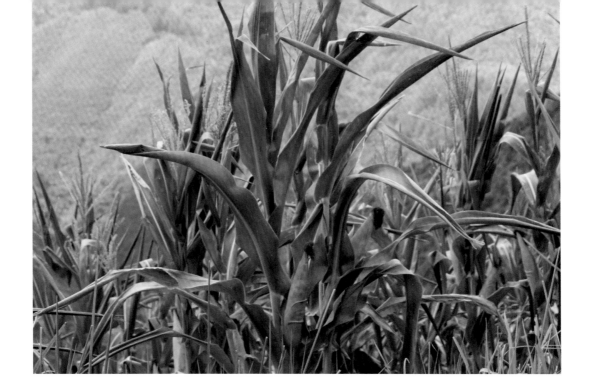

实用指南

精选验方 ●

尿道结石： 玉米根适量。加水熬汤，喝汁液。

慢性肾炎： 玉米须50克（鲜品150克）。加温水600毫升，以小火煎煮20分钟，取300～400毫升药液，口服，每日1剂，分2次服完，10日为1个疗程，可连服3个疗程。

血吸虫病腹水： 玉米须60克。水煎服，每日2次，连服数日。

尿少、尿频、尿急、尿道灼热疼痛： 玉米须、玉米芯各60克。水煎，去渣代茶饮。

高血压、黄疸、尿路结石、膀胱结石： 玉米须150克。水煎服。

肺结核： 玉米须60克。加冰糖适量，水煎服。

肝炎、黄疸、胆囊炎、胆结石： 玉米须30克，蒲公英、茵陈各15克。水煎服。

高血压、鼻血、吐血： 玉米须、香蕉皮各30克，黄栀子10克。水煎后冷饮。

传统药膳

玉米须茶

原料　玉米须20克。

制法　取玉米须洗净晒干，切碎备用。

用法　每日20克，沸水冲泡，代茶频饮。

功效　利尿泻热，降压。

适用　慢性肾炎和早期高血压病引起的头痛。

玉米须枸杞煲蚌肉

原料　玉米须60克，枸杞子30克，蚌肉150克，葱、姜、盐各适量。

制法　玉米须、枸杞子洗净，放入锅内，加水2000毫升，煎煮20分钟，过滤，再放入蚌肉、葱、姜及盐，煮30分钟即成。

用法　每日2次，每次70克，喝汤吃蚌。

功效　补肾，健脾，利尿。

适用　阴虚、腰痛、水肿。

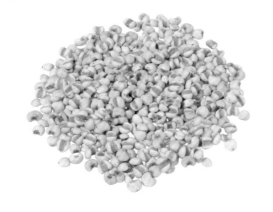

薏苡仁

《本经》上品

释名 ● 解蠡（《本经》），回回米（《救荒本草》），薏珠子（《图经》）。

薏苡仁

气味 ● 甘，微寒，无毒。

主治 ● 筋急拘挛，不可屈伸，久风湿痹，下气。久服，轻身益气。（《本经》）除筋骨中邪气不仁，利肠胃，消水肿，令人能食。（《别录》）炊饭作面食，主不饥；温气。煮饮，止消渴，杀蛔虫。（藏器）治肺痿肺气，积脓血，咳嗽涕唾，上气。煎服，破毒肿。（甄权）去干湿脚气，大验。（孟诜）健脾益胃，补肺清热，去风胜湿。炊饭食，治冷气。煎饮，利小便热淋。（时珍）

附方 ●

薏苡仁饭（治冷气）：用薏苡仁舂熟，炊为饭食。气味欲如麦饭乃佳。或煮粥亦好。（《广济方》）

久风湿痹，补正气，利肠胃，消水肿，除胸中邪气，治筋脉拘挛：薏苡仁为末，同粳米煮粥，日日食之，良。

水肿喘急：用郁李仁二两，研，以水滤汁，煮薏苡仁饭，日二食之。（《独行方》）

消渴饮水：薏苡仁煮粥饮，并煮粥食之。

周痹缓急偏者：薏苡仁十五两，大附子十枚炮，为末。每服方寸匕，日三。（《张仲景方》）

肺痈咯血：薏苡仁三合捣烂，水二大盏，煎一盏，入酒少许，分二服。（《济生方》）

喉卒痈痛肿：吞薏苡仁二枚，良。（《外台秘要》）

孕中有痈：薏苡仁煮汁，频频饮之。（《妇人良方补遗》）

根

气味 ● 甘，微寒，无毒。

主治 ● 下三虫。（《本经》）煮汁糜食甚香，去蛔虫，大效。（弘景）煮服，堕胎。（藏器）治卒心腹烦满及胸胁痛者，锉煮浓汁，服三升乃定。（苏颂，出《肘后方》）捣汁和酒服，治黄疸有效。（时珍）

附方 ●

黄疸如金：薏苡根煎汤频服。

蛔虫心痛：薏苡根一斤切，水七升，煮三升，服之，虫死尽出也。（《梅师方》）

经水不通：薏苡根一两，水煎服之。不过数服，效。（《海上方》）

牙齿风痛：薏苡根四两，水煮含漱，冷即易之。（《延年秘录》）

叶

主治 ● 作饮气香，益中空膈。（苏颂）暑月煎饮，暖胃益气血。初生小儿浴之，无病。（时珍，出《琐碎录》）

精选验方●

尿道结石：薏苡仁茎、叶、根适量（鲜草约250克，干草减半）。水煎去渣，每日2～3次分服。

慢性结肠炎：薏苡仁500克，山药100克。炒黄研粉，每日2次，每次2匙，温水或红糖水、蜂蜜水冲服。

胃癌、宫颈癌：薏苡仁25克，野菱角（带壳劈开）100克。共煎浓汁，每日2次，连服1个月为1个疗程。

子宫肿瘤、肌瘤：薏苡仁500克，三七150克。共研细末，每日3次，每次5克，开水冲服。

胃癌、食道癌、直肠癌及膀胱癌：薏苡仁、菱角、诃子各20克。水煎服，每日1剂，连服1～2个月。

传统药膳

薏苡仁粥

原料　薏苡仁30～60克，粳米100克。

制法　将生薏苡仁洗净，晒干，碾成细粉，然后与粳米煮粥。

用法　早餐食用。

功效　健脾胃，利水湿，抗癌肿。

适用　浮肿、脾虚腹泻、风湿痹痛、筋脉拘挛等。

薏苡仁白糖粥

原料　薏苡仁50克，白糖适量。

制法　薏苡仁加适量水，以小火煮成粥，加白糖搅匀。

用法　早餐食用。

功效　健脾补肺，清热利湿。

适用　湿热毒邪引起的扁平疣、寻常痤疮（青春痘）。

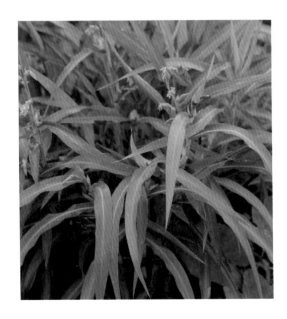

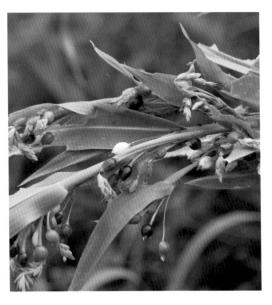

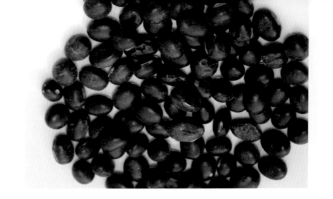

大豆

《本经》中品

释名 ● 俗作菽。

黑大豆

气味 ● 甘，平，无毒。久服，令人身重。

主治 ● 生研，涂痈肿。煮汁饮，杀鬼毒，止痛。（《本经》）逐水胀，除胃中热痹，伤中淋露，下瘀血，散五脏结积内寒。杀乌头毒。炒为屑，主胃中热，除痹去肿，止腹胀消谷。（《别录》）煮食，治温毒水肿。（《蜀本》）调中下气，通关脉，制金石药毒，治牛马温毒。（《日华》）主中风脚弱，产后诸疾。同甘草煮汤饮，去一切热毒气，治风毒脚气。煮食，治心痛筋挛膝痛胀满。同桑柴灰煮食，下水鼓腹胀。和饭捣，涂一切毒肿。疗男女人阴肿，以绵裹纳之。

（孟诜）治肾病，利水下气，制诸风热，活血，解诸毒。（时珍）

附方 ●

破伤中风，口噤： 用大豆一升，熬去腥气，勿使太熟，杵末，蒸令气遍，取下甑，以酒一升淋之。温服一升，取汗。敷膏疮上，即愈。（《千金方》）

腰胁卒痛： 大豆炒二升，酒三升，煮二升，顿服。（《肘后方》）

霍乱胀痛： 大豆生研，水服方寸匕。（《普济方》）

水痢不止： 大豆一升，炒白术半两，为末。每服三钱，米饮下。（《指南方》）

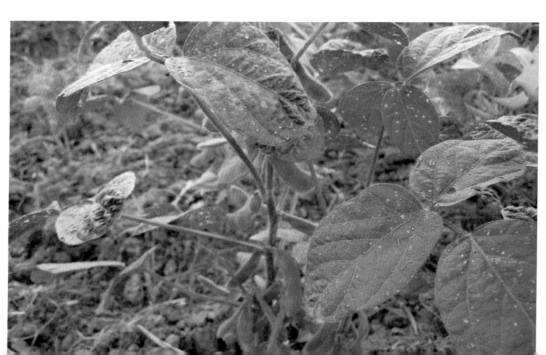

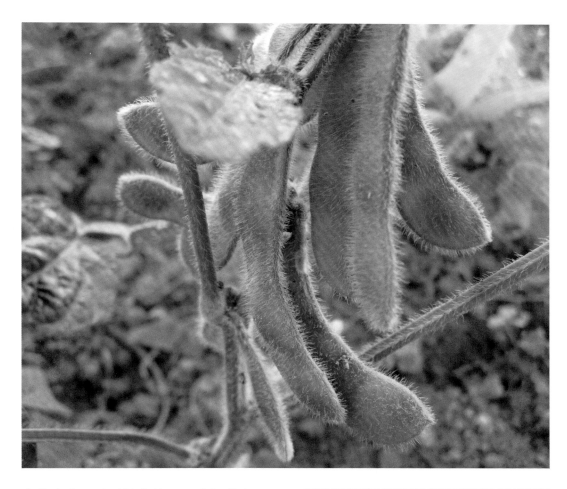

小儿头疮：黑豆炒存性研，水调敷之。
（《普济方》）

牙齿疼痛：黑豆煮酒，频频漱之，良。（周密《浩然斋视听抄》）

妊娠腰痛：大豆一升，酒三升，煮七合，空心饮之。（《食医心镜》）

实用指南

精选验方 ●

气虚自汗：黑豆9克，浮小麦15克，乌梅5枚。水煎服。

气虚自汗、盗汗：黑豆120克，瘦肉150克。炖熟，饮汤食肉。

传统药膳

黑豆茶

原料　黑豆、红糖各60克，熟地黄15克，肉桂3克，当归、炮生姜、炙甘草、赤芍、蒲黄各12克。

制法　将蒲黄用白布袋装好扎紧，与余药同放入砂锅内，加水适量煎煮，取汁去渣。

用法　每日1剂，代茶饮。

功效　活血化瘀。

适用　瘀阻气闭所致之产后血晕。

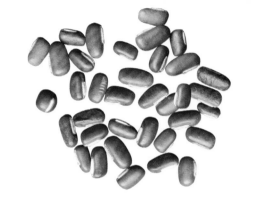

赤小豆

《本经》中品

释名 ● 赤豆（苏恭），红豆（俗），叶名藿。

气味 ● 甘、酸，平，无毒。

主治 ● 下水肿，排痈肿脓血。（《本经》）
治热毒，散恶血，除烦满，通气，健脾胃，
令人美食。捣末同鸡子白，涂一切热毒痈
肿。煮汁，洗小儿黄烂疮，不过三度。（甄
权）缩气行风，坚筋骨，抽肌肉。久食瘦
人。（士良）散气，去关节烦热，令人心孔
开。暴痢后，气满不能食者，煮食一顿即
愈。和鲤鱼煮食，甚治脚气。（孟诜）解小
麦热毒。煮汁，解酒病。解油衣粘缀。
（《日华》）辟瘟疫，治产难，下胞衣，通
乳汁。和鲤鱼、蠡鱼、鲫鱼、黄雌鸡煮食，
并能利水消肿。（时珍）

附方 ●

热毒下血（或因食热物发动）：赤小豆末，
水服方寸匕。（《梅师方》）

肠痔有血：小豆二升，苦酒五升，煮熟日
干，再浸至酒尽乃止，为末。酒服一钱，日
三服。（《肘后方》）

舌上出血（如簪孔）：小豆一升，杵碎，水
三升和，绞汁服。（《肘后方》）

小儿不语（四五岁不语者）：赤小豆末，酒
和，敷舌下。（《千金方》）

乳汁不通：赤小豆煮汁饮之。（《产书》）

妇人吹奶：赤小豆酒研，温服，以淬敷之。
（熊氏）

妇人金疮烦满：赤小豆一升，苦酒浸一日，
熬燥再浸，满三日，令黑色，为末。每服方
寸匕，日三服。（《千金方》）

实用指南

精选验方 ●

消脂减肥：赤小豆、绿豆、黑豆各100
克，白糖适量。3味豆洗净，同入砂锅内
水煎，煮烂，调入白糖，作饮料频饮。

急性肾小球肾炎：赤小豆30克，白茅
根、玉米须各20克，益母草10克。每日1
剂，水煎分早、晚2次服用，7日为1个
疗程。

单纯性肥胖症：赤小豆30克，生薏苡仁
25克，山楂肉12克，大枣5枚。加水适量
煮粥，此为每日剂量，早、晚分服，10
日为1个疗程。

慢性肾小球肾炎：赤小豆30克，花生仁
25克，红糖50克。共煮熟，每日1剂，
早、晚分服，长期连用。

赤小豆粥

原料　赤小豆适量，粳米100克。

制法　将赤小豆浸泡半日后，同粳米煮粥。

用法　早餐食用。

功效　健脾益胃，利水消肿。

适用　大便稀薄、水肿病、脚湿气、肥胖病等。

赤豆炖鸡

原料　赤小豆100克，白鸡1只。

制法　白鸡宰杀，去毛剖腹，除去内脏，冲洗干净，与赤小豆共煮，待豆烂鸡熟为度。

用法　食鸡肉、豆，喝汁，每次适量。

功效　补益精血，解毒，利水。

适用　肾病。

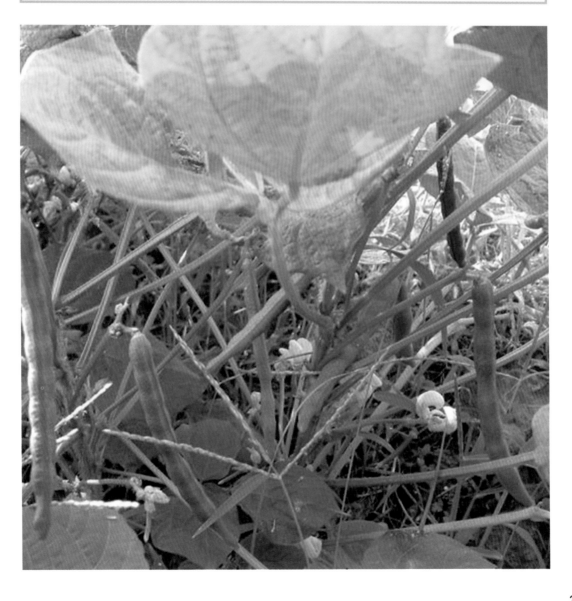

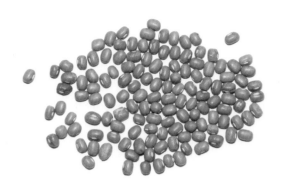

绿豆

（宋·《开宝》）

释名 ● 时珍曰：绿以色名也。

气味 ● 甘，寒，无毒。

主治 ● 煮食，消肿下气，压热解毒。生研绞汁服，治丹毒烦热风疹，药石发动，热气奔豚。（《开宝》）厚肠胃。作枕，明目，治头风头痛。除吐逆。（《日华》）补益元气，和调五脏，安精神，行十二经脉，去浮风，润皮肤，宜常食之。煮汁，止消渴。（孟诜）解一切药草、牛马、金石诸毒。（宁原）治痘毒，利肿胀。（时珍）

附方 ●

赤痢不止：以大麻子，水研滤汁，煮绿豆食之，极效。粥食亦可。（《必效方》）

老人淋痛：青豆二升，橘皮二两，煮豆粥，下麻子汁一升。空心渐食之，并饮其汁，甚验。（《养老书》）

绿豆粉

气味 ● 甘，凉、平，无毒。

主治 ● 解诸热，益气，解酒食诸毒，治发背痈疽疮肿，及汤火伤灼。（吴瑞）新水调服，治霍乱转筋，解诸药毒死，心头尚温者。（时珍）解菰菌、砒毒。（汪颖）

附方 ●

霍乱吐利：绿豆粉、白糖各二两，新汲水调服，即愈。（《生生编》）

解烧酒毒：绿豆粉荡皮，多食之即解。

解诸药毒（已死，但心头温者）：用绿豆粉调水服。（《卫生易简方》）

打扑损伤：用绿豆粉新铫炒紫，新汲井水调敷，以杉木皮缚定，其效如神。此汀人陈氏梦传之方。（《澹寮方》）

外肾生疮：绿豆粉、蚯蚓粪各等份，研涂之。

一切肿毒（初起）：用绿豆粉炒黄黑色，猪牙皂荚一两，为末，用米醋调敷之。皮破者油调之。（《邵真人经验方》）

精选验方 ●

皮肤瘙痒：绿豆粉适量。炒黄，用香油调匀，外敷患处，每日2~3次。

皮炎：绿豆60克，生薏苡仁30克。入砂锅，加水适量煮烂，入白糖调味，吃豆饮汤，每日2次，连服3~5日。

上吐下泻：绿豆、黄花菜、大枣各适量。水煎服，每日3次，每日1剂。

传统药膳

绿豆荷叶粥

原料　绿豆50克，荷叶1张，粳米100克，白糖适量。

制法　绿豆、荷叶和粳米分别洗净；绿豆放入锅内，倒入适量的水，置于大火上煮，水沸后改小火煮至五成熟。放入粳米，添加适量的水，改大火煮至水沸，再改小火继续煮，用荷叶当锅盖，盖于粥汤上。煮至米熟豆烂汤稠，加入白糖调味即成。

用法　每日1剂，早、晚各服食1次。

功效　清热解毒，祛暑生津。

适用　预防和治疗小儿痱子；亦可用作暑季消夏解暑之品。

绿豆甘草茶

原料　绿豆100克，大枣5枚，甘草5克。

制法　大枣与甘草放入水中浸泡片刻，大枣去核，甘草切碎备用。绿豆放入砂锅，加水用大火煮熟至烂，然后放入大枣、甘草，继续煮30分钟即成。

用法　代茶频饮。

功效　滋阴补虚，利水降压。

适用　慢性肾炎、动脉硬化症。

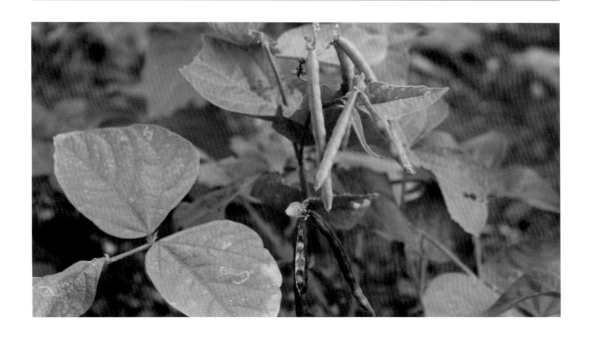

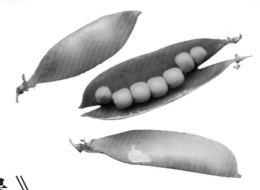

豌豆 《拾遗》

释名 ● 胡豆（《拾遗》），回鹘豆（《辽志》），青小豆（《千金》），青斑豆（《别录》）。

气味 ● 甘，平，无毒。

主治 ● 消渴，淡煮食之，良。（藏器）治寒热热中，除吐逆，利小便、腹胀满。（思邈）调营卫，益中平气。煮食，下乳汁。可作酱用。（瑞）煮饮，杀鬼毒心病，解乳石毒发。研末，涂痈肿痘疮。（时珍）

附方 ●

儿痘中有疔（紫黑而大，或黑坏而臭，或中有黑线，此症十死八九，唯牛都御史得秘传此方，点之最妙）：豌豆四十九粒烧存性，头发灰三分，真珠十四粒炒研为末，以油燕脂同杵成膏。先以簪挑疔破，咂去恶血，以少许点之，即时变红活色。

服石毒发：豌豆半升捣研，以水八合绞汁饮之，即愈。（《外台秘要》）

实用指南

精选验方 ●

产后乳汁不下、乳房作胀：嫩豌豆250克。加水适量，煮熟淡食并饮汤。

脾胃不和：豌豆120克，陈皮10克，芫荽60克。加水煎汤，分2~3次温服。

传统药膳

豌豆粥

原料 豌豆250克，白糖、红糖各75克，糖桂花、糖玫瑰各5克。

制法 豌豆淘洗干净，放入锅内，加水1000毫升，置旺火上煮沸，撇去浮沫后用小火煮熬至豌豆酥烂；糖桂花、糖玫瑰分别用凉开水调成汁。食用时，先在碗内放上白糖、红糖，盛入豌豆粥，再加上少许桂花汁、玫瑰汁，搅拌均匀即可。

早餐食用。

健脾和胃。

脾胃气虚、食纳欠佳者。

豌豆虾仁

原料 豌豆250克，虾仁100克，鸡蛋1个，调料适量。

制法 将豌豆、虾仁洗净；油锅上火，烧至五成热时放入虾仁，虾仁变白后，放入豌豆，翻炒片刻，加入葱、鲜汤、盐、味精、黄酒，勾入淀粉芡即成。

用法 佐餐食用。

功效 健脾和胃，益精助阳。

适用 阳痿、早泄、慢性前列腺炎。

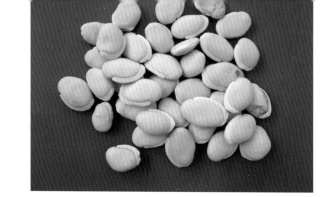

稨豆

《别录》中品

释名 ● 沿篱豆（俗），蛾眉豆。

白扁豆

气味 ● 甘，微温，无毒。

主治 ● 和中，下气。（《别录》）补五脏，主呕逆。久服头不白。（孟诜）疗霍乱吐利不止，研末和醋服之。（苏恭）行风气，治女子带下，解酒毒、河豚鱼毒。（苏颂）解一切草木毒，生嚼及煮汁饮，取效。（甄权）止泻痢，消暑，暖脾胃，除湿热，止消渴。（时珍）

附方 ●

霍乱吐利： 扁豆、香薷各一升，水六升，煮二升，分服。（《千金方》）

霍乱转筋： 白扁豆为末，醋和服。（《普济方》）

赤白带下： 白扁豆炒为末，用米饮每服二钱。

恶疮痂痒（作痛）： 以扁豆捣封，痂落即愈。（《肘后方》）

传统药膳

扁豆花粥

原料 白扁豆花10～15克，粳米60克。

制法 先将粳米洗净，如常法煮粥，待粥将熟时放入扁豆花，改用慢火稍煮片刻即可。

用法 温热服食，每日1～2次。

功效 清热化湿，健脾和胃。

适用 夏季感受暑热、发热、心烦、胸闷、吐泻及赤白带下等。

实用指南

精选验方 ●

慢性关节炎： 扁豆根30克。水煎服。

脾虚水肿： 炒扁豆30克，茯苓15克，红糖适量。研为细末，每次3克，加红糖，用沸水冲服。

痢疾初起： 扁豆花60克。炒焦，水煎2碗，连服2次，第二日再服1次。

白带： 干扁豆根30～60克。水煎服。

慢性肾炎、贫血： 扁豆30克，大枣20枚。水煎服。

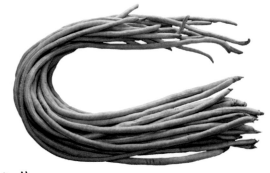

豇豆 《纲目》

释名 ● 蹄蘽。

气味 ● 甘、咸，平，无毒。

主治 ● 理中益气，补肾健胃，和五脏，调营卫，生精髓，止消渴，吐逆泻痢，小便数，解鼠莽毒。（时珍）

附方 ●

食积腹胀，嗳气：生豇豆适量，细嚼咽下，或捣烂泡冷开水服。

白带，白浊：豇豆、藤藤菜各适量。炖鸡肉服。

蛇咬伤：豇豆、山慈菇、樱桃叶、黄豆叶。捣烂外敷。

实用指南

精选验方 ○

急、慢性荨麻疹：豇豆30克，苍术20克。加水煎2次，将两煎液混合，分早、中、晚3次温服，连服7日为1个疗程；症状控制后，隔日服药1剂，继续服2个疗程。

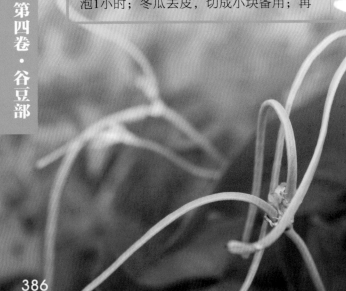

传统药膳

豇豆冬瓜汤

原料　豇豆100克，冬瓜400克，味精、盐各2克。

制法　先将豇豆清洗干净，放入清水中浸泡1小时；冬瓜去皮，切成小块备用；再将2味一同放入锅中，加适量的清水煮至冬瓜、豇豆熟透，调入盐、味精即可。

用法　佐餐食用。

功效　清热利尿。

适用　肾炎所致的腰痛、浮肿。

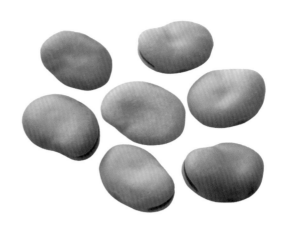

蚕豆

《食物》

释名 ● 胡豆。

气味 ● 甘、微辛，平，无毒。

主治 ● 快胃，和脏腑。（汪颖）

附方 ●

膈食： 蚕豆磨粉，红糖调食。（《指南方》）

水胀，利水消肿： 虫胡豆一至八两。炖黄牛肉服。不可与菠菜同用。

水肿： 蚕豆二两，冬瓜皮二两，水煎服。

秃疮： 鲜蚕豆捣如泥，涂疮上，干即换之。如无鲜者，用干豆以水泡胖，捣敷亦效。（《秘方集验》）

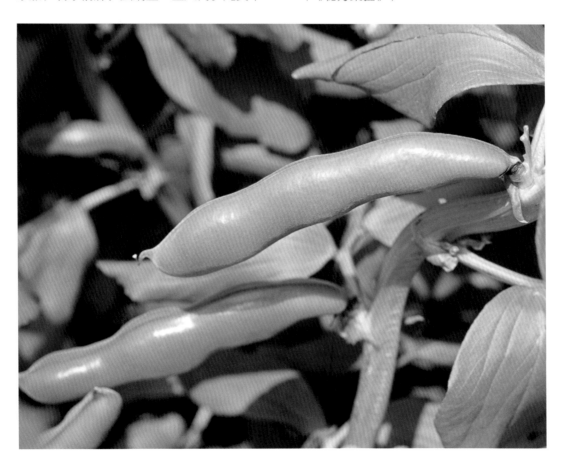

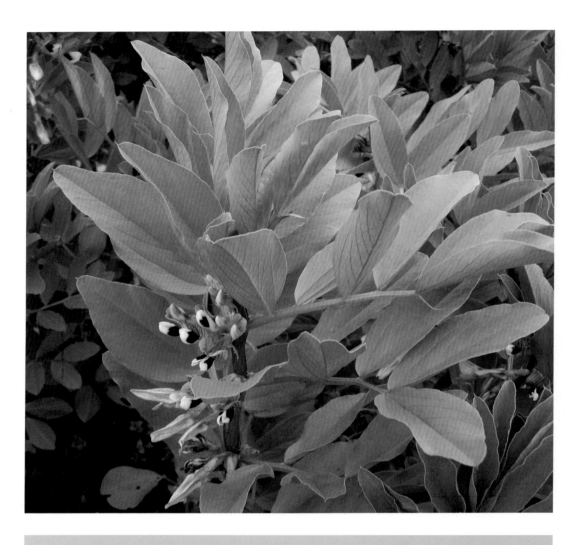

实用指南

精选验方●

脾胃不健、消化不良：蚕豆500克。以水浸泡后，去壳晒干，磨粉（或磨浆过滤后，晒干），每次30～60克，加红糖适量，冲入沸水调匀食。

脾虚水肿：陈蚕豆120克，红糖适量。加水五茶杯，以小火煮至一茶杯，温服。

传统药膳

蚕豆糕

原料　蚕豆250克，红糖150克。

制法　把蚕豆拿清水泡发，去皮，入锅，煮烂后放红糖，拌匀，绞成泥，以啤酒瓶盖为模，把糕料填压成饼状。

用法　当点心食用，用量自愿。

功效　利湿消肿，祛瘀降脂。

适用　吸收不良综合征、营养不良性水肿、动脉硬化、高血压等。

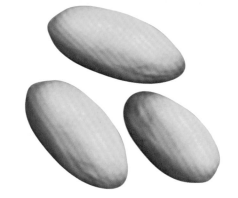

刀豆
《纲目》

释名 ● 挟剑豆。

气味 ● 甘，平，无毒。

主治 ● 温中下气，利肠胃，止呃逆，益肾补元。（时珍）

附方 ●

气滞呃逆，膈闷不舒：刀豆取老而绽者，每服二三钱，开水下。（《医级》刀豆散）

肾虚腰痛：刀豆子二粒，包于猪腰子内，外裹叶，烧熟食。（《重庆草药》）

百日咳：刀豆子十粒（打碎），甘草一钱。加冰糖适量，水一杯半，煎至一杯，去渣，频服。（《江西中医药》）

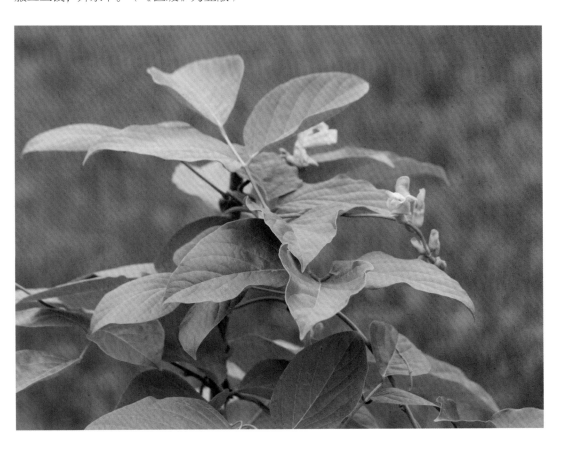

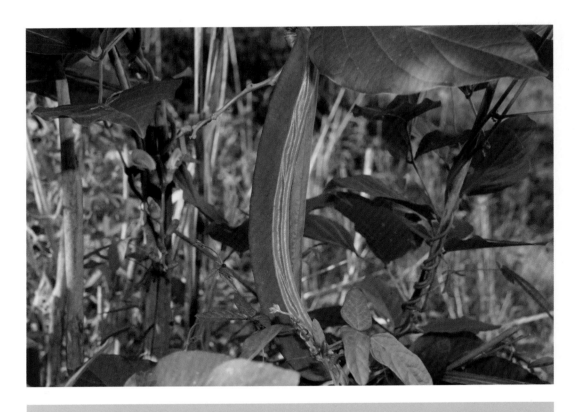

实用指南

精选验方 ●

食滞胃脘致呃逆： 刀豆子适量。煮食。

颈部淋巴结核（鼠疮）初起： 鲜刀豆荚20克，鸡蛋1只，黄酒适量。加水煎服。

久痢、久泻： 嫩刀豆120克。蒸熟，蘸白糖细细嚼食。

老年腰痛： 刀豆壳7个。烧炭存性研末，拌糯米饭，每日1剂，分2次服。

胃寒呃逆： 带壳老刀豆30克，生姜3片。水煎去渣服；或用鲜刀豆壳60克，水煎后加适量红糖温服，每日2次。

传统药膳

刀豆粥

原料 刀豆、水发香菇各50克，猪腰子100克，胡椒粉、味精、料酒、姜末、葱、盐各适量，籼米200克，小麻油20毫升。

制法 先将籼米淘洗干净，在锅内加入适量开水，小火煮熬；再将猪腰子、水发香菇切成小丁。小麻油下锅，烧热后加入刀豆子、猪腰子、香菇一起翻炒，再依次加入料酒、盐、葱、姜末、胡椒粉、味精，拌炒入味，倒入煮熟的粥内，稍煮片刻即可。

用法 早餐食用。

功效 温中补脾，滋肾壮腰。

适用 肾虚腰痛、中寒呃逆。

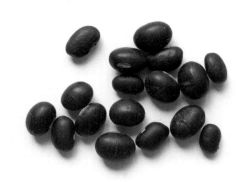

大豆豉

《别录》中品

释名 ● 时珍曰：按刘熙释名云，豉，嗜也。调和五味，可甘嗜也。

淡豉

气味 ● 苦，寒，无毒。

主治 ● 伤寒头痛寒热，瘴气恶毒，烦躁满闷，虚劳喘吸，两脚疼冷。杀六畜胎子诸毒。（《别录》）治时疾热病发汗。熬末，能止盗汗，除烦。生捣为丸服，治寒热风，胸中生疮。煮服，治血痢腹痛。研涂阴茎生疮。（《药性》）治疟疾骨蒸，中毒药蛊气，犬咬。（大明）下气调中，治伤寒温毒发癍呕逆。（时珍）

蒲州豉

气味 ● 苦，寒，无毒。

主治 ● 解烦热热毒，寒热虚劳，调中发汗，通关节，杀腥气，伤寒鼻塞。陕州豉汁：亦除烦热。（藏器）

附方 ●

伤寒目翳： 烧豉二七枚，研末吹之。（《肘后方》）

疟疾寒热： 煮豉汤饮数升，得大吐即愈。（《肘后方》）

口舌生疮（胸膈疼痛者）： 用焦豉末，含一宿即瘥。（《圣惠方》）

蹉跌破伤筋骨： 用豉三升，水三升，渍浓汁饮之，止心闷。（《千金方》）

实用指南

精选验方 ●

风寒感冒： 淡豆豉10克，葱白5克，生姜3片。水煎服，每日1剂。

风寒阳虚感冒： 淡豆豉10克，葱白3茎。水煎服。

断奶乳胀： 豆豉250克。水煎取汁，服1小碗，余下洗乳房。

传统药膳

发汗豉粥

原料 豆豉、粳米各30克，荆芥、葛根、葱白各15克，麻黄、栀子仁各1.5克，石膏60克，生姜10克。

制法 以上各味加水1500毫升，煎至1000毫升，去滓，纳米煮作稀粥。

用法 顿服，汗出为效。如未有大汗，宜再合服之。

功效 祛风活络。

适用 中风、伤寒壮热头痛初时两三日。

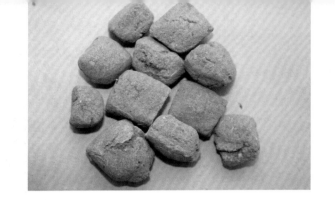

神曲
《药性论》

气味 ● 甘、辛，温，无毒。

主治 ● 化水谷宿食，癥结积滞，健脾暖胃。（《药性》）养胃气，治赤白痢。（元素）消食下气，除痰逆霍乱，泻痢胀满诸疾，其功与曲同。闪挫腰痛者，煅过淬酒温服有效。妇人产后欲回乳者，炒研，酒服二钱，日二即止，甚验。（时珍）

附方 ●

胃虚不克： 神曲半斤，麦芽五斤，杏仁一升，各炒为末，炼蜜丸弹子大。每食后嚼化一丸。（《普济方》）

暴泄不止： 神曲炒二两，茱萸汤泡炒半两，为末，醋糊丸梧子大。每服五十丸，米饮下。（《百一选方》）

产后运绝： 神曲炒为末，水服方寸匕。（《千金方》）

实用指南

精选验方 ●

小儿流涎： 神曲半块，生姜2片，食糖适量。同放罐内，加水煮沸即成；代茶随量饮，或每日2～3次。

脾虚久泻： 神曲、苍术、陈皮各10克，薏苡仁15克，甘草6克。水煎服。

食欲不振、食积腹胀： 神曲、鸡内金、山楂、麦芽各10克。水煎服。

腹胀泄泻： 神曲、茯苓各10克，白术、党参各12克，甘草6克。水煎服。

消化不良： 炒神曲、炒山楂、炒麦芽、炒莱菔子各10克，鸡内金6克。水煎服。

传统药膳

神曲粥

原料 神曲10克，粳米50克。

制法 先把神曲捣碎，沥取药汁后去渣，入粳米同煮为稀粥。

用法 每日2次，空腹温热食用，3日为1个疗程。

功效 健脾胃，助消化。

适用 消化不良、食积难消、脘闷腹胀、大便溏泻等。

神曲茶

原料 神曲茶（成药）1块，生姜适量。

制法 将神曲茶加清水二碗煎至一碗，或加生姜3片同煎。

用法 每日1～2剂，每次1块，顿服。

功效 清热解毒，除湿宽胸，消食健胃。

适用 感冒发热、食滞吐泻等。

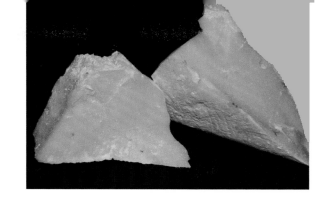

饴糖
《别录》上品

释名 ● 饧。

气味 ● 甘，大温，无毒。入太阴经。

主治 ● 补虚乏，止渴去血。（《别录》）补虚冷，益气力，止肠鸣咽痛，治唾血，消痰润肺止嗽。（思邈）健脾胃，补中，治吐血。打损瘀血者，熬煎酒服，能下恶血。又伤寒大毒嗽，于蔓菁、薤汁中煮一沸，顿服之，良。（孟诜）脾弱不思食人少用，能和胃气。亦用和药。（宗奭）解附子、草乌头毒。（时珍）

附方 ●

老人烦渴： 寒食大麦一升，水七升，煎五升，入赤饧二合，渴即饮之。（《奉亲书》）

鱼脐疔疮： 寒食饧涂之，良。干者烧灰。（《千金方》）

鱼骨鲠咽不能出： 用饴糖丸鸡子黄大吞之。不下再吞。（《肘后方》）

服药过剂（闷乱者）： 饴糖食之。（《千金方》）

火烧成疮： 白糖烧灰，粉之即燥，易瘥。（《小品方》）

实用指南

精选验方 ●

寒痰咳嗽： 饴糖5克，生姜10克。水煎服。

痰热咳嗽或小儿顿咳： 饴糖20克，萝卜500克。先将萝卜捣烂，绞汁，与饴糖同蒸化，趁热徐徐服用。

传统药膳

饴糖红茶

原料　饴糖15～25克，红茶1～1.5克。

制法　将上2味以适量沸水冲泡。

用法　每日1剂，分2～3次，代茶饮服。

功效　滋补强壮，健胃润肺。

适用　养颜保健。

饴糖大米粥

原料　饴糖30克，大米50克。

制法　大米煮粥，粥熟入饴糖，调匀。

用法　空腹食用。

功效　健脾和中，止痛。

适用　脾虚食少、胃虚作痛等。

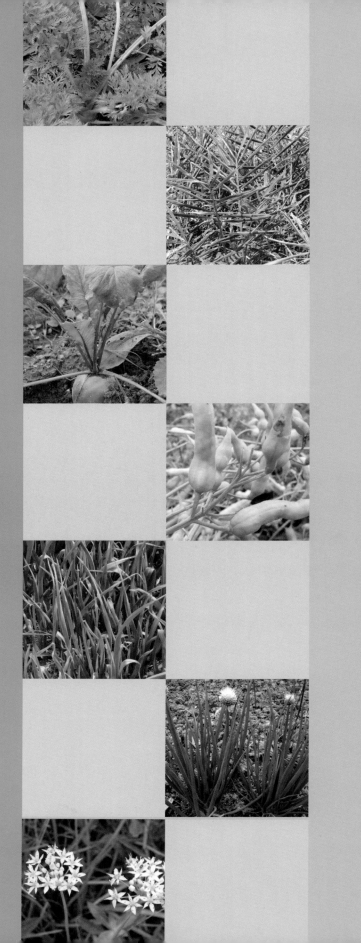

第五卷
菜部

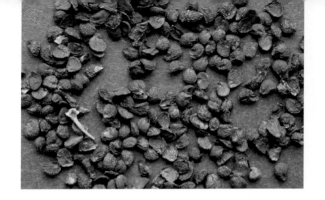

韭

《别录》中品

释名 ● 草钟乳（《拾遗》），起阳草（《侯氏药谱》）。

第五卷·菜部

气味 ● 辛、微酸，温，涩，无毒。

主治 ● 归心，安五脏，除胃中热，利病人，可久食。（《别录》）作可久食，不利病人。（《千金方》）叶：煮鲫鱼鲊食，断卒下痢。根：入生发膏用。（弘景）饮生汁，主上气喘息欲绝，解肉脯毒。煮汁饮，止消渴盗汗。熏产妇血晕，洗肠痔脱肛。（时珍）

附方 ●

喉肿难食：韭一把，捣熬敷之。冷即易。（《千金方》）

水谷痢疾：韭叶作羹、粥、炸、炒，任食之，良。（《食医心镜》）

脱肛不收：生韭一斤切，以酥拌炒熟，绵裹作二包，更互熨之，以入为度。（《圣惠方》）

痔疮作痛：用盆盛沸汤，以器盖之，留一孔。用洗净韭菜一把，泡汤中。趁热坐孔上，先熏后洗，数次自然脱体也。（《袖珍方》）

金疮出血：韭汁和风化石灰晒干。每用为末敷之效。（《濒湖集简方》）

食物中毒：生韭汁服数升良。（《千金方》）

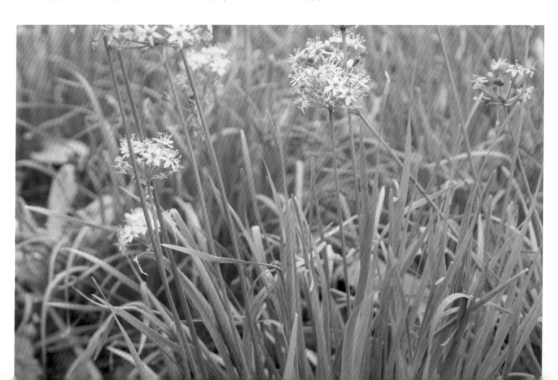

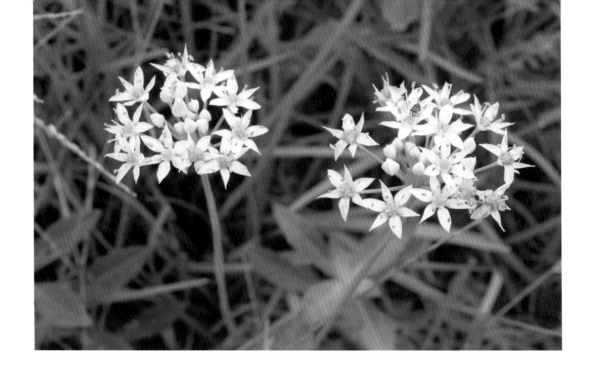

精选验方 ●

寒性痛经： 韭菜250克，红糖60克。捣烂取汁，调入红糖，小火加温，微热服下。

荨麻疹： 鲜韭菜适量。捣汁外涂，连用2日。

鼻出血： 鲜韭菜适量，红糖少量。洗净，捣取汁口服，每次200毫升；小儿用量酌减，并配红糖调味。

牛皮癣： 鲜韭菜、大蒜各30克。捣烂成泥状，烘热搓患处，每日1次。

跌打内伤： 鲜韭菜、鲜刘寄奴各60克。水煎服。

传统药膳

韭菜炒核桃仁

原料 韭菜500克，核桃仁100克，芝麻油、盐、味精各适量。

制法 韭菜洗净，切段。核桃仁用开水浸泡30分，洗净。先将锅用旺火加热，下芝麻油，烧至八成热后入核桃仁，改用中火炒至熟后，再入韭菜翻炒片刻，加盐、味精调味后食用。

用法 佐餐食用，每日1次。

功效 补肾壮阳，和中下气。

适用 阳痿遗精、腰膝酸痛、脘腹冷痛、胃虚寒等。

韭菜西葫芦粥

原料 韭菜、大米各100克，西葫芦150克，生姜、盐、味精各适量。

制法 韭菜切小段，西葫芦切小块，生姜切丝。锅烧清水沸后，下淘净大米煮粥至八成熟，加入韭菜、西葫芦、生姜稍煮片刻，调入盐、味精即成。

用法 每日早晨服食，5日为1个疗程。

功效 温中散气，祛风发汗。

适用 风寒感冒、上呼吸道感染等。

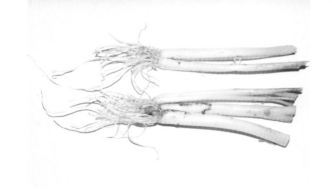

葱

《别录》中品

释名 ● 芤（《纲目》），菜伯（《纲目》），和事草（《纲目》），鹿胎。

葱茎白

气味 ● 辛，平。叶：温。根须：平。并无毒。

主治 ● 作汤，治伤寒寒热，中风面目浮肿，能出汗。（《本经》）伤寒骨肉碎痛，喉痹不通，安胎，归目益目睛，除肝中邪气，安中利五脏，杀百药毒。根：治伤寒头痛。（《别录》）主天行时疾，头痛热狂，霍乱转筋，及奔豚气、脚气，心腹痛，目眩，止心迷闷。（大明）通关节，止衄血，利大小便。（孟诜）治阳明下痢、下血。（李杲）

附方 ●

感冒风寒（初起）：即用葱白一握，淡豆豉半合，泡汤服之，取汗。（《濒湖集简方》）

伤寒头痛（如破者）：连须葱白半斤，生姜二两，水煮温服。（《南阳活人书》）

风湿身痛：生葱擂烂，入香油数点，水煎，调川芎、郁金末各一钱服，取吐。（《丹溪心法》）

霍乱烦躁，坐卧不安：葱白二十茎，大枣二十枚，水三升，煎二升，分服。（《梅师方》）

腹皮麻痹（不仁者）：多煮葱白食之，即自愈。（《危氏方》）

小便闭胀（不治杀人）：葱白三斤，锉炒帕盛，二个更互熨小腹，气透即通也。（《许学士本事方》）

大小便闭：捣葱白和酢，封小腹上。仍灸七壮。（《外台秘要》）

肠痔有血：葱白三斤，煮汤熏洗立效。（《外台秘要》）

赤白下痢：葱白一握细切，和米煮粥，日日食之。（《食医心镜》）

传统药膳

葱姜茶

原料 葱白10克，生姜3克，红糖适量。

制法 将葱白、生姜放入砂锅内，加水600毫升，煎沸5分钟，取汁，加入红糖搅匀，趁热代茶饮下，卧床盖被出微汗。

用法 每日1剂。

功效 发汗解表，祛散风寒，外感风寒。

适用 头痛、畏寒、鼻塞流清涕等。

精选验方 ●

小儿消化不良： 生葱1根，生姜25克，茴香粉15克。同捣碎，混匀后炒热（以皮肤能忍受为度），用纱布包好敷于脐部，每日1～2次，直到治愈为止。

蛔虫性急腹痛： 鲜葱白50克，麻油50毫升。捣烂取汁，同调和，空腹1次服下（小儿酌减），每日2次。

感冒： 葱白、生姜各25克，盐5克。捣成糊状，用纱布包裹，涂擦五心（前胸、后背、脚心、手心、腘窝、肘窝）一遍后安卧，次日可完全恢复。

前列腺炎： 大葱白5根，白矾10克。研细，共捣，敷患处，用塑料膜胶布固定。

牛皮癣： 葱白7根，紫皮头蒜20克，白糖20克，冰片1克，蓖麻子仁15克。共捣如泥状，搽患处，每日1次。

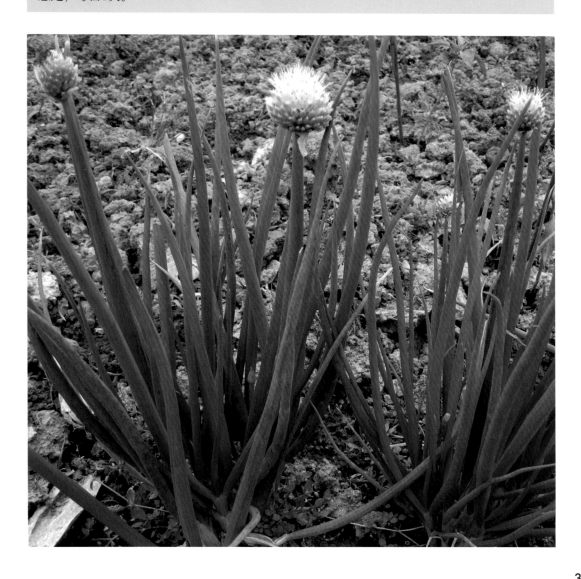

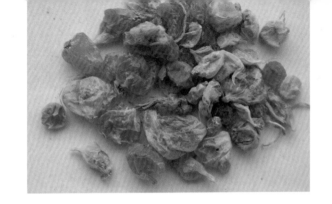

薤

《别录》中品

释名 ● 莜子、火葱（《纲目》），菜芝（《别录》），鸿荟。

薤白

气味 ● 辛、苦，温，滑，无毒。

主治 ● 金疮疮败。轻身，不饥耐老。（《本经》）归骨，除寒热，去水气，温中散结气。作羹食，利病人。诸疮中风寒水气肿痛，捣涂之。（《别录》）煮食，耐寒，调中补不足，止久痢冷泻，肥健人。（《日华》）治泻痢下重，能泄下焦阳明气滞。（李杲）

好古曰：下重者，气滞也。四逆散加此以泄气滞。治少阴病厥逆泻痢，及胸痹刺痛，下气散血，安胎。（时珍）心病宜食之。利产妇。（思邈）治女人带下赤白，作羹食之。骨鲠在咽不去者，食之即下。（孟诜）补虚解毒。（苏颂）白者补益，赤者疗金疮及风，生肌肉。（苏恭）温补，助阳道。（时珍）

附方 ●

霍乱干呕（不止者）：薤一虎口，以水三升，煮取一半，顿服。不过三作即已。（《韦宙独行方》）

赤痢不止：薤同黄檗煮汁服之。（藏器）

赤白痢下：薤白一握，同米煮粥，日食之。（《食医心镜》）

妊娠胎动（腹内冷痛）：薤白一升，当归四两，水五升，煮二升，分三服。（《古今录验》）

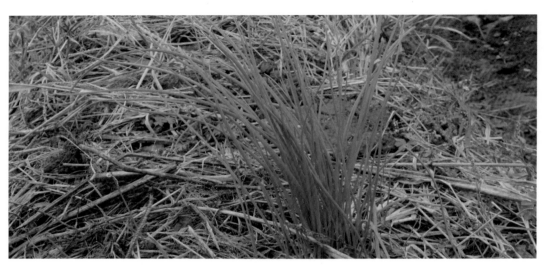

精选验方 ●

瘀阻血脉、脉管炎：薤白90克，丹参20克，降香、川芎各15克。水煎服。

胸脾心病（包括心绞痛）：薤白、瓜蒌仁各9克，半夏4.5克。水煎去渣，每日2次，以少许黄酒冲入温服。

胸痹胸闷：薤白20~30克。水煎服，每日2次。

痰瘀胸痹：薤白、丹参、川芎、瓜蒌皮各适量。水煎服。

胃寒气滞所致之脘腹痞满胀痛：薤白、高良姜、砂仁、木香各适量。水煎服。

传统药膳

薤白炖猪肚

原料　薤白150克，猪肚1具，薏苡仁适量，盐、胡椒各少量。

制法　薏苡仁、薤白洗净，混合，装入猪肚中，用绳扎住，入锅，加水和盐、胡椒，炖至猪肚烂熟。

用法　分3~4次服食。

功效　强身健体，消食。

适用　脾胃虚弱、少食羸瘦、饮食不消。

薤白葱粥

原料　薤白10~15克（鲜者30~60克），粳米50~100克，葱白3根。

制法　先把薤白、葱白洗净切碎，与粳米同时入锅内，加水适量煮成稀粥。

用法　每日分2~3次温服。

功效　行气宽胸。

适用　冠心病胸闷、心前区疼痛。

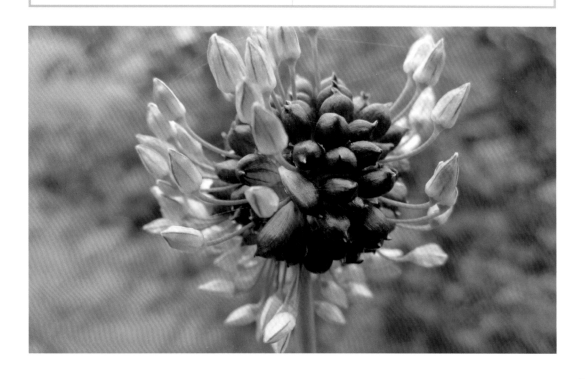

葫

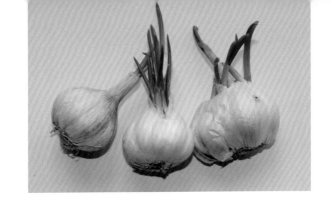

《别录》下品

释名 ● 大蒜（弘景），荤菜。

气味 ● 辛，温，有毒。久食损人目。

主治 ● 下气，消谷，化肉。（苏恭）去水恶瘴气，除风湿，破冷气，烂疮癣，伏邪恶，宜通温补，疗疮癣，杀鬼去痛。（藏器）捣汁饮，治吐血心痛。煮汁饮，治角弓反张。同鲫鱼丸，治膈气。同蛤粉丸，治水肿。同黄丹丸，治痢疟、孕痢。同乳香丸，治腹痛。捣膏敷脐，能达下焦消水，利大小便。贴足心，能引热下行，治泄泻暴痢及干湿霍乱，止衄血。纳肛中，能通幽门，治关格不通。（时珍）

附方 ●

关格胀满（大小便不通）： 独头蒜烧熟去皮，绵裹纳下部，气立通也。（《外台秘要》）

泄泻暴痢： 大蒜捣贴两足心。亦可贴脐中。（《千金方》）

肠毒下血： 蒜连丸，用独蒜煨捣，和黄连末为丸，日日米汤服之。（《济生方》）

鼻血不止（服药不应）： 用蒜一枚，去皮研如泥，作钱大饼子，厚一豆许。左鼻血出，贴左足心；右鼻血出，贴右足心；两鼻俱出，俱贴之，立瘥。（《简要济众方》）

心腹冷痛： 法醋浸至二三年蒜，食至数颗，其效如神。（《濒湖集简方》）

鱼骨鲠咽： 独头蒜塞鼻中，自出。（《十便良方》）

小便淋沥（或有或无）： 用大蒜一个，纸包煨熟，露一夜，空心新水送下。（《朱氏集验方》）

小儿白秃（团团然）： 切蒜日日揩之。（《子母秘录》）

脚肚转筋： 大蒜擦足心令热，即安。仍以冷水食一瓣。（《摄生方》）

实用指南

精选验方 ●

霉菌性尿道感染： 大蒜半头。捣泥，加白糖水冲开，待冷服下。

腹泻： 大蒜1头，茶叶1把。水煎服。

咽喉肿病（急性咽炎、扁桃体炎）： 独头蒜1个，杏核壳若干。将独头蒜捣烂，将蒜泥装在半个杏核壳中，然后扣于单侧列缺穴上，用胶布固定，每日1次，左右交替应用，1~2小时后去掉；如出现水疱，可用消毒针挑破，再敷上消毒纱布，连用3~5日。

大蒜粥

原料　紫皮大蒜30克，粳米100克。

制法　将大蒜去皮，放入沸水中煮1分钟后捞出，然后取粳米放入煮蒜水中煮成稀粥，再将蒜重新放入粥内同煮为粥。

用法　早餐食用。

功效　暖脾胃，行气滞，降血压，止痢。

适用　饮食积滞、脘腹冷痛、泄泻痢疾等。

大蒜小米粥

原料　紫皮大蒜30克，小米60克，白及粉6克，蜂蜜10毫升。

制法　先将小米淘洗，放锅内加水适量，小火煮成稀粥，再将蒜（去皮）、白及粉、蜂蜜放粥内搅匀，沸后停火。

用法　分2次服，1日内服完，连服数日。

功效　解毒，润肺，补虚，止血。

适用　肺结核咳嗽、咳血、消瘦、盗汗等。

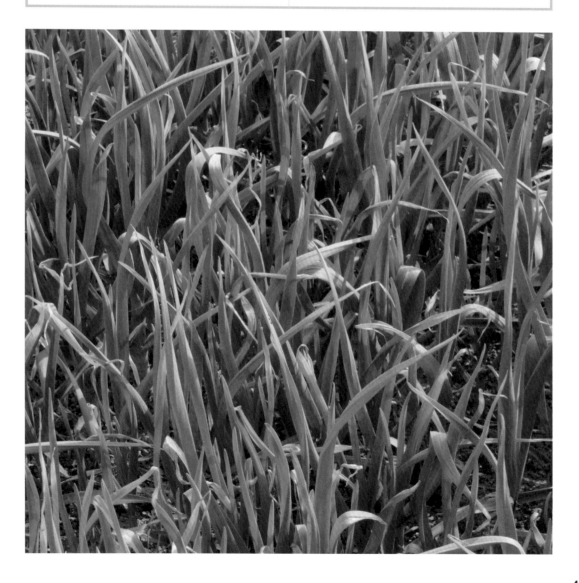

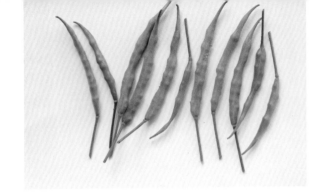

芸薹

《唐本》

释名 ● 薹菜（《埤雅》），薹芥（《沛志》），油菜（《纲目》）。

茎叶

气味 ● 辛，温，无毒。

主治 ● 风游丹肿，乳痈。（《唐本》）破癥瘕结血。（《开宝》）治产后血风及瘀血。（《日华》）煮食，治腰脚痹。捣叶，敷女人吹奶。（藏器）治瘰疬、豌豆疮，散血消肿。伏蓬砂。（时珍）

附方 ●

天火热疮（初起似痱，渐如水泡，似火烧疮，赤色，急速能杀人）：芸薹叶捣汁，调大黄、芒硝、生铁衣各等份，涂之。（《近效方》）

风热肿毒：芸薹苗叶根、蔓菁根各三两，研为末，以鸡子清和贴之，即消。无蔓菁，即以商陆根代之，甚效也。（《近效方》）

豌豆斑疮：芸薹叶煎汤洗之。（《外台秘要》）

血痢腹痛（日夜不止）：以芸薹叶捣汁二合，入蜜一合，温服。（《圣惠方》）

实用指南

精选验方 ○

荨麻疹、带状疱疹：油菜叶适量。搓烂擦患处。

小儿蛔虫肠梗阻：生油菜30克。饮服；若加生香葱同服效果更佳。

传统药膳

清炒油菜

原料 油菜500克，盐、菜油各适量。

制法 油菜洗净，切成3厘米长段。锅烧热，下菜油，旺火烧至七成热时，下油菜旺火煸炒，酌加盐，菜熟后起锅装盘。

用法 佐餐食用。

功效 活血化瘀，降低血脂。

适用 高血压、高脂血症等。

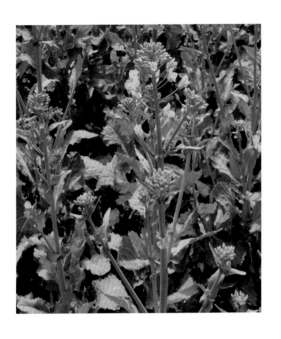

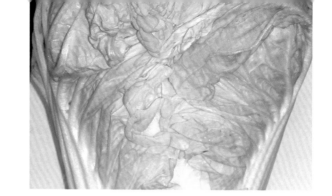

菘

《别录》上品

释名 ● 白菜。

茎叶

气味 ● 甘，温，无毒。

主治 ● 通利肠胃，除胸中烦，解酒渴。（《别录》）消食下气，治瘴气，止热气嗽。冬汁尤佳。（萧炳）和中，利大小便。（宁原）

附方 ●

小儿赤游（行于上下，至心即死）：菘菜捣敷之，即止。（《子母秘录》）

子

气味 ● 甘，平，无毒。

主治 ● 作油，涂头长发。（弘景）

附方 ●

酒醉不醒：菘菜子二合细研，井华水一盏调，为二服。（《圣惠方》）

实用指南

精选验方 ●

伤风感冒：白菜心10克，葱白2根，生姜15克。水煎服。

百日咳：大白菜根3条，冰糖30克。水煎服，每日3次。

胃及十二指肠溃疡、出血：小白菜250克，盐少量。洗净，切细，用盐拌腌10分钟，用洁净纱布绞取液汁，加入适量白糖食用，每日3次，空腹服。

便秘、烦渴：白菜适量。用开水煮汤食。

传统药膳

素白菜汤

原料 白菜250克，调料适量。

制法 白菜洗净，切碎，投入沸水中，煮沸去生味，再调以香油、盐、味精即可。

用法 佐餐食用。

功效 清热除烦，利尿。

适用 烦热口渴，小便不利等。

白菜苡米粥

原料 白菜500克，薏苡仁60克。

制法 先将薏苡仁煮成稀粥，再加入洗净切好的白菜，煮二三沸，待白菜熟即成。不可久煮，食用时不加盐。

用法 每日1剂，分2次食。

功效 祛湿解毒利水。

适用 湿毒浸淫型急性肾小球肾炎。

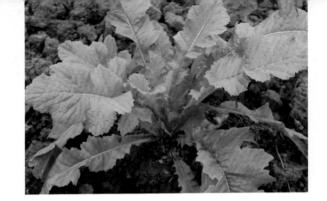

芜菁

《别录》上品

释名 ● 蔓菁（《唐本》），九英菘（《食疗》），诸葛菜。

根叶

气味 ● 苦，温，无毒。

主治 ● 利五脏，轻身益气，可长食之。（《别录》）常食通中，令人肥健。（苏颂）消食，下气治嗽，止消渴，去心腹冷痛，及热毒风肿，乳痈妒乳寒热。（孟诜）

附方 ●

鼻中衄血：诸葛菜生捣汁饮。（《十便良方》）

饮酒辟气：干蔓菁根二七枚，蒸三遍，碾末。酒后水服二钱，即无酒气也。（《千金方》）

一切肿毒：生蔓菁根一握，入盐花少许，同捣封之，日三易之。（《肘后方》）

小儿头秃：芜菁叶烧灰，和脂敷之。（《千金方》）

实用指南

精选验方 ●

便秘：芜菁子60~90克。捣研成细末，以开水一杯冲入，布包绞汁，每次6~10毫升，空腹服下，过片刻即可通便。

急性乳腺炎，发热，恶寒：芜菁根叶200克，盐适量。捣烂，和盐外敷，热即换，每日2~3次。

传统药膳

芜菁粥

原料 芜菁50克，糯米、熟羊肉各100克，葱、姜、盐、味精各适量。

制法 芜菁切碎与羊肉丁同炒，和糯米共熬粥。再加入葱姜末、盐、味精调味即可。

用法 食粥，每日1次，连食数日。

功效 开胃下气，利湿解毒。

适用 黄疸型肝炎。

大头菜炒肉丝

原料 腌芜菁250克，猪瘦肉200克，鸡蛋1个，植物油、湿淀粉、白糖、甜酱、高汤、盐各适量。

制法 将芜菁反复清洗，以去掉腌制的咸味，沥干水后切细丝；猪瘦肉切成5厘米长的条，用鸡蛋清、湿淀粉、盐抓均上浆后，入四成热的油锅内滑散，倒入漏勺沥油。炒锅留底油烧热，下芜菁丝煸出香味，再下肉丝拌炒，加甜酱、白糖、高汤，勾芡即可。

用法 佐餐食用，每日1次。

功效 增强机体免疫力，补虚开胃。

适用 肿瘤病人化疗后食欲不振。

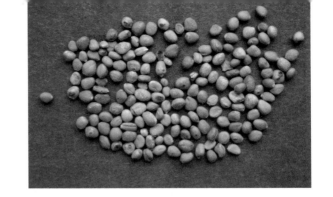

莱菔

《唐本》

释名 ● 萝卜，雹突（《尔雅》），紫花菘（《尔雅》），温菘（《尔雅》），土酥。

气味 ● 根辛、甘，叶辛、苦，温；无毒。

主治 ● 散服及炮煮服食，大下气，消谷和中，去痰癖，肥健人；生捣汁服，止消渴，试大有验。（《唐本》）利关节，理颜色，练五脏恶气，制面毒，行风气，去邪热气。（萧炳）利五脏，轻身，令人白净肌细。（孟诜）主吞酸，化积滞，解酒毒，散瘀血，甚效。末服，治五淋。丸服，治白浊。煎汤，洗脚气。饮汁，治下痢及失音，并烟熏欲死。生捣，涂打扑汤火伤。（时珍）

附方 ●

反胃噎疾： 萝卜蜜煎浸，细细嚼咽良。（《普济方》）

大肠便血： 大萝卜皮烧存性，荷叶烧存性，蒲黄生用，各等份为末。每服一钱，米饮下。（《普济方》）

肠风下血： 蜜炙萝卜，任意食之。昔一妇人服此有效。（《百一选方》）

大肠脱肛： 生莱菔捣，实脐中束之。觉有疮，即除。（《摘玄方》）

脚气走痛： 萝卜煎汤洗之。仍以萝卜晒干为末，铺袜内。（《圣济总录》）

失音不语： 萝卜生捣汁，入姜汁同服。（《普济方》）

喉痹肿痛： 萝卜汁和皂荚浆服，取吐。（《普济方》）

满口烂疮： 萝卜自然汁，频漱去涎妙。（《濒湖集简方》）

汤火伤灼： 生萝卜捣涂之。子亦可。（《圣济总录》）

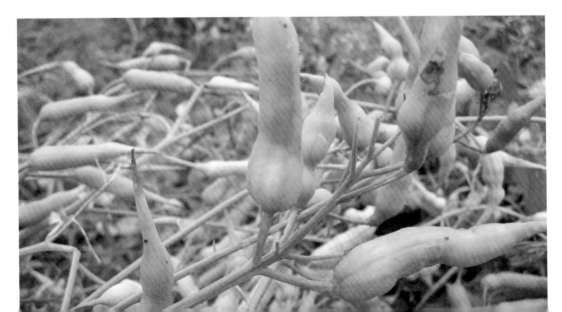

实用指南

精选验方●

习惯性便秘：白萝卜250克。洗净去皮，切块，加水煮烂后食用。

咽炎：萝卜100克，青果30克。煎水代茶饮，每日1剂，连服5~7剂。

扁桃体炎：萝卜汁100毫升（用鲜萝卜制成）。调匀，以温开水送服，每日2~3次。

哮喘：萝卜汁300毫升。以温开水冲服，每次100毫升，每日3次。

胃痛：白萝卜适量。捣汁，每日早、中、晚饭后各饮1次，每次100毫升。

烫伤：生萝卜100克。捣汁，用汁水涂患处，每日3次。

偏头痛：鲜萝卜适量。捣烂取汁，加少许冰片调匀滴鼻，左侧头痛滴右鼻孔，右侧头痛滴左鼻孔。

传统药膳

萝卜粥

原料 新鲜萝卜250克，粳米100克。

制法 将萝卜洗净切碎，同粳米煮粥；或用鲜萝卜捣汁，和粳米同煮为粥。

用法 每日早、晚餐温热食用。

功效 化痰止咳，消食利膈，止消渴。

适用 咳喘多痰、胸膈满闷、食积饱胀以及老年性糖尿病等。

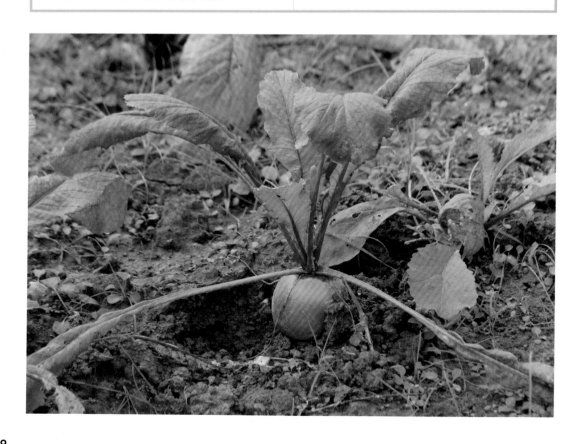

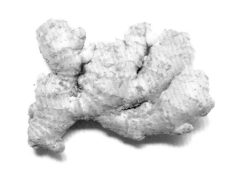

生姜

《别录》中品

气味 辛，微温，无毒。

主治 久服去臭气，通神明。（《本经》）归五脏，除风邪寒热，伤寒头痛鼻塞，咳逆上气，止呕吐，去痰下气。（《别录》）生用发散，熟用和中。解食野禽中毒成喉痹。浸汁，点赤眼。捣汁，和黄明胶熬，贴风湿痛甚妙。（时珍）

干生姜

主治 治嗽温中，治胀满，霍乱不止，腹痛，冷痢，血闭。病人虚而冷，宜加之。（甄权）姜屑，和酒服，治偏风。（孟诜）肺经气分之药，能益肺。（好古）

附方

胃虚风热（不能食）：用姜汁半杯，生地黄汁少许，蜜一匙，水二合，和服之。（《食疗本草》）

寒热痰嗽（初起者）：烧姜一块，含咽之。（《本草衍义》）

小儿咳嗽：生姜四两，煎汤浴之。（《千金方》）

干呕厥逆：频嚼生姜，呕家圣药也。

呕吐不止：生姜一两，醋浆二合，银器中煎取四合，连滓呷之。又杀腹内长虫。（《食医心镜》）

霍乱腹胀（不得吐下）：用生姜一斤，水七升，煮二升，分三服。（《肘后方》）

腹中胀满：绵裹煨姜，内下部。冷即易之。（《梅师方》）

消渴饮水：干生姜末一两，以鲫鱼胆汁和，丸梧子大。每服七丸，米饮下。（《圣惠方》）

牙齿疼痛：老生姜瓦焙，入枯矾末同擦之。有人日夜呻吟，用之即愈。（《普济方》）

跌扑损伤：姜汁和酒调生面，贴之。

发背初起：生姜一块，炭火炙一层，刮一层，为末，以猪胆汁调涂。（《海上方》）

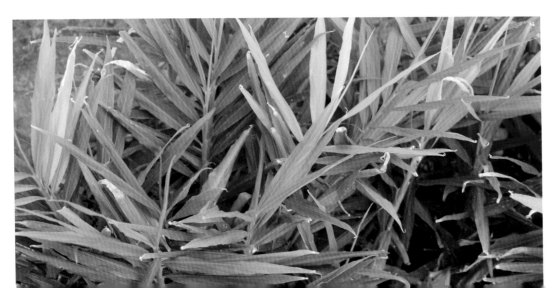

实用指南

精选验方●

止呕： 生姜片少许。放口中嚼。

呃逆： 鲜姜30克，蜂蜜30毫升。姜取汁，与蜂蜜调服。

牙痛： 牙痛时，切1片生姜咬在痛牙处即可止痛。

咽喉肿痛： 热姜水加少许食盐，以此漱口，每日早、晚各1次。

口腔溃疡： 生姜20克。捣汁，频频漱口吐出，每日2～3次。

斑秃： 生姜适量。切片，近火烤热擦患处，每日2次。

未破冻疮： 生姜适量。切片，烤热后用其平面摩擦冻伤处。

传统药膳

生姜粥

原料 鲜生姜6～9克，粳米或糯米100～150克，大枣3枚。

制法 将生姜切为薄片或细粒，同米、大枣煮为粥。

用法 早餐食用。

功效 暖脾胃，散风寒。

适用 脾胃虚寒、反胃赢弱、呕吐清水、腹痛泄泻、感受风寒、头痛鼻塞，以及慢性支气管炎、肺寒喘咳等。

生姜白芥酒

原料 生姜30克，白芥子10克，烧酒适量。

制法 切细，捣烂绞汁，加烧酒调和为糊。

用法 以棉球蘸药糊，擦调肺俞、大椎、膻中三个穴位，每穴擦抹10分钟，以局部灼热有痛感为度。或以纱布沾药液敷于以上三个穴位1～3小时，痛则去掉，以不起泡为度。

功效 止咳平喘。

适用 支气管哮喘。

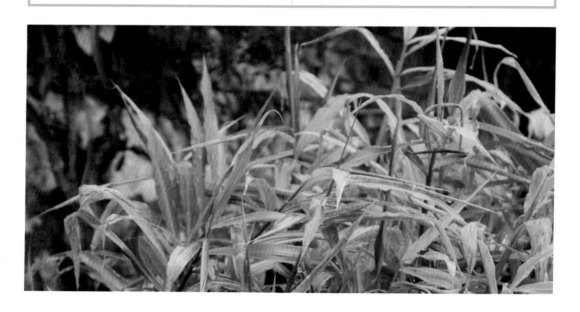

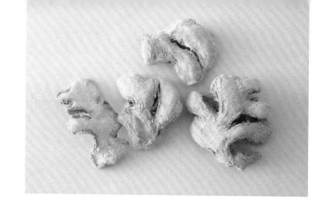

干姜

《本经》中品

释名 ● 白姜。

气味 ● 辛，温，无毒。

主治 ● 寒冷腹痛，中恶霍乱胀满，风邪诸毒，皮肤间结气，止唾血。（《别录》）治腰肾中疼冷、冷气，破血去风，通四肢关节，开五脏六腑，宣诸络脉，去风毒冷痹，夜多小便。（甄权）消痰下气，治转筋吐泻，腹脏冷，反胃干呕，瘀血扑损，止鼻红，解冷热毒，开胃，消宿食。（大明）主心下寒痞，目睛久赤。（好古）

附方 ●

心脾冷痛，暖胃消痰： 二姜丸，用干姜、高良姜各等份，炮研末，糊丸梧子大。每食后，以猪皮汤下三十丸。（《和剂局方》）

虚劳不眠： 干姜为末，汤服三钱，取微汗出。（《千金方》）

赤眼涩痛： 白姜末，水调贴足心，甚妙。（《普济方》）

传统药膳

干姜粥

原料 干姜3~6克，大米100克。

制法 先将干姜研成末（或煮汁去渣），再将洗净的粳米与姜末（或姜汁）同入开水锅内熬粥，粥熟即可食用。

用法 每日早、晚服用。

功效 温中回阳，温肺化饮。

适应 脘腹冷痛、呕吐泄泻，或咳嗽气喘、形寒背冷、痰多清稀等。

干姜花椒粥

原料 干姜5克，高良姜4克，花椒3克，粳米100克，红糖15克。

制法 将干姜、高良姜、花椒洗净，姜切片，用白净纱布包好，粳米淘洗净，入锅掺水，烧开30分钟以后取出药包，煎成粥食用。

用法 每食适量。

功效 暖胃散寒，温中止痛。

适应 脾胃虚寒、心腹冷痛、呕吐、呃逆、口吐清水、肠鸣腹泻等。

实用指南

精选验方

崩漏、月经过多：炮姜10克，艾叶15克，红糖适量。水煎服。

中寒水泻：干姜（炮）适量。研细末，每次饮服10克。

雀斑：干姜25克（鲜姜加倍）。洗净，晾干后装入瓶中，加入白酒或50%的乙醇500毫升，密封浸泡15日后使用；用时先将患处用温水洗净擦干，再用消毒棉蘸上生姜酊擦涂，每日早、晚各1次，治疗期间应忌食辛辣。

痛经：干姜、红糖、大枣各30克。将大枣去核洗净，干姜洗净切片，加红糖同煎汤服，每日2次，温热服。

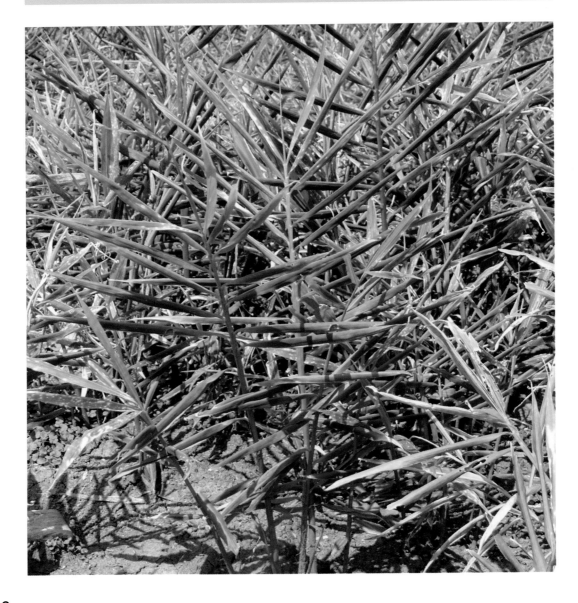

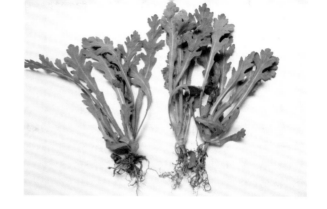

茼蒿

（宋·《嘉祐》）

释名 ● 蓬蒿。

气味 ● 甘、辛，平，无毒。
主治 ● 安心气，养脾胃，消痰饮。利肠胃（思邈）。

实用指南

精选验方 ●

咳嗽痰浓： 鲜茼蒿菜100克。水煎去渣，加入冰糖饮服。
高血压、头昏脑涨： 鲜茼蒿菜1把。洗净切碎，捣烂取汁，每次1酒杯，温开水冲服，每日2次。
烦热头晕、睡眠不安： 鲜茼蒿菜、菊花嫩苗各100克。水煎服，每日2次。

传统药膳

茼蒿豆腐汤

原料 鲜嫩茼蒿、豆腐各50克，盐、味精各适量。

制法 取茼蒿嫩叶，洗净，在烧热的素油锅内灼瘪，加清汤；将豆腐切成小块，入汤内煮沸片刻，加盐、味精调味即可。

用法 佐餐常食。

功效 健脾补虚，清肺化痰。

适用 痰湿阻肺型肺源性心脏病。

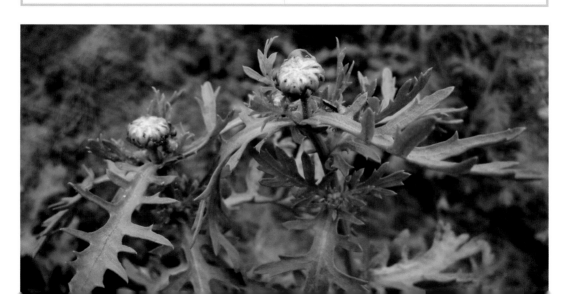

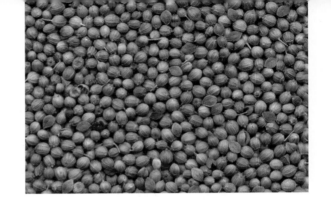

胡荽
（宋·《嘉祐》）

释名 ● 香荽（《拾遗》），胡菜（《外台秘要》），芫荽。

根叶

气味 ● 辛，温，微毒。

主治 ● 消谷，治五脏，补不足，利大小肠，通小腹气，拔四肢热，止头痛，疗沙疹、豌豆疮不出，作酒喷之，立出。通心窍。（《嘉祐》）补筋脉，令人能食。治肠风，用热饼裹食，甚良。（孟诜）合诸菜食，气香，令人口爽，辟飞尸、鬼疰、蛊毒。（吴瑞）辟鱼、肉毒。（宁原）

附方 ●

热气结滞（经年数发者）：胡荽半斤，五月五日采，阴干，水七升，煮取一升半，去滓分服。未瘥更服。春夏叶、秋冬根茎并可用。（《必效方》）

产后无乳：干胡荽煎汤饮之效。（《经验方》）

小便不通：胡荽二两，葵根一握，水二升，煎一升，入滑石末一两，分三四服。（《圣济总录》）

肛门脱出：胡荽切一升，烧烟熏之，即入。（《子母秘录》）

解中蛊毒：胡荽根捣汁半升，和酒服，立下神验。（《必效方》）

子

气味 ● 辛、酸，平，无毒（炒用）。

主治 ● 消谷能食。（思邈）蛊毒五痔，及食肉中毒，吐下血，煮汁冷服。又以油煎，涂小儿秃疮。（藏器）发痘疹，杀鱼腥。（时珍）

附方 ●

肠风下血：胡荽子和生菜，以热饼裹食之。（《普济方》）

痢及泻血：胡荽子一合，炒捣末。每服二钱，赤痢砂糖水下，白痢姜汤下，泻血白汤下，日二。（《普济方》）

五痔作痛：胡荽子炒，为末。每服二钱，空心温酒下。数服见效。（《海上仙方》）

痔漏脱肛：胡荽子一升，粟糠一升，乳香少许，以小口瓶烧烟熏之。（《儒门事亲》）

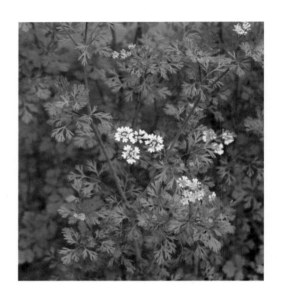

精选验方 ●

呕吐不能食：芫荽50克，紫苏叶5克，藿香3克，陈皮6克。在壶内煎煮令沸，让患者吸从壶口冒出之气。

荨麻疹：芫荽20克。洗净切段，煮5分钟，调入蜂蜜食用。

胃弱消化不良：芫荽子、陈皮各6克，苍术9克。水煎服。

伤风感冒：芫荽30克，饴糖15克。加米汤半碗，糖蒸溶化后服。

高血压：芫荽10克，葛根10克。水煎服，早、晚各1次，每次50毫升，10日为1个疗程。

传统药膳

芫荽蜇皮黄瓜粥

原料 芫荽30克，海蜇皮、黄瓜各50克，大米120克，盐、味精各适量。

制法 海蜇皮切丝，入沸水中焯一下捞出；黄瓜切丝；芫荽切段。大米入锅煮粥，至八成熟时加进海蜇皮、黄瓜，稍煮一会儿，放入芫荽、盐、味精即可。

用法 早、晚温热服食，7日为1个疗程。

功效 润肺清热，化痰消积。

适用 风热感冒、流行性感冒。

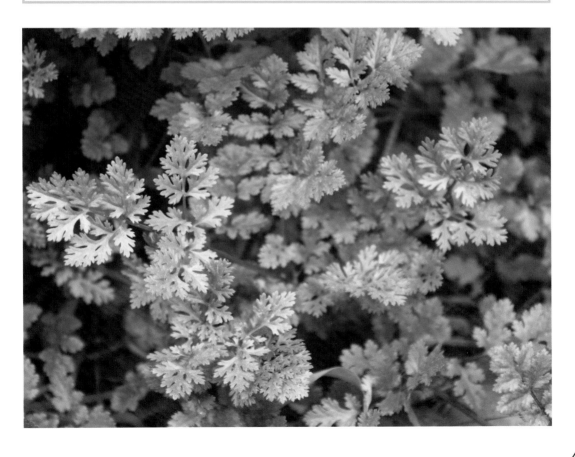

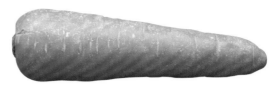

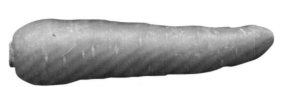

胡萝卜

《纲目》

释名 ● 时珍曰：元时始自胡地来，气味微似萝卜，故名。

根

气味 ● 甘、辛，微温，无毒。

主治 ● 下气补中，利胸膈肠胃，安五脏，令人健食，有益无损。（时珍）

子

主治 ● 久痢。（时珍）

附方 ●

水痘： 胡萝卜四两，风栗三两，芫荽三两，荸荠二两。煎服。

百日咳： 胡萝卜四两，大枣十二枚连核。以水三碗，煎成一碗，随意分服。连服十余次。（《岭南草药志》）

实用指南

精选验方 ●

麻疹： 胡萝卜、荸荠各250克，芫荽100克。加水适量，煎汤代茶饮，每日3次。

夜盲症： 胡萝卜500克，鳝鱼肉200克。均切成丝，加油、盐、酱、醋炒熟食，每日1次，6日为1个疗程。

传统药膳

胡萝卜粥

原料　新鲜胡萝卜250克，粳米100克。

制法　将胡萝卜切碎，同粳米煮粥。

用法　早餐食用。

功效　健胃补脾，助消化。

适用　食欲不振或消化不良、皮肤干燥症、夜盲、高血压、糖尿病等。

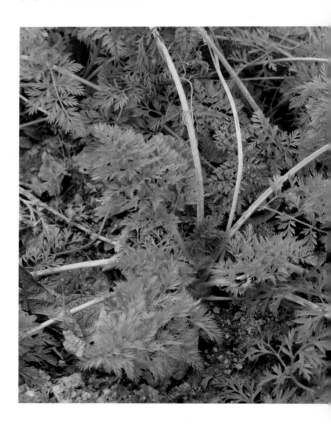

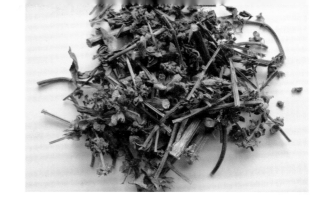

罗勒

（宋·《嘉祐》）

释名 ● 兰香（《嘉祐》），香菜（《纲目》），翳子草。

气味 ● 辛，温，微毒。

主治 ● 调中消食，去恶气，消水气，宜生食。疗齿根烂疮，为灰用之甚良。患碗呕者，取汁服半合，冬月用干者煮汁。其根烧灰，敷小儿黄烂疮。禹锡主辟飞尸、鬼疰、蛊毒。（吴瑞）

附方 ●

鼻疳赤烂： 兰香叶烧灰二钱，铜青五分，轻粉二字，为末，日敷三次。（《钱乙小儿方》）

子

主治 ● 目翳及尘物入目，以三五颗安目中，少顷当湿胀，与物俱出。又主风赤眵泪。（《嘉祐》）

附方 ●

目昏浮翳： 兰香子每用七个，睡时水煎服之，久久有效也。（《海上名方》）

走马牙疳（小儿食肥甘，肾受虚热，口作臭息，次第齿黑，名曰崩砂；渐至龈烂，名曰溃槽；又或血出，名曰宣露；重则齿落，名曰腐根）： 用兰香子末、轻粉各一钱，密陀僧醋淬研末半两，和匀。每以少许敷齿及龈上，立效。内服甘露饮。（《活幼口议》）

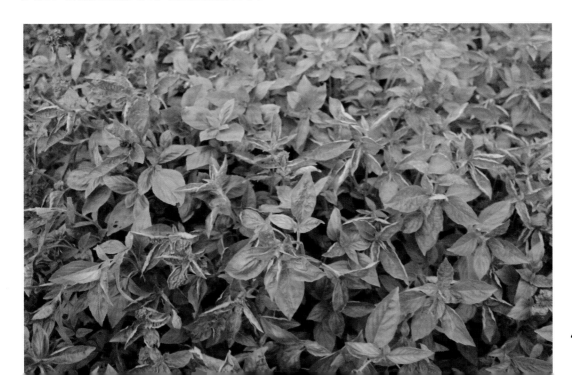

精选验方 ●

风寒感冒：罗勒叶15克，大蒜3头，葱白3茎。共捣烂，拌热粥服食。

传统药膳

罗勒饼

原料 罗勒叶60克，鲜姜、白面各120克，椒末3克，盐适量。

制法 将面和好。将生姜捣烂，罗勒叶剁碎，与椒末和拌馅，用面裹做烧饼，煨熟。

用法 空腹任意食用。

功效 行气降逆，消食止呃。

适用 咳逆。

罗勒甘蔗汁

原料 鲜罗勒草30克，甘蔗汁2匙。

制法 将新鲜罗勒草洗净，放入温开水中浸泡10分钟，捣烂取汁，与甘蔗汁混合均匀即成。

用法 上、下午分服。

功效 解毒抗癌，养阴生津。

适用 热毒型食管癌。

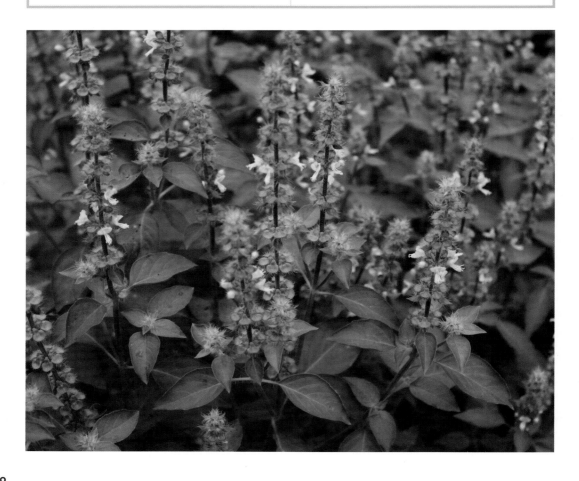

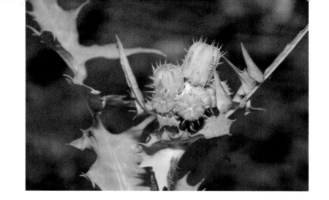

苦菜

《本经》上品

释名 ● 苦苣（《嘉祐》），苦荬（《纲目》），老鹳菜（《救荒》），天香菜。

菜

气味 ● 苦，寒，无毒。

主治 ● 五脏邪气，厌（延叶反，伏也）。谷胃痹。久服安心益气，聪察少卧，轻身耐老。（《本经》）捣汁饮，除面目及舌下黄。其白汁，涂疔肿，拔根。滴痈上，立溃。（藏器）点瘊子，自落。（《衍义》）敷蛇咬。（大明）明目，主诸痢。（汪机）血淋痔瘘。（时珍）

附方 ●

血淋尿血： 苦荬菜一把，酒、水各半，煎服。（《资生经》）

血脉不调： 苦荬菜晒干，为末。每服二钱，温酒下。（《卫生易简方》）

喉痹肿痛： 野苦荬捣汁半盏，灯心以汤浸，捻叶半盏，和匀服。（《普济方》）

对口恶疮： 野苦荬擂汁一盅，入姜汁一匙，和酒服。以渣敷。一二次即愈。（《唐瑶经验方》）

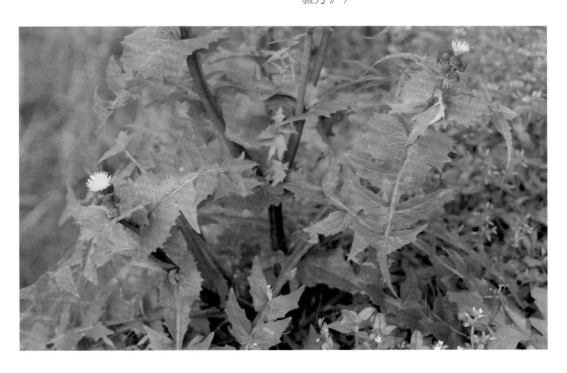

精选验方 ●

慢性气管炎： 苦菜500克，大枣20枚。先将苦菜煎烂，取煎液煮大枣，枣皮展开后取出，余液熬膏，早、晚各服药膏1匙，大枣1枚。

慢性胆囊炎： 苦菜、蒲公英各30克。水煎服。

传统药膳

苦菜粥

原料 苦菜、粳米各100克，猪肉末50克，猪油25克，盐5克，味精2克。

制法 苦菜去掉老根，洗净后切碎；粳米洗净后入锅，加清水适量，置火上烧开，加入盐、猪肉末熬煮成粥，再加入猪油、味精、苦菜，稍煮即可。

用法 每日2～3次食用。

功效 清热解毒，凉血。

适用 肠炎、痢疾、阑尾炎、流感、慢性气管炎、咽喉炎、扁桃体炎、宫颈炎等。

苦菜炖猪肉

原料 苦菜、酢浆草各30克，猪肉250克。

制法 将苦菜、酢浆草洗净，与猪肉（切小块）加水共炖，肉熟烂即可。

用法 佐餐食用。

功效 清热解毒，补虚。

适用 肝硬化。

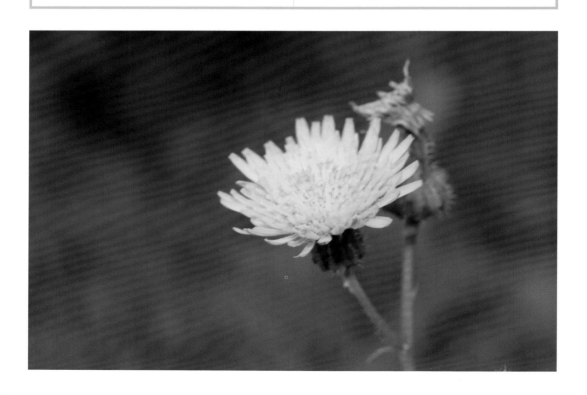

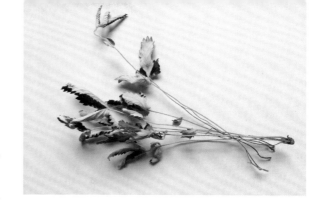

翻白草

《救荒》

释名 ● 鸡腿根（《救荒》），天藕（《野菜谱》）。

根

气味 ● 甘、微苦，平，无毒。

主治 ● 吐血下血崩中，疟疾痈疮。（时珍）

附方 ●

崩中下血： 用翻白草根一两捣碎，酒二盏，煎一盏服。（《濒湖集简方》）

疟疾寒热、无名肿毒： 翻白草根五七个，煎酒服之。

疗毒初起（不拘已成未成）： 用翻白草十株，酒煎服，出汗即愈。

浑身疥癞： 端午日午时采翻白草，每用一握，煎水洗之。

臁疮溃烂： 端午日午时采翻白草，洗收。每用一握，煎汤盆盛，围住熏洗，效。（刘松石《保寿堂方》）

实用指南

精选验方 ●

湿热泄泻和痢疾： 翻白草（根或全草）、车前草各60克。洗净，水煎服。

吐血、咳血、衄血、便血等血热出血： 翻白草15克，阿胶9克。水煎服。

皮肤或下肢溃疡： 翻白草60克，苦参30克。煎汤熏洗患处，每日1次。

慢性鼻炎、咽炎、口疮： 翻白草15克，紫花地丁12克。水煎服。

传统药膳

翻白草根酒

原料 翻白草根15～30克，白酒500毫升。

制法 将上药洗净，切碎，置容器中，加入白酒密封，浸泡10日后，过滤去渣，即成。

用法 口服，每次10毫升，每日2次。

功效 清热解毒，止血消肿。

适用 流产、下血、崩漏、产后脚软等。

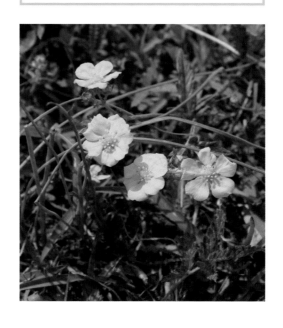

421

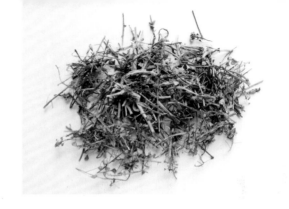

荠

《别录》上品

释名 ● 护生草。

气味 ● 甘,温,无毒。

主治 ● 利肝和中。(《别录》)利五脏。
根:治目痛。(大明)明目益胃。(时珍)
根、叶:烧灰,治赤白痢极效。(甄权)

附方 ●

暴赤眼,痛胀碜涩: 荠菜根杵汁滴之。
(《圣惠方》)

眼生翳膜: 荠菜和根、茎、叶洗净,焙干为
细末。每夜卧时先洗眼,挑末米许,安两大
眦头。涩痛忍之,久久膜自落也。(《圣济
总录》)

肿满腹大(四肢枯瘦,尿涩): 用甜葶苈
炒、荠菜根各等份,为末,炼蜜丸弹子大。
每服一丸,陈皮汤下。只二三丸,小便清;
十余丸,腹如故。(《三因》)

实用指南

精选验方 ●

头晕: 荠菜15克,千日红10克。水煎服。

乳糜尿: 荠菜(连根)200～500克。洗
净煮汤(不加油盐),顿服或分3次服,
连服1～3个月。

产后出血: 鲜荠菜30克。水煎,分2次
服,每日1剂。

眼睛视物模糊: 荠菜、墨旱莲、千日
红、节节草(木贼草)各15克,楮实子
(构树的成熟果实)10克。水煎服。

传统药膳

荠菜粥

原料 鲜荠菜100克,大米50克。

制法 将荠菜洗净,切碎,同米煮粥
即可。

用法 早餐食用。

功效 清热明目,利肝和中。

适用 目痛目赤、目生翳膜、呕血、便
血、尿血、月经过多等。

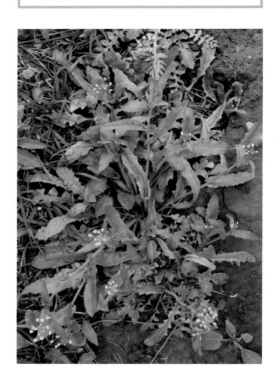

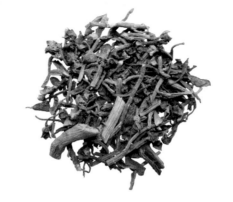

马齿苋

《蜀本草》

释名 ● 马苋（《别录》），五行草（《图经》），长命菜（《纲目》），九头狮子草。

菜

气味 ● 酸，寒，无毒。

主治 ● 诸肿瘘疣目，捣揩之。破痃癖，止消渴。（藏器）能肥肠，令人不思食。治女人赤白下。（苏颂）饮汁，治反胃诸淋，金疮流血，破血癖癥瘕，小儿尤良。用汁治紧唇面疮，解马汗、射工毒，涂之瘥。（苏恭）散血消肿，利肠滑胎，解毒通淋，治产后虚汗。（时珍）

附方 ●

产后虚汗： 马齿苋研汁三合服，如无，以干者煮汁。（《妇人良方》）

产后血痢（小便不通，脐腹痛）： 生马齿苋菜杵汁三合，煎沸，入蜜一合，和服。（《产宝》）

肛门肿痛： 马齿苋叶、三叶酸草各等份，煎汤熏洗，一日二次，有效。（《濒湖集简方》）

痔疮初起： 马齿苋不拘鲜干，煮熟急食之。以汤熏洗。一月内外，其孔闭，即愈矣。（《杨氏经验方》）

小便热淋： 马齿苋汁服之。（《圣惠方》）

阴肿痛极： 马齿苋捣敷之，良。（《永类钤方》）

腹中白虫： 马齿苋水煮一碗，和盐、醋空腹食之。少顷白虫尽出也。（《食疗本草》）

紧唇面疮： 马齿苋煎汤，日洗之。（《圣惠方》）

小儿火丹（热如火，绕脐即损人）： 马齿苋捣涂。（《广利方》）

小儿脐疮（久不瘥者）： 马齿菜烧研敷之。（《千金方》）

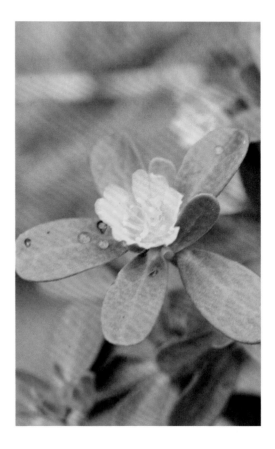

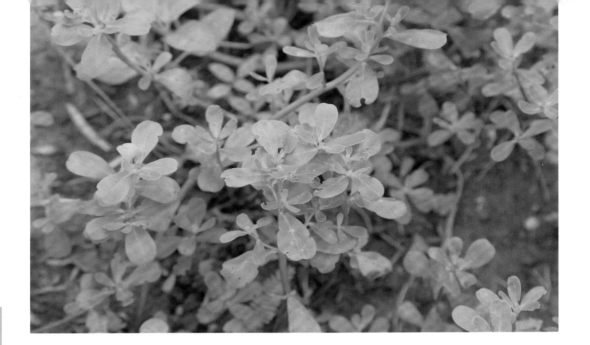

实用指南

精选验方 ●

疮疖痈肿： 马齿苋、连钱草各60克。水煎熏洗患处。

痢疾、肠炎： 马齿苋、刺苋、火炭母各30克。水煎服。

黄疸： 鲜马齿苋120克。洗净切碎，绞取自然汁，开水冲服，每日2次，每次1剂。

麻疹后痢疾： 马齿苋30克。水煎服。

痈肿热痛： 马齿苋、蒲公英各100克。水煎，熏洗患处；同时取鲜马齿苋适量，捣敷患处。

血小板减少，证属血虚血瘀： 马齿苋50克，黑木耳40克，柿饼10个，大枣15枚，羊肉适量。炖熟喝汤，食肉、菜和枣。

黄疸： 鲜马齿苋适量。绞汁，每次30毫升，开水冲服，每日2次。

小便尿血、便血： 鲜马齿苋适量。绞汁，取等量藕汁混匀，每次半杯（约60毫升），以米汤和服，每日2次。

尿道感染、尿余沥、尿不尽、尿线细： 马齿苋150克，红糖90克。马齿苋加水浸泡2小时，小火煎30分钟，入红糖调服，每日1剂，每日3次。

传统药膳

马齿苋粥

原料　马齿苋250克，粳米60克。

制法　粳米加水适量，煮成稀粥，马齿苋切碎后下，煮熟。

用法　空腹食用。

功效　清热解毒，益胃和中。

适用　痢疾便血、湿热腹泻等。

马齿苋瘦肉汤

原料　新鲜马齿苋100克，猪瘦肉200克，植物油、盐各适量。

制法　马齿苋、猪瘦肉分别洗净，加水一起煮汤，放入油、盐即可。

用法　食瘦肉、马齿苋，饮汤。

功效　清热解毒，消肿止痛。

适用　急性咽喉炎。

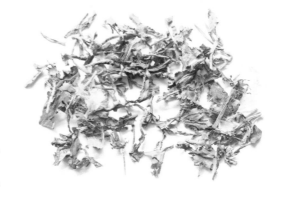

蒲公英

《唐本》

释名 ● 耩耨草，金簪草（《纲目》），黄花地丁。

苗

气味 ● 甘，平，无毒。

主治 ● 妇人乳痈肿，水煮汁饮及封之，立消。（苏恭）解食毒，散滞气，化热毒，消恶肿、结核、疔肿。（震亨）掺牙，乌须发，壮筋骨。（时珍）

附方 ●

乳痈红肿：蒲公英一两，忍冬藤二两，捣烂，水二盅，煎一盅，食前服。睡觉病即去矣。（《积德堂方》）

疔疮疔毒、蛇螫肿痛：蒲公英捣烂覆之，别更捣汁，和酒煎服，取汗。（《唐氏方》）

多年恶疮：蒲公英捣烂贴。（《救急方》）

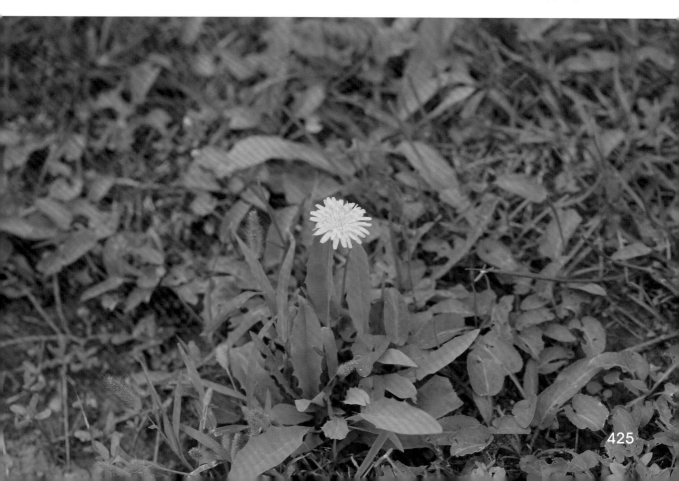

实用指南

精选验方 ●

感冒伤风：蒲公英30克，大青叶15克，荆芥、防风各10克。水煎服。

各种炎症：蒲公英60克，金银花30克。水煎取汁，加粳米100克煮粥，每日2次，连服3～5日。

淋病：蒲公英、白头翁各30克，滑石、车前子、知母、小蓟各15克。水煎服。

肝胆热引发肾阴虚耳鸣、耳聋：蒲公英30克，黄芩、龙胆草、栀子、赤芍各15克。水煎服。

浅表性胃炎：蒲公英15克，茯苓12克，大黄10克（后下），砂仁6克。水煎取药汁，每日1剂，分2次服，15日为1个疗程。

传统药膳

蒲公英粥

原料　蒲公英30～45克（鲜品60～90克），粳米30～60克。

制法　先煎蒲公英取汁，去渣，入粳米煮粥。

用法　空腹食用，每日1次。

功效　清热解毒。

适用　急性乳腺炎、急性扁桃体炎、热毒疮痈、尿路感染、传染性肝炎、胆囊炎、上呼吸道感染、急性眼结膜炎等。

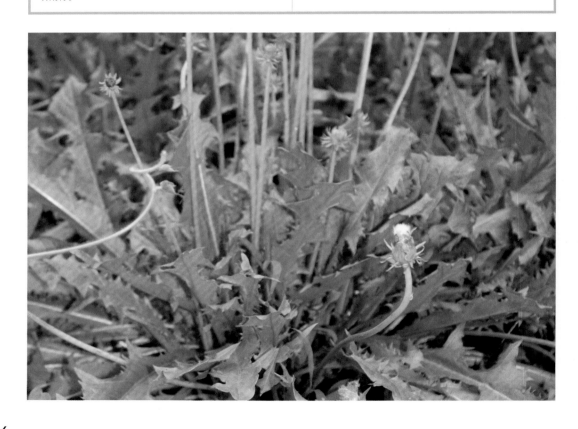

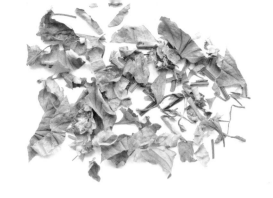

蕺

《别录》下品

释名● 菹菜（苏恭），鱼腥草。

叶

气味● 辛，微温，有小毒。

主治● 蝎螫尿疮。（《别录》）淡竹筒内煨熟，捣敷恶疮、白秃。（大明）散热毒痈肿，疮痔脱肛，解硇毒。（时珍）

附方●

背疮热肿： 蕺菜捣汁涂之，留孔以泄热毒，冷即易之。（《经验方》）

痔疮肿痛： 鱼腥草一握，煎汤熏洗，仍以草挹痔即愈。一方，洗后以枯矾入片脑少许，敷之。（《救急方》）

小儿脱肛： 鱼腥草擂如泥，先以朴消水洗过，用芭蕉叶托住药坐之，自入也。（《永类方》）

虫牙作痛： 鱼腥草、花椒、菜籽油各等份，捣匀，入泥少许，和作小丸如豆大。随牙左右塞耳内，两边轮换，不可一齐用，恐闭耳气。塞一日夜，取看有细虫为效。（《简便方》）

断截疟疾： 鱼腥草一握，捣烂绢包，周身摩擦，得睡有汗即愈。临发前一时作之。（《救急易方》）

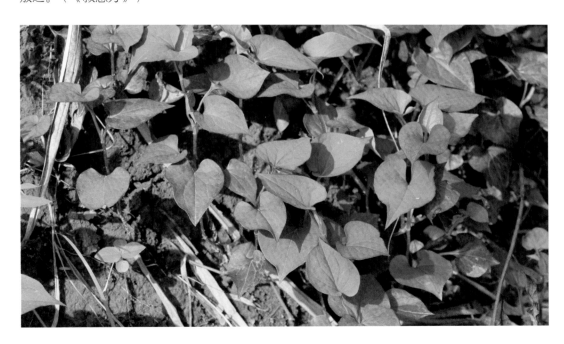

实用指南

精选验方 ●

咳嗽、胸痛： 鱼腥草、瓜子金各15克。水煎服。

肺结核潮热： 鱼腥草、枸杞根、功劳木各15克。水煎服。

百日咳： 鱼腥草、水蜈蚣各30克，桑白皮、百部各10克。水煎服。

慢性膀胱炎： 鱼腥草60克，猪瘦肉200克。加水同炖，每日1剂，连服1~2周。

痔疮： 鱼腥草、泽兰各15克，大黄20克，赤芍10克。水煎，局部熏洗，每日1~2次。

慢性支气管炎急性发作期： 鱼腥草30克，葶苈子、桑白皮、法半夏、陈皮、紫苏子、仙灵脾各10克，仙鹤草15~30克。水煎取药汁，每日1剂，分2次服用。

妇女子宫内膜炎、宫颈炎： 鱼腥草30~60克（鲜品加倍），蒲公英、忍冬藤各30克。水煎服。

传统药膳

鱼腥草猪肚汤

原料 鱼腥草叶60克，猪肚1个。

制法 将鱼腥草洗净，纳入干净的猪肚内，加水适量，小火炖2小时。

用法 服汤，每日1剂，连用3剂。

功效 清肺解毒，排脓。

适用 肺病咳嗽、盗汗、肺痈等。

鱼腥草炖猪排骨

原料 鲜鱼腥草200克，猪排骨500克，盐、味精各适量。

制法 将鱼腥草先煎液，过滤；猪排骨放入炖锅中，倒入鱼腥草液，开始炖煮，肉熟后加盐和味精。

用法 饮汤食肉，分2~3次吃完，每周炖2次。

功效 清热解毒，排脓。

适用 肺热咳嗽，肺痈咳吐脓血、痰黄稠。

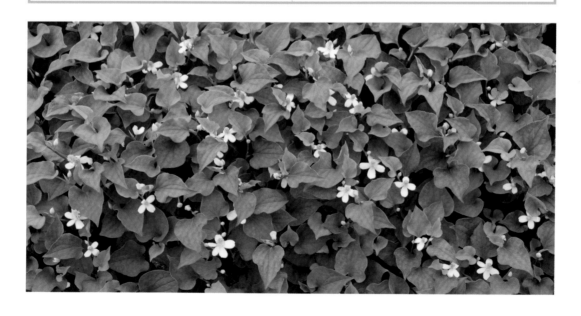

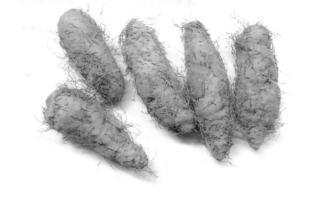

薯蓣

《本经》上品

释名 ● 山薯（《图经》），山芋（吴普），山药（《衍义》）。

根

气味 ● 甘，温、平，无毒。

主治 ● 伤中，补虚羸，除寒热邪气，补中，益气力，长肌肉，强阴。久服，耳目聪明，轻身不饥延年。（《本经》）主头面游风，头风眼眩，下气，止腰痛，治虚劳羸瘦，充五脏，除烦热。（《别录》）补五劳七伤，去冷风，镇心神，安魂魄，补心气不足，开达心孔，多记事。（甄权）强筋骨，主泄精健忘。（大明）益肾气，健脾胃，止泻痢，化痰涎，润皮毛。（时珍）生捣贴肿硬毒，能消散。（震亨）

附方 ●

心腹虚胀（手足厥逆，或饮苦寒之剂多，未食先呕，不思饮食）：山药半生半炒，研为末。米饮服二钱，一日二服，大有功效。忌铁器、生冷。（《普济方》）

小便数多：山药（以矾水煮过）、白茯苓各等份，研为末。每水饮服二钱。（《儒门事亲》）

下痢禁口：山药半生半炒，为末。每服二钱，米饮下。（《卫生易简方》）

脾胃虚弱（不思饮食）：山芋、白术各一两，人参七钱半，为末，水糊丸小豆大，每米饮下四五十丸。（《普济方》）

实用指南

精选验方 ●

肝肾虚痿症：山药、枸杞子各12克，杜仲、伸筋草各10克，牛膝20克。水煎服。

遗尿：山药适量。炒研末，每日3次，每次10克，开水冲服。

肾虚耳聋、耳鸣：山药、牛膝、川芎、磁石各15克，熟地黄30克，泽泻、牡丹皮、蝉蜕、茯苓、桂枝各10克。水煎服。

体虚白带：山药20克，车前子、炒白术、海螵蛸各10克，炒茜草5克。水煎服。

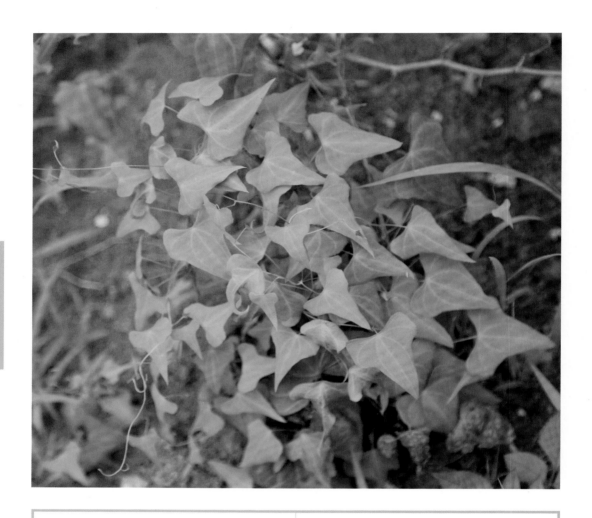

山药粥

原料　干山药片45～60克（或鲜山药100～120克），粳米100～150克。

制法　将山药洗净切片，同粳米加适量水共煮粥。

用法　早、晚餐分食。

功效　补脾胃，滋肺肾。

适用　脾虚腹泻、慢性久痢、虚劳咳嗽、食少体倦以及老年性糖尿病等。

山药糯米炖猪肚

原料　山药50克，糯米250克，猪肚1只，胡椒粉、味精、料酒、葱、姜、盐各适量。

制法　将山药润透切片；糯米去泥沙，淘洗干净；猪肚洗净；姜切片；葱切段。将山药、糯米装入猪肚内，缝上口，置入锅内，加入姜、葱、料酒和水，用大火烧沸，再用小火炖煮45分钟，加入盐、味精、胡椒粉即成。

用法　每日1次，每次吃猪肚、山药、糯米，佐餐食用。

功效　暖脾胃，补中气，固肾腰。

适用　脾胃虚寒、小便频数、小儿疳积等。

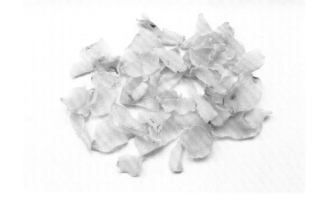

百合

《本经》中品

释名 ● 强瞿（《别录》），蒜脑薯。

根

气味 ● 甘，平，无毒。

主治 ● 邪气腹胀心痛，利大小便，补中益气。（《本经》）除浮肿胪胀，痞满寒热，通身疼痛，及乳难喉痹，止涕泪。（《别录》）百邪鬼魅，涕泣不止，除心下急满痛，治脚气热咳。（甄权）安心定胆益志，养五脏，治颠邪狂叫惊悸，产后血狂运，杀蛊毒气，胁痛乳痛发背诸疮肿。（大明）心急黄，宜蜜蒸食之。（孟诜）治百合病。（宗奭）温肺止嗽。（元素）

附方 ●

阴毒伤寒： 百合煮浓汁，服一升良。（《孙真人食忌》）

肺脏壅热（烦闷咳嗽者）： 新百合四两，蜜和蒸软，时时含一片，吞津。（《圣惠方》）

肺病吐血： 新百合捣汁，和水饮之。亦可煮食。（《卫生易简》）

耳聋耳痛： 干百合为末，温水服二钱，日二服。（《千金方》）

疮肿不穿： 野百合同盐捣泥，敷之良。（《应验方》）

天泡湿疮： 生百合捣涂，一二日即安。（《濒湖集简方》）

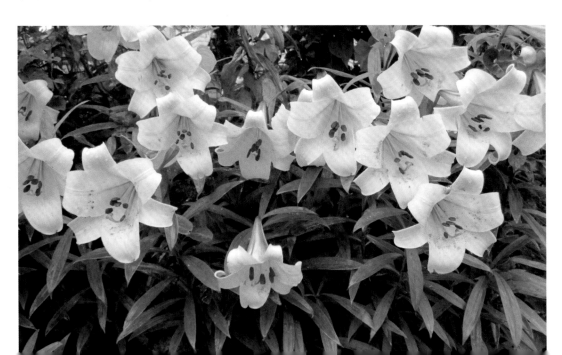

精选验方 ●

失眠： 鲜百合50克，生、熟枣仁各15克。水煎，睡前服。

虚劳咳嗽： 百合50克，大枣10枚，枇杷叶（去毛）6克，冰糖20克。水煎服，每日1剂。

神经衰弱： 百合30克，白芍、白薇、白芷各12克。水煎服，每日1剂。

中老年人身体虚弱、食欲不振、倦怠乏力、失眠健忘、大便溏泻： 百合（鲜品30克）、莲子各10克，大枣5枚，大米100克，白糖少许。将诸药洗净，与大米同煮成粥，早、晚食用。

传统药膳

百合粉粥

原料 鲜百合60克，粳米100克，冰糖适量。

制法 百合晒干后研粉，用百合粉30克同冰糖、粳米煮粥即可。

用法 早餐食用。

功效 润肺止咳，养心安神。

适用 慢性气管炎、肺热或肺燥干咳、涕泪过多、热病恢复期余热未消、精神恍惚、坐卧不安、妇女更年期综合征。

百合煮豆腐

原料 百合30克，豆腐250克，葱花、盐、味精各适量。

制法 百合用清水浸泡一夜，洗净；豆腐洗净，切成块。将百合、豆腐、盐、味精同放锅内，加水适量煮熟，加入葱花即成。

用法 每日1次，佐餐食用。

功效 润肺止咳，清心安神。

适用 肺痨久嗽、咳唾痰血等。

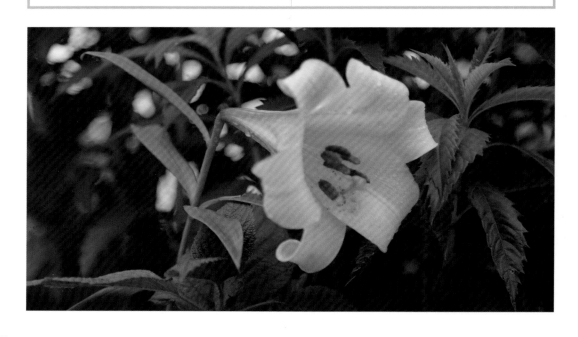

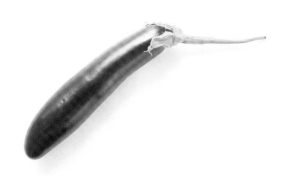

茄

（宋·《开宝》）

释名 ● 落苏（《拾遗》），昆仑瓜（《御览》），草鳖甲。

茄子

气味 ● 甘，寒，无毒。

主治 ● 寒热，五脏劳。（孟诜）治温疾传尸劳气。醋磨，敷肿毒。（大明）老裂者烧灰，治乳裂。（震亨）散血止痛，消肿宽肠。（时珍）

附方

妇人血黄：黄茄子竹刀切，阴干为末。每服二钱，温酒调下。（《摘玄方》）

久患下血：大茄种三枚，每用一枚，湿纸包煨熟，安瓶内，以无灰酒一升半沃之，蜡纸封闭三日，去茄暖饮。（《普济方》）

牙齿肿痛：隔年糟茄，烧灰频频干擦，立效。（《海上名方》）

腰脚拘挛（腰脚风血积冷，筋急拘挛疼痛者）：取茄子五十斤切洗，以水五斗煮取浓汁，滤去滓，更入小铛中，煎至一升，即入生粟粉同煎，令稀稠得所，取出搜和，更入麝香、朱砂末，同丸如梧子大。每旦用秫米酒送下三十丸，近暮再服，一月乃瘥。男子、女人通用皆验。（《本草图经》）

热毒疮肿：生茄子一枚，割去二分，去瓤二分，似罐子形，合于疮上即消也。如已出脓，再用取瘥。（《圣济总录》）

虫牙疼痛：黄茄种烧灰擦之，效。（《摘玄方》）

喉痹肿痛：糟茄或酱茄，细嚼咽汁。（《德生堂方》）

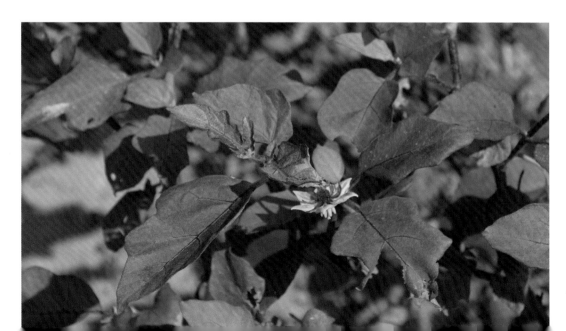

实用指南

精选验方 ●

痔疮直肠出血： 茄子适量。烧成灰，研细末，每日3次，每次1克。

咳嗽、气喘： 茄子秸90克。水煎服，每日2～3次。

年久咳嗽： 生白茄子30～60克。煮后去渣，加蜂蜜适量，每日2次。

风湿关节痛： 白茄根25克，木防己根、筋骨草各15克。水煎服。

传统药膳

茄子粥

原料 白茄子1个，粳米200克，蜂蜜50毫升。

制法 白茄子去皮，切成小块。粳米加水烧开，放进茄子一同熬煮，快熟时加入蜂蜜即可。

用法 待温热随意食用。

功效 清热消肿，活血止痛。

适用 痔疮、疮痈等。

茄子肉丝粥

原料 茄子250克，猪瘦肉150克，大米200克，盐、味精、麻油各适量。

制法 茄子洗净，切成小块；猪肉洗净，切成丝。大米入锅煮粥，待五成熟时加入猪肉、茄块，续煮至熟，调入盐、味精、麻油即成。

用法 每日早、晚食用，10～15日为1个疗程。

功效 清热解毒，宽畅利气，利尿消肿。

适用 肝硬化。

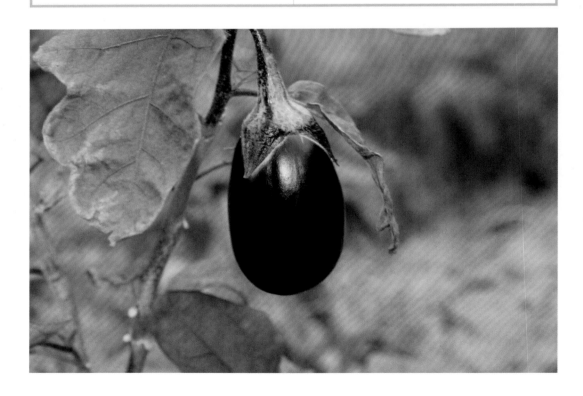

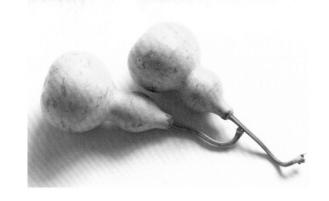

壶卢

《日华》

释名 ● 瓠瓜（《说文》），匏瓜（《论语》）。

壶瓠

气味 ● 甘，平、滑，无毒。

主治 ● 消渴恶疮，鼻口中肉烂痛。（思邈）利水道。（弘景）消热，服丹石人宜之。（孟诜）除烦，治心热，利小肠，润心肺，治石淋。（大明）

传统药膳

葫芦茶

原料 陈葫芦15克，茶叶3克。

制法 将以上2味研细末，沸水冲泡。

用法 代茶频饮。

功效 祛脂降压。

适用 高脂血症。

葫芦粥

原料 陈葫芦粉（越陈越好）10～15克，粳米50克，冰糖适量。

制法 先将粳米、冰糖同入砂锅内，加水500毫升，煮至米开时，加陈葫芦粉，再煮片刻，以粥稠为度。

用法 每日2次，温热顿服，5～7日为1个疗程。

功效 利水消肿。

适用 肾炎及心脏病水肿、脚气水肿等。

附方 ●

腹胀黄肿： 用亚腰壶卢连子烧存性，每服一个，食前温酒下。不饮酒者，白汤下。十余日见效。（《简便方》）

实用指南

精选验方 ●

慢性肾炎： 葫芦壳50克，冬瓜皮、西瓜皮各30克，大枣10克。将以上4味药加水400毫升，煎至150毫升，去渣即成；服汤，每日1剂，至浮肿消退即可。

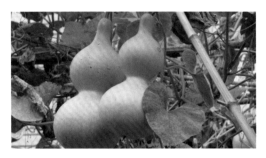

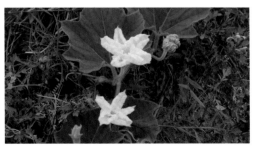

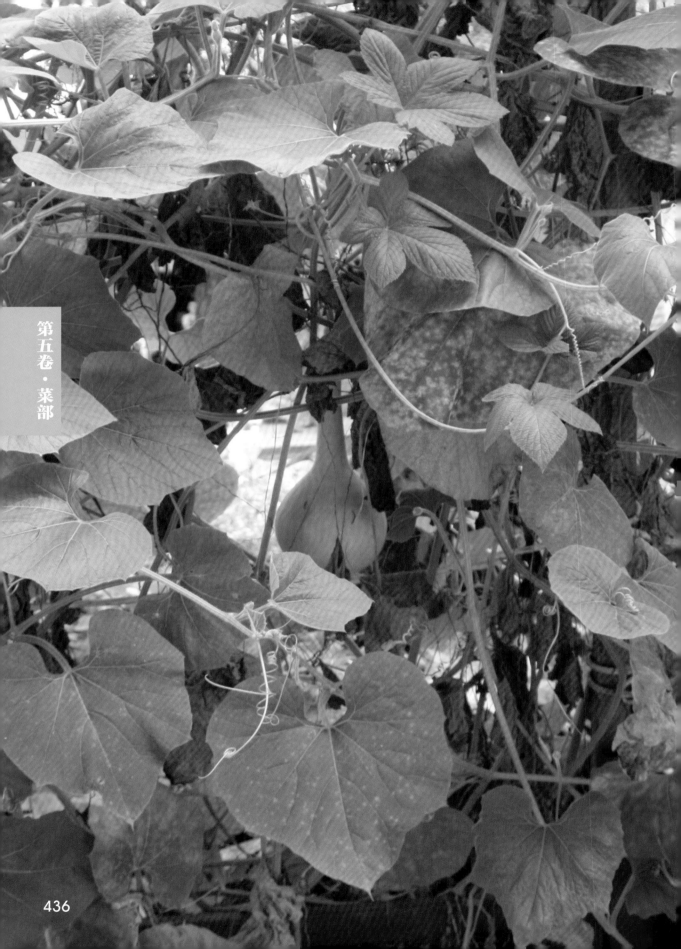

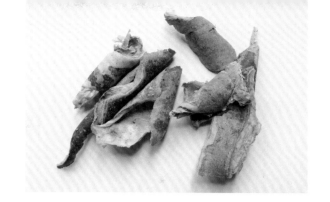

冬瓜
《本经》上品

释名 ● 白瓜（《本经》），水芝（《本经》），地芝（《广雅》）。

白冬瓜

气味 ● 甘，微寒，无毒。

主治 ● 小腹水胀，利小便，止渴。（《别录》）捣汁服，止消渴烦闷，解毒。（弘景）益气耐老，除心胸满，去头面热。（孟诜）消热毒痈肿。切片摩痱子，甚良。（大明）利大小肠，压丹石毒。（苏颂）

附方 ●

消渴不止：冬瓜一枚削皮，埋湿地中，一月取出，破开取清水日饮之。或烧熟绞汁饮之。（《圣济总录》）

产后痢渴（久病津液枯竭，四肢浮肿，口舌干燥）：用冬瓜一枚，黄土泥厚五寸，煨熟绞汁饮。亦治伤寒痢渴。（《古今录验》）

小儿渴利：冬瓜汁饮之。（《千金方》）

瓜练（瓤也）

气味 ● 甘，平，无毒。

主治 ● 绞汁服，止烦躁热渴，利小肠，治五淋，压丹石毒。（甄权）洗面澡身，令人悦泽白皙。（时珍）

附方 ●

消渴烦乱：冬瓜瓤干者一两，水煎饮。（《圣惠方》）

水肿烦渴（小便少者）：冬瓜白瓤，水煎汁，淡饮之。（《圣济总录》）

白瓜子

气味 ● 甘，平，无毒。

主治 ● 令人悦泽好颜色，益气不饥。久服，轻身耐老。（《本经》）除烦满不乐。可作面脂。（《别录》）润肌肤。（大明）治肠痈。（时珍）

附方 ●

悦泽面容：白瓜仁五两，桃花四两，白杨皮二两，为末。食后饮服方寸匕，日三服。欲白加瓜仁，欲红加桃花。三十日面白，五十日手足俱白。一方有橘皮，无杨皮。（《肘后方》）

消渴不止（小便多）：用干冬瓜子、麦冬、黄连各二两，水煎饮之。冬瓜苗叶俱治消渴，不拘新干。（《摘玄方》）

男子白浊、女子白带：陈冬瓜仁炒为末，每空心米饮服五钱。（《救急易方》）

瓜皮

主治 ● 可作丸服，亦入面脂。（苏颂）主驴马汗入疮肿痛，阴干为末涂之。又主折伤损痛。（时珍）

附方 ●

跌扑损伤：用干冬瓜皮一两，真牛皮胶一两，锉入锅内炒存性，研末。每服五钱，好酒热服。仍饮酒一瓯，厚盖取微汁。其痛即止，一宿如初，极效。（《摘玄方》）

损伤腰痛： 冬瓜皮烧研，酒服一钱。（《生生编》）

叶

主治 ● 治肿毒，杀蜂，疗蜂叮。（大明）主消渴，疟疾寒热。又焙研，敷多年恶疮。（时珍）

附方 ●

积热泻痢： 冬瓜叶嫩心，拖面煎饼食之。（《海上名方》）

藤

主治 ● 烧灰，可出绣黵。（大明）捣汁服，解木耳毒。煎水，洗脱肛。烧灰，可淬铜、铁，伏砒石。（时珍）

实用指南

精选验方 ●

肾病水肿（肺心病水肿亦有效）： 冬瓜皮、山芋、生姜皮各30克，黄芪60克。水煎服。

慢性肾炎： 冬瓜1000克，鲤鱼1条（重约300克）。不加盐，煮汤食。

夏季感受暑湿、脾气不运： 冬瓜1000克，鸭肉500克，芡实、薏苡仁各30克。先煮芡实、薏苡仁，后下鸭肉，最后下冬瓜煮至熟，每食适量。

湿热型急性子宫颈炎： 冬瓜子、冰糖各30克。将冬瓜子洗净碾烂，冲入开水300毫升，加入冰糖，用小火隔水炖熟，每日1剂，7日为1个疗程。

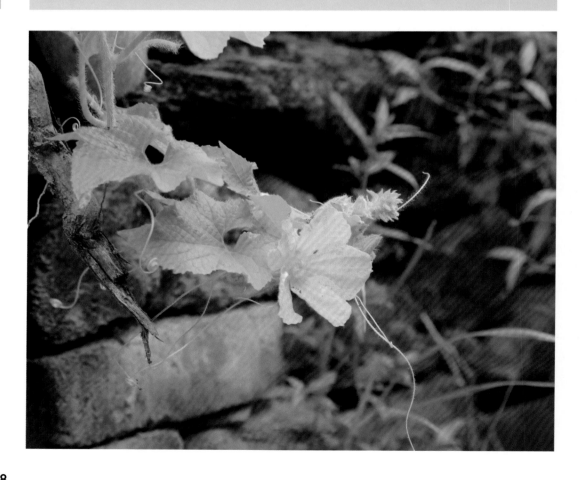

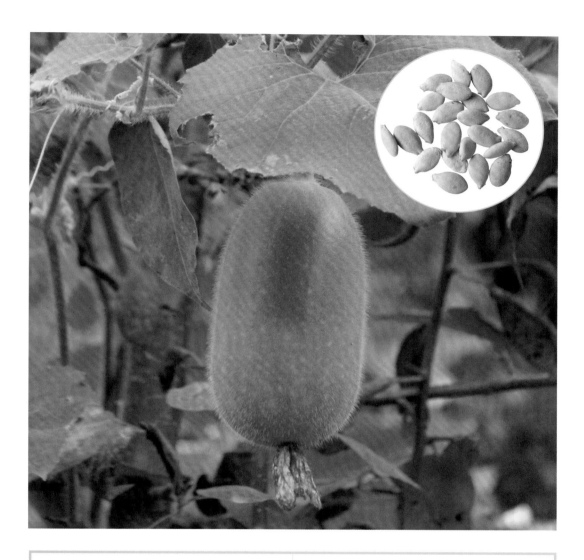

瓜皮茅根茶

原料　冬瓜皮、鲜白茅根各60克。

制法　将以上2味药洗净，加水煎汤。

用法　每日1剂，不拘时代茶饮。

功效　清热解毒，利水消肿。

适用　急性肾炎引起的面部及全身浮肿。

冬瓜鲤鱼汤

原料　冬瓜1000克，鲤鱼1条（重约150克），料酒、盐、白糖、葱段、姜片、胡椒粉、花生油各适量。

制法　将冬瓜去皮，去瓤洗净，切片；鲤鱼去鳞、鳃、鳍、内脏，洗净，控去水。锅中加入油烧热，下入鲤鱼煎至金黄色，锅中注入适量清水，加入冬瓜片、料酒、盐、白糖、葱段、姜，煮至鱼熟瓜烂，拣去葱、姜，加入胡椒粉调味即成。

用法　佐餐食用。

功效　清热解渴，化痰利尿。

适用　肾炎水肿、浮肿病、高血糖病、肝硬化腹水等。

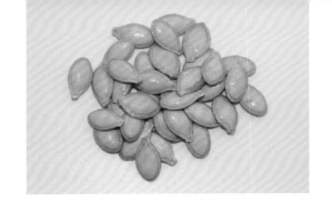

南瓜

《纲目》

气味 ● 甘，温，无毒。

主治 ● 补中益气。（时珍）

实用指南

精选验方 ●

绦虫： 南瓜子45克，石榴皮15克，槟榔25克，黑豆10克。水煎，早晨空腹服，服后可吃葡萄、山楂。

子宫脱垂： 老南瓜蒂6个。剖开，加水煎浓汁饮服，每日1次，5日为1个疗程；服药期间忌食羊肉。

小儿呕吐： 南瓜蒂3～7个。水煎服，每日3次。

习惯性流产： 南瓜蒂适量。瓦上炙焦研末，自怀孕2个月起，每月用开水送服1个。

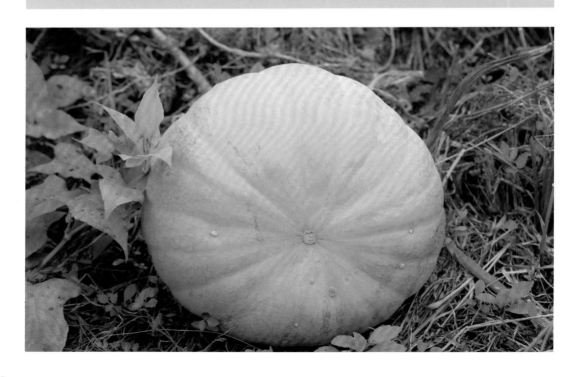

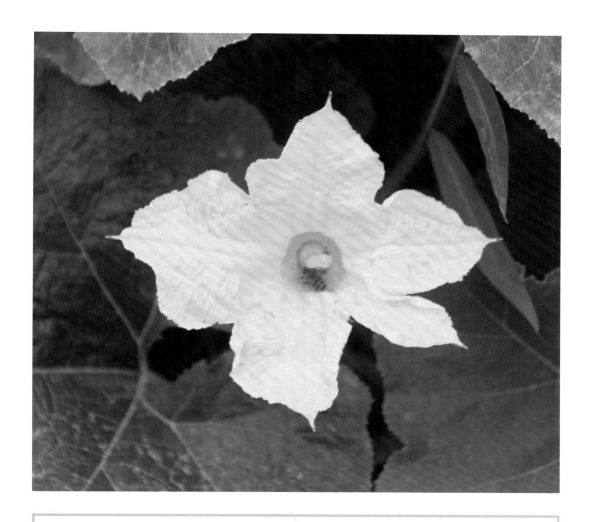

南瓜粥

原料　南瓜300克，大米100克，花生油25毫升，盐8克，葱花10克。

制法　大米拣去杂物，淘洗干净；南瓜刮去皮，一切两半，除去瓜瓤、瓜子，洗净，切成1.5～2厘米见方的块。锅置火上，放油烧至七成热，下葱花炝锅，炒出香味后放入南瓜块，煸炒1～2分钟盛出。锅上火，放入水烧开，下入大米、南瓜块，用旺火煮开，改用小火熬煮40～50分钟，至米烂瓜酥，加盐搅匀即成。

用法　早、晚餐温热服食。

功效　抗癌，抗高血压，防动脉硬化。

适用　高血压、动脉硬化、高脂血症以及糖尿病患者。

南瓜牛肉

原料　南瓜500克，牛肉250克。

制法　将以上2味用清水清洗干净，一起入锅内加适量水煮熟。

用法　适量食用，勿加盐、油，连服数次后，服六味地黄汤5～6剂。忌服肥腻。

功效　补中益气，消炎止痛，毒杀虫。

适用　肺痈。

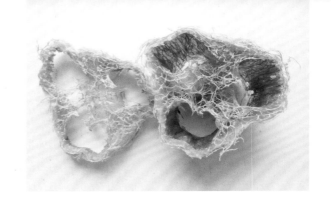

丝瓜

《纲目》

释名 ● 天丝瓜（《本事》），天罗（《事类合璧》），布瓜（《事类合璧》）。

瓜

气味 ● 甘，平，无毒（入药用老者）。

主治 ● 痘疮不快，枯者烧存性，入朱砂研末，蜜水调服，甚妙。（震亨）煮食，除热利肠。老者烧存性服，去风化痰，凉血解毒，杀虫，通经络，行血脉，下乳汁，治大小便下血，痔漏崩中，黄积，疝痛卵肿，血气作痛，痈疽疮肿，痘疹胎毒。（时珍）暖胃补阳，固气和胎（《生生编》）。

附方 ●

痈疽不敛（疮口太深）： 用丝瓜捣汁频抹之。（《直指方》）

风热腮肿： 丝瓜烧存性，研末，水调搽之。（《严月轩方》）

肺热面疮： 苦丝瓜、猪牙皂荚并烧灰，各等份，油调搽。（《摘玄方》）

玉茎疮溃： 丝瓜，连子捣汁，和五倍子末，频搽之。（《丹溪方》）

天泡湿疮： 丝瓜汁调辰粉，频搽之。

手足冻疮： 老丝瓜烧存性，和腊猪油涂之。（《海上方》）

乳汁不通： 丝瓜连子烧存性研，酒服一二钱，被覆取汗即通。（《简便单方》）

小肠气痛，绕脐冲心： 连蒂老丝瓜烧存性，研末，每服三钱，热酒调下。甚者不过二三服即消。

腰痛不止： 丝瓜仁炒焦，擂酒服，以渣敷之。（《熊氏补遗》）

风虫牙痛： 经霜干丝瓜烧存性为末，擦之。（《直指方》）

小儿浮肿： 天罗、灯心草、葱白各等份，煎浓汁服，并洗之。（《普济方》）

叶

主治 ● 癣疮，频挼掺之。疗痈疽疔肿卵。（时珍）

附方 ●

虫癣： 清晨采露水丝瓜叶七片，逐片擦七下，如神。忌鸡、鱼、发物。（《摄生众妙方》）

阴子偏坠： 丝瓜叶烧存性三钱，鸡子壳烧灰二钱，温酒调服。（《余居士选奇方》）

头疮生蛆： 头皮内时有蛆出，以刀切破，挤丝瓜叶汁搽之，蛆出尽，绝根。（《小山怪证方》）

汤火伤灼： 丝瓜叶焙研，入辰粉一钱，蜜调搽之。生者捣敷。一日即好也。（《海上名方》）

鱼脐疔疮： 丝瓜叶（即虞刺叶也）、连须葱白、韭菜各等份，同入石钵内，研烂取汁，以热酒和服。以渣贴腋下，病在左手贴左腋，右手贴右腋；病在左脚贴左胯，右脚贴右胯；在中贴心、脐。用帛缚住，候肉下红

线处皆白则散矣。如有潮热，亦用此法。却令人抱住，恐其颤倒则难救矣。（危氏《得效方》）

藤根

气味 ● 同叶。

主治 ● 杀虫解毒。（时珍）

附方 ●

诸疮久溃：丝瓜老根熬水扫之，大凉即愈。（《应验方》）

喉风肿痛：丝瓜根，以瓦瓶盛水浸，饮之。（《海上名方》）

牙宣露痛：用丝瓜藤阴干，临时火煅存性，研搽即止，最妙。（《海上妙方》）另方用丝瓜藤一握，川椒一撮，灯心一把，水煎浓汁，漱吐，其痛立住如神。（《德生堂方》）

咽喉骨鲠：七月七日，取丝瓜根阴干，烧存性，每服二钱，以原哽物煮汤服之。（《邓笔峰杂兴》）

腰痛不止：丝瓜根烧存性，为末，每温酒服二钱，神效甚捷。（《邓笔峰杂兴》）

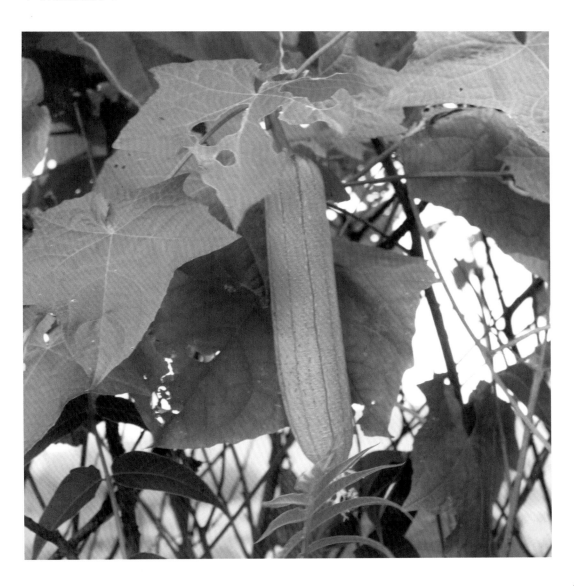

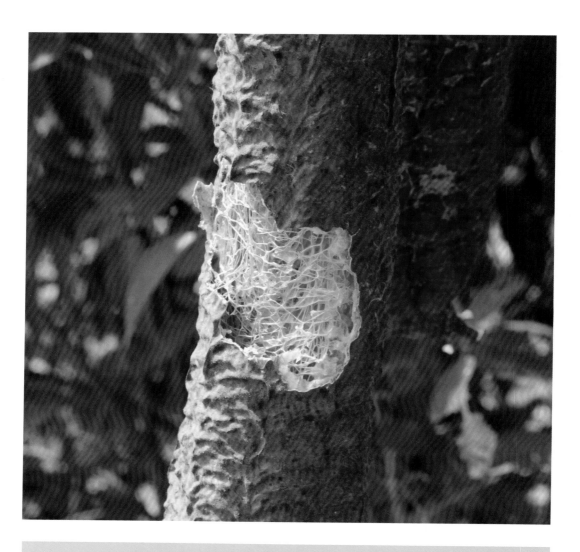

实用指南

精选验方 ●

腰痛： 丝瓜子适量。炒焦，捣烂，酒送服，以渣敷痛处。

偏头痛： 丝瓜络30克，艾叶15克，乌梢蛇18克。水煎服，每日2次。

偏头痛： 丝瓜藤30克，槐花10克，小茴香6克。水煎服，每日2次。

鼻炎： 丝瓜根500克，黄栀子250克。共研细粉，每服9克，每日3次。

百日咳： 鲜丝瓜液汁60毫升（3～6周岁量），蜂蜜适量。加蜂蜜口服，每日2次。

哮喘： 小丝瓜2条。切断，放砂锅内煮烂，取浓汁150毫升服，每日3次。

咽喉炎： 经霜丝瓜1条。切碎，水煎服；或嫩丝瓜捣汁，每服1汤匙，每日3次。

慢性气管炎： 经霜丝瓜藤150～240克。水煎服，每日1剂，10日为1个疗程，连服2个疗程。

支气管炎： 丝瓜藤90～150克。切碎，水煎2次，合并滤液，浓缩至100～150毫升，每日3次，10日为1个疗程。

丝瓜粥

原料　丝瓜、粳米各50克，绿豆25克。

制法　将粳米与绿豆浸泡洗净，与水适量入开水锅内烧开，改为小火煮熬；再将丝瓜洗净去皮，切成小丁，待米粒开花时加入粥内，煮至粥稠即可。

用法　早餐食用，食用时可酌加佐料。

功效　补脾益胃，清热化痰，凉血解毒，通乳下奶。

适用　热病身热烦渴、痰喘咳嗽、血淋、崩中、痔瘘、乳汁不通、痈肿等。

丝瓜猪肝瘦肉汤

原料　丝瓜500克，猪肝、猪瘦肉各150克，姜1片，调料适量。

做法　丝瓜削去棱边，洗净，削角块；猪肝、猪瘦肉洗净，切薄片，用调味料腌10分钟。煮适量水，放入丝瓜、姜片，大火煮滚，再改小火烧几分钟，放入猪瘦肉、猪肝，煲至猪瘦肉熟，调味即可。

用法　佐餐食用。

功效　清热养阴，洁肤除斑。

适用　肝热目赤、口干渴饮，或热毒上壅所致之面部黑斑，或暑热伤津所致之烦渴不眠。

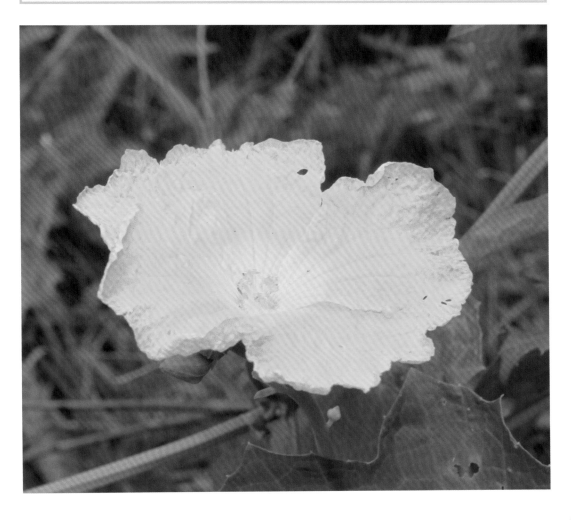

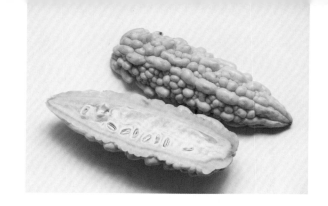

苦瓜

《救荒》

释名 ● 锦荔枝（《救荒》），癞葡萄。

瓜

气味 ● 苦，寒，无毒。

主治 ● 除邪热，解劳乏，清心明目。（时珍，《生生编》）

子

气味 ● 苦、甘，无毒。

主治 ● 益气壮阳。（时珍）

传统药膳

苦瓜粥

原料 苦瓜、冰糖各50克，粳米200克，盐2克。

制法 粳米浸泡洗净；苦瓜洗净，去皮、瓤，切成小丁。粳米和丝瓜丁一同入锅，加入适量开水，并放入冰糖、盐各少许，煮熬至米烂成粥时即成。

用法 早餐食用。

功效 泻火解毒，清暑止渴。

适用 夏季感受暑邪而见烦躁、口渴、乏力，甚至突然昏倒，不省人事。

苦瓜茶

原料 苦瓜1个，绿茶适量。

制法 将苦瓜上端切开，挖去瓤，装入绿茶，把瓜挂在通风处阴干。将干苦瓜洗净，连同茶叶切碎，混匀。每次取10克放入杯中，沸水冲泡闷半小时。

用法 每日1～2次，代茶频饮。

功效 清热，解暑，除烦。

适用 中暑发热、口渴烦躁、小便不利等。

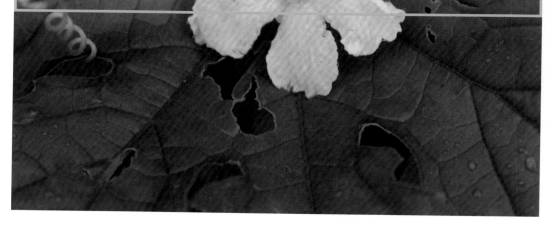

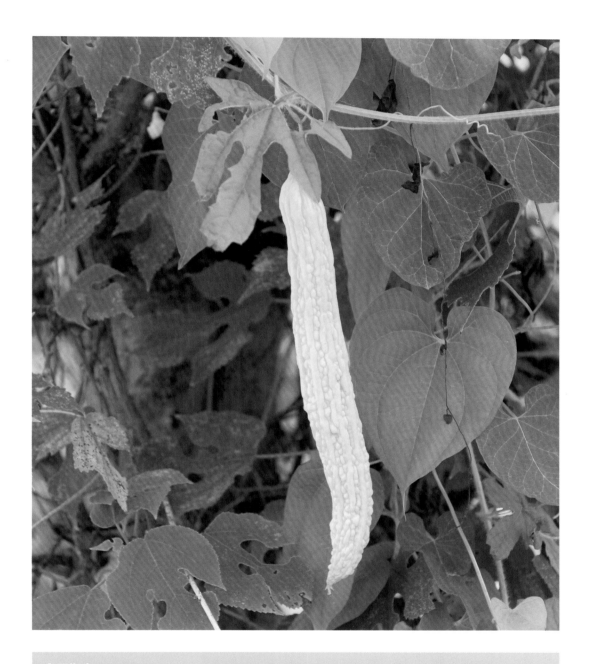

精选验方 ●

烦热口渴： 鲜苦瓜1条。去瓤切碎，水煎服。

眼红疼痛： 苦瓜干15克，菊花10克。水煎服。

暑天感冒发热： 苦瓜干15克，连须葱白10克，生姜6克。水煎服。

痱子： 鲜苦瓜适量。去子切片取汁，涂抹患处；痱重者2小时涂1次，不重者日涂3次。

丹毒、疔疮： 苦瓜根适量。晒干研末，调蜂蜜外敷。

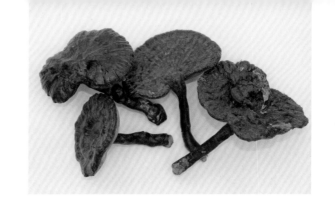

芝

《本经》上品

青芝—名龙芝《别录》

气味● 酸，平，无毒。

主治● 明目，补肝气，安精魂，仁恕。久食，轻身不老，延年神仙。（《本经》）不忘强志。（《唐本》）

赤芝—名丹芝《本经》

气味● 苦，平，无毒。

主治● 胸中结，益心气，补中，增智慧，不忘。久食，轻身不老，延年神仙。（《本经》）

黄芝—名金芝《本经》

气味● 甘，平，无毒。

主治● 心腹五邪，益脾气，安神。久食，轻身不老，延年神仙。（《本经》）

白芝—名玉芝《本经》，素芝

气味● 辛，平，无毒。

主治● 咳逆上气，益肺气，通利口鼻，强志意，勇悍，安魄。久食，轻身不老，延年神仙。（《本经》）

黑芝—名玄芝《本经》

气味● 咸，平，无毒。

主治● 癃，利水道，益肾气，通九窍，聪察。久食，轻身不老，延年神仙。（《本经》）

紫芝—名木芝《本经》

气味● 甘，温，无毒。

主治● 耳聋，利关节，保神，益精气，坚筋骨，好颜色。久服，轻身不老延年。（《本经》）疗虚劳，治痔。（时珍）

附方●

虚劳短气，胸胁苦伤，手足逆冷，或时烦燥口干，腹内时痛，不思饮食：紫芝一两半，山芋（焙）、天雄（炮去皮）、柏子仁（炒）、巴戟天（去心）、白茯苓（去皮）、枳实（去瓤麸炒）各三钱五分，生地黄（焙）、麦门冬（去心焙）、五味子（炒）、半夏（制炒）、附子（炒去皮）、牡丹皮、人参各七钱五分，远志（去心）、蓼实各二钱五分，瓜子仁（炒）、泽泻各五钱，为末，炼蜜丸梧子大。每服十五丸，渐至三十丸，温酒下，日三服。（《圣济总录》）

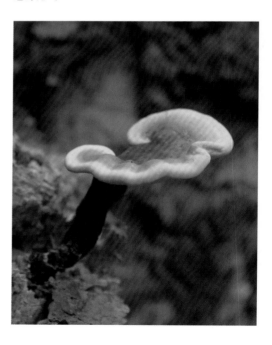

精选验方 ●

慢性支气管炎：野生灵芝300克。制成干膏30克，每日3克。

慢性肝炎、肾盂肾炎、支气管哮喘：灵芝适量。焙干研末，开水冲服。

支气管出血：灵芝孢子粉适量。开水送服，每日2次，每次1～2克。

神经衰弱、心悸头晕、夜寐不宁：灵芝1.5～3克。水煎服，每日2次。

过敏性哮喘：灵芝、紫苏叶各6克，半夏4.5克，厚朴3克，茯苓9克，冰糖适量。水煎加冰糖服。

老年斑：灵芝6克，茯苓10克，茶叶2克。捣碎混合，装入纱布小袋中，每袋6克；用时以开水冲泡1袋，频饮，每日冲服2～3袋。

慢性气管炎：灵芝15克，南沙参、北沙参各10克，百合15克。水煎服，每日2次。

消炎止咳：灵芝10克切片，桔梗、太子参、百部各20克，黄荆子、麻黄各10克，罂粟壳、南沙参、穿心莲各15克。水煎服，每日3次。

灵芝酒

原料 灵芝150克，白酒2500毫升。

制法 将灵芝放入酒坛，倒入白酒，密封坛口，每日摇晃1次，浸泡15日后即成。

用法 每日2次，每次饮10～20毫升。

功效 养血安神，益精悦颜。

适用 失眠、神经衰弱、消化不良等。

灵芝炖乌龟

原料 灵芝30克，乌龟1只，大枣10枚，盐、味精、麻油各适量。

制法 灵芝切厚片；乌龟削净切块宰杀干净，去头、内脏，斩成大块；大枣洗净。将以上3味共放于砂锅中，注入清水600毫升，烧开后小火炖至渐烂，入盐、味精，淋麻油。

用法 分2次趁热食龟肉和枣，喝汤。

功效 降低胆固醇。

适用 高脂血症。

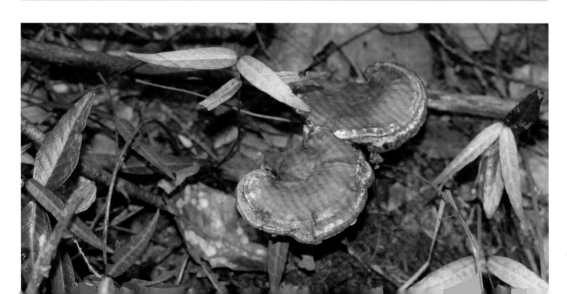

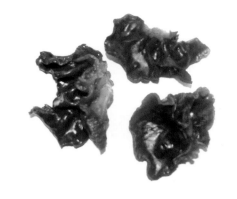

木耳

《本经》中品

释名 ● 木菌，树鸡，木蛾。

气味 ● 甘，平，有小毒。

主治 ● 益气不饥，轻身强志。（《本经》）
断谷治痔。（时珍）

附方 ●

血注脚疮： 桑耳、楮耳、牛屎菰各五钱，胎发灰（男用女，女用男）三钱，研末，油和涂之，或干涂之。（《奇效良方》）

崩中漏下： 木耳半斤，炒见烟，为末，每服二钱一分，头发灰三分，共二钱四分，以应二十四气。好酒调服，出汗。（孙氏《集效方》）

新久泻痢： 干木耳一两炒，鹿角胶二钱半炒，为末。每服三钱，温酒调下，日二。（《御药院方》）

血痢下血： 木耳炒研五钱，酒服即可，亦用井华水服。或以水煮盐、醋食之，以汁送下。（《普济方》）

一切牙痛： 木耳、荆芥各等份，煎汤频漱。（《普济方》）

实用指南

精选验方 ●

寒湿腰痛： 木耳30克，木瓜、苍术各7克，川牛膝10克。水煎服。

手脚麻木： 木耳120克，当归、川牛膝各30克，桂枝、没药、川芎各15克，木瓜、杜仲各24克。以上共研细末，每服6克，半酒水送服。

出血性痢疾： 木耳11克，红糖60克。将木耳切成适当大小，与红糖一起搅拌后，放入一杯半水中煮熟，即可食用。

血小板减少： 黑木耳15克，柿饼4只。水煎，当茶饮。

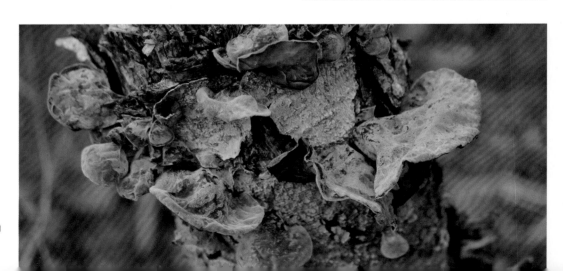

木耳粥

原料　黑木耳30克，粳米100克，大枣3～5枚，冰糖适量。

制法　先将木耳浸泡半日，用粳米、大枣煮粥，待煮沸后，加入木耳、冰糖，同煮为粥。

用法　早餐食用。

功效　润肺生津，滋阴养胃，益气止血，补脑强心。

适用　中老年人体质衰弱、虚劳咳嗽、痰中带血，以及慢性便血、痔疮出血等。

木耳猪肺汤

原料　黑木耳30克，花生仁连衣100克，猪肺1只，盐、黄酒各适量。

制法　将洗好切好的猪肺、花生倒入大砂锅内，加冷水浸没半小时，然后用旺火烧开，除去浮在汤上的一层泡沫，加黄酒2匙，改用小火慢炖1小时。再倒入黑木耳，加盐1匙，继续慢炖1小时，离火。

用法　每日2次，每次500毫升。

功效　补气养阴。

适用　气阴两虚型肺结核。

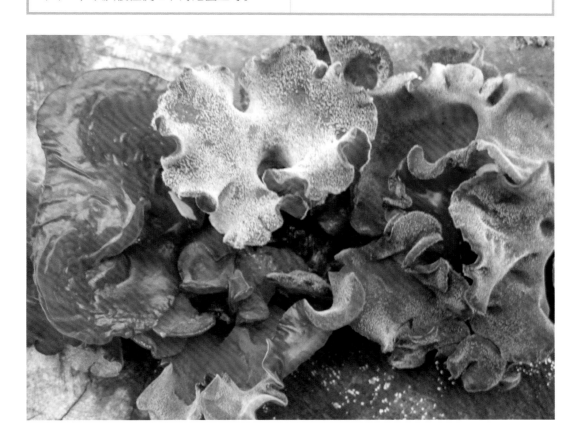

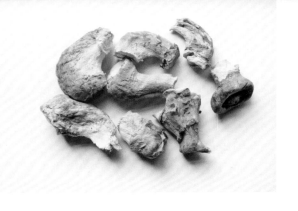

香蕈

《日用》

释名 ● 时珍曰：蕈从覃。覃，延也。蕈味隽永，有覃延之意。

气味 ● 甘，平，无毒。

主治 ● 益气不饥，治风破血。（吴瑞）松蕈：治溲浊不禁，食之有效。（《菌谱》）

实用指南

精选验方 ●

偏头痛： 干香菇5克。煮酒饮服，每日1次。

便秘： 香菇、豌豆、金针、豆腐、番茄各适量。用花生油炒熟食用。

风湿病： 香菇、萝卜、黑芝麻、香菜、金针各适量。用花生油炒熟食用。

晚期水肿： 香菇16克，鹿衔草、金樱子根各30克。水煎服，每日2次。

肾阳不足、膀胱虚寒所致的尿频： 香菇20克，益智仁20个（和皮锉碎）。水煎服。

失血性贫血： 香菇15克，汉三七6克，黄芪45克。汉三七研末，香菇、黄芪水煎，以煎汁冲汉三七末服。

胃脘痛： 香菇15克，山茱萸9克。水煎，每日2次。

胃脘因寒作痛： 香菇、白豆蔻、肉桂各30克。研极细末，每日2次，每次3克，开水冲服。

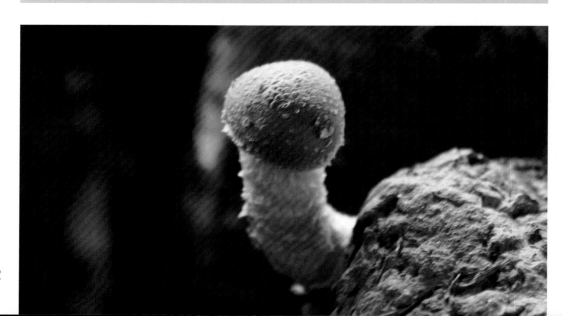

芹菜炒香菇

原料 水发香菇50克，芹菜400克，油、盐、醋、味精各适量。

制法 芹菜去根、叶，洗净，剖开切成段；香菇洗净，切片。锅放油烧热，放芹菜炒2～3分钟，再投入香菇片迅速炒匀，加适量盐、醋、味精，炒熟即可。

用法 佐餐食用。

功效 平肝清热，益气和血，降脂降压。

适用 高脂血症、高血压。

香菇牛肉汤

原料 香菇10克，瘦牛肉30克，淀粉、味精、盐、香油适量。

制法 将香菇泡好；瘦牛肉用淀粉裹好。待汤沸后放入香菇，再加入牛肉片，同时点入味精、盐、香油，煮沸即可。

用法 温热食用。

功效 益气养血。

适用 慢性胃炎。

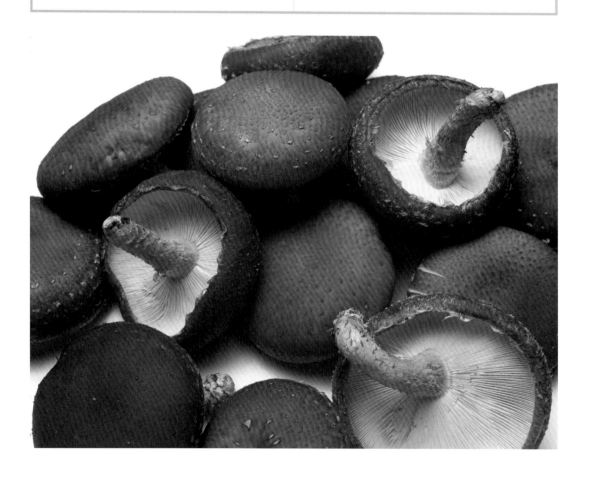

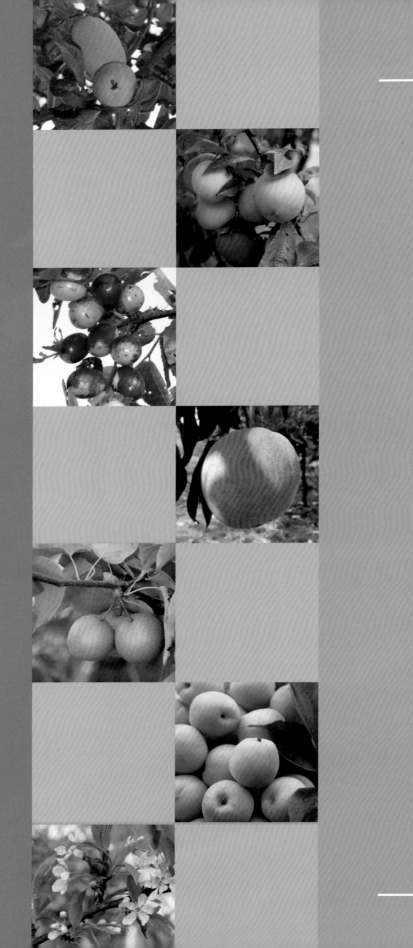

第六卷
果部

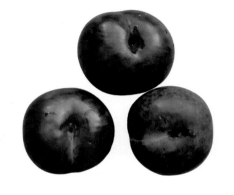

李

《别录》下品

释名 ● 嘉庆子。

实

气味 ● 苦、酸，微温，无毒。

主治 ● 曝食，去痼热，调中。（《别录》）去骨节间劳热。（孟诜）肝病宜食之。（思邈）

核仁

气味 ● 苦，平，无毒。

主治 ● 令人好颜色。（吴普）治女子少腹肿满。利小肠，下水气，除浮肿。（甄权）

附方 ●

女人面黑子： 用李核仁去皮细研，以鸡子白和如稀饧涂之。至旦以浆水洗去，后涂胡粉。不过五六日效。忌见风。（《崔元亮海上方》）

蝎虿螫痛： 苦李仁嚼涂之，良。（《古今录验》）

根白皮

气味 大寒，无毒。

主治 消渴，止心烦逆奔豚气。（《别录》）治疮。（吴普）煎水含漱，治齿痛。（弘景）煎汁饮，主赤白痢。（大明）炙黄煎汤，日再饮之，治女人卒赤白下，有验。（孟诜）治小儿暴热，解丹毒。（时珍）苦

李根皮：味咸，治脚下气，主热毒烦躁。煮汁服，止消渴。（甄权）

附方 ●

小儿丹毒（从两股走及阴头）： 用李根烧为末，以田中流水和涂之。（《千金方》）

咽喉卒塞（无药处）： 以皂角末吹鼻取嚏，仍以李树近根皮，磨水涂喉外，良验。（《菽园杂记》）

花

气味 ● 苦，香，无毒。

主治 ● 令人面泽，去粉滓。（时珍）

附方 ●

面黑粉滓： 用李花、梨花、樱桃花、白葵花、白莲花、红莲花、旋覆花、秦椒各六两，桃花、木瓜花、丁香、沉香、青木香、钟乳粉各三两，珍珠、玉屑各二两，蜀水花一两，大豆末七合，为细末瓶收。每日盥，用洗手面，百日光洁如玉也。（《普济方》）

气味 苦，寒，无毒。

主治 目翳，定痛消肿。（时珍）

精选验方 ●

肝硬化腹水：李子适量。洗净鲜吃，每次4～6个，每日2次。

胃阴虚、口渴咽干：李子适量。洗净鲜吃；或作果脯含咽。

肺经燥热、咳嗽无痰：李子适量。生食；或加蜂蜜煎膏服，每次15毫升，每日2次。

虚劳骨蒸、消渴：鲜李子（去核）适量。洗净捣烂绞汁冷服，每次25毫升，每日3次。

癌症、虚劳骨蒸、消渴、腹水：李子适量。洗净鲜吃，食量每次不宜过多。

传统药膳

李子酒

原料 鲜李子250克，米酒250毫升。

制法 将李子洗净去核，捣烂取汁，和入米酒搅匀，入瓶密闭。

用法 每日2次，每次10～20毫升。

功效 美容驻颜。

适用 面色苍白者。

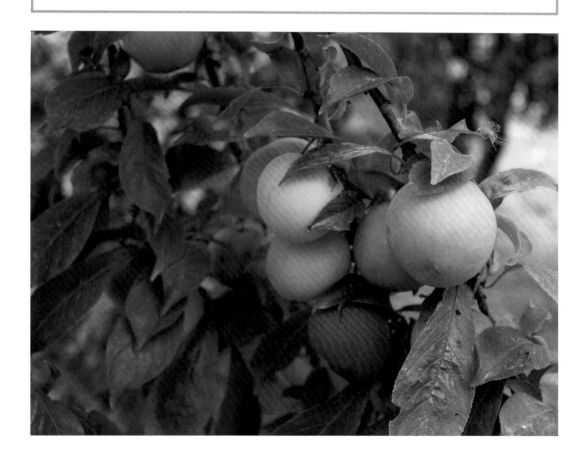

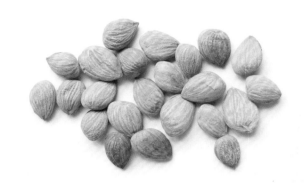

杏

《别录》下品

释名 ● 甜梅。

实

气味 ● 酸，热，有小毒。

主治 ● 曝脯食，止渴，去冷热毒。心之果，心病宜食之。（思邈）

核仁

气味 ● 甘（苦），温（冷利），有小毒。两仁者杀人，可以毒狗。

主治 ● 惊痫，心下烦热，风气往来，时行头痛，解肌，消心下急满痛，杀狗毒。（《别录》）解锡毒。（之才）治腹痹不通，发汗，主温病脚气，咳嗽上气喘促。入天门冬煎，润心肺。和酪作汤，润声气。（甄权）除肺热，治上焦风燥，利胸膈气逆，润大肠气秘。（元素）

附方 ●

咳逆上气（不拘大人小儿）：以杏仁三升去皮尖，炒黄研膏，入蜜一升，杵熟，每食前含之，咽汁。（《千金方》）

头面风肿：杏仁捣膏，鸡子黄和杵，涂帛上，厚裹之。干则又涂，不过七八次愈也。（《千金方》）

风虚头痛（欲破者）：杏仁去皮尖，晒干研末，水九升研滤汁，煎如麻腐状，取和羹粥食。七日后大汗出，诸风渐减。此法神妙，可深秘之。慎风、冷、猪、鸡、鱼、蒜、醋。（《千金方》）

偏风不遂，失音不语：生吞杏仁七枚，不去皮尖，逐日加至七七枚，周而复始。食后仍饮竹沥，以瘥为度。（《外台秘要》）

破伤风肿：杏仁杵膏厚涂上，然烛遥炙之。（《千金方》）

心腹结气：杏仁、桂枝、橘皮、诃黎勒皮各等份，为丸，每服三十丸，白汤下。无忌。（《食疗本草》）

阴疮烂痛：杏仁烧黑研成膏，时时敷之。（《钤方》）

身面疣目：杏仁烧黑研膏，擦破，日日涂之。（《千金方》）

鼻中生疮：杏仁研末，乳汁和敷。（《千金方》）

小儿咽肿：杏仁炒黑，研烂含咽。（《普济方》）

白癜风斑：杏仁连皮尖，每早嚼二七粒，揩令赤色。夜卧再用。（《圣济总录》）

花

气味 ● 苦，温，无毒。

主治 ● 补不足，女子伤中，寒热痹厥逆。（《别录》）

附方 ●

妇人无子：二月丁亥日，取杏花、桃花阴干为末。戊子日和井华水服方寸匕，日三服。（《卫生易简方》）

叶

主治● 人卒肿满，身面洪大，煮浓汁热渍，亦少少服之（《肘后方》）。

枝

主治● 堕伤，取一握，水一升煮减半，入酒三合和匀，分服，大效。（苏颂）

附方●

坠扑瘀血（在内，烦闷者）： 用东引杏树枝三两，细锉微熬，好酒一升煎十余沸，分二服。（《塞上方》）

根

主治● 食杏仁多，致迷乱将死，切碎煎汤服，即解。（时珍）

实用指南

精选验方●

老年慢性气管炎： 杏仁、冰糖各适量。研碎混合，早、晚各服9克，连服10日。

风热感冒： 杏仁、连翘各10克，竹叶12克，薄荷3克（后下）。水煎服，每日1剂。

哮喘： 杏仁5克，麻黄30克，豆腐120克。共煮，去药渣，每日早、晚分服。

胃痛： 杏仁5个，白胡椒、大枣各7个。捣烂，蜜为丸，温水送服。

便秘： 杏仁、麻仁、瓜蒌各等份，白蜜适量。研细末，蜜为丸如枣大，每日2~3丸。

风寒咳嗽： 杏仁6~10克，生姜3片，白萝卜100克。加水400毫升，小火煎至100毫升，每日1剂，早、晚分服。

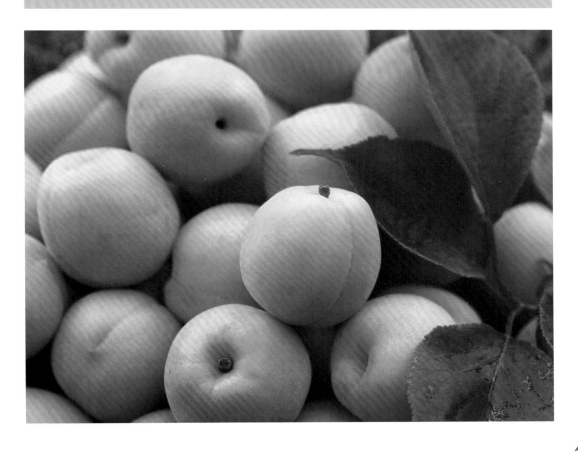

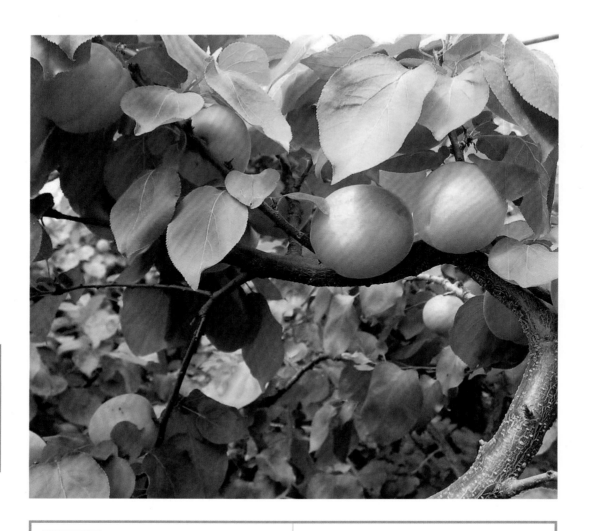

鲫鱼红糖甜杏汤

原料 鲫鱼1条（重约500克），甜杏仁12克，红糖适量。

制法 先将鲫鱼去鳞、腮，剖除内脏，洗干净，切成块。将鲫鱼与杏仁、红糖一并熬汤，鱼熟后即可。

用法 饮汤食鱼（可稍拌酱油）。

功效 益气健脾，滋阴理肺。

适用 气阴亏虚型慢性支气管炎，症见形体消瘦、倦怠乏力、咳嗽痰多、气短声低喘促、咳剧或痰中夹有少量血丝者。

山药杏仁糊

原料 山药、杏仁（去皮、尖）各500克，粟米250克，酥油适量。

制法 先将粟米炒熟，研成面；再将杏仁炒熟，研细末，与粟米面混合拌匀备用；另将出药煮熟，去皮捣作泥状备用。

用法 每日晨起用滚开水冲调杏仁粟米面6～10克成稀糊，加入适量山药泥及少许酥油调匀，空腹食用。

功效 平补肺肾，益气健脾，养阴润燥，止咳平喘，固表敛汗。

适用 肺肾两虚之久咳虚喘，或自汗易感冒。

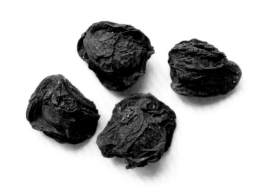

梅

《本经》中品

实

气味● 酸，平，无毒。

乌梅

气味● 酸、涩，温、平，无毒。

主治● 下气，除热烦满，安心，止肢体痛，偏枯不仁，死肌，去青黑痣，蚀恶肉。（《本经》）去痹，利筋脉，止下痢，好唾口干。（《别录》）水渍汁饮，治伤寒烦热。（弘景）止渴调中，去痰治疟瘴，止呕逆霍乱，除冷热痢。（藏器）治虚劳骨蒸，消酒毒，令人得唾。和建茶、干姜为丸服，止休息痢，大验。（大明）敛肺涩肠，止久嗽泻痢，反胃噎膈，蛔厥吐利，消肿涌痰，杀虫，解鱼毒、马汗毒、硫黄毒。（时珍）

白梅

释名● 盐梅，霜梅。

气味● 酸、咸，平，无毒。

主治● 和药点痣，蚀恶肉。（弘景）刺在肉中者，嚼敷之即出。（孟诜）治刀箭伤，止血，研烂敷之。（大明）乳痈肿毒，杵烂贴之，佳（汪颖）。除痰。（苏颂）治中风惊痫，喉痹痰厥僵扑，牙关紧闭者，取梅肉揩擦牙龈，涎出即开。又治泻痢烦渴，霍乱吐下，下血血崩，功同乌梅。（时珍）

附方●

大便下血及酒痢、久痢不止：用乌梅三两，烧存性为末，醋煮米糊和丸梧子大，每空心米饮服二十丸，日三。（《济生方》）

小便尿血：乌梅烧存性研末，醋糊丸梧子大，每服四十丸，酒下。

血崩不止：乌梅肉七枚，烧存性研末，米饮服之，日二。

大便不通（气奔欲死者）：乌梅十颗，汤浸去核，丸枣大，纳入下部，少时即通。（《食方本草》）

霍乱吐利：盐梅煎汤，细细饮之。（《如宜方》）

折伤金疮：干梅烧存性敷之，一宿瘥。（《千金方》）

小儿头疮：乌梅烧末，生油调涂。（《圣济总录》）

香口去臭：曝干梅脯，时常含之。

核仁

气味● 酸，平，无毒。

主治● 明目，益气，不饥。（吴普）除烦热。（孟诜）治代指忽然肿痛，捣烂，和醋浸之。（时珍，出《肘后方》）

花

气味● 微酸，涩，无毒。

叶

气味● 酸，平，无毒。

主治● 休息痢及霍乱，煮浓汁饮之。（大明）藏器曰：嵩阳子言，清水揉梅叶，洗蕉葛衣，经夏不脆。有验。时珍曰：夏衣生霉点，梅叶煎汤洗之即去，甚妙。

附方 ●

中水毒病（初起头痛恶寒，心烦拘急，且醒暮剧）：梅叶捣汁三升饮之良。（《肘后方》）

月水不止：梅叶焙，棕榈皮灰，各等份为末，每服二钱，酒调下。（《圣济总录》）

根

主治 ● 风痹。（《别录》）初生小儿，取根同桃、李根煮汤浴之，无疮热之患。（《崔氏纂要》）煎汤饮，治霍乱，止休息痢。（大明）

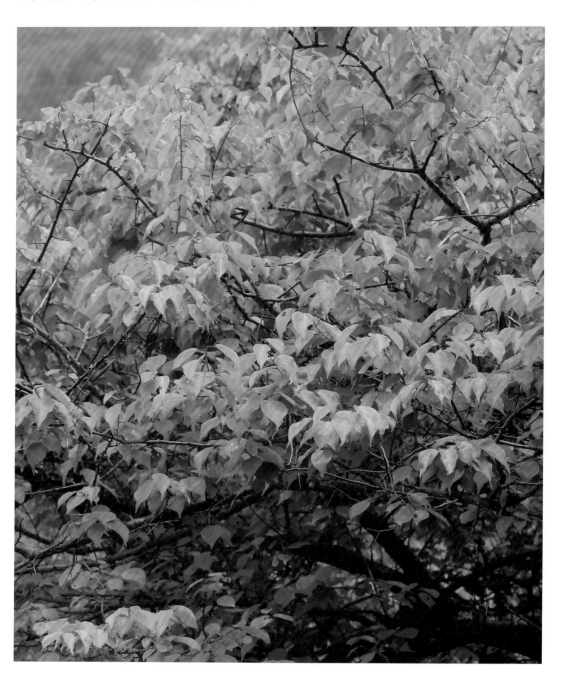

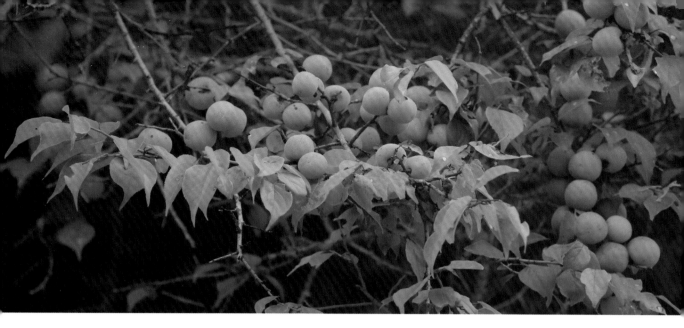

精选验方 ●

阴虚盗汗：乌梅、浮小麦各15克，大枣5枚。水煎服。

鸡眼：乌梅肉2个。捣烂，入醋少许，加盐水调匀，贴鸡眼表面，用胶布固定，每日1换。

蛔虫病：乌梅若干。去核捣烂，每服6~9克，每日2次。

急、慢性腹泻：乌梅适量。去核捣烂绞汁，用小火熬成膏状，每日10毫升，早、晚饭前各服1次，连服3~7日。

牛皮癣：乌梅2500克。水煎，去核浓缩成膏500克，每服半汤匙（约15克），每日3次。

暑热烦渴：乌梅、太子参各15克，白糖适量。煎水饮用。

疖肿：乌梅9克，冰片3克。烘干，与冰片共研末，外涂患处。

功能性子宫出血：乌梅7个。去核取肉烧存性，研细末，米汤送服，每日2次。

鸡眼：乌梅30克，盐9克。以水溶化，将乌梅浸入盐水中，一昼夜后取出去核，加醋捣烂，外涂患处。

传统药膳

大枣乌梅冰糖汤

原料 乌梅、大枣各20克，冰糖适量。

制法 将大枣、乌梅洗干净，放入砂锅，加水适量，小火煎取浓汁，入冰糖溶化即成。

用法 每日2次，温热服食。

功效 滋阴，益气，敛汗。

适用 阴津亏虚所致的烦热口渴、气短神疲、盗汗不止。

乌梅粥

原料 乌梅15~20克，粳米100克，冰糖适量。

制法 将乌梅煎取浓汁去渣，入粳米煮粥，粥熟后加冰糖，稍煮即可。

用法 每日2次，温热食用。

功效 生津止渴，敛肺止咳，涩肠止泻。

适用 久泻、久痢等。急性泻痢和感冒咳嗽者禁用。

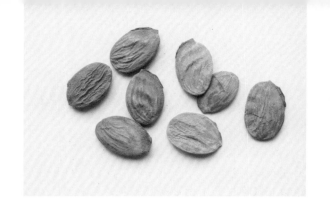

桃

《本经》下品

释名 ● 时珍曰：桃性早花，易植而子繁，故字从木、兆。十亿曰兆，言其多也。或云从兆谐声也。

实

气味 ● 辛、酸、甘，热，微毒。多食令人有热。

主治 ● 作脯食，益颜色。（大明）肺之果，肺病宜食之。（思邈）冬桃食之解劳热。（时珍，出《尔雅注》）

核仁

气味 ● 苦、甘，平，无毒。

主治 ● 瘀血血闭，癥瘕邪气，杀小虫。（《本经》）止咳逆上气，消心下坚硬，除卒暴击血，通月水，止心腹痛。（《别录》）治血结、血秘、血燥，通润大便，破畜血。（元素）杀三虫。又每夜嚼一枚和蜜，涂手、面良。（孟诜）主血滞风痹骨蒸，肝疟寒热，鬼注疼痛，产后血病。（时珍）

附方 ●

延年去风，令人光润：用桃仁五合去皮，用粳米饭浆同研，绞汁令尽，温温洗面极妙。（《千金翼方》）

风劳毒肿、挛痛，或牵引小腹及腰痛：桃仁一升去皮尖，熬令黑烟出，热研如脂膏，以酒三升搅和服，暖卧取汗。不过三度瘥。（《食医心镜》）

上气咳嗽，胸满气喘：桃仁三两去皮尖，以水一大升研汁，和粳米二合煮粥食之。（《食医心镜》）

卒然心痛：桃仁七枚去皮尖研烂，水一合服之。（《肘后方》）

崩中漏下（不止者）：桃核烧存性研细，酒服方寸匕，日三。（《千金方》）

妇人难产，数日不出：桃仁一个劈开，一片书可字，一片书出字，吞之即生。（《删繁方》）

桃毛（毛桃实上毛也，刮取用之）

气味 ● 辛，平，微毒。

主治 ● 破血闭，下血瘕，寒热积聚，无子，带下诸疾。（《别录》）疗崩中，破癖气。（大明）

桃枭

释名 ● 桃奴（《别录》），桃景（《别录》），神桃。

气味 ● 苦，微温，有小毒。

主治 ● 杀百鬼精物。（《本经》）杀精魅五毒不祥，疗中恶腹痛。（《别录》）

颂曰：胡洽治中恶毒气蛊疰有桃枭汤。治肺气腰痛，破血，疗心痛，酒磨暖服之。（大明）

主吐血诸药不效，烧存性，研末，米汤调服，有验。（汪颖）治小儿虚汗，妇人妊娠下血，破伏梁结气，止邪疟。烧烟熏痔疮。

烧黑油调，敷小儿头上肥疮软疖。（时珍）

附方●

伏梁结气（在心下不散）： 桃奴三两为末，空心温酒，每服二钱。（《圣惠方》）

妊娠下血不止： 用桃枭烧存性研，水服取瘥。（《葛洪方》）

盗汗不止： 树上干桃子一个，霜梅二个，葱根七个，灯心二茎，陈皮一钱，稻根、大麦牙各一撮，水二盅，煎服。（《经验方》）

白秃头疮： 干桃一两，黑豆一合，为末，腊猪油调搽。（《圣惠方》）

花

气味● 苦，平，无毒。

主治● 杀疰恶鬼，令人好颜色。（《本经》）悦泽人面，除水气，破石淋，利大小便，下三虫。（《别录》）消肿满，下恶气。（苏恭）治心腹痛及秃疮。（孟诜）利宿水痰饮积滞，治风狂。研末，敷头下肥疮，手足疮。（时珍）

附方●

大便艰难： 桃花为末，水服方寸匕，即通。（《千金方》）

产后秘塞（大小便不通）： 用桃花、葵子、滑石、槟榔各等份，为末，每空心葱白汤服二钱，即利。（《集验方》）

疟疾不已： 桃花为末，酒服方寸匕良。

（《梅师方》）

叶

气味● 苦，平，无毒。

主治● 除尸虫，出疮中小虫。（《别录》）治恶气，小儿寒热客忤。（大明）疗伤寒、时气、风痹无汗，治头风，通大小便，止霍乱腹痛。（时珍）

附方●

小儿伤寒时气： 用桃叶三两，水五升，煮十沸取汁，日五六遍淋之，后烧雄鼠粪二枚服之，妙。（《伤寒类要》）

霍乱腹痛： 桃叶三升切，水五升，煮一升，分二服。（《外台秘要》）

肠痔出血： 桃叶一斛，杵碎，蒸之，纳小口器中锉，有虫自出。（《肘后方》）

茎及白皮

气味● 苦，平，无毒。

主治● 除邪鬼中恶腹痛，去胃中热。（《别录》）治疰忤心腹痛，解蛊毒，辟疫疬，疗黄疸身目如金，杀诸疮虫。（时珍）

附方●

喉痹塞痛： 桃皮煮汁三升服。（《千金翼方》）

小儿湿癣： 桃树青皮为末，和醋频敷之。（《子母秘录》）

小儿白秃： 桃皮五两煎汁，入白面沐之，并

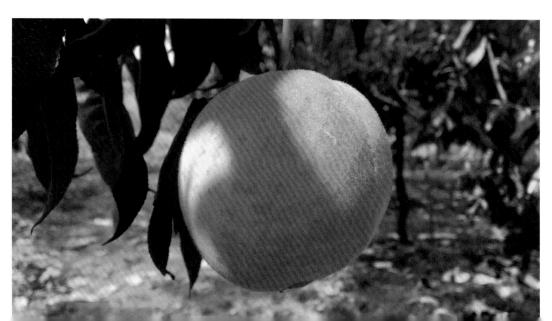

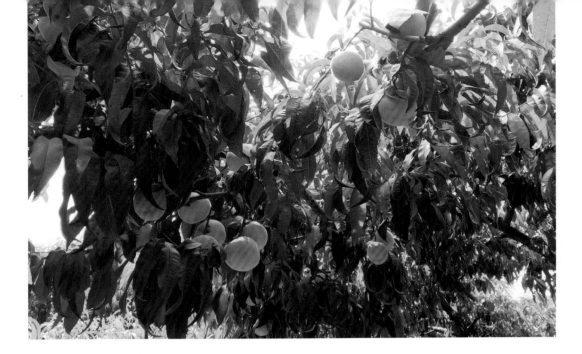

服。（《圣惠方》）

桃胶

气味● 苦，平，无毒。

主治● 炼服，保中不饥，忍风寒。（《别录》）下石淋，破血，治中恶痃忤。（苏恭）主恶鬼邪气。（孟诜）和血益气，治下痢，止痛。（时珍）

附方●

虚热作渴： 桃胶如弹丸大，含之佳。（《外台秘要》）

石淋作痛： 桃胶如枣大，夏以冷水三合，冬以汤三合，和服，日三服。当下石，石尽即止。（《古方录验》）

实用指南

精选验方○

黄疸不退： 桃根100克。将桃根切细煎汤，即可。

卒心痛： 桃枝1把，黄酒适量。将桃枝切细片，用黄酒煮沸，然后去渣，即成。

淋巴腺炎： 桃树叶适量。捣烂，加黄酒少许炖热，敷于患处。

间日疟： 鲜桃叶3～5片，生大蒜半瓣。同捣烂，以纱包裹塞于鼻内，或左或右，于疟疾发作前2～3小时塞入。

对口疮、瘩背疮、痈： 桃树嫩叶适量。捣烂，敷于患处。

传统药膳

桃皮酒

原料 桃皮1500克（削去黑，取黄皮），女曲、秫米各500克。

制法 以水7500毫升，煮桃皮得2500毫升，以1250毫升汁渍女曲，以1250毫升煮秫米成饭，酿如酒法，熟后滤去滓。

用法 每次饮10毫升，每日3次，耐酒者增之，以体中有热为候，小便多者即是病去。忌生、冷、酒、面、一切毒物。

功效 宣肺清热，利水。

适用 水肿。

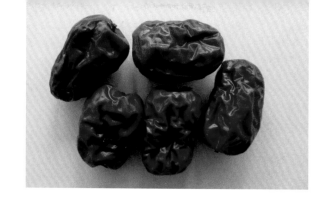

枣

《本经》上品

释名● 时珍曰：按陆佃（《埤雅》云，大曰枣，小曰棘。

生枣

气味● 甘、辛，热，无毒。多食令人寒热。凡羸瘦者不可食。

大枣

释名● 干枣（《别录》），美枣（《别录》），良枣。

气味● 甘，平，无毒。

主治● 心腹邪气，安中，养脾气，平胃气，通九窍，助十二经，补少气、少津液、身中不足，大惊四肢重，和百药。久服轻身延年。（《本经》）小儿患秋痢，与蛀枣食之良。（孟诜）杀乌头、附子、天雄毒。（之才）

附方●

小肠气痛： 大枣一枚去核，用斑蝥一枚去头、翅，入枣内，纸包煨熟，去蝥食枣，以桂心、荜澄茄汤下。（《直指方》）

妊娠腹痛： 大枣十四枚，烧焦为末，以小便服之。（《梅师方》）

烦闷不眠： 大枣十四枚，葱白七茎，水三升，煮一升，顿服。（《千金方》）

耳聋鼻塞（不闻音声、香臭者）： 取大枣十五枚去皮核，蓖麻子三百枚去皮，和捣，绵裹塞耳、鼻，日一度。三十余日，闻声及香臭也。先治耳，后治鼻，不可并塞。（《食疗本草》）

久服香身： 用大枣肉和桂心、白瓜仁、松树皮为丸，久服之。（《食疗本草》）

痔疮疼痛： 大枣一枚剥去皮，取水银掌中，以唾研令极熟，敷枣瓤上，纳入下部良。（《外台秘要》）

三岁陈枣核中仁

气味● 燔之，苦，平，无毒。

主治● 腹痛邪气。（《别录》）恶气卒疰忤。（孟诜）核烧研，掺胫疮良。（时珍）

叶

气味● 甘、温，微毒。

主治● 覆麻黄，能令出汗。（《本经》）和葛粉，揩热痱疮，良。（《别录》）治小儿壮热，煎汤浴之。（大明）

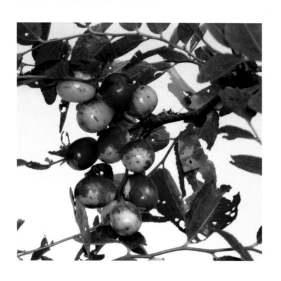

附方●

小儿伤寒（五日已后热不退）：用枣叶半握，麻黄半两，葱白、豆豉各一合，童子小便二盏，煎一盏，分二服，取汗。（《圣济总录》）

反胃呕哕：干枣叶一两，藿香半两，丁香二钱半，每服二钱，姜二片，水一盏煎服。（《圣惠方》）

木心

气味● 甘，涩，温，有小毒。

主治● 中蛊腹痛，面目青黄，淋露骨立。锉取一斛，水淹三寸，煮至二斗澄清，煎五升。旦服五合，取吐即愈。又煎红水服之，能通经脉。（时珍，出《小品方》）

根

主治● 小儿赤丹从脚跌起，煎汤频浴之。（时珍，出《千金方》）

附方●

令发易长：取东行枣根三尺，横安甑上蒸之，两头汗出，收取敷发，却易长。（《圣惠方》）

皮

主治● 同老桑树皮，并取北向者，等份，烧研。每用一合，井水煎，澄取清，洗目。一月三洗，昏者复明。忌荤、酒、房事。（时珍）

实用指南

精选验方●

无痛尿血：大枣60~120克。水煎代茶饮。

自汗、盗汗：大枣、乌梅各10个，或加桑叶10克，浮小麦15克。水煎服。

慢性疾病或大病后身体虚弱：大枣、花生各30克，羊肉100克，调料少许。水煎服。

腹泻：大枣10枚，薏苡仁20克，干姜3片，山药、糯米各30克，红糖15克。共煮粥服食。

贫血：大枣、绿豆各50克，红糖适量。同煮，加红糖服用，每日1次。

中老年人低血压症：大枣20枚，太子参、莲子各10克，山药30克，薏苡仁20克，大米50克。煮粥食用。

黄疸、肝炎、胆囊炎、胆结石：大枣60克（去核），鸡骨草200克。加水八碗煎至二碗，温服。

传统药膳

大枣粥

原料 大枣10~15个，粳米100克。

制法 将以上2种原料加适量水，一起煮粥。

用法 早餐食用。

功效 补气血，健脾胃。

适用 胃虚食少、脾虚便溏、气血不足以及血小板减少、贫血、慢性肝炎、营养不良等。

大枣炖兔肉

原料 大枣20个，兔肉200克。

制法 大枣洗净备用。将兔肉洗净，切块，与大枣一起放砂锅内，隔水炖熟，即可服用；也可调味服用。

用法 每日1次，每次吃兔肉100克。

功效 健脾益气，补血壮体。

适用 脾虚气弱、病后体虚、过敏性紫癜等。

梨

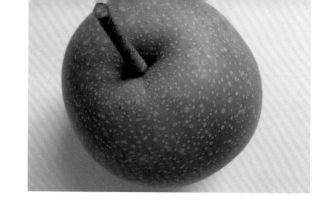

《别录》下品

释名 ● 快果，果宗，玉乳。

实

气味 ● 甘、微酸，寒，无毒。多食令人寒中萎困。金疮、乳妇、血虚者，尤不可食。

主治 ● 热嗽，止渴。切片贴汤火伤，止痛不烂。（苏恭）治客热，中风不语，治伤寒热发，解丹石热气、惊邪，利大小便。（《开宝》）除贼风，止心烦气喘热狂。作浆，吐风痰。（大明）卒暗风不语者，生捣汁频服。胸中痞塞热结者，宜多食之。（孟诜）润肺凉心，消痰降火，解疮毒、酒毒。（时珍）

附方 ●

痰喘气急：梨剜空，纳小黑豆令满，留盖合住系定，糠火煨熟，捣作饼，每日食之，至效。（《摘玄方》）

暗风失音：生梨捣汁一盏饮之，日再服。（《食疗本草》）

小儿风热，昏懵躁闷，不能食：用消梨三枚切破，以水二升，煮取汁一升，入粳米一合，煮粥食之。（《圣惠方》）

赤目胬肉（日夜痛者）：取好梨一颗捣绞汁，以绵裹黄连片一钱浸汁，仰卧点之。（《本草图经》）

赤眼肿痛：鹅梨一枚捣汁，黄连末半两，腻粉一字，和匀绵裹浸梨汁中，日日点之。（《圣惠方》）

反胃转食，药物不下：用大雪梨一个，以丁香十五粒刺入梨内，湿纸包四五重，煨熟食之。（《圣济总录》）

花

主治 ● 去面黑粉滓。（时珍）

叶

主治 ● 霍乱：吐利不止，煮汁服。作煎，治风。（苏恭）治小儿寒疝。（苏颂）捣汁服，解中菌毒。（吴瑞）

附方 ●

小儿寒疝，腹痛大汗出：用梨叶浓煎七合，分作数服，饮之大良。此徐王经验方也。（《图经》）

食梨过伤：梨叶煎汁解之。（《黄记》）

木皮

主治 ● 解伤寒时气。（时珍）

附方 ●

伤寒温疫，已发未发：用梨木皮、大甘草各一两，黄秫谷一合，为末，锅底煤一钱，每服三钱，白汤下，日二服，取愈。此蔡医博方也。（黎居士《简易方》）

霍乱吐利：梨枝煮汁饮。（《圣惠方》）

实用指南

精选验方 ●

消渴： 经霜打的大酸梨。每日3～5个，连续食用。

嗓音病： 梨3～5个，粳米50克，冰糖适量。洗净切碎，捣汁去渣，与粳米、冰糖同入砂锅内，加水400毫升，煮为稀粥，稍温服食，每日2～3次，1日内服完。

百日咳： 梨适量挖心，装麻黄1克或川贝母3克，桔仁6克。盖好蒸熟吃。

感冒、咳嗽、急性支气管炎： 生梨1个。洗净，连皮切碎，加冰糖蒸熟吃；或将梨去顶挖核，放入川贝母3克、冰糖10克，置碗内小火煮之，待梨炖熟，喝汤吃梨，连服2～3日。

咽炎、红肿热痛、吞咽困难： 沙梨适量。用米醋浸渍，捣烂，榨汁，慢慢咽服，早、晚各1次。

醉酒： 梨适量。生食或榨汁服。

肠炎： 鲜秋子梨60克。捣烂，加水煎服，每日3次。

传统药膳

秋梨鲜藕汤

用料 秋梨20个，大枣1000克，鲜藕1500克，鲜姜300克，冰糖400克，蜂蜜适量。

制用 先将梨、枣、藕、姜砸烂取汁，加热熬膏，下冰糖溶化后，再以蜜收汁。

用法 早、晚随意服用。

功效 清肺降火，止咳化痰，润燥生津，除烦解渴，消散酒毒，祛病养身。

适用 虚劳咳嗽、口干津亏、虚烦口渴、酒精中毒等。

雪梨炒牛肉片

原料 雪梨200克，牛肉250克，酱油、盐、猪油、花生油、淀粉各适量。

制法 将牛肉冲洗干净，切成薄片，放入碗中，加入酱油、猪油、淀粉，拌匀稍腌；雪梨洗净，去皮除核，切成片。炒锅上火，倒入花生油烧热，投入牛肉片、盐，翻炒至八成熟，加入梨片，颠翻炒匀，起锅装盘即成。

用法 佐餐食用。

功效 补气血，健脾胃。

适用 气血虚弱、病后体虚、脾胃虚弱、食欲不振、糖尿病等。

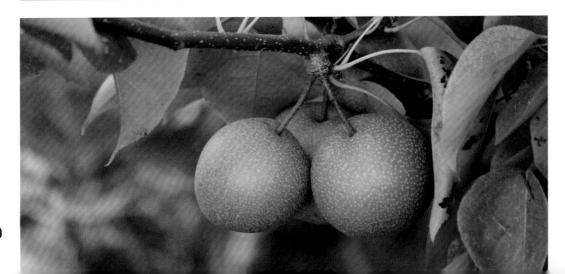

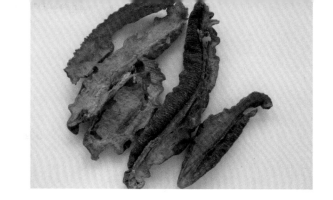

木瓜
《别录》中品

释名● 楙。

实

气味● 酸，温，无毒。

主治● 湿痹脚气，霍乱大吐下，转筋不止。（《别录》）治脚气冲心，取嫩者一颗，去子煎服佳。强筋骨，下冷气，止呕逆，心膈痰唾，消食，止水利后渴不止，作饮服之。（藏器）止吐泻奔豚，及水肿冷热痢，心腹痛。（大明）去湿和胃，滋脾益肺，治腹胀善噫，心下烦痞。（好古）

附方●

脚筋挛痛：用木瓜数枚，以酒、水各半，煮烂捣膏，乘热贴于痛处，以帛裹之。冷即换，日三五度。（《食疗本草》）

脐下绞痛：木瓜三片，桑叶七片，大枣三枚，水三升，煮半升，顿服即愈。（《食疗本草》）

霍乱转筋：木瓜一两，酒一升，煎服。不饮酒者，煎汤服。仍煎汤浸青皮裹其足。（《圣惠方》）

霍乱腹痛：木瓜五钱，桑叶三片，枣肉一枚，水煎服。（《圣惠方》）

木瓜核

主治● 霍乱烦燥气急，每嚼七粒，温水咽之。（时珍，出《圣惠方》）

枝、叶、皮、根

气味● 枝、叶、皮、根。

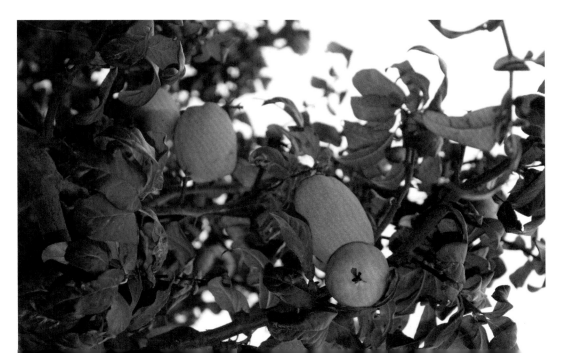

主治● 煮汁饮，并止霍乱吐下转筋，疗脚气。（《别录》）枝作杖，利筋脉。根、叶煮汤淋足，可以已蹶。木材作桶濯足，甚益人。（苏颂）枝、叶煮汁饮，治热痢。（时珍，出《千金方》）

花

主治● 面黑粉滓。

木瓜牛奶

原料 木瓜100克（1/4个），鸡蛋黄1个，白糖35克，牛奶220毫升，冰块100克。

制法 将木瓜去皮、去子后，切成小块。木瓜、鸡蛋黄、白糖、牛奶一起放入粉碎机中，一面粉碎，一面倒入冰块，约1分钟即成。

用法 上、下午分别服用。

功效 清热利湿，益气健脾。

适用 湿热下注型直肠脱垂。

菖蒲木瓜酒

原料 鲜木瓜、鲜石菖蒲、九月菊各28克，桑寄生50克，小茴香10克，白酒2500毫升。

制法 将上药研碎，放入酒坛中，倒入白酒，密封坛口，浸泡7日后滤出药渣即成。

用法 每日1次，每次饮服15～20毫升。

功效 清心补肾。

适用 耳鸣、眩晕、消化不良、行走无力等。

精选验方●

银屑病：木瓜片100克，蜂蜜300毫升，生姜2克。加水适量共煮沸，改小火再煮10分钟，吃瓜喝汤。

小腿抽筋、脚气水肿：木瓜30克，粳米100克。放入水中，熬至米烂粥熟，加红糖适量，稍煮溶化即食；每日早、晚服，连服数日。

荨麻疹：木瓜30克。水煎分2次服，每日1剂。

脚气：干木瓜1个，明矾50克。煎水，趁热熏洗。

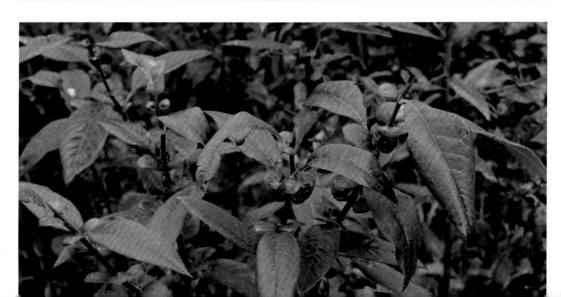

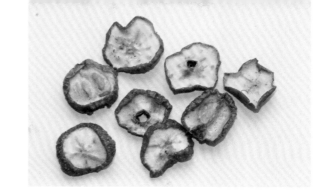

山楂

《唐本》

释名 ● 赤爪子（《唐本》），鼠楂（《唐本》），杬子，山里果（《食鉴》）。

实

气味 ● 酸，冷，无毒。

主治 ● 煮汁服，止水痢。沐头洗身，治疮痒。（《唐本》）煮汁洗漆疮，多瘥。（弘景）治腰痛有效。（苏颂）消食积，补脾，治小儿疝气，发小儿疮疹。（吴瑞）健胃，行结气。治妇人产后儿枕痛，恶露不尽，煎汁入砂糖服之，立效。（震亨）化饮食，消肉积癥瘕，痰饮痞满吞酸，滞血痛胀。（时珍）化血块气块，活血。（宁原）

附方 ●

肠风下血（用寒药、热药及脾弱药具不效者）：独用山里果（俗名酸枣，又名鼻涕团）干者为末，艾汤调下，应手即愈。（《百一选方》）

痘疹不快：干山楂为末，汤点服之，立出红活。又法，猴楂五个，酒煎入水，温服即出。（危氏《得效方》）

食肉不消：山楂肉四两，水煮食之，并饮其汁。（《简便方》）

核

主治 ● 吞之，化食磨积，治疝。（时珍）

附方 ●

难产：山楂核七七粒，百草霜为衣，酒吞下。（《海上方》）

赤爪木

气味 ● 苦，寒，无毒。

主治 ● 水痢，头风身痒。（《唐本》）

根

主治 ● 消积，治反胃。（时珍）

茎、叶

主治 ● 煮汁，洗漆疮。（时珍，出《肘后方》）

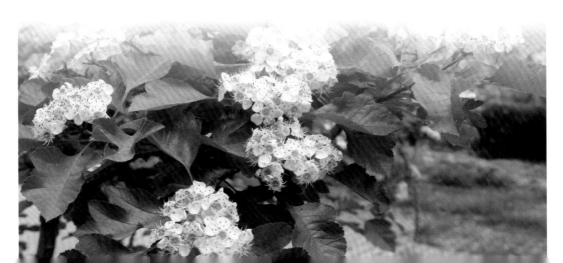

实用指南

精选验方 ●

头痛： 山楂20克，陈皮15克，冬瓜皮30克。水煎服，每日1~2次。

肝炎： 山楂适量。焙干研末，每次3克，温开水送服，每日3次，10日为1个疗程。

咳嗽： 山楂根适量。洗净去皮，切成薄片，放锅中加红糖炒；成人每次50克（儿童酌减），加水100毫升，生姜5~10克，煎煮15分钟即可服用；多数病人服药1次即可止咳。

高血压： 生山楂适量。置于蒸气夹层锅，加热提制成糖浆，并加适量防腐剂，每日3次，每次20毫升，饭后服。

痛经： 山楂（去核）50克。烘干研末，于经前开始服，此为1剂量，早、晚用开水送服，服时加少许红糖。

传统药膳

山楂炖兔肉

原料 山楂40克，净兔肉500克，糖色5克，料酒10毫升，姜、葱、盐、味精各适量。

做法 兔肉洗净，切成块，放入砂锅内和山楂同煮至烂，再放入盐、料酒、葱、姜、味精、糖色烧至汁浓，盛于盘中即可。

用法 佐酒、餐食用。

功效 补益气血，开胃消食。

适用 老年体弱或久病恢复期。

山楂粳米粥

原料 山楂50克，粳米100克，白糖20克。

制法 将山楂洗净，切成薄片备用；粳米洗净，放入锅内，加适量水煮至将熟时，加入山楂、白糖，熬至粥稠即可。

用法 每日1剂，分2~3次食用。

功效 开胃消食。

适用 消化不良。

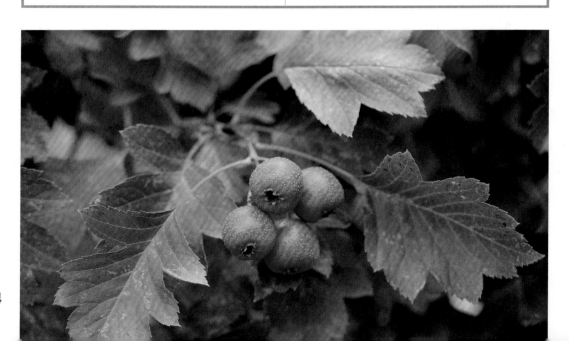

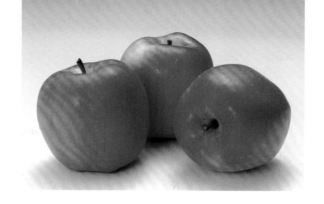

柰

《别录》下品

释名 ● 频婆，苹果。

实

气味 ● 苦，寒，有小毒。多食令人肺壅胪胀，有病人尤甚。

主治 ● 补中焦诸不足气，和脾。治卒食饱气壅不通者，捣汁服。（孟诜）益心气，耐饥。（《千金方》）生津止渴。（《正要》）

实用指南

精选验方 ●

咽干口渴： 鲜苹果1000克。切碎捣烂，绞汁，熬成稠膏，加蜂蜜适量混匀，每次1匙，温开水送服。

小儿腹泻： 苹果适量。用开水洗净，削皮，隔水蒸熟，捣烂成泥，每日4次，每次100克，1岁以下婴儿每次50克，每日3~4次。

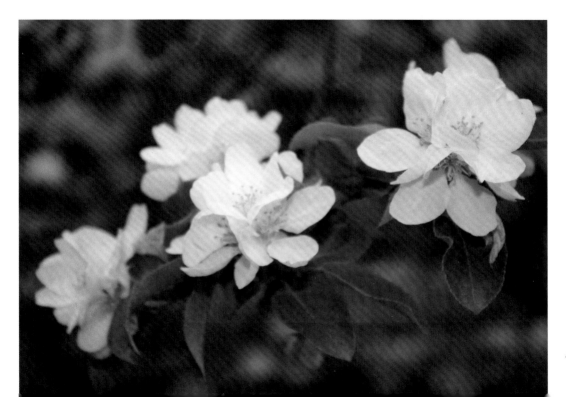

传统药膳

苹果海蜇粥

原料 苹果1个，海蜇60克。

制法 将苹果洗净，去皮，切块；海蜇洗净，切块；将2者入锅，加适量水煎煮，即成。

用法 1次吃完，每日2~3次。

功效 祛脂降压。

适用 高血压、高脂血症。

苹果粥

原料 苹果1个，大米60克，白糖适量。

制法 苹果去皮，切小片；大米淘净下锅煮粥，八成熟时入苹果、白糖熬煮成粥。

用法 温热服食。

功效 补心益气，生津止渴，健胃和脾。

适用 小儿消化不良。

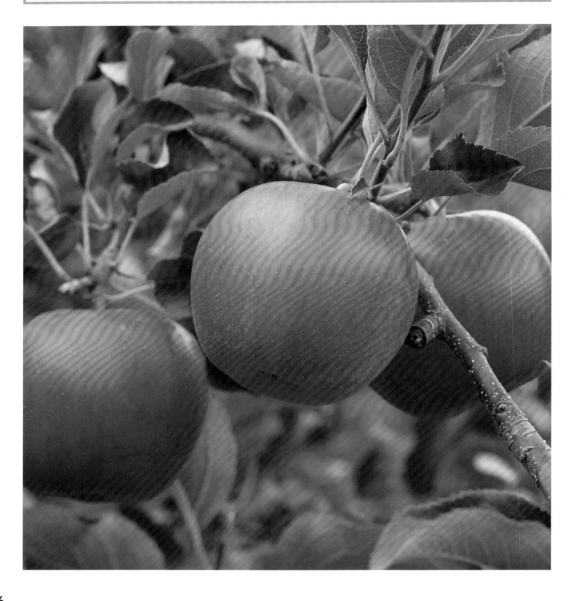

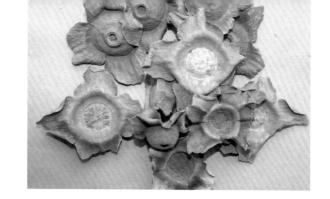

柿

《别录》中品

释名● 镇头迦。

烘柿

释名● 时珍曰：烘柿，非谓火烘也。即青绿之柿，收置器中，自然红熟如烘成，涩味尽去，其甘如蜜。

气味● 甘，寒，涩，无毒。

主治● 通耳鼻气，治肠不足。解酒毒，压胃间热，止口干。（《别录》）续经脉气。（孟诜）

白柿、霜柿

气味● 甘，平，涩，无毒。

主治● 补虚劳不足，消腹中宿血，涩中厚肠，健脾胃气。（孟诜）开胃涩肠，消痰止渴，治吐血，润心肺，疗肺痿心热咳嗽，润声喉，杀虫。（大明）治反胃咯血，血淋肠澼，痔漏下血。（时珍）霜：清上焦心肺热，生津止渴，化痰宁嗽，治咽喉口舌疮痛。（时珍）

附方●

小便血淋：用白柿、乌豆、盐花煎汤，入墨汁服之。（《经验方》）

热淋涩痛：干柿、灯心草各等份，水煎日饮。（《朱氏方》）

小儿秋痢：以粳米煮粥，熟时入干柿末，再煮三两沸食之。奶母亦食之。（《食疗本草》）

鼻窒不通：干柿同粳米煮粥，日食。（《圣济总录》）

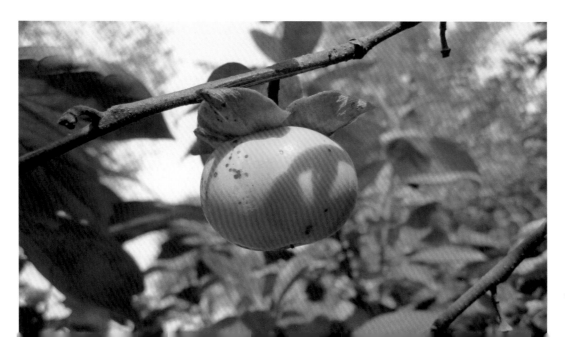

乌柿（火熏干者）

气味● 甘，温，无毒。

主治● 杀虫，疗金疮、火疮，生肉止痛。（《别录》）治狗啮疮，断下痢。（弘景）服药口苦及呕逆者，食少许即止。（藏器）

柿蒂

气味● 涩，平，无毒。

主治● 咳逆哕气，煮汁服。（孟诜）

附方●

咳逆不止（济生柿蒂散）：用柿蒂、丁香各二钱，生姜五片，水煎服。或为末，白汤点服。

木皮

主治● 下血。晒焙研末，米饮服二钱，两服可止。（苏颂）汤火疮，烧灰，油调敷。（时珍）

根

主治● 血崩，血痢，下血。（时珍）

实用指南

精选验方○

慢性支气管炎、干咳喉痛：柿霜12 ~ 18克。温水化服，每日2次。

呃忒、咳逆不止：柿蒂3 ~ 5个，刀豆子15 ~ 18克。水煎服。

传统药膳

柿蒂茶

原料　柿蒂3 ~ 5枚，冰糖适量。

制法　将柿蒂清洗干净，与冰糖一起放入茶杯中，沸水冲泡。

用法　代茶频饮。

功效　下气镇咳。

适用　慢性支气管炎。

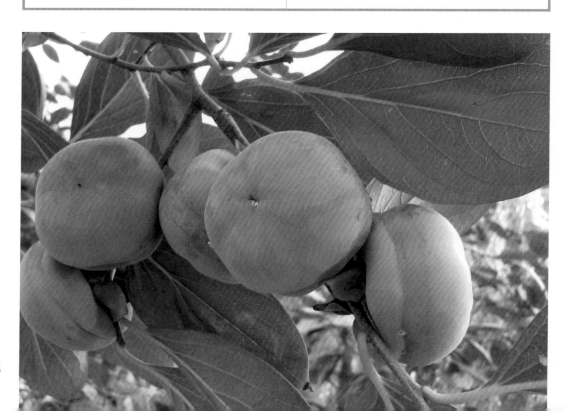

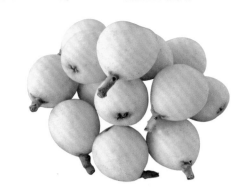

枇杷

《别录》中品

释名 ● 宗奭曰：其叶形似琵琶，故名。

实

气味 ● 甘、酸，平，无毒。

主治 ● 止渴下气，利肺气，止吐逆，主上焦热，润五脏。（大明）

叶

气味 ● 苦，平，无毒。

主治 ● 弘景曰：若不暇煮，但嚼汁咽，亦瘥。治呕哕不止，妇人产后口干。（大明）煮汁饮，主渴疾，治肺气热嗽，及肺风疮，胸面上疮。（孟诜）和胃降气，清热解暑毒，疗脚气。（时珍）

附方 ●

反胃呕哕：枇杷叶（去毛炙）、丁香各一两，人参二两，每服三钱，水一盏，姜三片，煎服。（《圣惠方》）

衄血不止：枇杷叶去毛，焙研末，茶服一二钱，日二。

痔疮肿痛：枇杷叶蜜炙，乌梅肉焙，为末，先以乌梅汤洗，再贴之。（《集要方》）

痘疮溃烂：枇杷叶煎汤洗之。（《摘玄方》）

花

主治 ● 头风，鼻流清涕。枇杷、辛夷各等份，研末，酒服二钱，日二服。（时珍）

木白皮

主治 ● 生嚼咽汁，止吐逆不下食，煮汁冷服尤佳。（思邈）

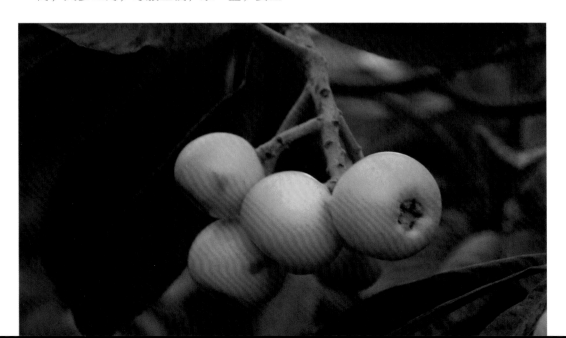

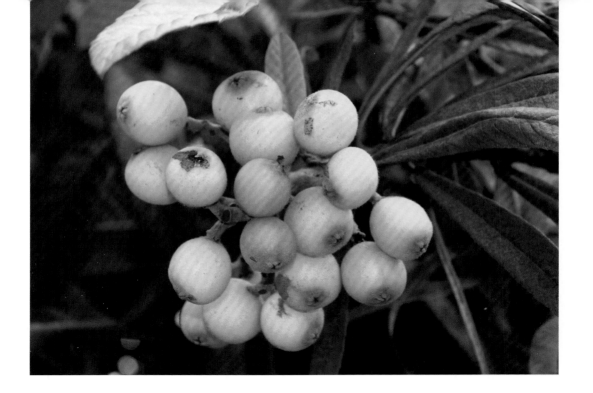

实用指南

精选验方 ●

头痛： 枇杷叶、黄瓜藤各15克，百合10克。水煎服，每日2次。

胃热呕吐： 枇杷根和叶（去毛）15克，鲜芦根10克。煎水代茶饮。

营养不良性水肿： 鲜枇杷200克，赤豆沙100克，松子仁50克。先将枇杷去皮、核和肉膜，口朝上放入盘中，赤豆沙分别放入半个枇杷内，枇杷切口，周围插松子仁5粒，整齐排在盘内，上笼蒸5分钟后取出，锅内盛适量清水，加入白糖、糖桂花并烧沸，用湿淀粉勾稀芡，浇在枇杷上即可服用，每日1次。

阴虚肺燥所致的咳嗽、咽干、口渴、痰黏： 枇杷叶、麦芽糖各60克，川贝母10克，蜂蜜15毫升。把枇杷叶放入砂锅内，加清水煎2次，去渣浓缩后加川贝母、麦芽糖、蜂蜜收膏，装瓶备用；每次取适量，开水冲服，每日2～3次。

传统药膳

枇杷海蜇头

原料 新鲜枇杷500克，净海蜇头100克，火腿末10克，鲜菜叶250克，调味料、猪油各适量。

制法 将枇杷剥皮、去核，切成两半；锅中放猪油烧至五成热时，放入枇杷浸熟，捞出，沥干油，排在盘中；烧热锅，烹入料酒，注入适量清水，放味精、麻油、胡椒粉，再放入海蜇，烧沸后用湿淀粉勾稀芡，加入鸡油推匀，盛在枇杷上，撒上火腿末；将菜下沸水锅中，焯透后捞出，用味精、盐、麻油拌匀，围在枇杷四周即成。

用法 佐餐食用。

功效 止咳祛痰。

适用 咳嗽痰多。

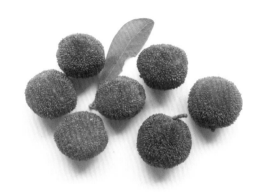

杨梅
（宋·《开宝》）

释名 ● 朹子。

实

气味 ● 酸、甘，温，无毒。

主治 ● 盐藏食，去痰止呕哕，消食下酒。干作屑，临饮酒时服方寸匕，止吐酒。（《开宝》）止渴，和五脏，能涤肠胃，除烦愦恶气。烧灰服，断下痢甚验。盐者常含一枚，咽汁，利五脏下气。（孟诜）

附方 ●

下痢不止：杨梅烧研，每米饮服二钱，日二服。（《普济方》）

头风作痛：杨梅为末，每食后薄荷茶服二钱。或以消风散同煎服。或同捣末，以白梅肉和，丸弹子大，每食后葱茶嚼下一丸。（《朱氏集验》）

一切损伤（**止血生肌，令无瘢痕**）：用盐藏杨梅和核捣如泥，做成挺子，以竹筒收之。凡遇破伤，研末敷之，神圣绝妙。（《经验方》）

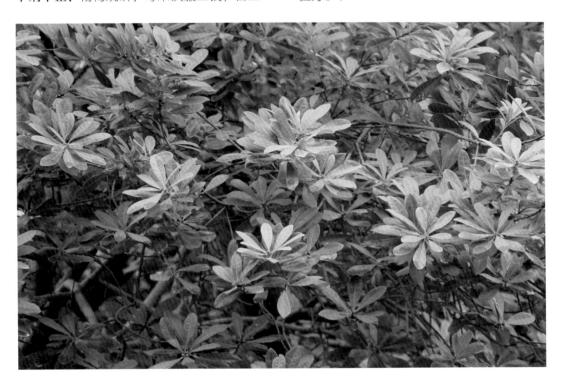

精选验方 ●

腹痛、泄泻： 鲜杨梅500克。洗净，浸泡于米酒中，3日后便可食；每日2次，每次4枚。

痢疾： 杨梅适量。用陈酒浸（酒越陈越好），每次2～4枚，每日3次。

腰骨挫伤疼痛： 杨梅树皮6克。水煎服。

腹泻及牙床溃疡： 杨梅树皮适量。研末，每次3克，开水冲服。

瘰疬： 杨梅树皮15～30克。水煎服。

传统药膳

杨梅根炖鸡

原料 杨梅根（要白种的）30克，鸡1只（重约500克）。

制法 将杨梅根洗净，切碎，鸡去头、脚、内脏，加水适量，共炖2小时。

用法 吃肉喝汤。

功效 理气，化瘀，补虚。

适用 胃气痛。

杨梅根皮炖肉

原料 杨梅根皮120克，猪瘦肉250克。

制法 砂锅加水适量，共炖杨梅根皮与猪瘦肉2小时。

用法 吃肉喝汤。

功效 理气，散瘀，补虚。

适用 吐血、血崩。

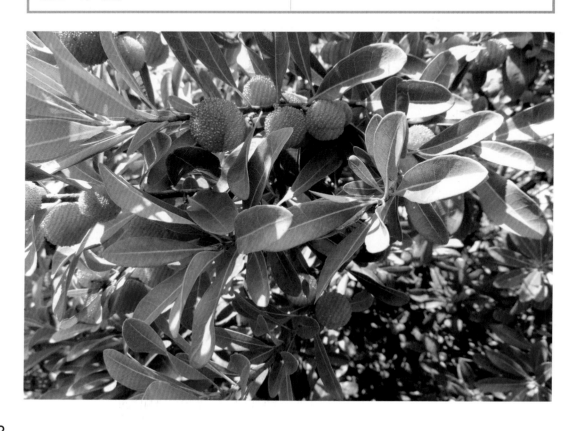

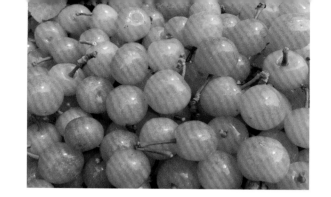

樱桃

《别录》上品

释名 莺桃（《礼注》），含桃（《月令》），荆桃。

气味 甘，热，涩，无毒。

主治 调中，益脾气，令人好颜色，美志。（《别录》）止泄精、水谷痢。（孟诜）

叶

气味 甘，平，无毒。

主治 蛇咬，捣汁饮，并敷之。（苏颂）

东行根

主治 煮汁服，立下寸白蛔虫。（大明）

花

主治 面黑粉滓。

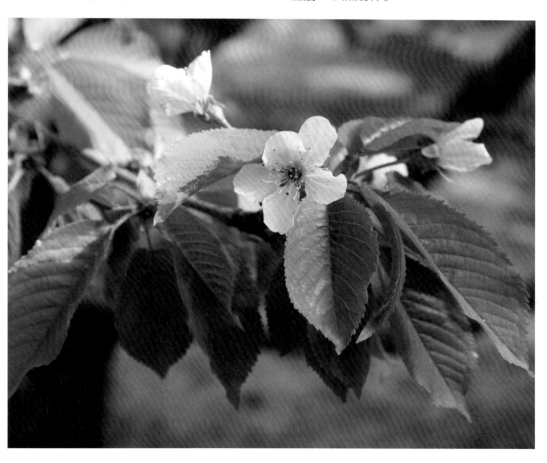

实用指南

精选验方 ●

缺铁性贫血：新鲜樱桃、豌豆苗各50克，水发香菇25克，调味品适量。先将香菇放入油锅煸炒，加入适量盐、五香粉等调味品；再放入豌豆苗，湿淀粉勾芡；然后放入樱桃，加少量味精，淋上麻油食用；也可用樱桃100克，加水煮后，加白糖适量拌匀，每日坚持服食。

风湿性关节炎：樱桃1000克，独活、威灵仙各30克。将以上3味共浸泡于50度以上的白酒中，1个月后食用；每次食樱桃10个，每日2次。

病后体虚、食欲不振：新鲜樱桃1000克。绞汁，用小火炖，加入蜂蜜100毫升，拌匀晾凉，装入密封瓶备用；每日2次，每次10毫升，连续服用。

肝肾不足引起的腰膝酸痛：樱桃50克，山茱萸、五味子各9克。水煎服，此为每日量，分3次服完。

传统药膳

樱桃蜜酒

原料 樱桃1000克，蜂蜜100毫升，白酒1800毫升。

制法 将樱桃、蜂蜜一同放入酒坛，倒入白酒，密封坛口，浸泡10日后即成。

用法 每日3次，每次15~30毫升。

功效 滋润皮肤，益气，祛风湿。

适用 面色无华、软弱无力、关节麻木等。

樱桃羹

原料 樱桃、白糖各20克，土豆粉25克。

制法 将樱桃洗净，去核（留用），放入盆内，撒上白糖，腌渍30分钟（连续搅拌几次，以增加果汁），再将果汁（留樱桃）倒入碗内。将樱桃果核捣碎，放入锅内，加温水煮沸，去渣，冲入装有樱桃汁的盆内，再倒回锅内煮沸，然后加入用凉开水调制的土豆粉，再次煮沸后离火，兑入樱桃汁，搅匀即成。

用法 每日2次。

功效 补脾健胃，益气养血。

适用 面色苍白。

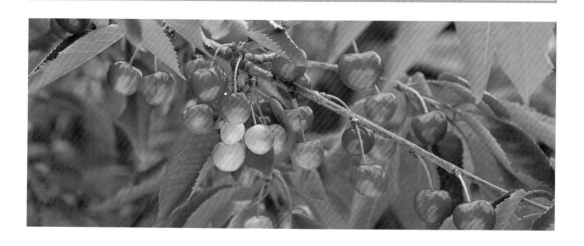

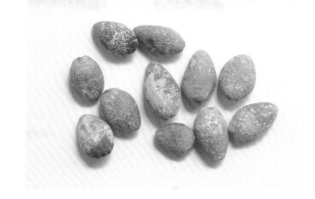

银杏

《日用》

释名 ● 白果（《日用》），鸭脚子。

核仁

气味 ● 甘、苦，平，涩，无毒。

主治 ● 生食引疳解酒，熟食益人。（李鹏飞）熟食温肺益气，定喘嗽，缩小便，止白浊。生食降痰，消毒杀虫。（时珍）

附方 ●

寒嗽痰喘：白果七个煨熟，以熟艾作七丸，每果入艾一丸，纸包再煨香，去艾吃。（《秘韫方》）

咳嗽失声：白果仁四两，白茯苓、桑白皮各二两，乌豆半升炒，蜜半斤，煮熟晒干为末，以乳汁半碗拌湿，九蒸九晒，丸如绿豆大，每服三五十丸，白汤下，神效。（《余居士方》）

小便频数：白果十四枚，七生七煨，食之，取效止。

小便白浊：生白果仁十枚，擂水饮，日一服，取效止。

赤白带下，下元虚惫：白果、莲肉、江米各五钱，胡椒一钱半，为末，用乌骨鸡一只，去肠盛药，瓦器煮烂，空心食之。（《集简方》）

手足皲裂：生白果嚼烂，夜夜涂之。

头面癣疮：生白果仁切断，频擦取效。（《邵氏经验方》）

下部疳疮：生白果杵，涂之。（赵原阳）

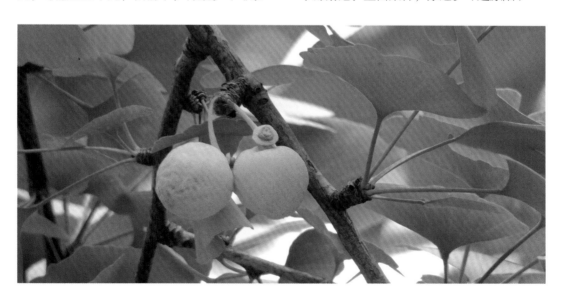

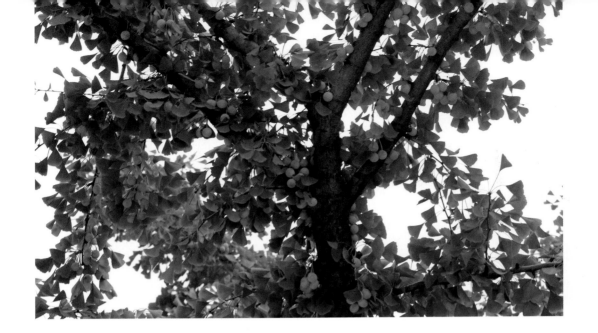

传统药膳

四仁鸡子粥

原料　白果仁、甜杏仁各100克，胡桃仁、花生仁各200克，鸡蛋30个，冰糖适量。

制法　将前面4仁共捣碎，每次取20克，加水300毫升，煮沸一小会儿后打入鸡蛋1个，调入冰糖即成。

用法　晨起服用。

功效　扶正固本，补肾润肺，纳气平喘。

适用　肺肾气虚、咳嗽时作、面白少华、声低气促等。

白果排骨汤

原料　白果30克，猪排骨500克，盐、味精、黄酒、姜、葱、高汤各适量。

制法　白果去壳，去掉红衣；将猪排骨洗净，用刀斩成小块，投入沸水锅中焯去血水，捞出沥干水待用；姜切成片，葱切末。砂锅置火上，加入高汤，放进排骨块，用大火烧开，撇去浮沫，加姜片、黄酒、白果，改用小火炖至排骨肉烂，加盐、味精再炖片刻，撒上葱末即可。

用法　佐餐食用。

功效　止咳平喘。

适用　阴虚久咳。

实用指南

精选验方●

灰指甲：银杏叶适量。煎水洗。

小便白浊：生白果仁10枚。擂水饮，每日1剂。

小便频数遗尿：陈白果5粒，蜗牛3个（焙干）。研末冲服。

老年痴呆症：银杏叶15～20克。开水冲泡代茶频饮，30日为1个疗程。

鸡眼：鲜银杏叶10片。捣烂，包贴患处，2日后呈白腐状，用小刀将硬丁剔出。

慢性淋浊妇女带下及晕眩：白果仁（炒熟去壳）、淮山药各等份。焙燥研细粉混合，每日40克，分3～4回米汤或温开水调服。

冠心病心绞痛：银杏叶、丹参、瓜蒌各15克，薤白12克，郁金9克，生甘草5克。水煎服。

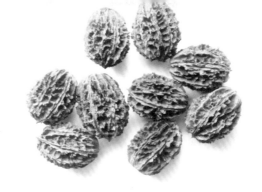

胡桃

（宋·《开宝》）

释名 ● 羌桃（《名物志》），核桃。

核仁

气味 ● 甘，平、温，无毒。

主治 ● 食之令人肥健，润肌，黑须发。多食利小便，去五痔。捣和胡粉，拔白须发，内孔中，则生黑毛。烧存性，和松脂研，敷瘰疬疮。（《开宝》）食之令人能食，通润血脉，骨肉细腻。（孟诜）治损伤、石淋。同破故纸蜜丸服，补下焦。（苏颂）补气养血，润燥化痰，益命门，利三焦，温肺润肠，治虚寒喘嗽，腰脚重痛，心腹疝痛，血痢肠风，散肿毒，发痘疮，制铜毒。（时珍）

油胡桃

气味 ● 辛，热，有毒。

主治 ● 杀虫攻毒，治痈肿、疠风、疥癣、杨梅、白秃诸疮，润须发。（时珍）

附方

消肾溢精（胡桃丸，治消肾病，因房欲无节，及服丹石，或失志伤肾，遂致水弱火强、口舌干，精自溢出，或小便赤黄，大便燥实，或小便大利而不甚渴）：用胡桃肉、白茯苓各四两，附子一枚去皮切，姜汁、蛤粉同焙为末，蜜丸梧子大。每服三十丸，米饮下。（《普济方》）

痰喘咳嗽（老人喘嗽、气促，睡卧不得，服此立定）：胡桃肉去皮、杏仁去皮尖、生姜各一两，研膏，入炼蜜少许和，丸弹子大。每卧时嚼一丸，姜汤下。（《普济方》）

血崩不止：胡桃肉五十枚，灯上烧存性，研作一服，空心温酒调下，神效。

小肠气痛：胡桃一枚，烧炭研末，热酒服之。（《奇效良方》）

疥疮瘙痒：油核桃一个，雄黄一钱，艾叶杵熟一钱，捣匀绵包，夜卧裹阴囊，历效。勿洗。（《集简方》）

胡桃青皮

气味 ● 苦，涩，无毒。

主治 ● 染髭及帛，皆黑。志曰：《仙方》取青皮压油，和詹糖香，涂毛发，色如漆也。

附方

嵌甲：胡桃皮烧灰贴。

乌髭发：胡桃皮、蝌蚪各等份，捣泥涂之，一染即黑。用青胡桃三枚和皮捣细，入乳汁三盏，于银石器内调匀，搽须发三五次，每日用胡桃油润之，良。（《圣济总录》）

瘰疬疮风：青胡桃皮捣泥，入酱清少许、硇砂各少许令匀。先以泔洗，后敷之。（《外台秘要》）

白癜风：青胡桃皮一个，硫黄一皂子大，研匀。日日掺之，取效。

主治 止水痢。春月斫皮汁，沐头至黑。煎

水，可染褐。（《开宝》）

附方●

染须发： 胡桃根皮一秤，莲子草十斤，切，以瓮盛之，入水五斗，浸一月去滓，熬至五斤，入芸薹子油一斗，慢火煎取五升收之。

凡用，先以炭灰汁洗，用油涂之，再外以牛蒡叶包住，绢裹一夜洗去，用七日即黑也。（《圣济总录》）

壳

主治● 烧存性，入下血、崩中药。（时珍）

实用指南

精选验方○

虚喘： 核桃肉1000克，蜂蜜1000毫升。将核桃肉捣烂，与蜂蜜和匀，用瓶装好，每次1匙，每日2次，开水送下。

乳汁不通： 核桃肉5个。捣烂，用黄酒冲服。

乳疮： 核桃肉3个，山慈菇3克。核桃肉捣烂，山慈菇研细末，同调匀，黄酒送服。

神经衰弱、健忘、失眠、梦多，食欲不振： 核桃肉、黑芝麻、桑叶各30克。捣如泥状，作丸，每服10克，每日2次。

虚寒症的恶心吞酸： 核桃肉适量。捣烂，用姜汤送服。

脑萎缩症： 核桃10克，黑芝麻25克。炒研细，冲服，每日1剂。

啼燥、肾虚咳嗽： 核桃仁10克，冰糖3克。核桃仁捣烂，入冰糖，开水冲服，每日2～3次。

传统药膳

核桃仁粥

原料 核桃仁100克，大米、白糖各适量。

制法 将核桃仁捣碎，大米淘洗净，加适量水一同煮粥。

用法 加白糖调食。

功效 补气养血，温肺润肠，化痰定喘，补肾。

适用 病后体虚、老年性便秘、虚寒咳嗽、腰部重痛等。

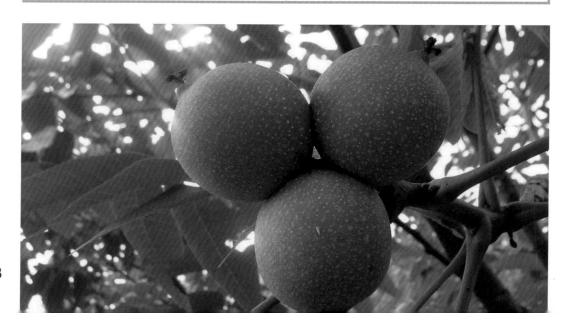

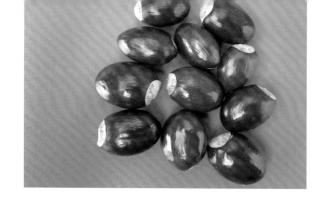

荔枝

（宋·《开宝》）

释名 离枝（《纲目》），丹荔。

实

气味 甘，平，无毒。

主治 止渴，益人颜色。（《开宝》）通神，益智，健气。（孟诜）治瘰疬瘤赘，赤肿疔肿，发小儿痘疮。（时珍）

附方

痘疮不发： 荔枝肉浸酒饮，并食之。忌生冷。（《闻人规痘疹论》）

疔疮恶肿： 用荔枝五或三个，不用双数，以狗粪中米淘净为末，与糯米粥同研成膏，摊纸上贴之。留一孔出毒气。（《普济方》）

风牙疼痛： 用荔枝连壳烧存性，研末，擦牙即止，乃治诸药不效仙方也。（《普济方》）

核

气味 甘，温，涩，无毒。

主治 心痛、小肠气痛，以一枚煨存性，研末，新酒调服。（宗奭）

附方

脾痛不止： 荔枝核为末，醋服二钱，数服即愈。（《卫生易简方》）

妇人血气（刺痛）： 用荔枝核烧存性半两，香附子炒一两，为末，每服二钱，盐汤、米饮任下，名蠲痛散。（《妇人良方》）

阴肾肿痛： 荔枝核烧研，酒服二钱。

肾肿如斗： 荔枝核、青橘皮、茴香各等份，各炒研，酒服二钱，日三。

壳

主治 痘疮出不爽快，煎汤饮之。又解荔枝热，浸水饮。（时珍）

附方

赤白痢： 荔枝壳、象斗壳（炒）、石榴皮（炒）、甘草（炙）各等份，每以半两，水一盏半，煎七分，温服，日二服。（《普济方》）

痘疮出不爽快： 煎汤饮之。又解荔枝热，浸水饮。（时珍）

花及皮根

主治 喉痹肿痛，用水煮汁，细细含咽，取瘥止。（苏颂出崔元亮（《海上方》）

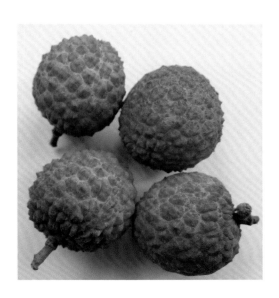

实用指南

精选验方 ●

胃脘胀痛： 鲜荔枝根50～100克（或荔枝核10克），木香6克。每日1剂，水煎服。

遗精： 鲜荔枝根100克，猪膀胱1个。将前2味洗净，加水适量炖至肉熟后，去渣食肉饮汤。

胃溃疡： 荔枝核100克，广木香50克。焙干，研细末调匀即成；每日早、晚各1次，每次3～6克，用温开水送服。

白带过多： 荔枝干20个，莲子60克。加水250毫升，上笼蒸熟，每日1次。

传统药膳

荔枝莲子山药粥

原料 荔枝肉50克，莲子、山药各10克，粳米100克，白糖适量。

制法 先将山药去皮切丁，莲子去皮、心，荔枝肉切丁，米洗净。将米与莲子加水煮至将熟时，放入山药丁和荔枝丁，继续煮沸即成。

用法 早餐食用。

功效 补脾补血。

适用 贫血、老年人晨间腹泻（五更泻）等。

荔枝杏仁茶

原料 干荔枝50克，茶叶3克，杏仁10克，白糖适量。

制法 将荔枝、杏仁、茶叶同放入砂锅中，加适量水，煎煮20分钟，去渣取汁，加入白糖，搅匀即成。

用法 不拘时饮用。

功效 理气化痰，以清痰结。

适用 甲状腺肿大、甲状腺瘤。

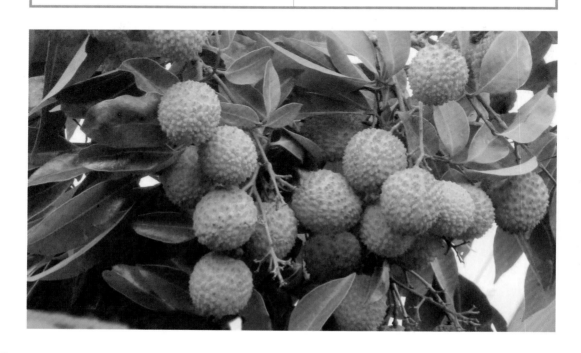

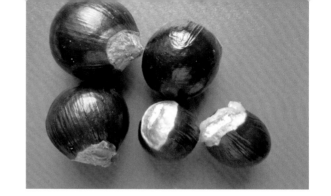

龙眼

《别录》中品

释名 ● 龙目（吴普），圆眼（俗名），益智（《别录》），亚荔枝（《开宝》）。

实

气味 ● 甘，平，无毒。

主治 ● 五脏邪气，安志厌食。除蛊毒，去三虫。久服强魂聪明，轻身不老。（《别录》）开胃益脾，补虚长智。（时珍）

附方 ●

思虑过度，劳伤心脾，健忘怔忡，虚烦不眠，自汗惊悸：归脾汤，用龙眼肉、酸枣仁（炒）、黄芪（炙）、白术（焙）、茯神各一两，木香半两，炙甘草二钱半，咀。每服五钱，姜三片，枣一枚，水二盅，煎一盅，温服。（《济生方》）

核

主治 ● **狐臭**：六枚，同胡椒二七枚研，遇汗出即擦之。（时珍）

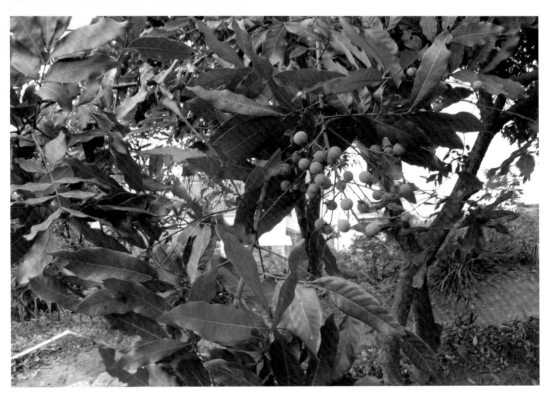

精选验方 ●

脾虚泄泻：龙眼干14粒，生姜3片。煎汤服。

心气虚失眠：桂圆、枣仁各9克，黄芪15克。炖汤，睡前服。

妊娠水肿：龙眼干30克，生姜5片，大枣15枚。水煎服，每日1～2次。

贫血、心悸怔忡、自汗盗汗、神经衰弱：龙眼肉15克，莲子、芡实各20克。同煮汤食用，每日1～2次。

思虑过度、劳伤心脾、虚烦不眠：龙眼干、芡实各15克，粳米60克，莲子10克。加水煮粥，并加白糖少许煮食。

心脾两虚、食欲不振、心悸怔忡、自汗：龙眼肉15克，莲子30克，大枣10个。加水适量，煎汤服。

传统药膳

栗子龙眼粥

原料 栗子10个，龙眼肉15克，粳米50克，白糖适量。

制法 栗子去外壳、内皮、切碎，粳米洗净，与栗子、龙眼肉加水适量同熬粥，粥成加白糖调食。

用法 每日1次。

功效 补心益肾，宁心安神。

适用 心肾不交所致之失眠症。

龙眼肉粥

原料 龙眼肉、粳米各100克。

制法 将以上2味清洗干净，加适量水一同煮粥。

用法 任意食用。

功效 益心脾，安心神。

适用 心悸、失眠、健忘、贫血等。

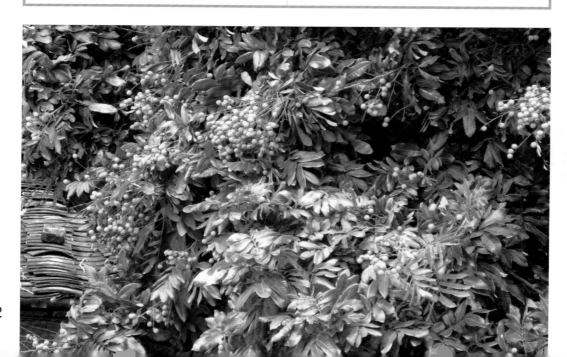

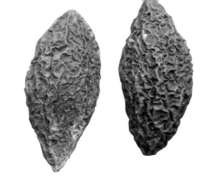

橄榄

（宋·《开宝》）

释名● 青果（《梅圣俞集》），忠果（《记事珠》），谏果（《农书》）。

实

气味● 酸、甘，温，无毒。

主治● 嚼汁咽之，治鱼鲠。（宗奭）生啖、煮汁，能解诸毒。（苏颂）开胃下气，止泻。（大明）生津液，止烦渴，治咽喉痛。咀嚼咽汁，能解一切鱼、鳖毒。（时珍）

附方●

初生胎毒（小儿落地时）：用橄榄一个烧研，朱砂末五分和匀，嚼生脂麻一口，吐唾和药，绢包如枣核大，安儿口中，待咂一个时顷，方可与乳。此药取下肠胃秽毒，令儿少疾，及出痘稀少也。（孙氏《集效方》）

唇裂生疮：橄榄炒研，猪脂和涂之。

牙齿风疳：脓血有虫，用橄榄烧研，入麝香少许，贴之。（《圣惠方》）

下部疳疮，橄榄烧存性研末：油调敷之。或加孩儿茶等份。（《乾坤生意》）

榄仁

气味● 甘，平，无毒。

主治● 唇吻燥痛，研烂敷之。（《开宝》）

核

气味● 甘，涩，温，无毒。

主治● 磨汁服，治诸鱼骨鲠，及食鲙成积，又治小儿痘疮倒黡，烧研服之，治下血。（时珍）

附方●

肠风下血：橄榄核，灯上烧存性，研末，每服二钱，陈米饮调下。（《仁斋直指方》）

耳足冻疮：橄榄核烧研，油调涂之。（《乾坤生意》）

精选验方 ●

酒醉：新鲜橄榄6~10枚，白糖适量，将橄榄捣碎，放白糖，加水煎，饮服汤液。

咽炎：新鲜青果1只洗净，含咬出青果汁，含汁停嚼，与唾液混合后，慢慢咽下，几分钟后再咬出汁；一只青果口含慢嚼约20分钟，嚼完吞渣，弃青果核；连续含嚼3~4只为1次，上、下午各1次，宜饭后食用。

传统药膳

橄榄生姜茶

原料 橄榄7枚，生姜5片，红糖15克。

制法 将橄榄洗净捣碎，加入红糖、生姜、水200毫升，小火煎10分钟，然后滤出汤汁待温饮用。

用法 代茶饮用，每日2次。

功效 止痢消炎。

适用 肠炎、痢疾、腹泻。

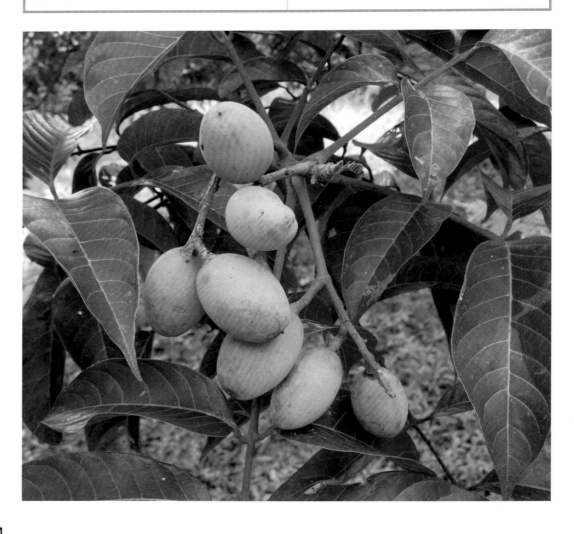

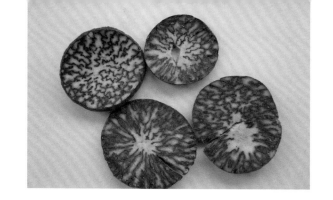

槟榔

《别录》中品

释名 ● 宾门（《李当之药对》），仁频，洗瘴丹。

槟榔子

气味 ● 苦、辛，温，涩，无毒。

主治 ● 治腹胀，生捣末服，利水谷道。敷疮，生肌肉止痛。烧灰，敷口吻白疮。（苏恭）宣利五脏六腑壅滞，破胸中气，下水肿，治心痛积聚。（甄权）除一切风，下一切气，通关节，利九窍，补五劳七伤，健脾调中，除烦，破癥结。（大明）治冲脉为病，气逆里急。（好古）治泻痢后重，心腹诸痛，大小便气秘，痰气喘急，疗诸疟，御瘴疠。（时珍）

附方 ●

呕吐痰水： 白槟榔一颗烘热，橘皮二钱半炙，为末，水一盏，煎半盏，温服。（《千金方》）

脚气壅痛： 以沙牛尿一盏，磨槟榔一枚，空心暖服。（《梅师脚气论》）

脚气胀满（非冷非热，或老人、弱人病此）： 用槟榔仁为末，以槟榔壳煎汁或茶饮、苏汤或豉汁调服二钱，甚利。（《外台秘要》）

小便淋痛： 面煨槟榔、赤芍药各半两，为末，每服三钱，入灯心，水煎，空心服，日二服。（《十便良方》）

血淋作痛： 槟榔一枚，以麦门冬煎汤，细磨浓汁一盏，顿热，空心服，日二服。

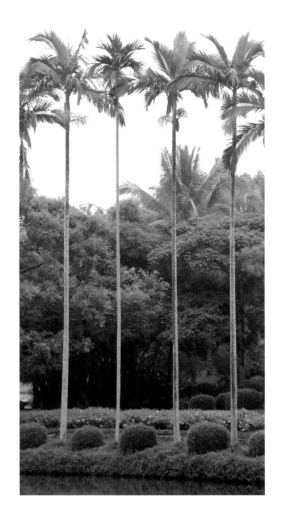

精选验方 ●

气滞所致之便秘：槟榔、茯神、半夏、杏仁各10克，大黄6克，沉香（研末冲服）、枳实、木香各7克，乌药、陈皮各9克。水煎服，每日1剂，分2次服。

绦虫、蛔虫、鞭虫、姜片虫及幽门螺旋杆菌感染等：新鲜槟榔120克。先将槟榔洗净切碎，放入瓦罐中，加开水500毫升，浸泡120分钟，后以中火煎至200毫升，滤出汁液，清晨空腹顿服。

传统药膳

槟榔粥

原料 槟榔10克，粳米50克。

制法 先将槟榔煎汁去渣，加入粳米一同煮成粥。

用法 空腹顿食，每日1剂，3日为1个疗程。

功效 消积化食，下气驱虫。

适用 食积气滞、脘腹胀痛、大便不畅以及多种寄生虫病。

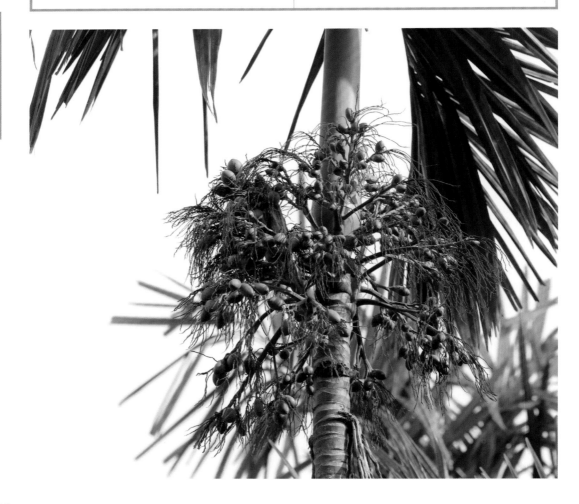

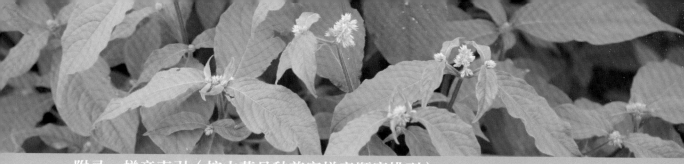

附录：拼音索引（按中药品种首字拼音顺序排列）

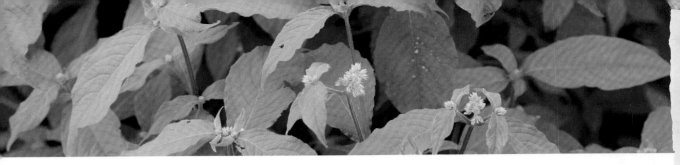

52检